类乌齐县中藏药资源

རི་བོ་ཆེ་རྫོང་ཁུལ་གྱི་སྨན་འབྱུང་ཁུངས་དཔེ།

【危永胜 扎西达瓦 黎勇◎主编】

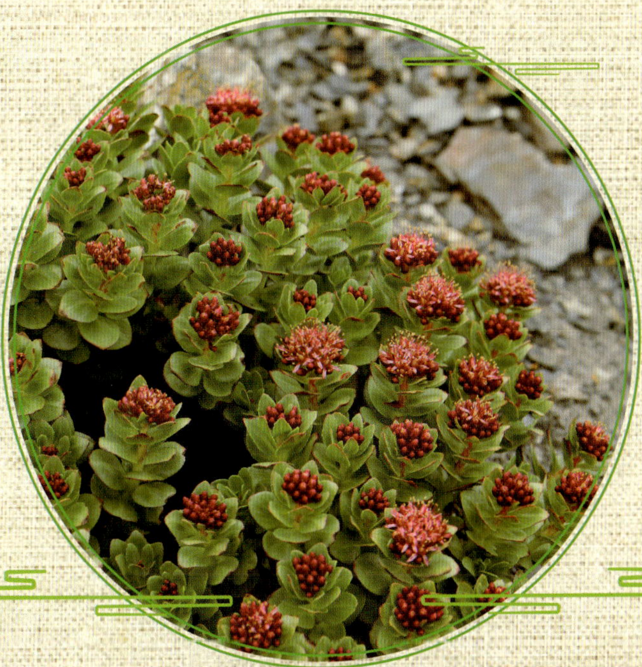

中国纺织出版社有限公司

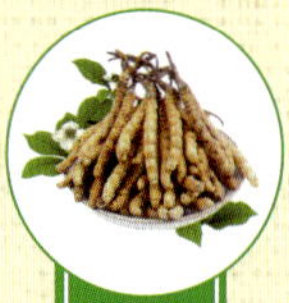

编辑委员会

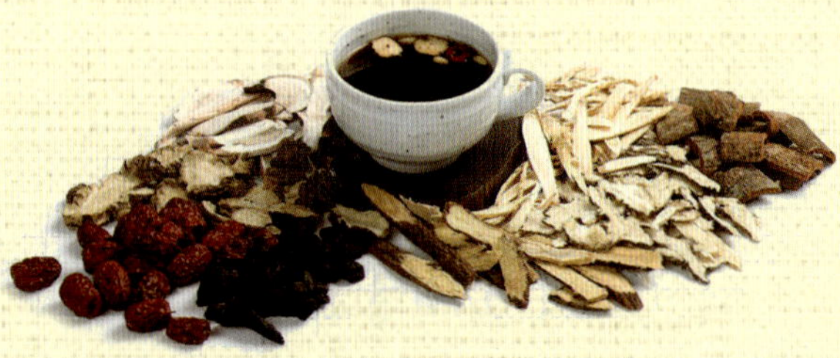

【编撰单位】 重庆市中药研究院、类乌齐县人民政府、类乌齐县藏医院

【顾　　问】 王勇德　钟国跃　兰小中　秦松荣　刘　翔　廖光平
杨青松　周　浩　罗松益西

【主　　编】 危永胜　扎西达瓦　陈仕江

【副 主 编】 黎　勇　江世洪　夏　林　叶陈娟　瞿显友　王昌华
张植玮　巴丁南加　苏　岩

【编　　委】 杨文兴　苏绍科　王　平　赵纪峰　罗昌树　潘　瑞
喻本霞　贺宗毅　张德利　鲁增辉　石　萍

【资助项目】 重庆市科技局援藏项目：青藏高原中藏药资源调查保护研究（cstc2018jscx-mszdX0128）、全国第四次中药资源普查

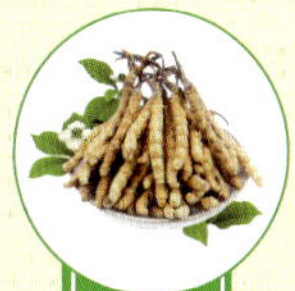

写在前面

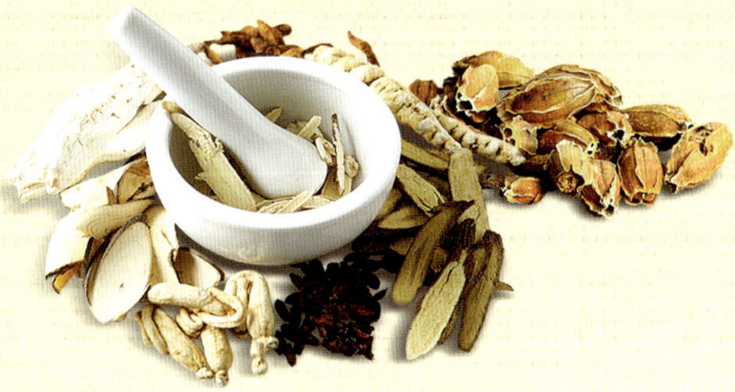

天堂类乌齐·三江花都城。类乌齐藏语意为“大山”，位于西藏东部，昌都地区北部，地处青藏、川藏线的交汇点，即著名的国道 214 和国道 317 交汇处，自古也是唐蕃古道和茶马古道的交汇地。全县面积 6147 平方公里。耕地面积约 4.767 万亩，草场面积 505.4 万亩，林地面积 108 万亩。总人口约 4.4163 万人。

类乌齐东部属典型的藏东高山峡谷地貌，西部属藏北高原地貌典型，由西北向东南呈西高东低趋势，平均海拔 4500 米。气候属高原温带半湿润气候类型，光照充足、年温差小、夜温差大。年日照时间为 2163 小时，年无霜期 50 天左右，年降水量大约为 566.4 毫米。类乌齐县野生资源丰富，长毛岭马鹿自然保护区为西藏地区唯一的“国家级”野生马鹿自然保护区；伊日大峡谷周围的森林都维持着原生态，植被茂盛、雄风对峙、悬崖千丈，最宽处不到 100 米，最窄处才几米，风景极佳，有着“东方小瑞士”之称，极具开发价值。经济以牧业为主，主要饲养牦牛、犏牛、黄牛以及绵羊、马等。农作物主要有青稞、小麦、元根（芜菁）

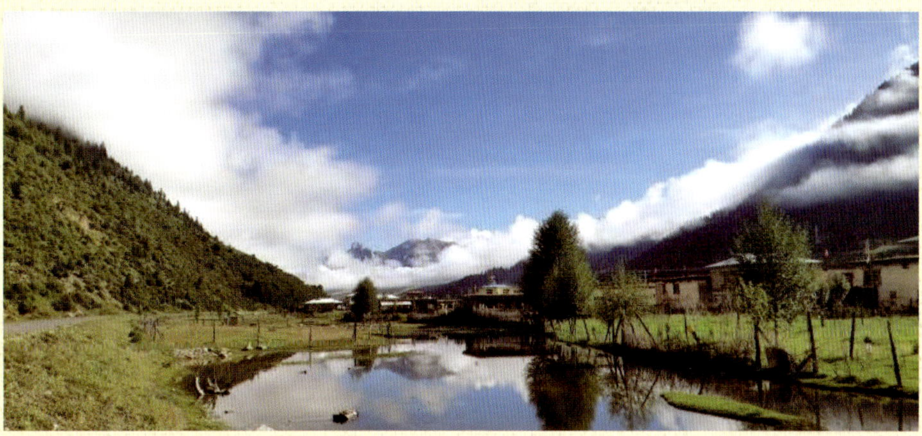

大美类乌齐

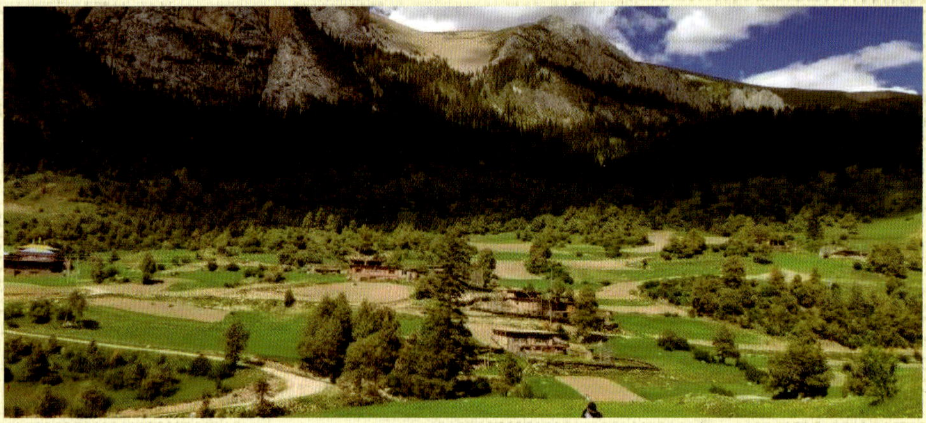

类乌齐伊日大峡谷

等。林木以松、柏、桦为主。药用植物资源丰富，据本次调查，采集药用资源 49 科 221 种，其中菊科药用资源最丰富，为 32 种，其次毛茛科 20 种，蔷薇科、蓼科 14 种，玄参科、豆科 13 种。包括藏药常用珍贵及大宗品种冬虫夏草、川贝母、雪莲花、大黄等。

本书编写经费来源于重庆市科技局援藏项目，在对口援助县——类乌齐县开展高原中藏药资源调查，又恰好全国第四次中药资源普查（昌都市江达县、察雅县）工作一并开展，虽然我之前也来过高原，但这次在高原待的时间最长，感受也最深，感受高原迥异的风土人情，感受其犹如梦境般的美景。项目开展期间，与当地援藏办、藏医院接触最多，类乌齐的沧桑巨变除了党中央的坚强领导和亲切关怀外，离不开藏区人民的辛勤奋斗，也离不开援藏干部的默默奉献。第七批援藏干部江世洪书记、夏林县长，第八批援藏干部杨青松书记、周浩县长，不仅对我们的项目开展情况极为关心，还时常问及我们的生活及身体情况，为整个项目在类乌齐县的顺利开展保驾护航。藏医院的扎西达瓦院长，不仅能帮我们认识藏区许多特有的珍贵藏药材，更是类乌齐的活地图，他在藏区农牧民中极受欢迎，我们每次和他一起走进农牧民的家中，都能吃到美味的牦牛肉、酸奶、酥油茶，实在源于他把藏区人民当家人。在此，对类乌齐县援藏工作队、藏医院的各位领导表示深深的谢意，对其他在本书编写过程中提供资料及帮助的老师一并致谢。

特别致谢重庆市中药研究院生药所的刘翔副研究员，他对高原药用植物的极深造诣对本书的编写提供了很大的帮助。

《类乌齐县中藏药资源》的出版，是对类乌齐县中藏药资源的一次集中调查和整理。我们寄希望于她能为解决藏区药用植物资源混乱提供一定的帮助，也能为后续有志于从事这方面工作的老师提供参考。由于我们的水平有限，特别是我本人对藏医药的历史文献资料研究太少，书中遗漏和错误之处在所难免，诚望同仁们不吝赐教为谢。

编者

2019 年 11 月于重庆市中药研究院

凡例

一、《类乌齐县中藏药资源》是一本全面介绍类乌齐县中藏药资源的专著。本书以类乌齐县藏医院常用品种为依据，根据实际调查数据核实而成。

二、本书收载药物，按自然分类系统排列。其中孢子植物以藻、菌、地衣、苔藓、蕨类为序；蕨类植物按秦仁昌系统排列；裸子植物按郑万钧系统排列；被子植物按恩格勒系统排列。科内属、种以拉丁字母为序。

三、条目名称包括汉文名、藏文名。汉文名以《中华藏本草》《新修晶珠本草》《中国藏药》记载之正名为准，藏文名根据《藏药晶镜本草》记载之正名为准，针对多基源入药的药材，在《藏药晶镜本草》中无统一藏文名，所以本书在藏文名项下按照基源顺序分别记载每个基源的藏文名。

四、功能主治中的疾病名称采用与中医相对应或含义相近的术语。难以对应的采用译音名，在附录中加以解释。

五、书中所用计量单位均采用国际单位：m（米）、cm（厘米）、mm（毫米）、μm（微米）、Kg（公斤、千克）、g（克）、mg（毫克）、L（升）、ml（毫升）。

六、附录：藏医疾病名称解释、汉文名称笔画索引、植物学名索引。

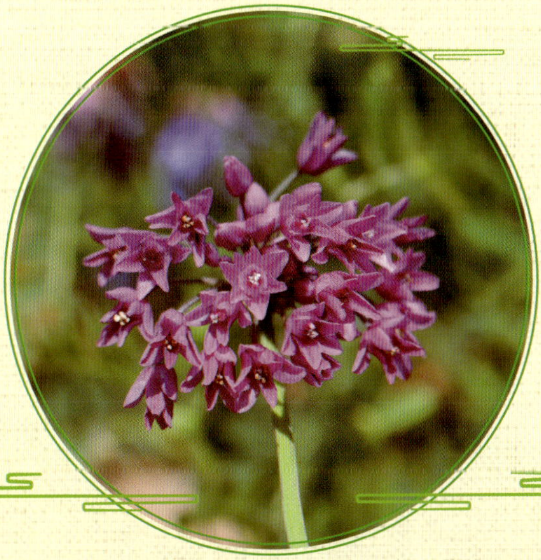

目录

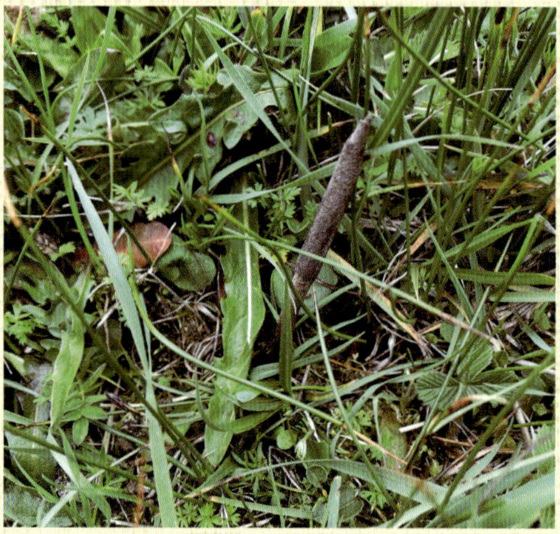

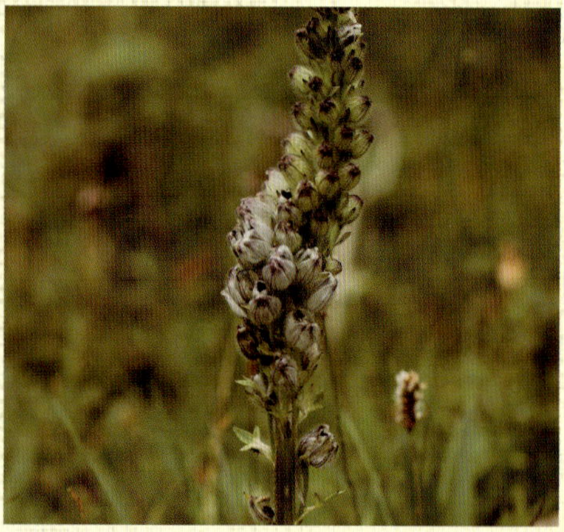

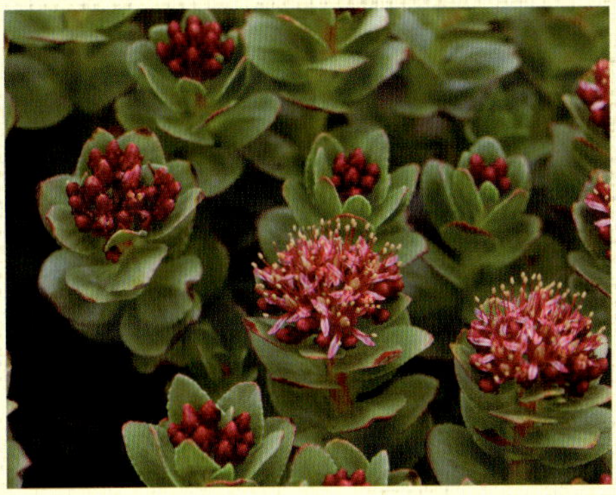

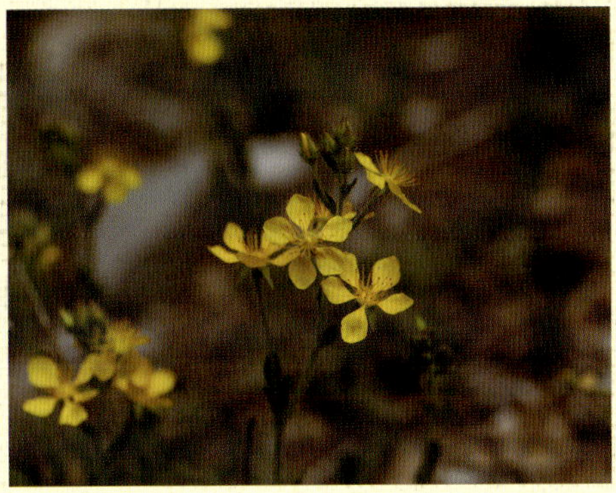

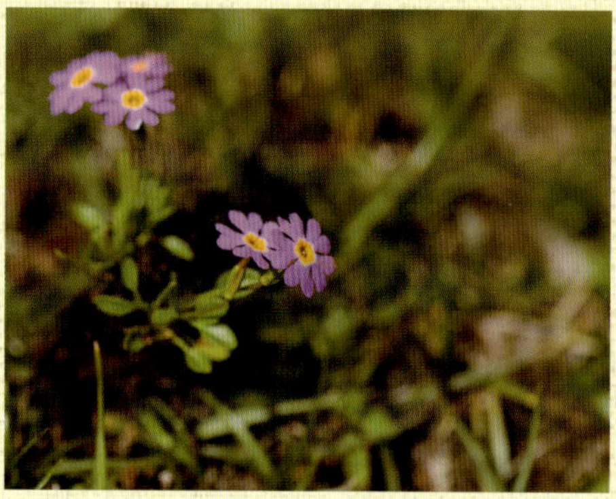

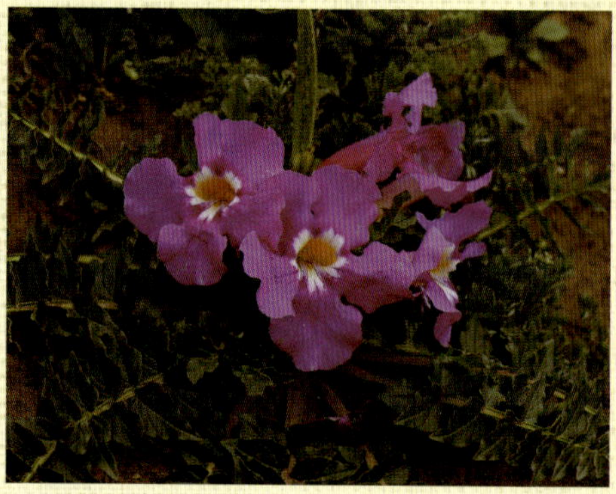

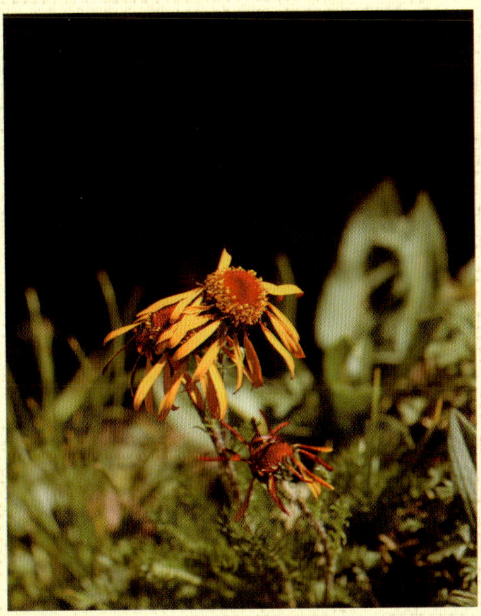

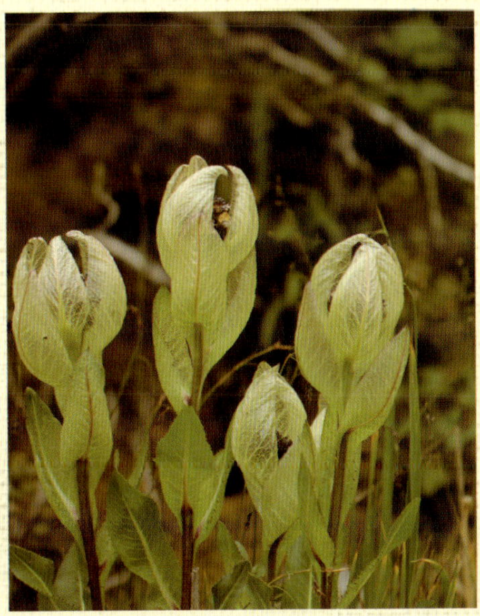

冬虫夏草

དབྱར་རྩ་དགུན་འབུ།

【藏药名译音】牙札更布

【来　　源】麦角菌科真菌冬虫夏草菌 *Ophiocordyceps sinensis* (Berk.) G.H. Sung, J.M. Sung, Hywel-Jones & Spatafora 寄生在蝙蝠蛾科昆虫幼虫上的子座和幼虫尸体的干燥复合体。

【植物形态】囊子菌之子座自寄虫幼虫体的头部长出，单一，细长如棒球棍状，长 5 ～ 11cm，不育柄长 3 ～ 8cm，直径 2 ～ 4cm，上部为子座头部，稍膨大呈圆柱状，长 2 ～ 4cm，褐色，密生多数子囊壳，子囊壳大部陷入子座中，顶端突出于子座外，卵形或椭圆形，长 250 ～ 500 μm，直径 80 ～ 200 μm，每一子座内有多数长条形子囊，每个子囊内有 8 个具隔膜的子囊孢子。

【生　　境】生长于虫草蝙蝠蛾等的幼虫体上，常见于海拔 4000m 以上的高山上，尤多见于具有积雪、排水良好的高寒草甸。

【采收加工】4 ～ 5 月采挖虫体及子座全体，晾至半干时刷去外皮，置通风处晾干。

【功能主治】补肺益肾、止咳化痰。用于体虚咳嗽、肺结核、神经性胃痛、呕吐、食欲不振、筋骨疼痛。

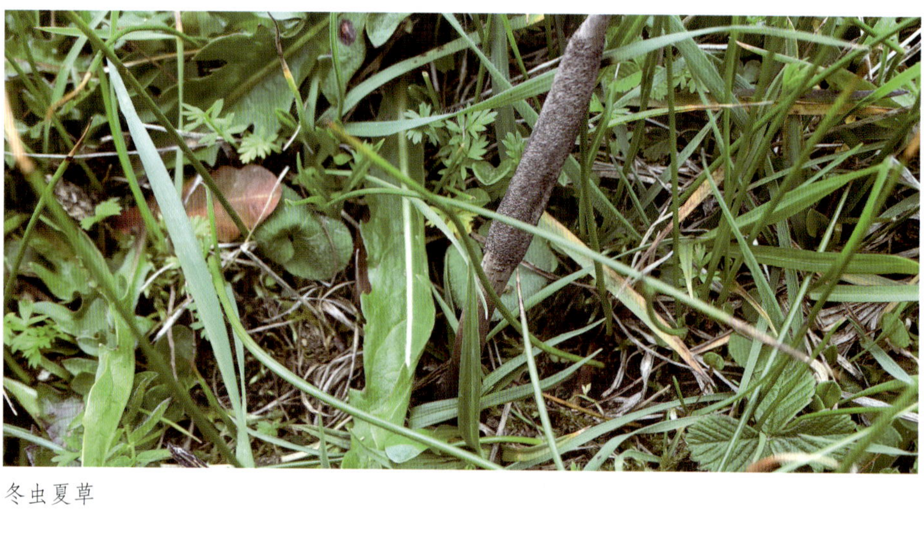

冬虫夏草

问 荆

ཆུ་མཚེ།

【藏药名译音】曲才

【来　　源】木贼科植物问荆 *Equisetum arvense* L. 的全草。

【植物形态】中小型植物。根茎斜升，直立和横走，黑棕色，节和根密生黄棕色长毛或光滑无毛。地上枝当年枯萎。枝二型。能育枝春季先萌发，高 5 ～ 35cm，中部直径 3 ～ 5mm，节间长 2 ～ 6cm，黄棕色，无轮茎分枝，脊不明显，要密纵沟；鞘筒栗棕色或淡黄色，长约 0.8cm，鞘齿 9～12 枚，栗棕色，长 4～7mm，狭三角形，鞘背仅上部有一浅纵沟，孢子散后能育枝枯萎。不育枝后萌发，高达 40cm，主枝中部直径 1.5 ～ 3.0mm，节间长 2 ～ 3cm，绿色，轮生分枝多，主枝中部以下有分枝。脊的背部弧形，无棱，有横纹，无小瘤；鞘筒狭长，绿色，鞘齿三角形，5 ～ 6 枚，中间黑棕色，边缘膜质，淡棕色，宿存。侧枝柔软纤细，扁平状，有 3 ～ 4 条狭而高的脊，脊的背部有横纹；鞘齿 3 ～ 5 个，披针形，绿色，边缘膜质，宿存。孢子囊穗圆柱形，长 1.8 ～ 4.0cm，直径 0.9 ～ 1.0cm，顶端钝，成熟时柄伸长，柄长 3 ～ 6cm。

【生　　境】生长于潮湿的草地、沟渠旁、沙土地、耕地、山坡及草甸等处。

【采收加工】夏末秋初采集，洗净泥土，晒干或鲜用。

【功能主治】疏风解痉、明目退翳、止血、利尿、活血化瘀。治目赤肿痛、云翳、 风肠、崩漏、痔疮出血、月经过多、跌打损伤、尿道炎。

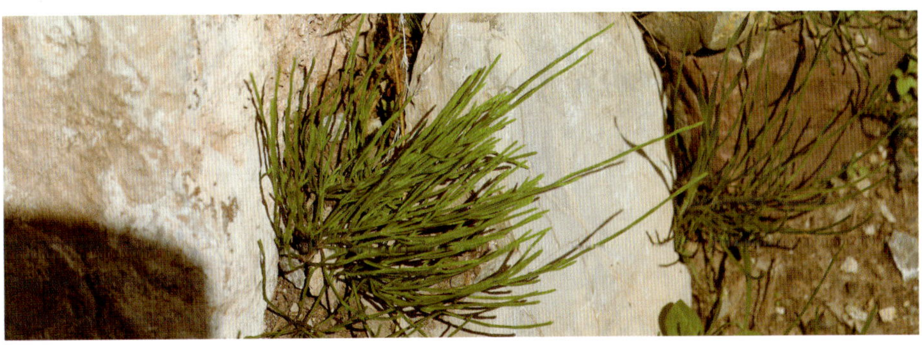

问荆

瓦 韦

བྲག་སྤོས།

【藏药名译音】察贝

【来　　源】水龙骨科植物网眼瓦韦 *Lepisorus clathratus* (C. B. Clarke) Ching 的全草。

【植物形态】植株高 5 ～ 10cm。根状茎细长横走，密被鳞片；鳞片披针形，基部卵形，短渐尖头，基部网眼近短方形，等直径，向上的近长方形，边缘有短齿牙，近褐棕色。叶远生或略近生；叶柄长 0.7 ～ 3cm，纤细，禾秆色；叶片披针形，长 10 ～ 13cm，中部宽 1.1 ～ 1.5cm，向两端渐狭，渐尖头，基部楔形，略下延，边缘平直，干后两面为淡绿色，或棕绿色，草质或近膜质。主脉上下微隆起，小脉上下均可见。孢子囊群近圆形，位于主脉与叶边之间，彼此相距下远上近，约 2 ～ 5mm，幼时被鳞片状的隔丝覆盖。

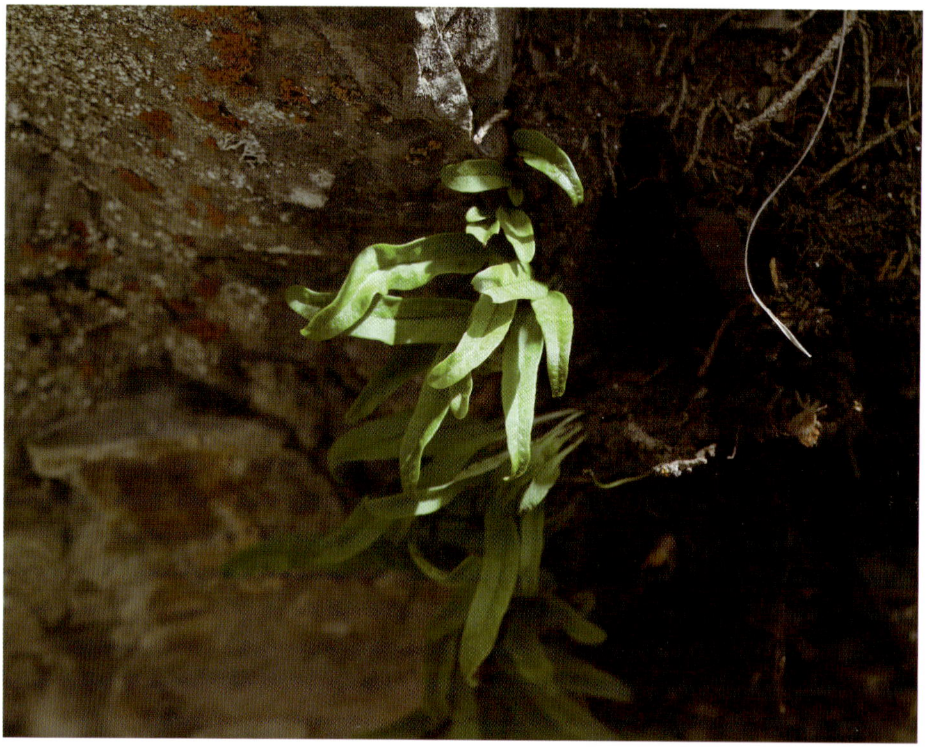

网眼瓦韦（一）

【生　　境】生长于云杉、冷杉林中岩石中，海拔 3400 ～ 3700m。

【采收加工】秋季采集全草，去净泥土、须根，晒干。

【功能主治】清肺热、利水通淋、愈疮、干脓、涩精、接头骨、固骨髓。治胸腔脓疡、肺热咳嗽、肾热、淋浊、崩漏、烧伤、烫伤。

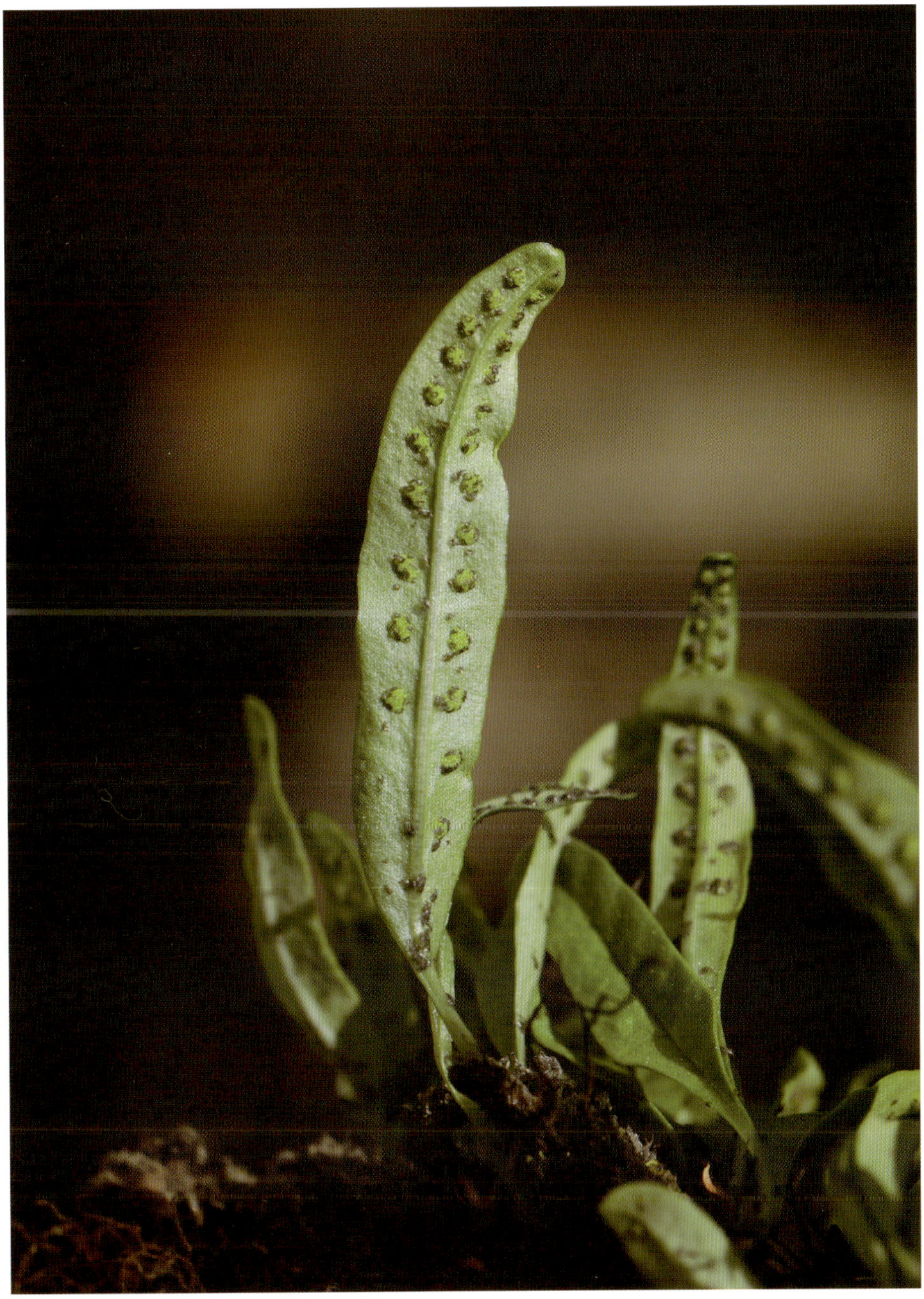

槲蕨

ལྡུམ་བུ་རི་རལ།

【藏药名译音】东布日热

【来　　源】槲蕨科植物秦岭槲蕨 *Drynaria sinica* Diels 的根茎。

【植物形态】通常石生或土生，偶有树上附生。根状茎直径 1～2cm，有宿存的光突叶柄和叶轴，密被鳞片；鳞片斜升，近盾状着生，基部有短耳，长 4～11mm，宽 0.5～1.5mm，边缘具重齿。常无基生不育叶，有时基生叶顶部也生孢子囊群。基生不育叶椭圆形，长 5～15cm，宽 3～6cm，羽状深裂达叶片的 2/3 或更深，裂片 10～12（20）对，边缘略成齿状，下部裂片缩短，不呈耳状。正常能育叶的叶柄长 2～10cm，具明显的狭翅，叶片长 22～50cm，宽 7～12cm，裂片 16～25（30）对，中部裂片长 4～7cm，宽 0.5～1.2cm，边缘锯齿状，光滑或疏生短睫毛，顶生裂片常不发育；叶片上下两面多少被毛，沿叶轴和叶脉多少有短毛，叶脉明显隆起；通常仅叶片上部能育，能育裂片多少狭缩。孢子囊群在裂片中肋两侧各 1 行，通直，靠近中肋，在每 2 条相邻侧膜间仅有 1 个，生 2～4 小脉交汇处；孢子囊上无腺毛。孢子外壁光滑或有折皱，具刺状突起，周壁具小疣状纹饰。

【生　　境】生长于山坡林下岩石上，海拔 3400～3800m。

【采收加工】秋季采集，去净鳞毛，晒干。

【功能主治】清热、退烧、止痛、补肾、催产。治中毒性发烧、跌打损伤、筋骨疼痛、耳鸣、胎衣不下。

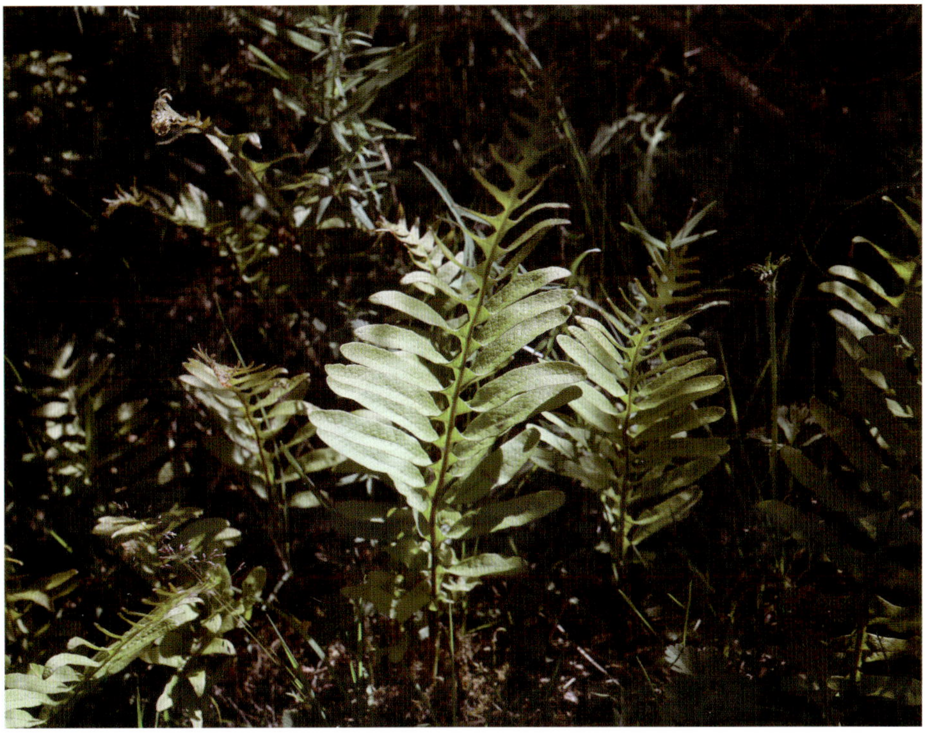

秦岭槲蕨（一）

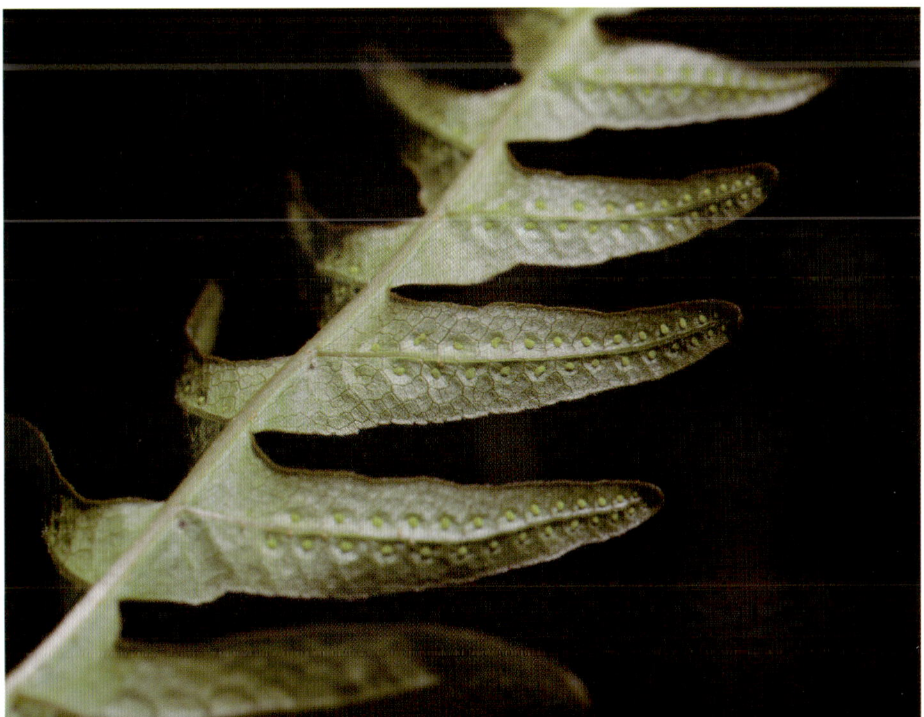

秦岭槲蕨（二）

云 杉

ཐང་ནག

【藏药名译音】 唐那

【来　　源】 松科植物川西云杉 *Picea likiangensis* var. *balfouriana* (Rehd. et Wils.) Hillier ex Slsvin 的树脂、果实、根皮。

【植物形态】 乔木，高达 50m，胸径达 2.6m；树皮深灰色或暗褐灰色，深裂成不规则的厚块片，枝条平展，树冠塔形，一年生枝通常较粗，有密毛，淡黄色或淡褐黄色，二三年生枝灰色或微带黄色；冬芽圆锥形；卵状圆锥形、卵状球形或圆球形，有树脂，芽鳞褐色，排列紧密，小枝基部宿存芽鳞的先端不反卷，或微开展。小枝上面之叶近直上伸展或向前伸展，小枝下面及两侧之叶向两侧弯伸，叶棱状条形或扁四棱形，直或微弯，长 0.6～1.5cm，宽 1～1.5mm，先端尖或钝尖，横切面菱形或微扁，上（腹）面每边有白色气孔线 4～7 条，下（背）面每边常有 3～4 条完整或不完整的气孔线。球果卵状矩圆形或圆柱形，成熟前种鳞红褐色或黑紫色，熟时褐色、淡红褐色、紫褐色或黑紫色，通常较小，长 4～9cm，径 3.5～5cm；中部种鳞斜方状卵形或菱状卵形，长 1.5～2.6cm，宽 1～1.7cm，中部或中下部宽，中上部渐窄或微渐窄，上部成三角形或钝三角形，边缘有细缺齿，稀呈微波状，基部楔形；种子灰褐色，近卵圆形，连同种翅长 0.7～1.4cm，种翅倒卵状椭圆形，淡褐色，有光泽，常具疏生的紫色小斑点。花期 4～5 月，球果 9～10 月成熟。

【生　　境】 生长于气候较冷、棕色森林土地带，多组成大片单纯林，或与其他针叶树组成混交林，海拔 3400～4100m。

【采收加工】 树脂全年可采。根皮四季可采鲜用。果实在秋季成熟时采摘，晒干。

【功能主治】 树脂：消炎、通淋。治肾炎、淋病。根皮：泡酒外用治皮癣，内服接骨；鲜皮捣烂包扎患处接骨。球果熬膏：托引疮疡黄水，关节积黄水。

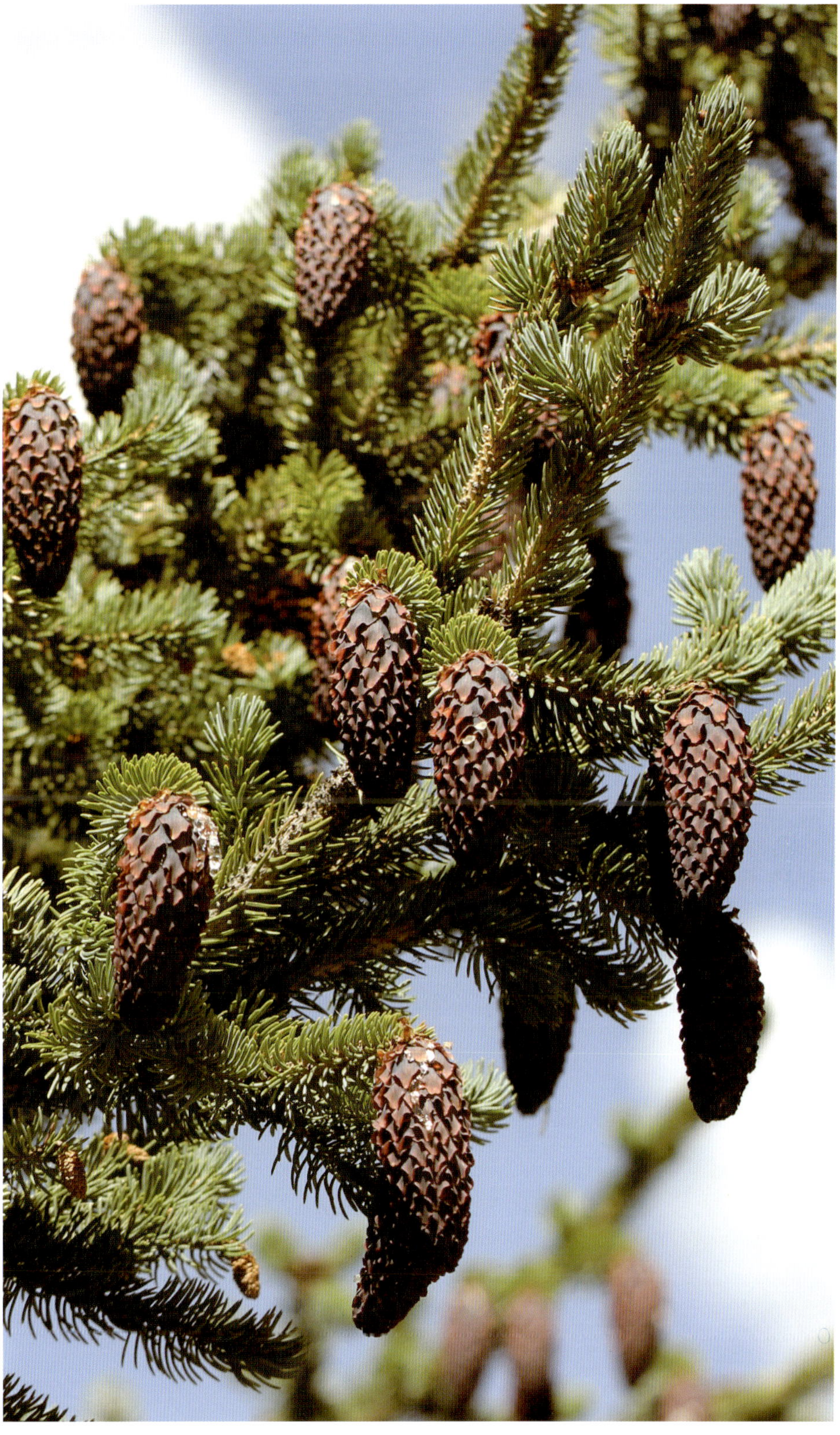
川西云杉

圆 柏

ཤུག་པ།

【藏药名译音】秀巴

【来　　源】柏科植物大果圆柏*Sabina tibetica* Kom.的带叶小枝、果实及树脂。

【植物形态】乔木，高达30m，稀呈灌木状；枝条较密或较疏，树冠绿色、淡黄绿色或灰绿色；树皮灰褐色或淡褐灰色，裂成不规则薄片脱落；小枝直或微成弧状，分枝不密，一回分枝圆柱形，径约2mm，二、三回分枝近圆柱形或四棱形，径1～2mm。鳞叶绿色或黄绿色，稀微被蜡粉，交叉对生，稀三叶交叉轮生，排列较疏或紧密，长1～3mm，先端钝或钝尖，背面拱圆或上部有钝脊，腺体明显，位于叶背中部，条状椭圆形或条形，干后微凹成槽，有时腺槽从基上部至中上部或几达先端；刺叶常生于幼树上，或在树龄不大的树上与鳞叶并存，三叶交叉轮生，条状披针形，斜展或开展，长4～8mm，上面凹，有白粉，中脉明显或中下部明显，下面拱凸，沿脊有细纵槽。雌雄异株或同株，雄球花近球形，长约2～3mm，雄蕊3对，花药2～3，药隔近圆形。球果卵圆形或近圆球形，成熟前绿色或有黑色小斑点，熟时红褐色、褐色至黑色或紫黑色，长9～16mm，径7～13mm，内有1粒种子；种子卵圆形，稀倒卵圆形或近圆形，微扁，长7～11mm，径7～9mm，基部圆，常有凸起的短钝尖，稀微渐窄，先端钝或钝尖，两侧或中上部有2～3钝纵脊，或两侧有凸起，表面具4～8个较深的树脂槽。

【生　　境】散生于林中或组成纯林，海拔3400～4600m。

【采收加工】带叶小枝及树脂四季可采；果实9～10月采，晒干。

【功能主治】枝叶：清肝热、胆热、肺热、祛湿、利尿。治肝热病、胆热、肺热、风湿关节炎、肾炎、淋病、月经不调、炭疽病。果实：清肾热、愈疮、利胆。治肝胆病、肾病、膀胱病、淋病、脾病、痛风。树脂：干黄水，愈疮。治疮疡久溃不愈。

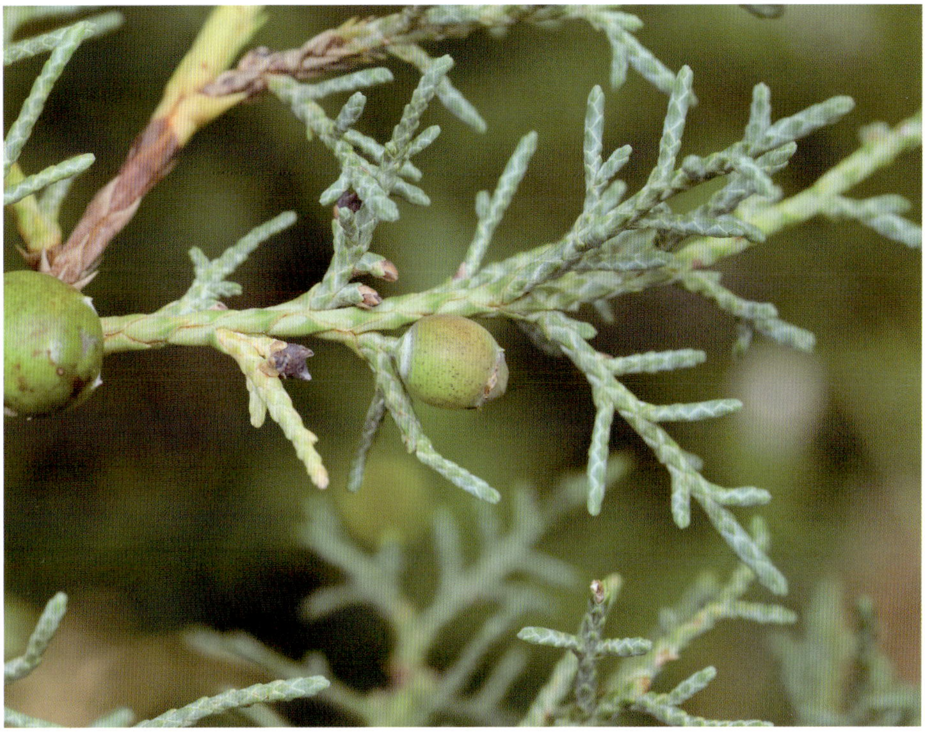

大果圆柏（一）

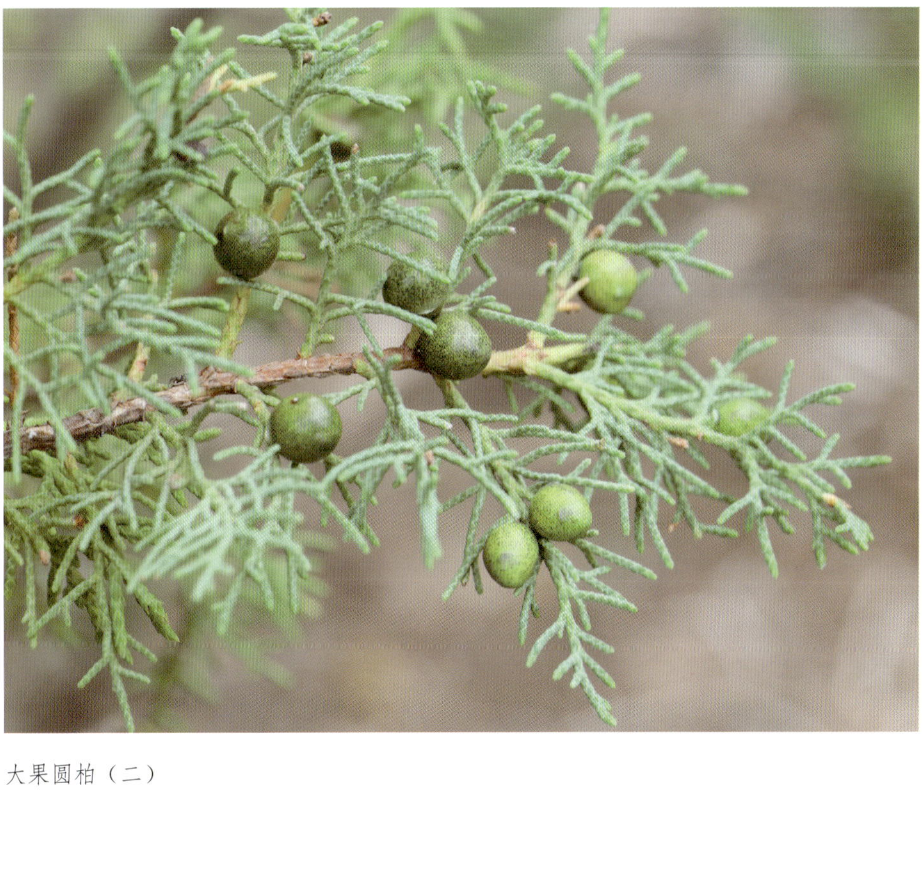

大果圆柏（二）

麻 黄

མཚེ་ལྡུམ།

【藏药名译音】泽顿

【来　　源】麻黄科植物藏麻黄*Ephedra saxatilis* Royle ex Florin的地上部分。

【植物形态】小灌木，高 20 ～ 60cm，茎直立，粗壮；茎皮灰褐色或灰黄色；绿色小枝密集于节上成假轮生状，节间长 2 ～ 3cm，径 1.5 ～ 3mm，纵槽纹明显。叶 2 裂，长约 3mm，下部约 1/2 以上合生，裂片宽三角形或三角状卵形，先端钝或圆，中央绿色部分窄直，周围膜质透明。雄球花对生于节上，常 2 ～ 3 个组成复穗状，苞片 (4) 5 ～ 6 (7) 对，近圆形，膜质部分明显宽阔，雄花通常具 8 枚雄蕊，花丝全部合生，上部伸出苞片之外，假花被倒卵圆形；雌球花对生于节上，通常单生，稀 2 ～ 3 个组成复穗状，无梗或有短梗，苞片 2 ～ 3 对，基部 1/5 ～ 1/2 合生，雌花 2，稀 1，珠被管长约 0.5mm，直立。成熟雌球花浆果状，苞片肉质红色；种子常露出于苞片之外，卵圆形，长约 6mm，径约 3mm，灰黑色，被白粉，边缘常有棱肋。花期 7 月，种子 8 ～ 9 月成熟。

【生　　境】生长于山坡、河边砾石滩、沙滩及风积沙丘上，海拔 3400 ～ 4600m。

【采收加工】初秋采割地上部分，晒干。

【功能主治】清血热、心热、肝热、脾热及其新旧热，利水、止血、止咳嗽。治血热症、心热、肝热、脾热及其新旧热症、感冒、月经过多、肿瘤、外伤出血。

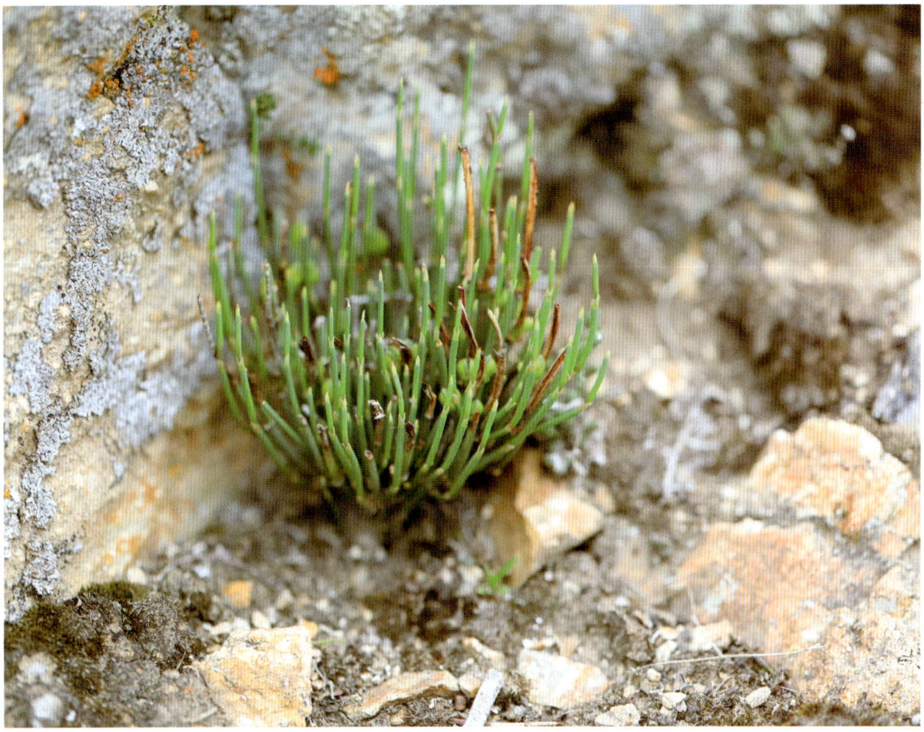

藏麻黄（一）

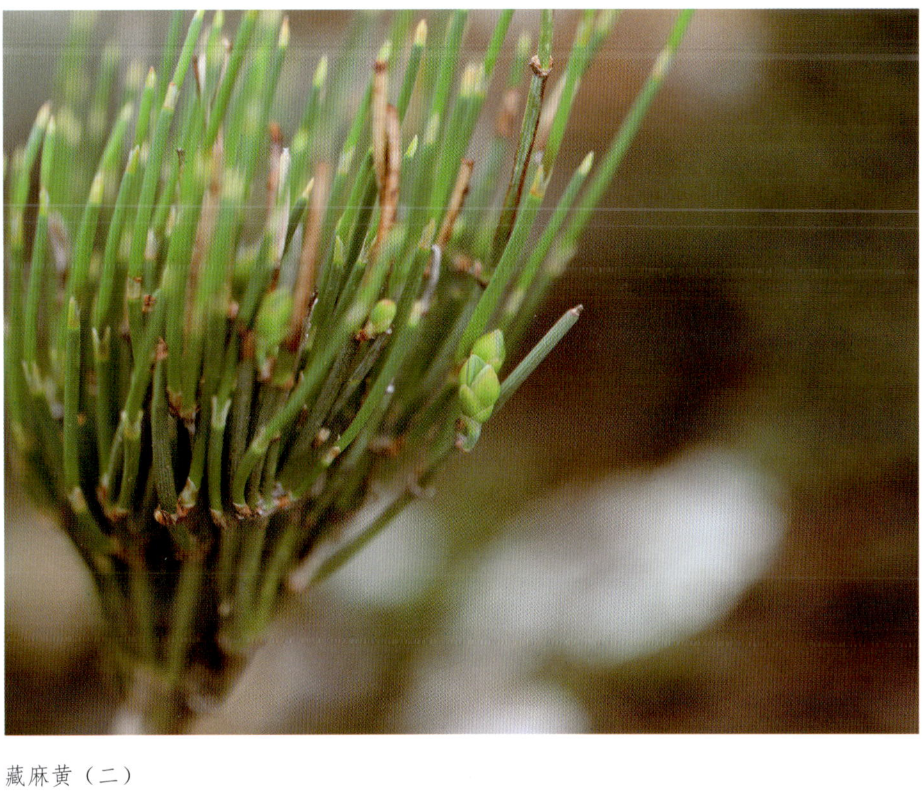

藏麻黄（二）

荨 麻

། ཟྭ་ཙི་ཨ་ཡ།、ཟྭ་འབྲུམ།།

【藏药名译音】 萨泽阿瓦、萨珠

【来　　源】 荨麻科植物高原荨麻 *Urtica hyperborea* Jacq. ex Wedd.、羽裂荨麻 *Urtica triangularis* Hand.-Mazz. subsp. *pinnatifida* (Hand.-Mazz.) C. J. Chen 的地上部分、花序、果序。

【植物形态】 1. 高原荨麻　多年生草本，丛生，具木质化的粗地下茎。茎高 10 ～ 50cm，下部圆柱状，上部稍四棱形，节间较密，干时麦秆色并常带紫色，具稍密的刺毛和稀疏的微柔毛，在下部分枝或不分枝。叶干时蓝绿色，卵形或心形，长 1.5 ～ 7cm，宽 1 ～ 5cm，先端短渐尖或锐尖，基部心形，边缘有 6 ～ 11 枚牙齿，上面有刺毛和稀疏的细糙伏毛，下面有刺毛和稀疏的微柔毛，钟乳体细点状，在叶上面明显，基出脉 3（～ 5）条，其侧出的一对弧曲，伸达上部齿尖或与邻近的侧脉网结，叶脉在上面凹陷，在下面明显隆起；叶柄常很短，长 2 ～ 5（～ 16）mm，有刺毛和微柔毛；托叶每节 4 枚，离生，长圆形，或长圆状卵形，向下反折，长 2 ～ 4mm，具缘毛。花雌雄同株（雄花序生下部叶腋）或异株；花序短穗状，稀近簇生状，长 1 ～ 2.5cm。雄花具细长梗（梗长 1 ～ 2mm），在芽时直径约 1.3mm，开放后直径约 2.5mm；花

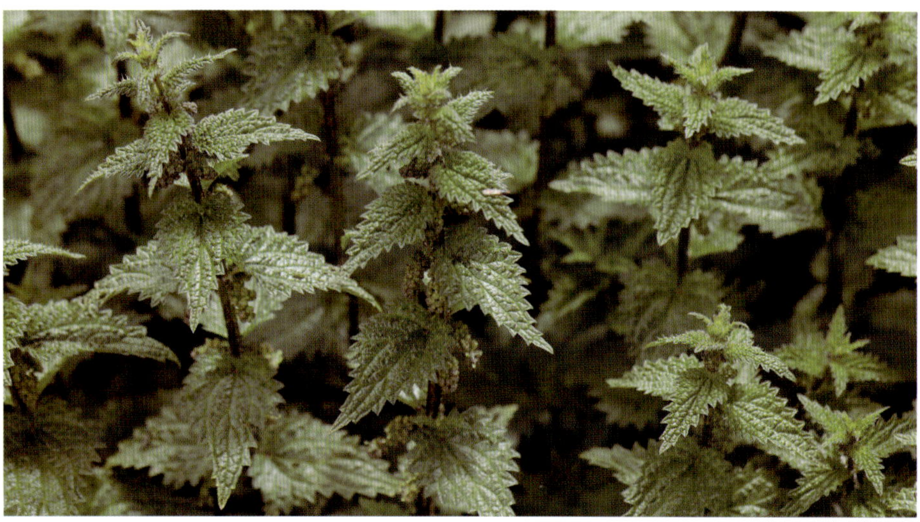

高原荨麻（一）

被片 4，合生至中部，外面疏生微糙毛；退化雌蕊近盘状，具短粗梗；雌花具细梗。瘦果长圆状卵形，压扁，长约 2mm，熟时苍白色或灰白色，光滑；宿存花被干膜质，内面二枚花后明显增大，近圆形或扁圆形，稀宽卵形，比果大 1 倍以上，长 3 ～ 5mm，外面疏生微糙毛，有时在中肋上有 1 ～ 2 根刺毛，外面二枚很小，卵形，较内面的短 8 ～ 10 倍。花期 6 ～ 7 月，果期 8 ～ 9 月。

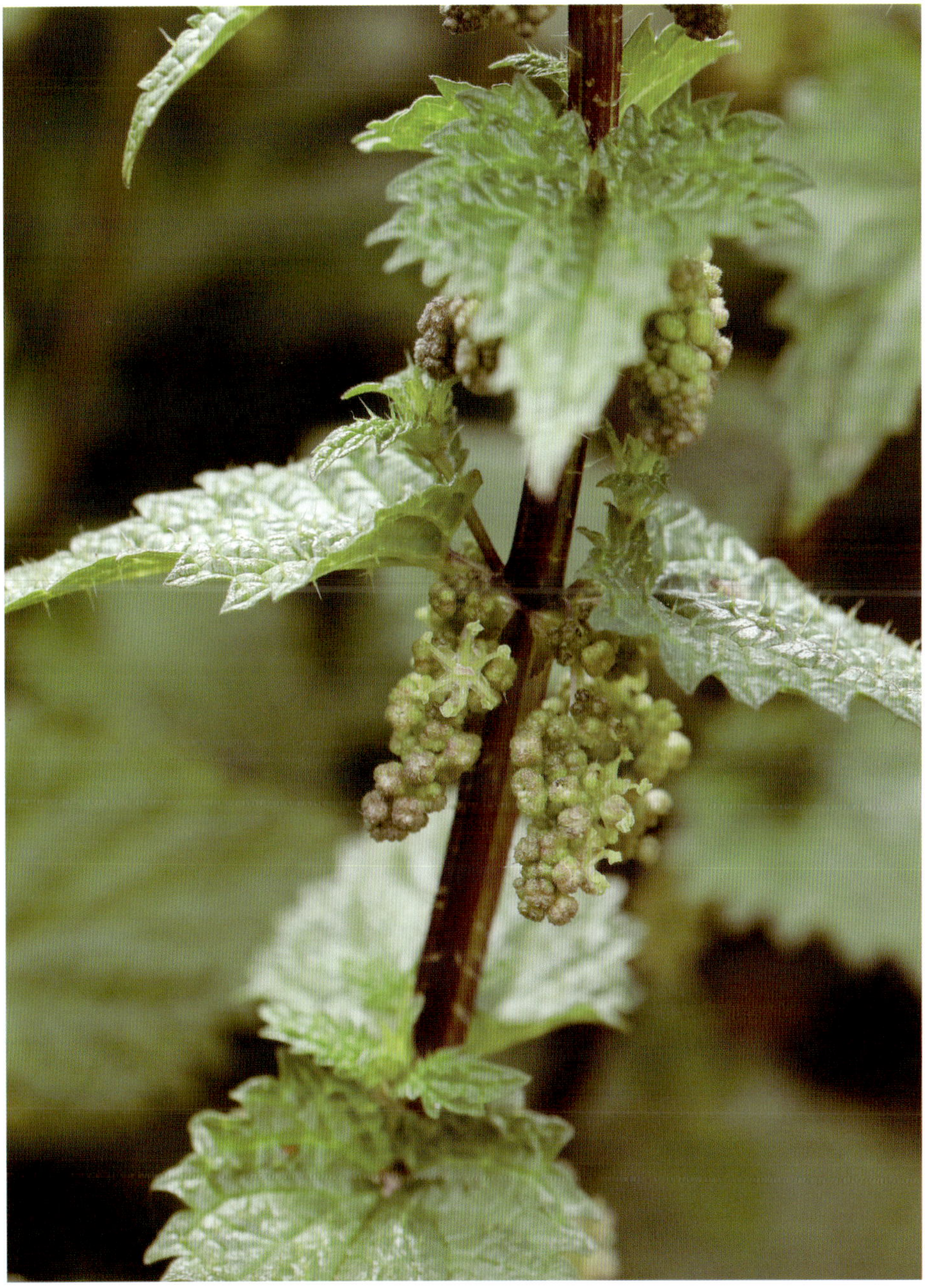

高原荨麻（二）

2. 羽裂荨麻　多年生草本，根状茎粗达 1cm。茎高 60～150cm，四棱形，带淡紫色，疏生刺毛和细糙毛，中下部常分枝，上部几乎不分枝。叶狭三角形至三角状披针形，长 2.5～11cm，宽 15cm，上部的叶呈条形，宽 4～10mm，先端锐尖，基部近截形至浅心形，叶边缘除在上部为粗牙齿或锐裂锯齿外在下部具数对半裂至深裂的羽裂片，其最下对最大，裂片常在外缘有数枚不规则的牙齿状锯齿（在内缘的较少或无），上面疏生刺毛和细糙伏毛，下面疏生刺毛和短柔毛，钟乳体点状，尤在上面明显，基出脉 3 条，其侧出的一对常只达中部以下的齿尖，侧脉 2～4 对；叶柄长 1～5cm，自下而上缩短，生稍密的刺毛和细糙毛；托叶每节 4 枚，在叶柄间离生，近膜质，条状披针形，长 (2)5～10mm，被微柔毛。花雌雄同株，雄花序圆锥状，生下部叶腋，开展；雌花序近穗状，在下部有少数短的分枝，生上部叶腋，直立或斜展，果序轴粗壮。雄花具短梗或近无梗，在芽时直径约 1.5mm，开放时径约 2.7mm；花被片 4，合生至中下部，裂片长圆状卵形，退化雌蕊杯状，长约 0.3mm，具短柄，中央有柱头残余；雌花小，近无梗。雌花被外面二枚狭卵形，常有刺毛。瘦果卵形，稍压扁，长约 2mm，熟时褐色，具较粗的疣点，有时其中一面具 1 条纵棱。宿存花被片 4，在下部约 1/4 处合生，被细糙毛和内面的花被片外面各有 1～3 根刺毛，内面的花被片卵形，与果近等大，外面二枚卵形，比内面的短 2～3 倍。花期 6～8 月，果期 8～10 月。

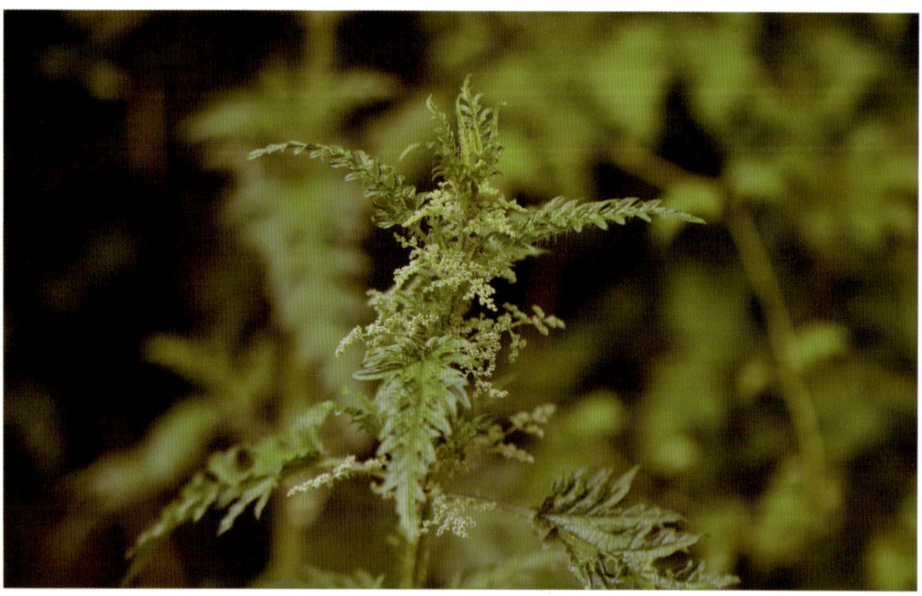

羽裂荨麻（一）

【生　　境】高原荨麻：生长于高山石砾地、岩缝或山坡草地，海拔 4200 ～ 5200m；羽裂荨麻：生长于山坡草甸、灌丛或石砾上，海拔 3400 ～ 4100m。

【采收加工】开花盛期采割地上部分，用木棍稍敲打至茎破裂，晒干。

【功能主治】清热、祛湿、升胃温、降压、解痉。治风热病、陈旧热病、龙病、胃寒、消化不良、风湿疼痛、高血压、糖尿病、产后抽风、小儿抽风、荨麻疹、协调培根与赤巴。

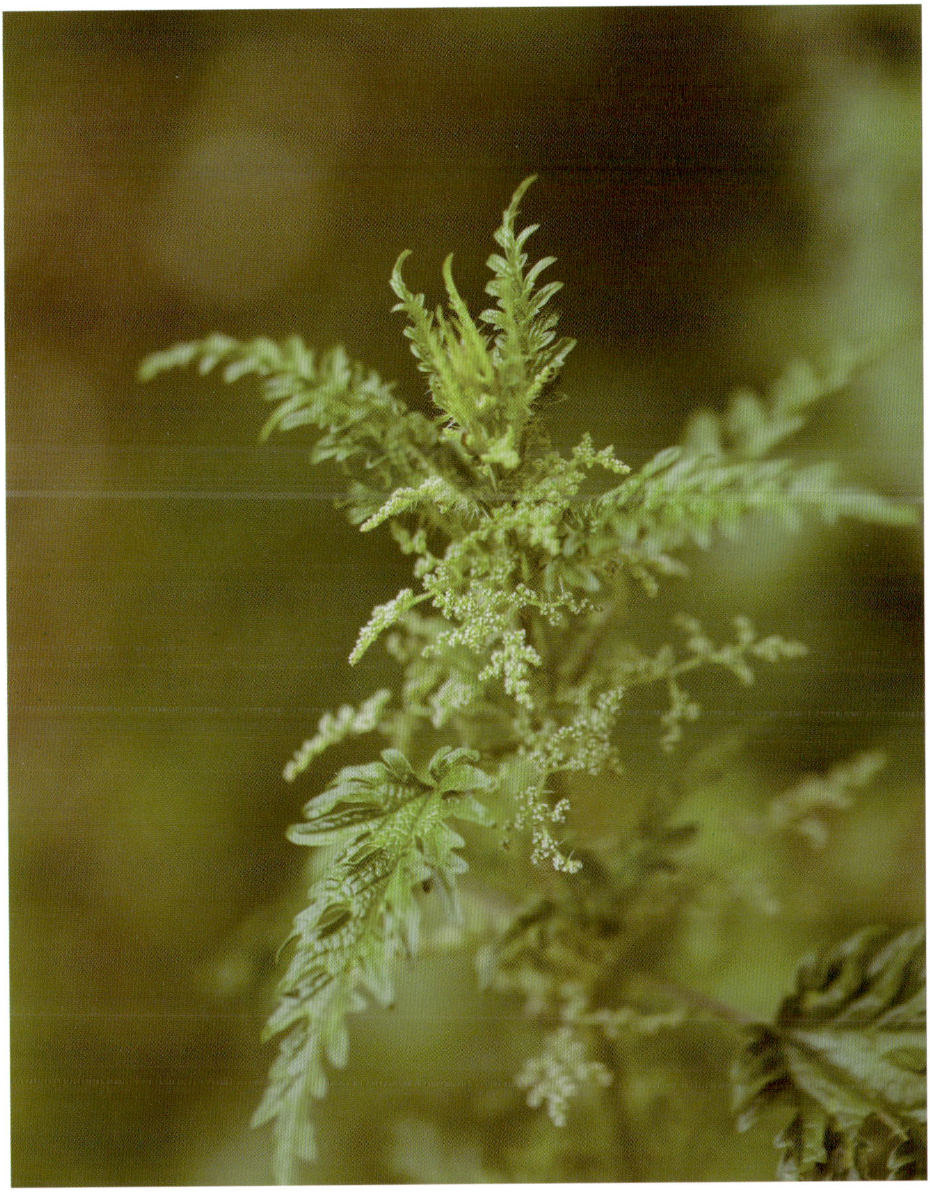

羽裂荨麻（二）

荞 麦

མཆོ་ལྡུམ།

【藏药名译音】 查古

【来　　源】 蓼科植物苦荞麦*Fagopyrum tataricum* (L.) Gaertn. 的根茎或全草。

【植物形态】 一年生草本。茎直立，高 30 ～ 70cm，分枝，绿色或微呈紫色，有细纵棱，一侧具乳头状突起，叶宽三角形，长 2 ～ 7cm，两面沿叶脉具乳头状突起，下部叶具长叶柄，上部叶较小具短柄；托叶鞘偏斜，膜质，黄褐色，长约 5mm。花序总状，顶生或腋生，花排列稀疏；苞片卵形，长 2 ～ 3mm，每苞内具 2 ～ 4 花，花梗中部具关节；花被 5 深裂，白色或淡红色，花被片椭圆形，长约 2mm；雄蕊 8，比花被短；花柱 3，短，柱头头状。瘦果长卵形，长 5 ～ 6mm，具 3 棱及 3 条纵沟，上部棱角锐利，下部圆钝有时具波状齿，黑褐色，无光泽，比宿存花被长。花期 6 ～ 9 月，果期 8 ～ 10 月。

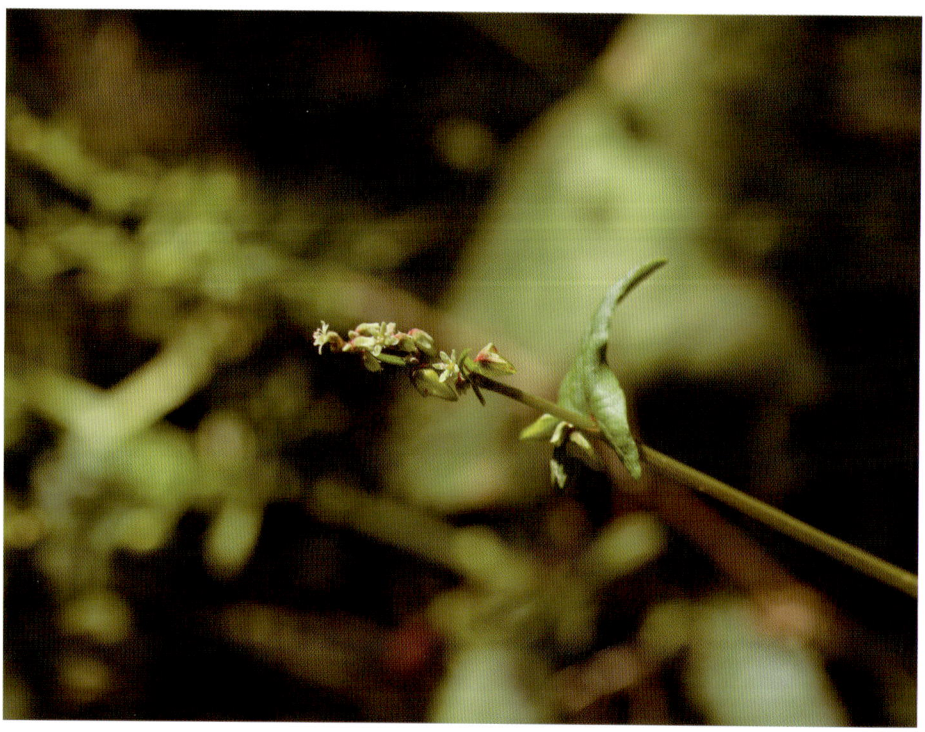

苦荞麦（一）

【生　　境】生长于田边、路旁、山坡、河谷，海拔 3400 ～ 3900m。

【采收加工】果实成熟时采收根茎；开花盛期采集全草。去净杂质，晒干。

【功能主治】清热解毒、理气止痛。治胃癌、肺癌、胃痛、消化不良、高血压眩晕、瘰疬、狂犬病。嫩尖鲜用捣烂外敷，治痈疖肿毒、瘰疬。

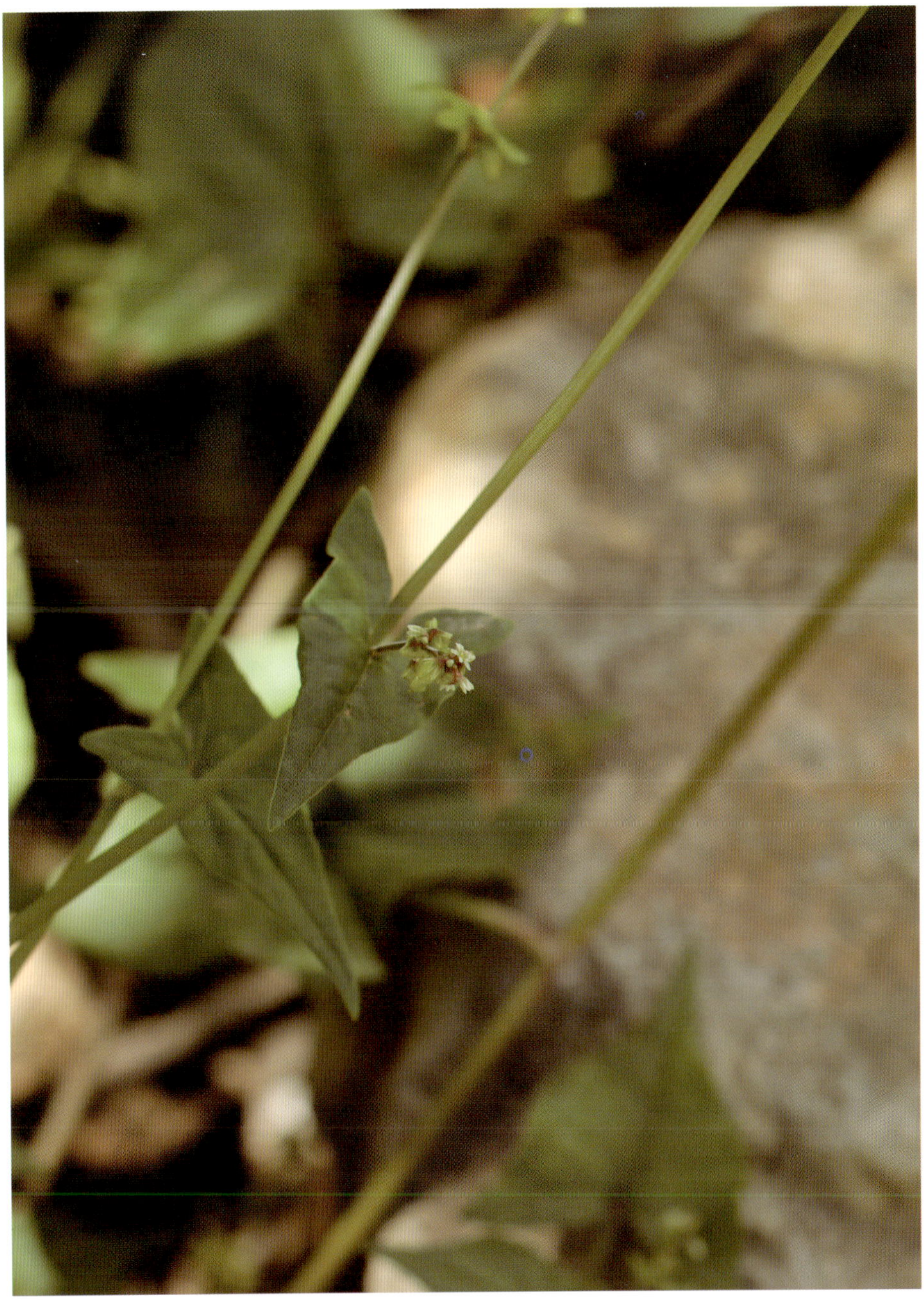

苦荞麦（二）

肾叶山蓼

ཆུ་རྩི།

【藏药名译音】 曲泽

【来　　源】 蓼科植物山蓼 *Oxyria digyna* (L.) Hill. 的全草。

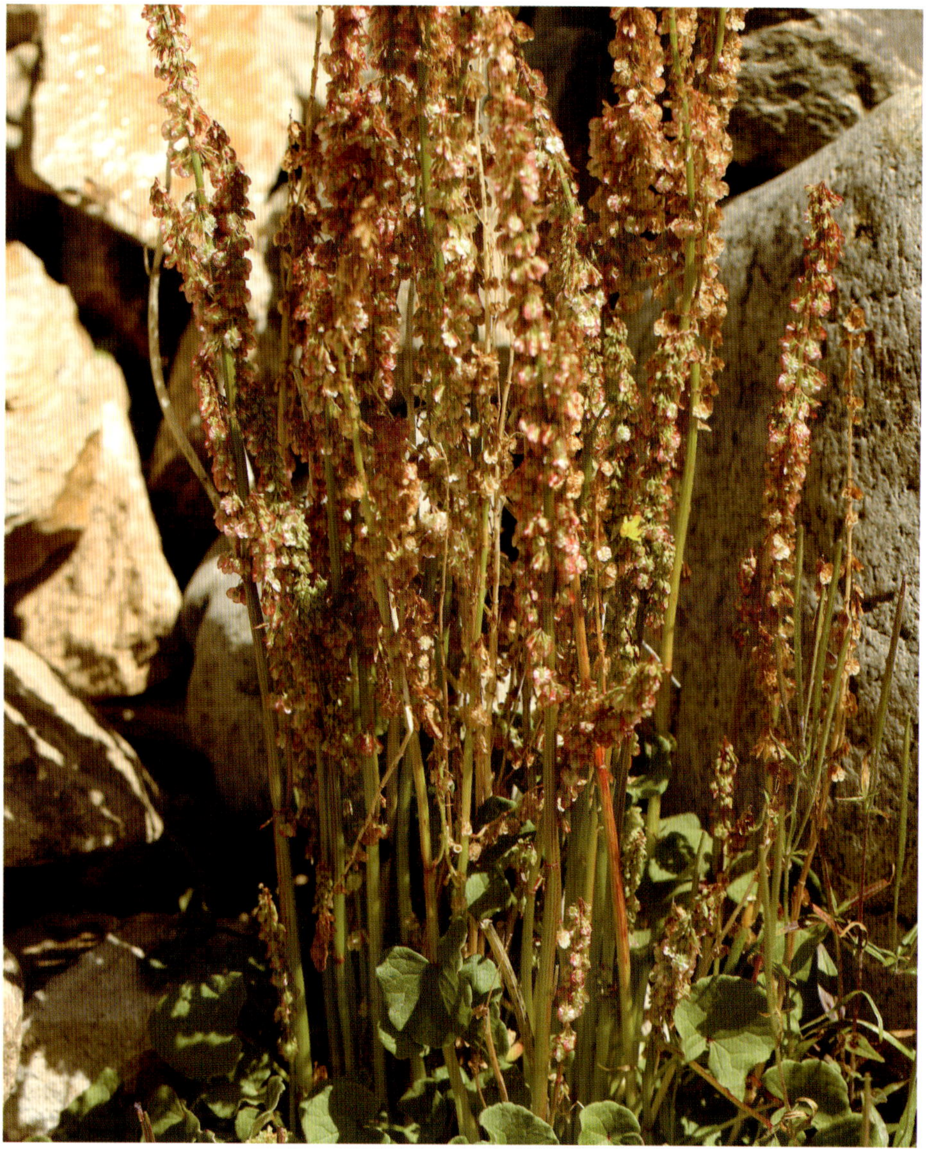

山蓼（一）

【植物形态】多年生草本。根状茎粗壮，直径 5 ～ 10mm。茎直立，高 15 ～ 20cm，单生或数条自根状茎发出，无毛，具细纵沟。基生叶叶片肾形或圆肾形，长 1.5 ～ 3cm，宽 2 ～ 5cm，纸质，顶端圆钝，基部宽心形，边缘近全缘，上面无毛，下面沿叶脉具极稀疏短硬毛；叶柄无毛，长可达 12cm；无茎生叶，极少具 1 ～ 2 小叶；托叶鞘短筒状，膜质，顶端偏斜。花序圆锥状，分枝极稀疏，无毛，花两性，苞片膜质，每苞内具 2 ～ 5 花；花梗细长，中下部具关节；花被片 4，成 2 轮，果时内轮 2 片增大，倒卵形，长 2 ～ 2.5mm，紧贴果实，外轮 2 个，反折；雄蕊 6，花药长圆形，花丝钻状；子房扁平，花柱 2，柱头画笔状。瘦果卵形，双凸镜状，长 2.5 ～ 3mm，两侧边缘具膜质翅，连翅外形近圆形，顶端凹陷，基部心形，直径 4 ～ 5(6)mm；翅较宽，膜质，淡红色，边缘具小齿。花期 6 ～ 7 月，果期 8 ～ 9 月。

【生　　境】生长于高山山坡及山谷砾石滩，海拔 3400 ～ 4900m。

【采收加工】7 ～ 8 月采全草，洗净晒干。

【功能主治】健胃、止咳、解毒愈疮。治麻疹、黑痘疹内陷、炭疽病、疮疡热毒、伤口溃烂。

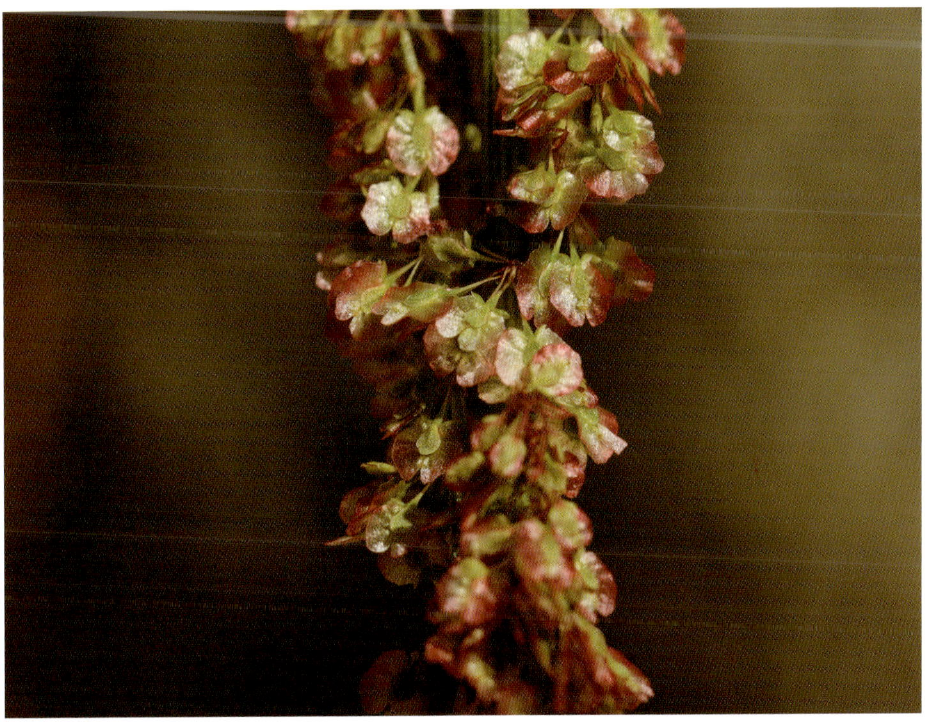

山蓼（二）

萹蓄

ཙེ་ཙེ་ས་འཛིན།

【藏药名译音】泽泽萨增

【来　　源】蓼科植物萹蓄 *Polygonum aviculare* L. 的全草。

【植物形态】一年生草本。茎平卧、上升或直立，高 10～40cm，自基部多分枝，具纵棱。叶椭圆形，狭椭圆形或披针形，长 1～4cm，宽 3～12mm，顶端钝圆或急尖，基部楔形，边缘全缘，两面无毛，下面侧脉明显；叶柄短或近无柄，基部具关节；托叶鞘膜质，下部褐色，上部白色，撕裂脉明显。花单生或数朵簇生于叶腋，遍布于植株；苞片薄膜质；花梗细，顶部具关节；花被 5 深裂，花被片椭圆形，长 2～2.5mm，绿色，边缘白色或淡红色；雄蕊 8，花丝基部扩展；花柱 3，柱头头状。瘦果卵形，具 3 棱，长 2.5～3mm，黑褐色，密被由小点组成的细条纹，无光泽，与宿存花被近等长或稍超过。花期 5～7 月，果期 6～8 月。

【生　　境】生长于田边路、沟边湿地，海拔 3400～4200m。

【采收加工】6～7 月采全草，洗去泥污，除去残枝枯叶及须根，晾干。

【功能主治】清热、消炎。治胃肠炎、小肠热症、腑热、“加乃”病、泻痢。

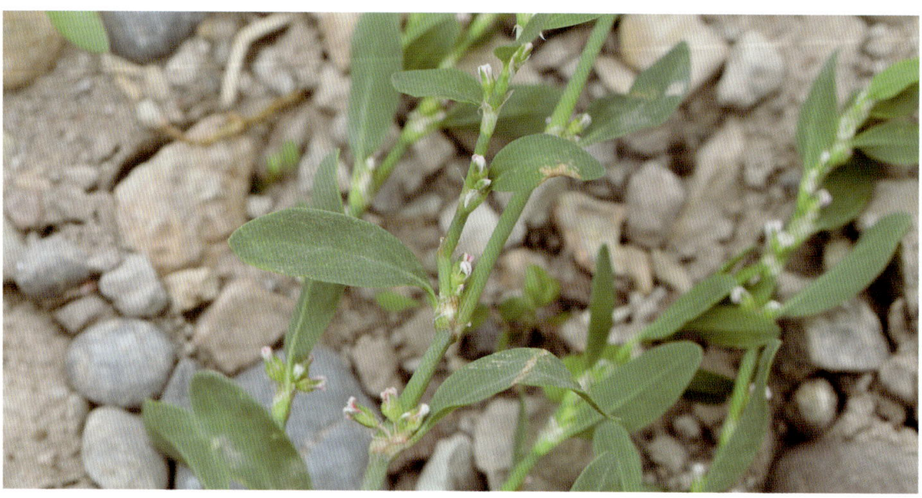

萹蓄

圆穗蓼

ལྷ་ལྷང་། 、སྤང་རམ།

【藏药名译音】拉亮、榜然木

【来　　源】蓼科植物圆穗蓼 *Polygonum macrophyllum* D. Don、狭叶圆穗蓼 *Polygonum macrophyllum* D. Don var. *stenophyllum* (Meisn.) A. J. Li 的全草。

【植物形态】1. 圆穗蓼（原变种）　多年生草本。根状茎粗壮，弯曲，直径 1 ~ 2cm。茎直立，高 8 ~ 30cm，不分枝，2 ~ 3 条自根状茎发出。基生叶长圆形或披针形，长 3 ~ 11cm，宽 1 ~ 3cm，顶端急尖，基部近心形，上面绿色，下面灰绿色，有时疏生柔毛，边缘叶脉增厚，外卷；叶柄长 3 ~ 8cm；茎生叶较小狭披针形或线形，叶

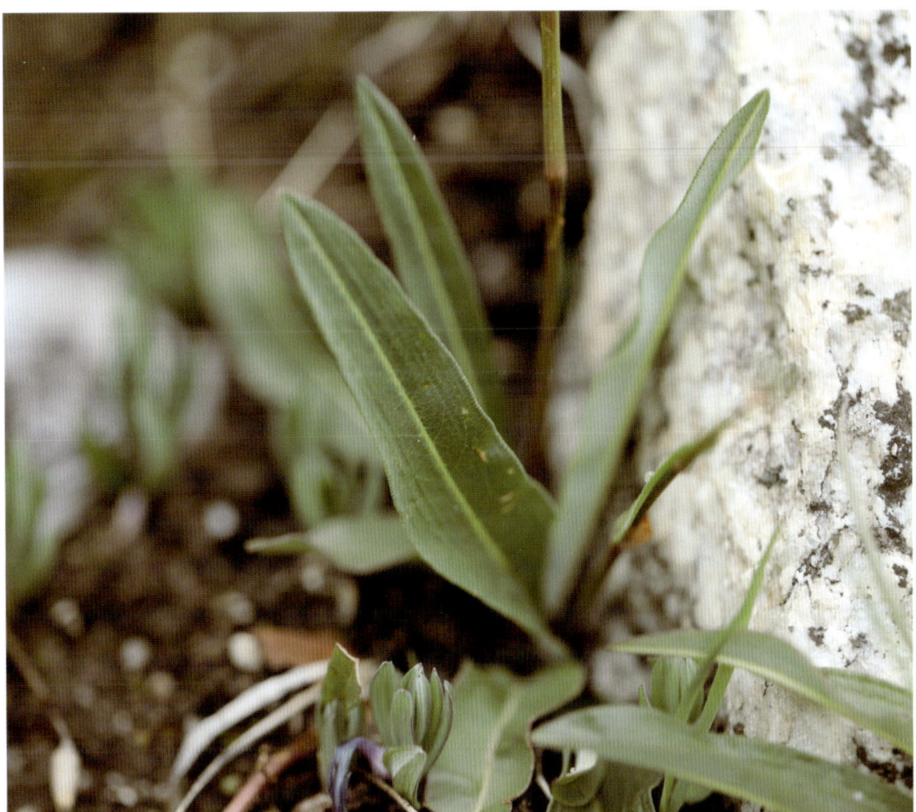

圆穗蓼（一）

柄短或近无柄；托叶鞘筒状，膜质，下部绿色，上部褐色，顶端偏斜，开裂，无缘毛。总状花序呈短穗状，顶生，长 1.5 ～ 2.5cm，直径 1 ～ 1.5cm；苞片膜质，卵形，顶端渐尖，长 3 ～ 4mm，每苞内具 2 ～ 3 花；花梗细弱，比苞片长；花被 5 深裂，淡红色或白色，花被片椭圆形，长 2.5 ～ 3mm；雄蕊 8，比花被长，花药黑紫色；花柱 3，基部合生，柱头头状。瘦果卵形，具 3 棱，长 2.5 ～ 3mm，黄褐色，有光泽，包于宿存花被内。花期 7 ～ 8 月，果期 9 ～ 10 月。

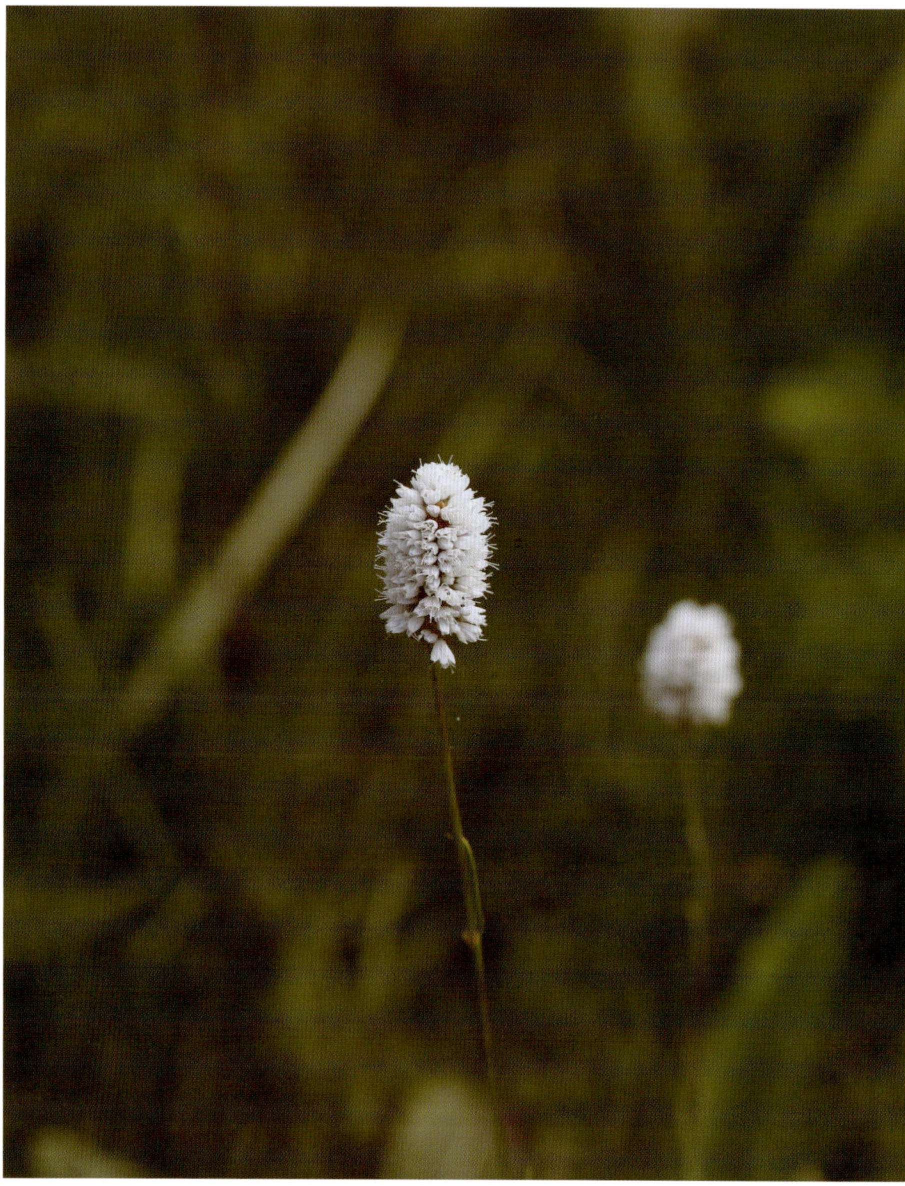

圆穗蓼（二）

2. 狭叶圆穗蓼（变种） 本变种与原变种的区别在于叶线或线状披针形，宽 0.2 ～ 0.5cm。

【生　　境】圆穗蓼：生长于山坡草地、高山草甸，海拔 3400 ～ 5000m；狭叶圆穗蓼（变种）：生长于山坡草地、高山草甸，海拔 3400 ～ 4800m。

【采收加工】9 ～ 10 月采集，去净枯叶、须根和泥土，晒干。

【功能主治】健胃、调经、止泻。治胃病、胃寒消化不良、血痢、发烧、寒性腹泻。

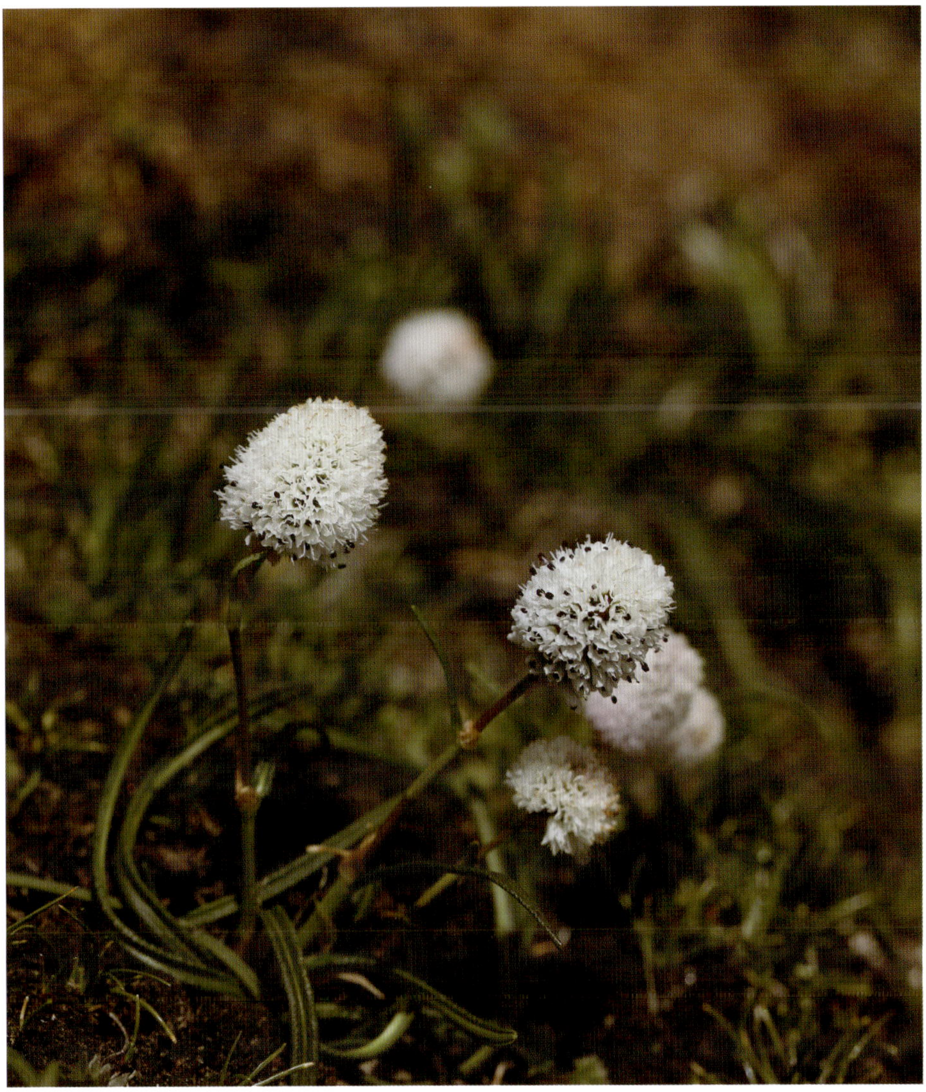

狭叶圆穗蓼

翅柄蓼

རམ་བུ་གཡུང་བ།

【藏药名译音】热布永瓦

【来　　源】蓼科植物翅柄蓼 *Polygonum sinomontanum* Sam. 的根茎。

【植物形态】多年生草本。根状茎粗壮，横走，黑褐色，长可达 12cm，直径 1～3cm。茎直立，通常数条，无毛，不分枝，有时下部分枝，高 30～50cm。基部叶近革质，宽披针形，或披针形，长 6～16cm，宽 1～3cm，顶端渐尖，基部楔形或截形，沿叶柄下延成狭翅，上面无毛，下面有时沿叶脉具柔毛，两面叶脉明显，边缘叶脉增厚，外卷；叶柄长 4～14cm，具狭翅；茎生叶 5～7，披针形，较小，具短柄，最上部的叶近无柄；托叶鞘筒状，膜质，全部为褐色，长 3～6cm，顶端偏斜，开裂至基部；无缘毛。总状花序呈穗状，顶生，长 2～6cm，直径 1～1.5cm；苞片卵状披针形，膜质，顶端渐尖，长 3～4mm，每苞内具 2～3 花；花梗细弱，长 4～5mm；花被 5 深裂，红色，花被片长圆形，长 3～5mm；雄蕊 8，比花被长；花柱 3，柱头头状。瘦果宽椭圆形，具 3 棱，褐色，长 3～4mm，有光泽，包于宿存花被内。花期 7～8 月，果期 9～10 月。

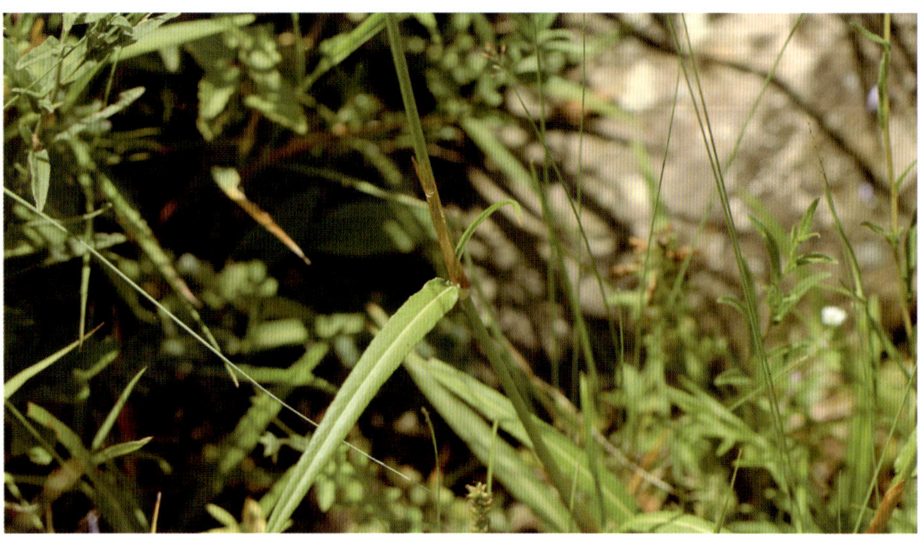

翅柄蓼（一）

【生　　境】生长于山坡草地、山谷灌丛，海拔 3400 ～ 3900m。

【采收加工】9 ～ 10 月采挖根茎，去净泥土，晒干。

【功能主治】止泻、止痛。治胃病、咳嗽、腹泻。

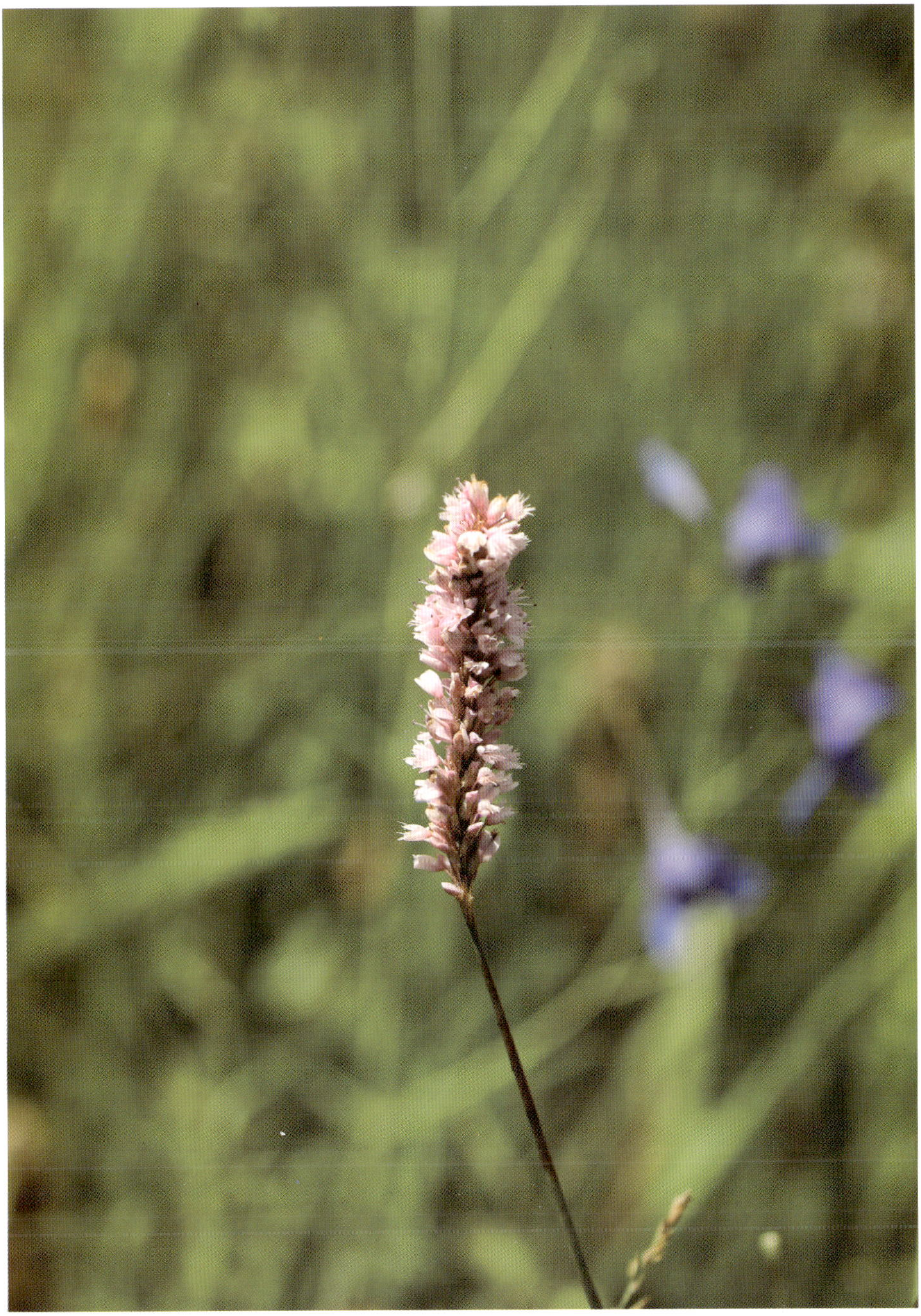

翅柄蓼（二）

珠芽蓼

རམ་བུ་གོང་པ།

【藏药名译音】然布古巴

【来　　源】蓼科植物珠芽蓼 *Polygonum viviparum* L. 的根茎。

【植物形态】多年生草本。根状茎粗壮，弯曲，黑褐色，直径 1 ～ 2cm。茎直立，高 15 ～ 60cm，不分枝，通常 2 ～ 4 条自根状茎发出。基生叶长圆形或卵状披针形，长 3 ～ 10cm，宽 0.5 ～ 3cm，顶端尖或渐尖，基部圆形、近心形或楔形，两面无毛，边缘脉端增厚。外卷，具长叶柄；茎生叶较小披针形，近无柄；托叶鞘筒状，膜质，下部绿色，上部褐色，偏斜，开裂，无缘毛。总状花序呈穗状，顶生，紧密，下部生珠芽；苞片卵形，膜质，每苞内具 1 ～ 2 花；花梗细弱；花被 5 深裂，白色或淡红色。花被片椭圆形，长 2 ～ 3mm；雄蕊 8，花丝不等长；花柱 3，下部合生，柱头头状。瘦果卵形，具 3 棱，深褐色，有光泽，长约 2mm，包于宿存花被内。花期 5 ～ 7 月，果期 7 ～ 9 月。

【生　　境】生长于山坡林下、高山或亚高山草甸，海拔 3400 ～ 5100m。

【采收加工】秋季茎叶枯萎前采挖，去净泥土和细根，晒干。

【功效主治】温胃、止寒泻。治寒性胃腹疼痛、腑脏疾病、寒性泻痢、久痢不止。

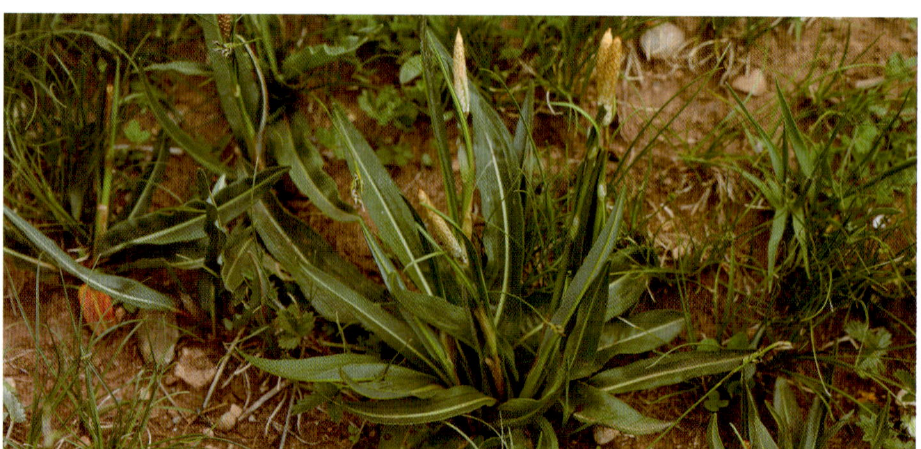

珠芽蓼

大 黄

ཆུམ་རྩ།

【藏药名译音】 句杂

【来　　源】 蓼科植物掌叶大黄 *Rheum palmatum* L. 的根、根茎、茎、叶。

【植物形态】 高大粗壮草本，高 1.5 ～ 2m，根及根状茎粗壮木质。茎直立中空，叶片长宽近相等，长达 40 ～ 60cm，有时长稍大于宽，顶端窄渐尖或窄急尖，基部近心形，通常呈掌状半 5 裂，每一大裂片又分为近羽状的窄三角形小裂片，基出脉多为 5 条，叶上面粗糙到具乳突状毛，下面及边缘密被短毛；叶柄粗壮，圆柱状，与叶片近等长，密被锈乳突状毛；茎生叶向上渐小，柄亦渐短；托叶鞘大，长达 15cm，内面光滑，外表粗糙。大型圆锥花序，分枝较聚拢，密被粗糙短毛；花小，通常为紫红色，有时黄白色；花梗长 2 ～ 2.5mm，关节位于中部以下；花被片 6，外轮 3 片较窄小，内轮 3 片较大，宽椭圆形到近圆形，长 1 ～ 1.5mm；雄蕊 9，不外露；花盘薄，与花丝基部粘连；子房菱状宽卵形，花柱略反曲，柱头头状。果实矩圆状椭圆形到矩圆形，长 8 ～ 9mm，宽 7 ～ 7.5mm，两端均下凹，翅宽约 2.5mm，纵脉靠近翅的边缘。种子宽卵形，棕黑色。花期 6 月，果期 8 月。果期果序的分枝直而聚拢。

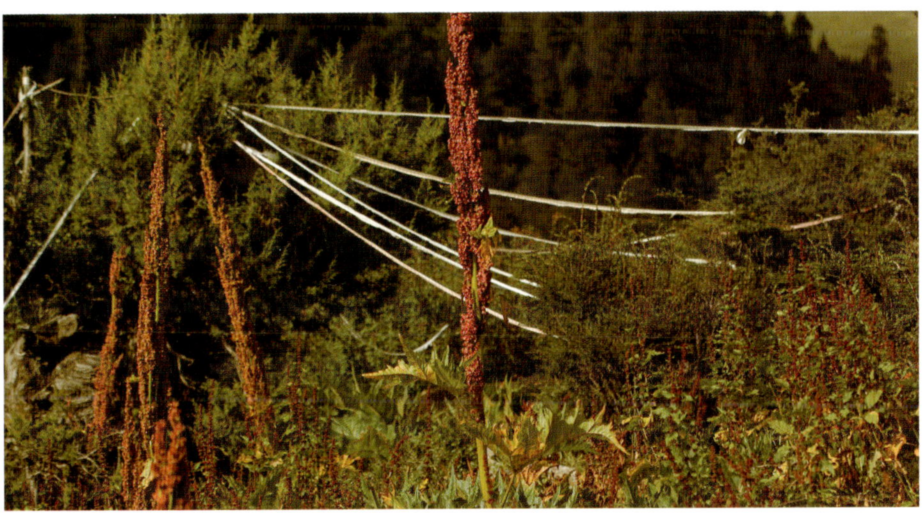

掌叶大黄（一）

【生　　境】生长于山坡或山谷湿地，海拔 3400 ～ 4400m。

【采收加工】秋末或春初采挖根及根茎，去净泥土、残茎及须根，刮去粗皮，纵切成块或横切成片，用绳串起，挂在通风处晾干或晒干。

【功能主治】根及根茎：清腑热、泻毒热、消肿、止血、活血、利胆、干黄水。治“赤巴”病、培根泻痢、腑热、胆热、便秘、腹痛、水肿病、脘腹胀满、“黄水”病、经闭、胎衣不下。茎和叶：治“培根”寒症。

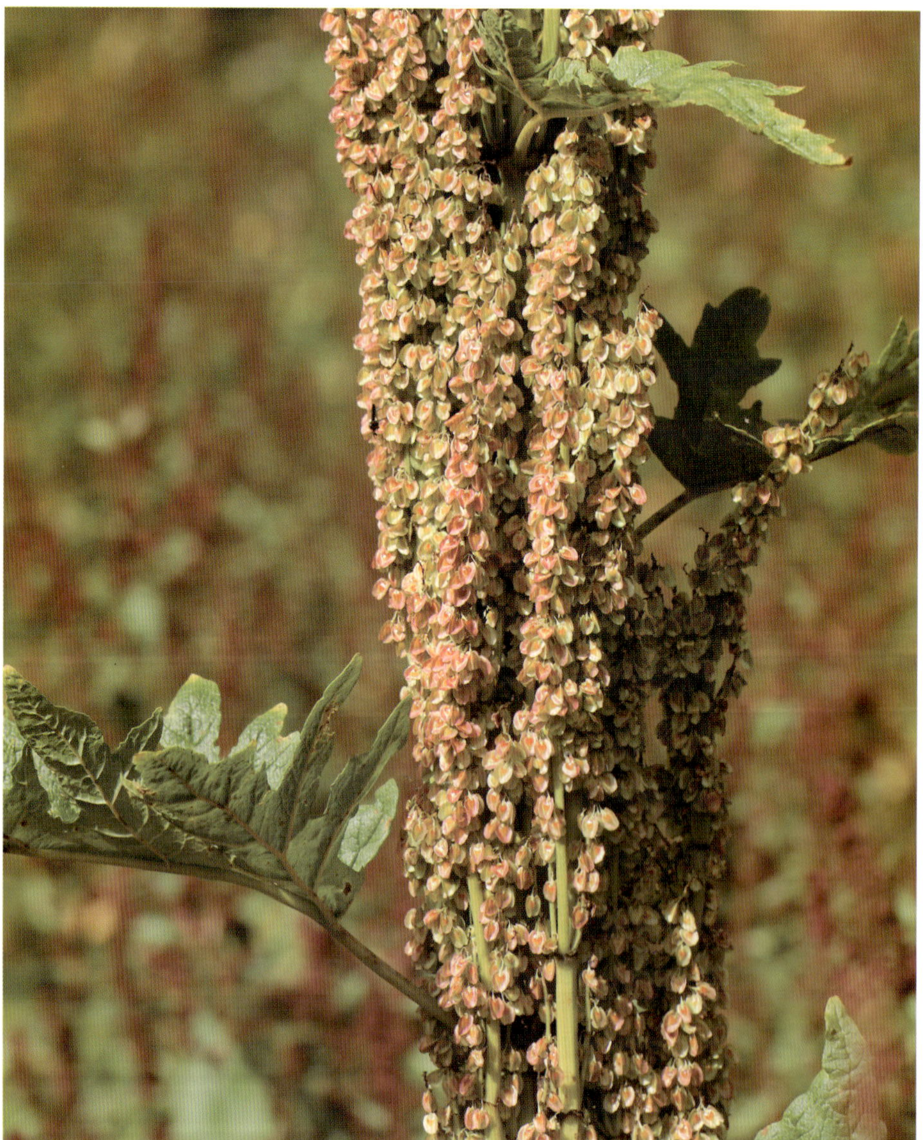

掌叶大黄（二）

小大黄

ཆུ་མ་རྩི། ཙེ་ཙེ་ས་འཛིན།

【藏药名译音】 曲玛孜、泽泽萨增

【来　　源】 蓼科植物小大黄 *Rheum pumilum* Maxim. 和西伯利亚蓼 *Polygonum sibiricum* Laxm. 的全草。

【植物形态】 1. 小大黄　矮小草本，高 10 ～ 25cm。茎细，直立，下部直径 2 ～ 3.5mm，具细纵沟纹，被有稀疏灰白色短毛，靠近上部毛较密。基生叶 2 ～ 3 片，叶片卵状椭圆形或卵状长椭圆形，长 1.5 ～ 5cm，宽 1 ～ 3cm，近革质，顶端圆，基部浅心形，全缘，基出脉 3 ～ 5 条，中脉发达粗壮，叶上面光滑无列毛或偶在主脉基部具稀疏短柔毛，下面具稀疏白色短毛，毛多生于叶脉及叶缘上；叶柄半圆柱状，与叶片等长或稍长，被短毛；茎生叶 1 ～ 2 片，通常叶部均具花序分枝，稀最下部一片叶腋无花序分枝，叶片较窄小近披针形；托叶鞘短，长约 5m，干后膜质，常破裂，光滑无毛。窄圆锥状花序，分枝稀而不具复枝，具稀短毛，花 2 ～ 3 朵簇生，花梗极细，长 2 ～ 3mm，关节在基部；花被不开展，花被片椭圆形或宽椭圆形，长 1.5 ～ 2mm，边缘为紫红色；雄蕊为 9，稀较少，不外露；子房宽椭圆形，花柱短，柱头近头状。果实三角

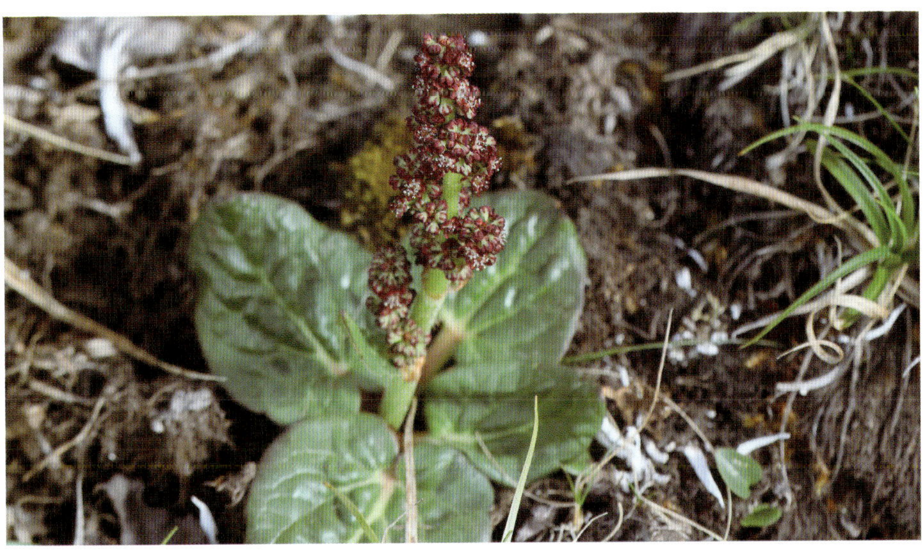

小大黄

形或角状卵形，长 5 ～ 6mm，最下部宽约 4mm，顶端具小凹，基部平直或稍内，翅窄，宽约 1 ～ 1.5mm，纵脉在翅的中间部分。种子卵形，宽 2 ～ 2.5mm。花期 6 ～ 7 月，果期 8 ～ 9 月。

2. 西伯利亚蓼　多年生草本，高 10 ～ 25cm。根状茎细长。茎外倾或近直立，自基部分枝，无毛。叶片长椭圆形或披针形，无毛，长 5 ～ 13cm，宽 0.5 ～ 1.5cm，顶端急尖或钝，基部戟形或楔形，边缘全缘，叶柄长 8 ～ 15mm；托叶鞘筒状，膜质，上部偏斜，开裂，无毛，易破裂。花序圆锥状，顶生，花排列稀疏，通常间断；苞片漏斗状，无毛，通常每 1 苞片内具 4 ～ 6 朵花；花梗短，中上部具关节；花被 5 深裂，黄绿色，花被片长圆形，长约 3mm；雄蕊 7 ～ 8，稍短于花被，花丝基部较宽，花柱 3，较短，柱头头状。瘦果卵形，具 3 棱，黑色，有光泽，包于宿存的花被内或凸出。花果期 6 ～ 9 月。

【生　　境】 小大黄：生长于在海拔 3400 ～ 4500m 的山坡或灌丛下；西伯利亚蓼：生长于路边、湖边、河滩、山谷湿地、沙质盐碱地，海拔 3400 ～ 5100m。

【采收加工】 8 ～ 9 月采集全草，洗净泥土，晒干。

【功能主治】 清热、消渴、除烦、泻“黄水”和恶性腹水。治“黄水”病、恶性腹水、心热、烦躁、口干舌燥。

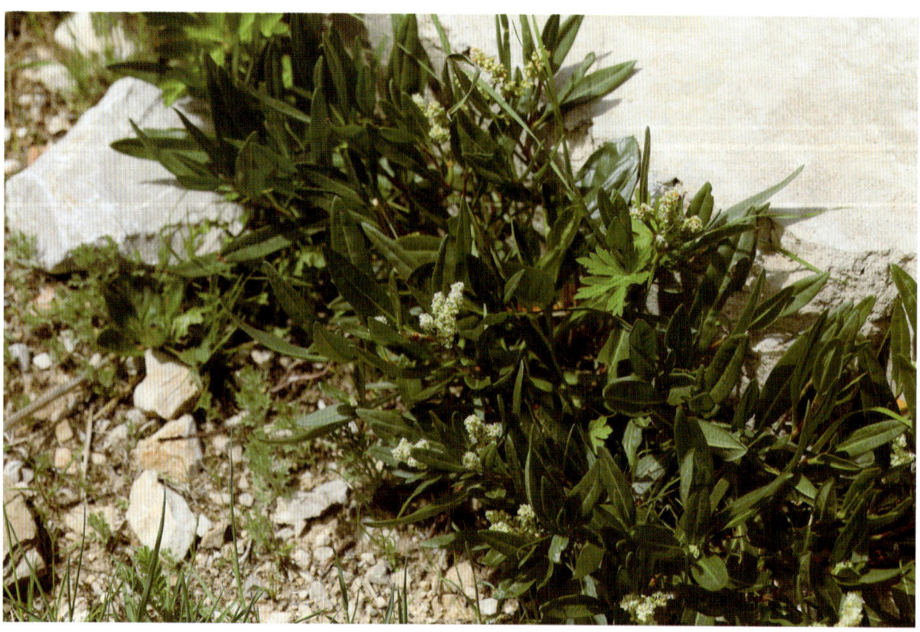

西伯利亚蓼

亚大黄

ཆུ་རྩ།、ལྕུམ་རྩ།

【藏药名译音】曲杂、句杂

【来　　源】蓼科植物穗序大黄 *Rheum spiciforme* Royle、丽江大黄 *Rheum likiangense* Sam. 的根及根茎。

【植物形态】1. 穗序大黄　矮壮草本，无茎。叶基生，叶片近革质，卵圆形或宽卵状椭圆形，长 10 ～ 20cm，宽 8 ～ 15cm，顶端圆钝，稀较窄，基部圆或浅心形，全缘，边缘略呈波状，基出脉多为 5 条，叶上面暗绿色或黄绿色，下面紫红色，两面被乳突状毛或上面无毛；叶柄粗壮，长 3 ～ 10cm，半圆柱状，紫红色，无毛或具小乳突。花葶 2 ～ 4 枝，有时可达 7 ～ 8 枝，自根状茎顶端抽出，高于叶或稍矮，长 10 ～ 30cm，具细棱线，被乳突，基部直径 4 ～ 7mm；穗状的总状花序，花淡绿色，花梗细，长约 3mm，关节近基部；花被片椭圆形或长椭圆形，外轮较窄小长 1.8 ～ 2mm，宽约 1mm，内轮较大，长 2.2 ～ 2.5mm，宽约 1.2mm；雄蕊 9，与花被近等长，花药黄色；子房略倒卵球形，花柱短，横展，柱头大，表面有凸起，果实矩圆状宽椭圆形，长 8 ～ 10mm，宽 7 ～ 9mm，稀稍大，顶端阔圆或微凹，翅宽 2.5 ～ 3.5mm，纵脉在翅的中间。花期 6 月，果期 8 月。

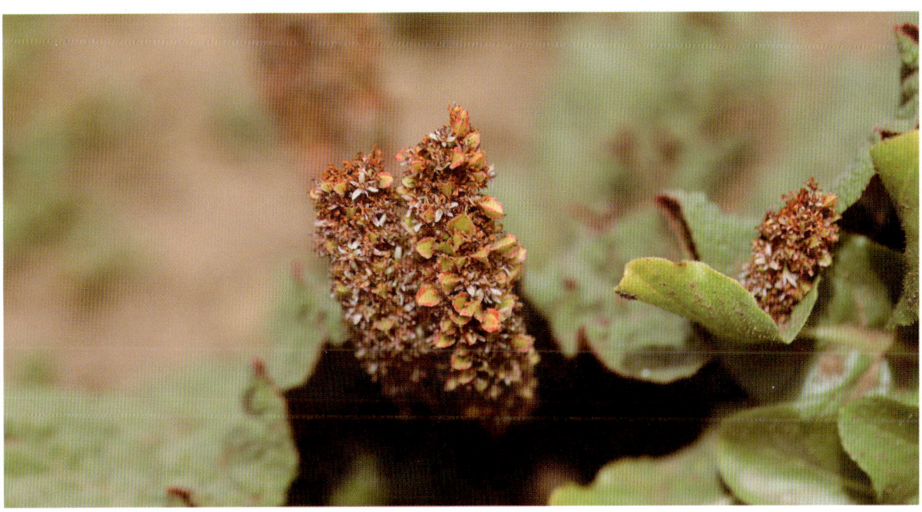

穗序大黄

2. 丽江大黄　中型草本，高 40 ～ 70(90)cm，茎基部直径 7 ～ 12mm，密被白色硬毛，近节处尤密，果时常渐稀疏或近无毛。茎生叶 2 ～ 4 片，近革质，叶片宽阔，宽卵形、卵圆形或几近圆形，较少为卵形，长 8 ～ 16cm，宽 8 ～ 14cm，顶端钝圆或钝急尖，基部心形到浅心形，全缘，基出脉 5 ～ 7 条，粗壮，于叶下面强烈凸起，叶上面光滑无毛或仅在脉上具粗糙短毛，下面常暗紫色，密被白色粗毛；叶柄扁半圆柱状，粗壮，短于叶片，长 2.5 ～ 8cm，被短粗毛；茎生叶少，通常 1 ～ 3 片，一般只最下部的一片腋部不具花序枝，叶片较窄而小，卵形。圆锥花序，分枝 1 ～ 2 次，被白色粗毛，花数朵簇生，苞片窄长条形，长 3 ～ 5mm，干后近膜质；花被片白绿色，外轮 3 片略窄小，宽椭圆形，内轮 3 片较宽大，近圆形或极宽椭圆形，径 2 ～ 2.2mm；雄蕊 9，与花被近等长；子房菱状圆形，花柱细，横展，柱头扁盘状，顶端有凸起；花梗细长，长 2.5 ～ 3mm，关节位于中部之下。果实卵形或卵圆形，长 8.5 ～ 9mm，宽 7 ～ 7.5mm，翅宽约 2mm，纵脉在翅的中部，顶端略圆形，基部浅心形。种子卵形，宽约 3mm。花期 7 月前后，果期 8 ～ 9 月。

【生　　境】 穗序大黄：生长于高山碎石坡或河滩沙砾地，海拔 4000 ～ 5000m；丽江大黄：生长于高山林下或灌丛草甸，海拔 3400 ～ 4000m。

【采收加工】 秋季茎叶枯萎时采挖根及根茎，去净泥土，纵切成块片，用绳串起晒干。

【功能主治】 清腑热、泻疫疠、消肿、愈疮。治腑热、胆热、瘟病时疫、腹痛、便秘。

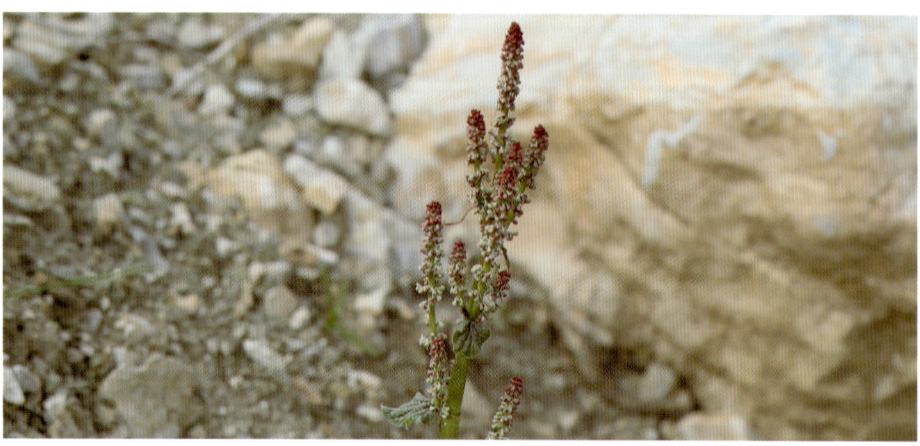

丽江大黄（一）

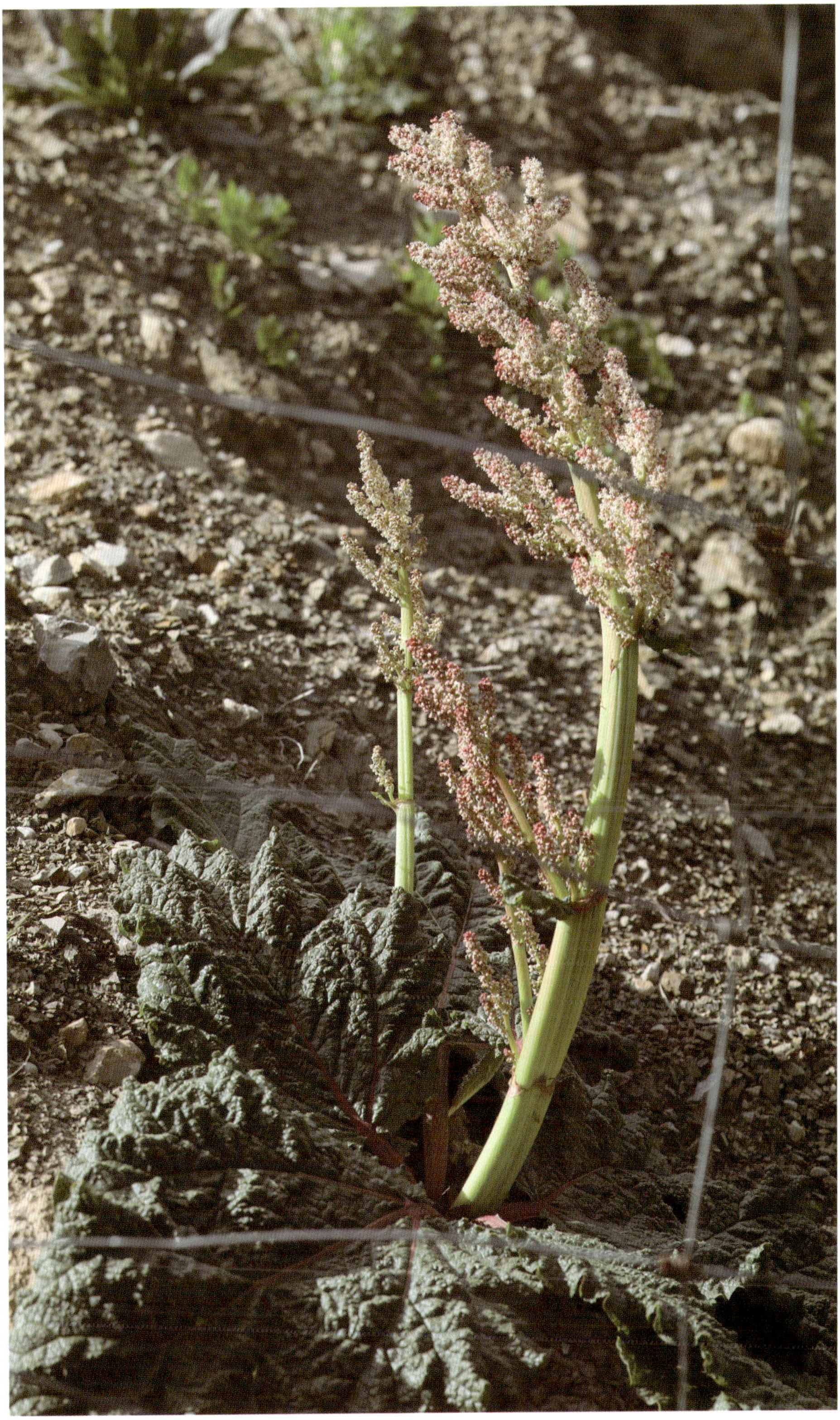

丽江大黄（二）

酸模

།མཁའ་གྲོ་ལ་ཕྱུག、ཤོ་མང་།།

【藏药名译音】 康卓拉普、秀芒

【来　　源】 蓼科植物酸模 *Rumex acetosa* L. 和尼泊尔酸模 *Rumex nepalensis* Spreng. 的根及根茎。

【植物形态】 1. 酸模　多年生草本。根为须根。茎直立，高 40 ～ 100cm，具深沟槽，通常不分枝。基生叶和茎下部叶箭形，长 3 ～ 12cm，宽 2 ～ 4cm，顶端急尖或圆钝，基部裂片急尖，全缘或微波状；叶柄长 2 ～ 10cm；茎上部叶较小，具短叶柄或无柄；托叶鞘膜质，易破裂。花序狭圆锥状，顶生，分枝稀疏；花单性，雌雄异株；花梗中部具关节；花被片 6，成 2 轮，雄花内花被片椭圆形，长约 3mm，外花被片较小，雄蕊 6；雌花内花被片果时增大，近圆形，直径 3.5 ～ 4mm，全缘，基部心形，网脉明显，基部具极小的小瘤，外花被片椭圆形，反折，瘦果椭圆形，具 3 锐棱，两端尖，长约 2mm，黑褐色，有光泽。花期 5 ～ 7 月，果期 6 ～ 8 月。

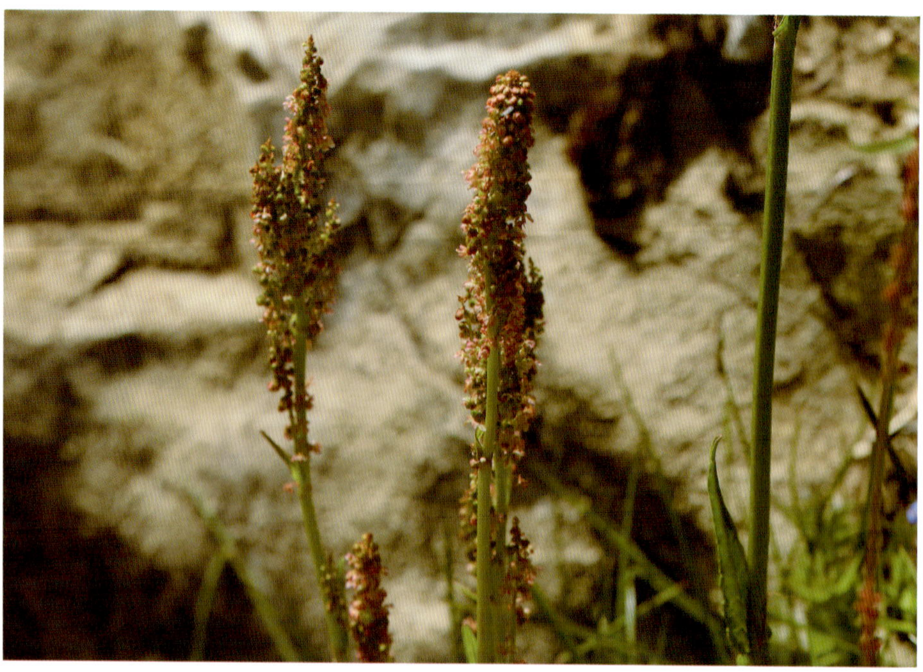

酸模

2. 尼泊尔酸模　多年生草本。根粗壮。茎直立，高 50 ～ 100cm，具沟槽，无毛，上部分枝。基生叶长圆状卵形，长 10 ～ 15cm，宽 4 ～ 8cm，顶端急尖，基部心形，边缘全缘，两面无毛或下面沿叶脉具小突起；茎生叶卵状披针形；叶柄长 3 ～ 10cm；托叶鞘膜质，易破裂。花序圆锥状；花两性；花梗中下部具关节；花被片 6，成 2 轮，外轮花被片椭圆形，长约 1.5mm，内花被片果时增大，宽卵形，长 5 ～ 6cm，顶端急尖，基部截形，边缘每侧具 7 ～ 8 刺状齿，齿长 2 ～ 3mm，顶端成钩状，一部或全部具小瘤。瘦果卵形，具 3 锐棱，顶端急尖，长约 3mm，褐色，有光泽。花期 4 ～ 5 月，果期 6 ～ 7 月。

【生　　境】酸模：生长于山坡、林缘、沟边、路旁，海拔 3400 ～ 4100m；尼泊尔酸模：生长于山坡路旁、山谷草地，海拔 3400 ～ 4300m。

【采收加工】春季发芽时或冬初茎、叶枯萎时采挖根，切去头部，洗净泥土，纵剖，晒干。

【功能主治】清热、消肿、祛湿、愈疮。治乳蛾、白喉、腹水、子宫功能性出血、肺结核咳嗽、肝炎。外用治外伤出血、疮疖肿毒、湿疹、腮腺炎、神经性皮炎、疥疮。

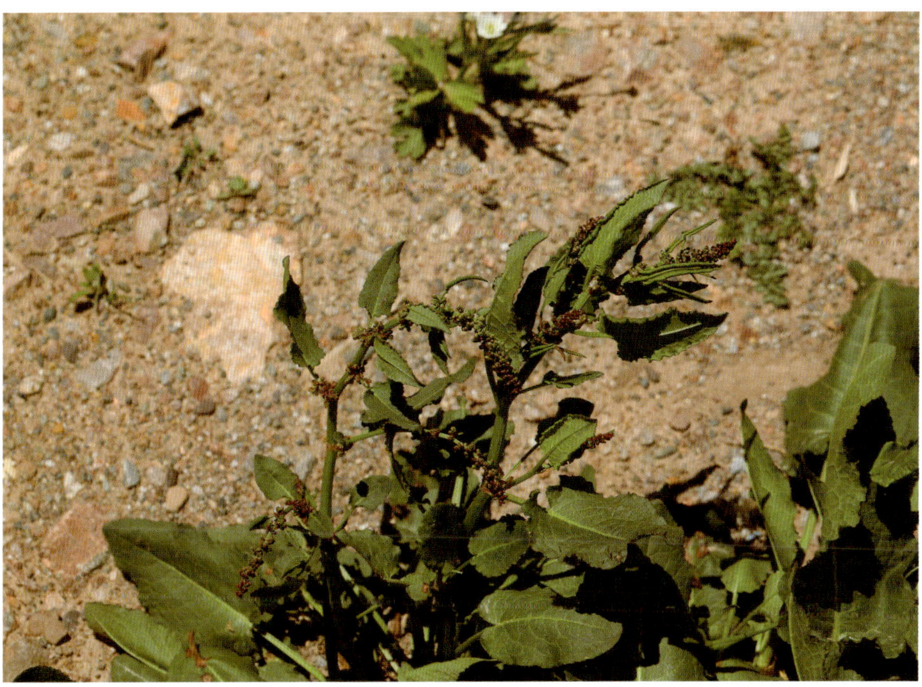

尼泊尔酸模

藜

། སྙེའུ། བོད་སྙེའུ། སྙེའུ་ཀོད། སྙེའུ།།

【藏药名译音】尼吾、布尼吾、尼吾古、尼吾

【来　　源】藜科植物藜 *Chenopodium album* L.、菊叶香藜 *Chenopodium foetidum* Schrad.、杂配藜 *Chenopodium hybridum* L. 和平卧藜 *Chenopodium prostratum* Bunge 的地上部分。

【植物形态】1. 藜　一年生草本，高 30 ~ 150cm。茎直立，粗壮，具条棱及绿色或紫红色色条，多分枝；枝条斜升或开展。叶片菱状卵形至宽披针形，长 3 ~ 6cm，宽 2.5 ~ 5cm，先端急尖或微钝，基部楔形至宽楔形，上面通常无粉，有时嫩叶的上面有紫红色粉，下面多少有粉，边缘具不整齐锯齿；叶柄与叶片近等长，或为叶片长度的 1/2。花两性，花簇于枝上部排列成或大或小的穗状圆锥状或圆锥状花序；花被裂片 5，宽卵形至椭圆形，背面具纵隆脊，有粉，先端或微凹，边缘膜质；雄蕊 5，花药伸出花被，柱头 2。果皮与种子贴生。种子横生，双凸镜状，直径 1.2 ~ 1.5mm，边缘钝，黑色，有光泽，表面具浅沟纹；胚环形。花果期 5 ~ 10 月。

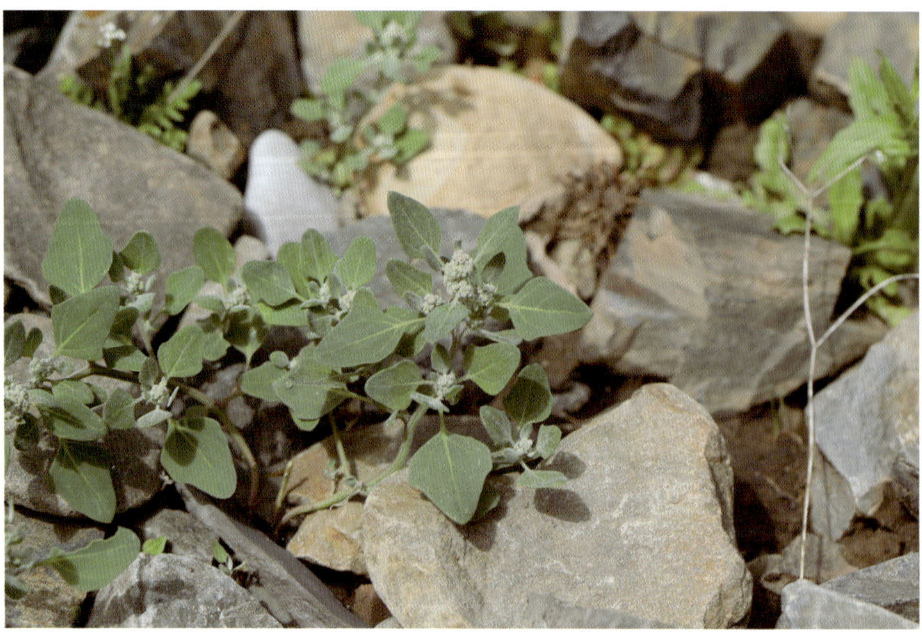

藜

2. 菊叶香藜　一年生草本，高 20 ～ 60cm，有强烈气味，全体有具节的疏生短柔毛。茎直立，具绿色色条，通常有分枝。叶片矩圆形，长 2 ～ 6cm，宽 1.5 ～ 3.5cm，边缘羽状浅裂至羽状深裂，先端钝或渐尖，有时具短尖头，基部渐狭，上面无毛或幼嫩时稍有毛，下面有具节的短柔毛并兼有黄色无柄的颗粒状腺体，很少近于无毛；叶柄长 2 ～ 10mm。复二歧聚伞花序腋生；花两性；花被直径 1 ～ 1.5mm，5 深裂；裂片卵形至狭卵形，有狭膜质边缘，背面通常有具刺状突起的纵隆脊并有短柔毛和颗粒状腺体，果时开展；雄蕊 5，花丝扁平，花药近球形。胞果扁球形，果皮膜质。种子横生，周边钝，直径 0.5 ～ 0.8mm，红褐色或黑色，有光泽，具细网纹；胚半环形，围绕胚乳。花期 7 ～ 9 月，果期 9 ～ 10 月。

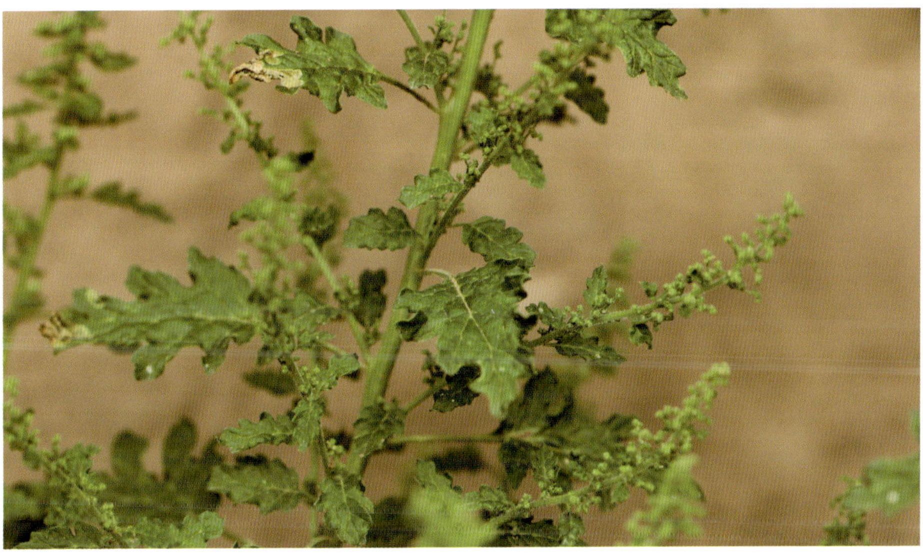

菊叶香藜

3. 杂配藜　一年生草本，高 40 ～ 120cm。茎直立，粗壮，具淡黄色或紫色条棱，上部有疏分枝，无粉或枝上稍有粉。叶片宽卵形至卵状三角形，长 6 ～ 15cm，宽 5 ～ 13cm，两面均呈亮绿色，无粉或稍有粉，先端急尖或渐尖，基部圆形、截形或略呈心形，边缘掌状浅裂；裂片 2 ～ 3 对，不等大，轮廓略呈五角形，先端通常锐；上部叶较小，叶片多呈三角状戟形，边缘具较少数的裂片状锯齿，有时几全缘；叶柄长 2 ～ 7cm。花两性兼有雌性，通常数个团集，在分枝上排列成开散的圆锥状花序；花被裂片 5，狭卵形，先端钝，背面具纵脊并稍有粉，边缘膜质；雄蕊 5。胞果双凸镜状；果皮膜质，有白色斑点，与种子贴生。种子横生，与胞果同形，直径通常 2 ～ 3mm，黑色，无光泽，表面具明显的圆形深佳或呈凹凸不平；胚环形。花果期 7 ～ 9 月。

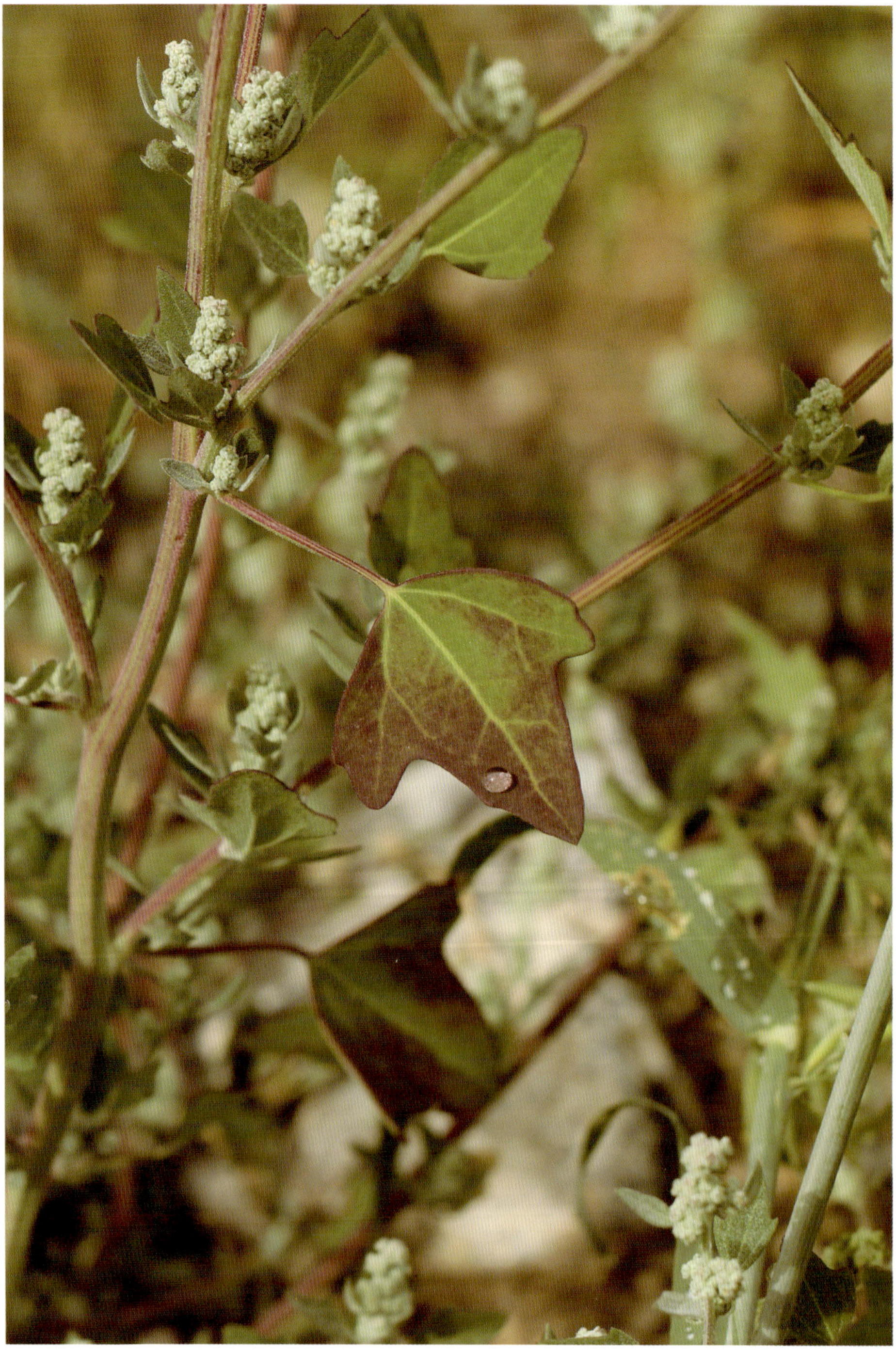

杂配藜

4. 平卧藜　一年生草本，高 20 ～ 40cm。茎平卧或斜升，多分枝，圆柱状或有钝棱，具绿色色条。叶片卵形至宽卵形，通常三浅裂，长 1.5 ～ 3cm，宽 1 ～ 2.5cm，上面灰绿色，无粉或稍有粉，下面苍白色，有密粉，具互生浮凸的离基三出脉，基部宽楔形；中裂片全缘，很少微有圆齿，先端钝或急尖并有短尖头；侧裂片位于叶片中部或稍下，钝而全缘；叶柄长 1 ～ 3cm，细瘦。花数个簇生，再于小分枝上排列成短于叶的腋生圆锥状花序；花被裂片 5，较少为 4，卵形，先端钝，背面微具纵隆脊，边缘膜质并带黄色，果时通常闭合；雄蕊与花被同数，开花时花药伸出花被；柱头 2，很少为 3，丝形。果皮膜质，黄褐色，与种子贴生。种子横生，双凸镜状，直径 1 ～ 1.2mm，黑色，稍有光泽，表面具蜂窝状细洼。花果期 8 ～ 9 月。

【生　　境】藜：生长于路旁、荒地及田间，为很难除掉的杂草；菊叶香藜：生长于林缘草地、沟岸、河沿、人家附近，有时也为农田杂草；杂配藜：生长于林缘、山坡灌丛间、沟沿等处；平卧藜：生长于的山地，多见于畜圈、荒地、村旁、菜园等处，海拔 3400 ～ 4000m。

【采收加工】8 月采割地上部分，晒干或鲜用。

【功能主治】发汗、散风热、祛风湿、止血、愈疮。治诸病、风热症、感冒、疮疡痈肿久溃不愈；外用鲜草捣烂外敷，配磁铁粉，可拔铁屑、弹镞。

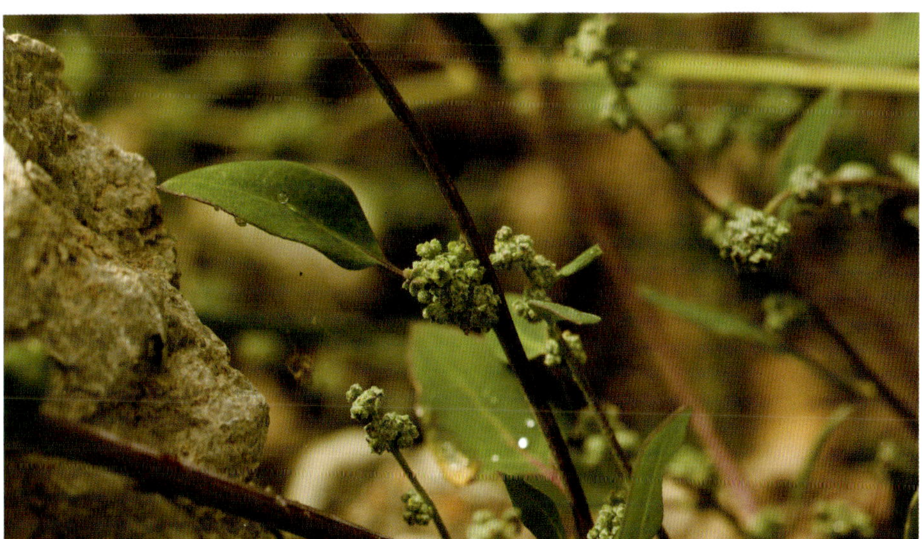

平卧藜

雪灵芝

།ཨ་གྲོང་དཀར་པོ།、ཙེ་ཤང་དཀར་མོ།

【藏药名译音】 阿仲嘎保、泽香嘎姆

【来　　源】 石竹科植物甘肃雪灵芝 *Arenaria kansuensis* Maxim. 、藓状雪灵芝 *Arenaria bryophylla* Fernald 的全草。

【植物形态】 1. 甘肃雪灵芝　多年生垫状草本，高 4 ～ 5cm。主根粗壮，木质化，下部密集枯叶。叶片针状线形，长 1 ～ 2cm，宽约 1mm，基部稍宽，抱茎，边缘狭膜质，下部具细锯齿，稍内卷，顶端急尖，呈短芒状，上面微凹入，下面凸出，呈三棱形，质稍硬，紧密排列于茎上。花单生枝端；苞片披针形，长 3 ～ 5mm，宽 1 ～ 1.5mm，基部连合呈短鞘，边缘宽膜质，顶端锐尖，具 1 脉；花梗长 2.5 ～ 4mm，被柔毛；萼片 5，披针形，长 5 ～ 6mm，基部较宽，边缘宽膜质，顶端尖，具 1 脉；花瓣 5，白色，倒卵形，长 4 ～ 5mm，基部狭，呈楔形，顶端钝圆；花盘杯状，具 5 个腺体；雄蕊 10，花丝扁线形，长约 4mm，花药褐色；子房球形，1 室，具多数胚珠，花柱 3，线形，长约 3mm。花期 7 月。

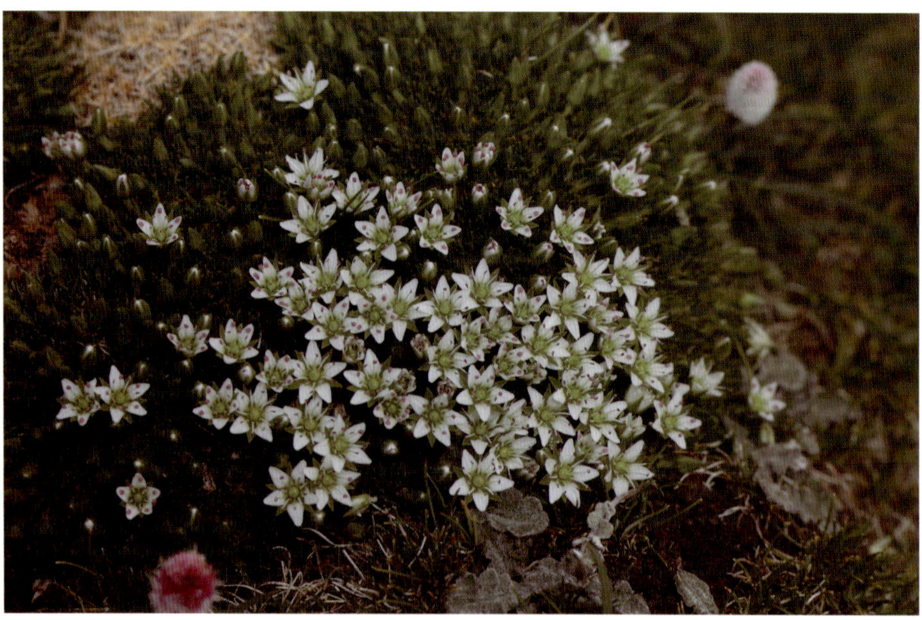

甘肃雪灵芝

2. 藓状雪灵芝　多年生垫状草本，高 3 ～ 5mm。根粗壮，木质化。茎密丛生，基部木质化，下部密集枯叶。叶片针状线形，长 4 ～ 9mm，宽约 1mm，基部较宽，膜质，抱茎，边缘狭膜质，疏生缘毛，稍内卷，顶端急尖，上面凹下，下面凸起，呈三棱状，质稍硬，伸展或反卷，紧密排列于茎上。花单生，无梗；苞片披针形，长约 3mm，宽不足 1mm，基部较宽，边缘膜质，顶端尖，具 1 脉；萼片 5，椭圆状披针形，长约 4mm，宽约 1.5mm，基部较宽，边缘膜质，顶端尖，具 3 脉；花瓣 5，白色，狭倒卵形，稍长于萼片；花盘碟状，具 5 个圆形腺体；雄蕊 10，花丝线形，长 3mm，花药椭圆形，黄色；子房卵状球形，长约 1.5mm，1 室，具多数胚珠，花柱 3，线形，长 1.5mm。花期 6 ～ 7 月。

【生　　境】甘肃雪灵芝：生长于高山草甸、山坡草地和砾石带，海拔 3500 ～ 5300m；　藓状雪灵芝：生长于河滩石砾砂地、高山草甸和高山碎石带，海拔 4200 ～ 5200m。

【采收加工】7 ～ 8 月采集全草。去净泥沙、枯叶残茎，晒干。

【功能主治】退烧、止咳、降血压、利肺、滋补。治肺炎、支气管炎、高血压、淋巴结核、淋病、子宫病。

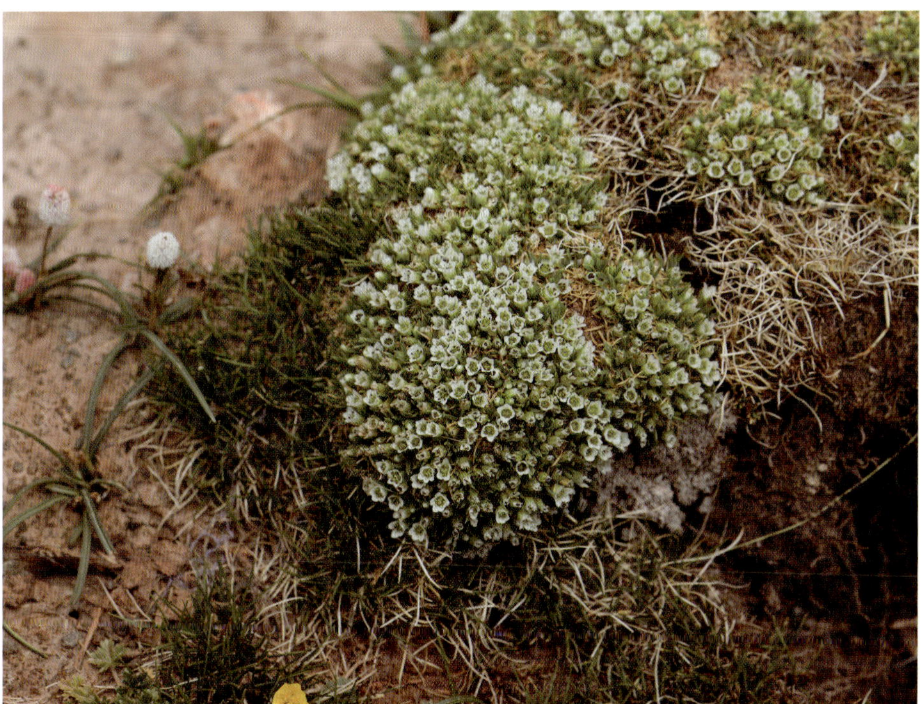

藓状雪灵芝

露蕊乌头

འཛིན་པ་ཟླ་བྲལ།

【藏药名译音】 争巴达车

【来　　源】 毛茛科植物露蕊乌头 *Aconitum gymnandrum* Maxim. 的全草。

【植物形态】 根一年生，近圆柱形，长 5 ～ 14cm，粗 1.5 ～ 4.5mm。茎高（6）25 ～ 55（100）cm，被疏或密的短柔毛，下部有时变无毛，等距地生叶，常分枝。基生叶 1 ～ 3（6）枚，与最下部茎生叶通常在开花时枯萎；叶片宽卵形或三角状卵形，长 3.5 ～ 6.4cm，宽 4 ～ 5cm，三全裂，全裂片二至三回深裂，小裂片狭卵形至狭披针形，表面疏被短伏毛，背面沿脉疏被长柔毛或变无毛；下部叶柄长 4 ～ 7cm，上部的叶柄渐变短，具狭鞘。总状花序有 6 ～ 16 花；基部苞片似叶，其他下部苞片三裂，中部以上苞片披针形至线形；花梗长 1 ～ 5（9）cm；小苞片生花梗上部或顶部，叶状至线形，长 0.5 ～ 1.5cm；萼片蓝紫色，少有白色，外面疏被柔毛，有较长爪，上萼片船形，高约 1.8cm，爪长约 1.4cm，侧萼片长 1.5 ～ 1.8cm，瓣片与爪近等长；花瓣的瓣片宽 6 ～ 8mm，疏被缘毛，距短，头状，疏被短毛；花丝疏被短毛；心皮 6 ～ 13，子房有柔毛。蓇葖长 0.8 ～ 1.2cm；种子倒卵球形，长约 1.5mm，密生横狭翅。6 ～ 8 月开花。

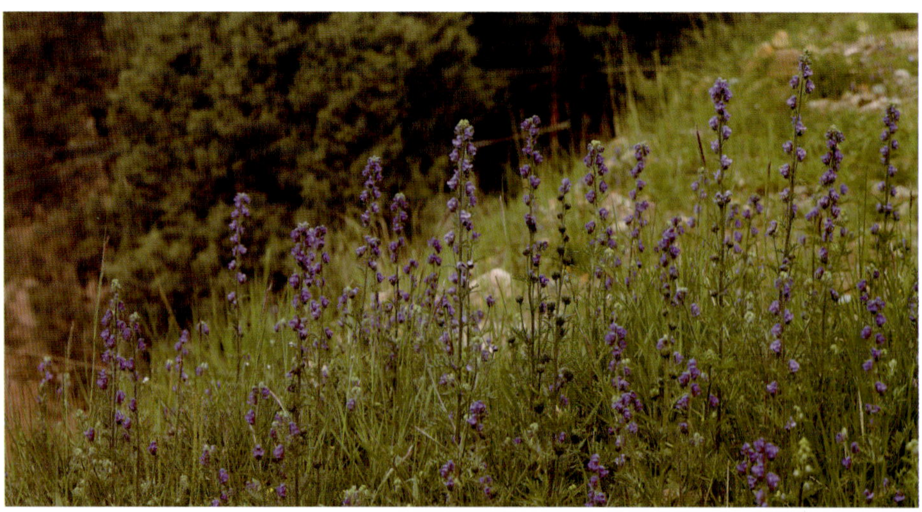

露蕊乌头（一）

【生　　境】生长于山地草坡、田边草地或河边砂地，海拔 3400 ～ 3800m。

【采收加工】开花盛期采集全草，去净泥土，切段，晒干。

【功能主治】清热解毒、利肝、通淋。治“赤巴”病、肝病、淋病、胃病、感冒、流感发烧、风湿麻木。全草碾粉外用治疥癣；叶内服驱虫；花可治麻风；种子治肝病、淋病、胃病等。

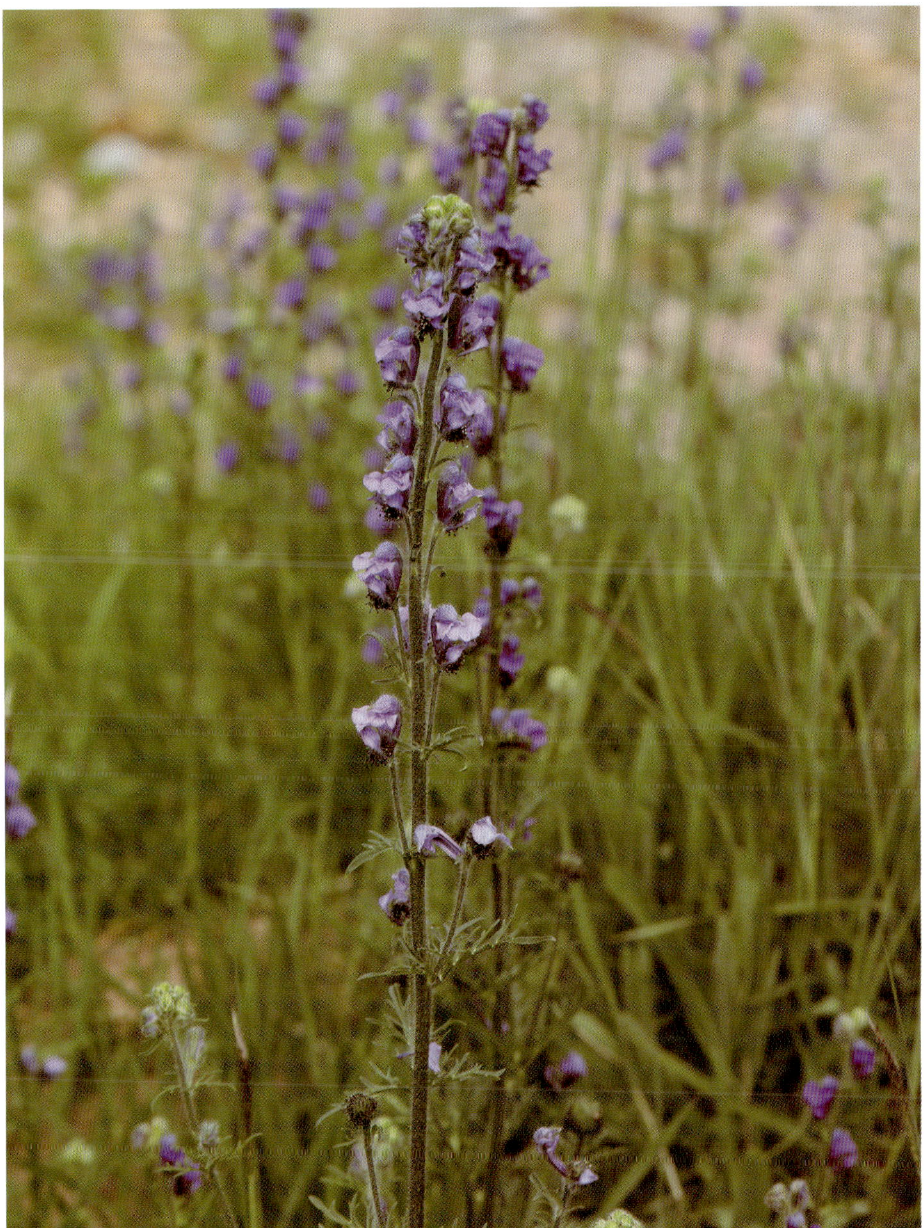

露蕊乌头（二）

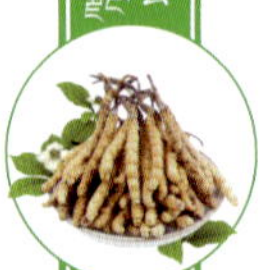

铁棒锤

། བོང་ནག །

【藏药名译音】博纳

【来　　源】毛茛科植物铁棒锤 *Aconitum pendulum* Busch 的根和幼苗。

【植物形态】块根倒圆锥形。茎高 26 ～ 100cm，无毛，只在上部疏被短柔毛，中部以上密生叶（间或叶较疏生），不分枝或分枝。茎下部在开花时枯萎，中部叶有短柄；叶片形状似伏毛铁棒锤，宽卵形，长 3.4 ～ 5.5cm，宽 4.5 ～ 5.5cm，小裂片线形，宽 1 ～ 2.2mm，两面无毛；叶柄长约 4 ～ 5mm。顶生总状花序长约为茎长度的 1/4 ～ 1/5，有 8 ～ 35 朵花；轴和花梗密被伸展的黄色短柔毛；下部苞片叶状，或三裂，上部苞片线形；花梗短而粗，长 2 ～ 6mm；小苞片生花梗上部，披针状线形，长 4 ～ 5mm，疏被短柔毛；萼片黄色，常带绿色，有时蓝色，外面被近伸展的短柔毛，上萼片船状镰刀形或镰刀形，具爪，下缘长 1.6 ～ 2cm，弧状弯曲，外缘斜，侧萼片圆倒卵形，长 1.2 ～ 1.6cm，下萼片斜长圆形；花瓣无毛或有疏毛，瓣片长约 8mm，唇长 1.5 ～ 4mm，距长不到 1mm，向后弯曲；花丝全缘，无毛或疏被短毛；心皮 5，无毛或子房被伸展的短柔毛。蓇葖长 1.1 ～ 1.4cm；种子倒卵状三棱形，长约 3mm，光滑，沿棱具不明显的狭翅。7 ～ 9 月开花。

【生　　境】生长于山地草坡或林边，海拔 3400 ～ 4500m。

【采收加工】9 ～ 10 月采挖块根，洗净泥土，晒干。春季采集幼苗，晒干。

【功能主治】有大毒。清热、退烧、止痛、祛风、散瘀止血。治风湿性关节炎、关节疼痛、跌打瘀痛、流行性感冒、瘟病时疫、毒热痈疖肿毒。幼苗与根的功效相同，毒性稍小疗效稍次。

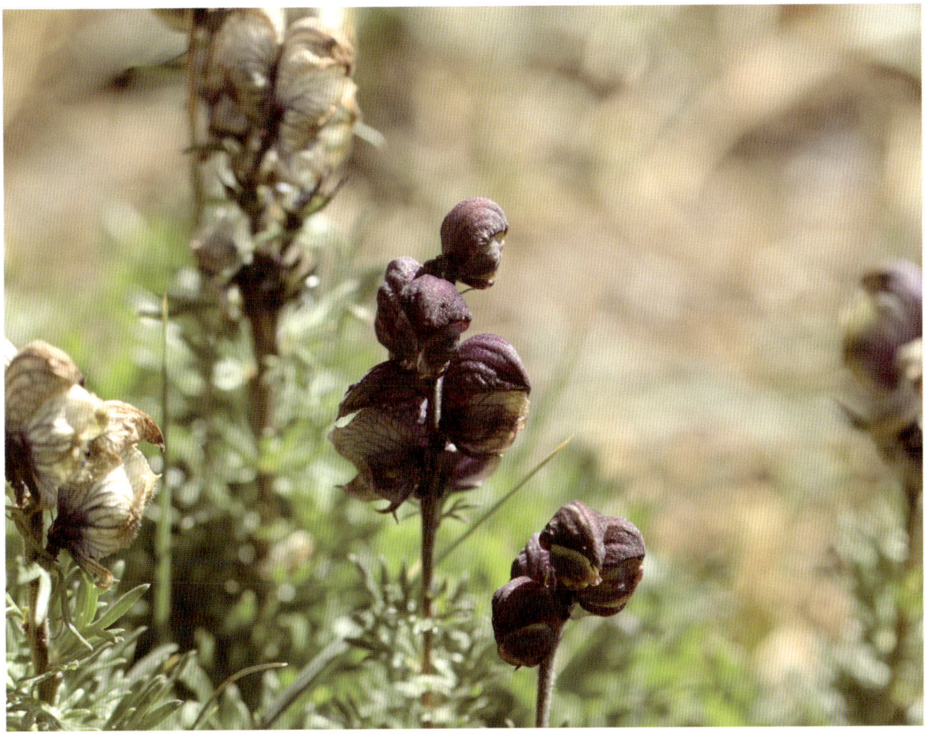

铁棒锤（一）

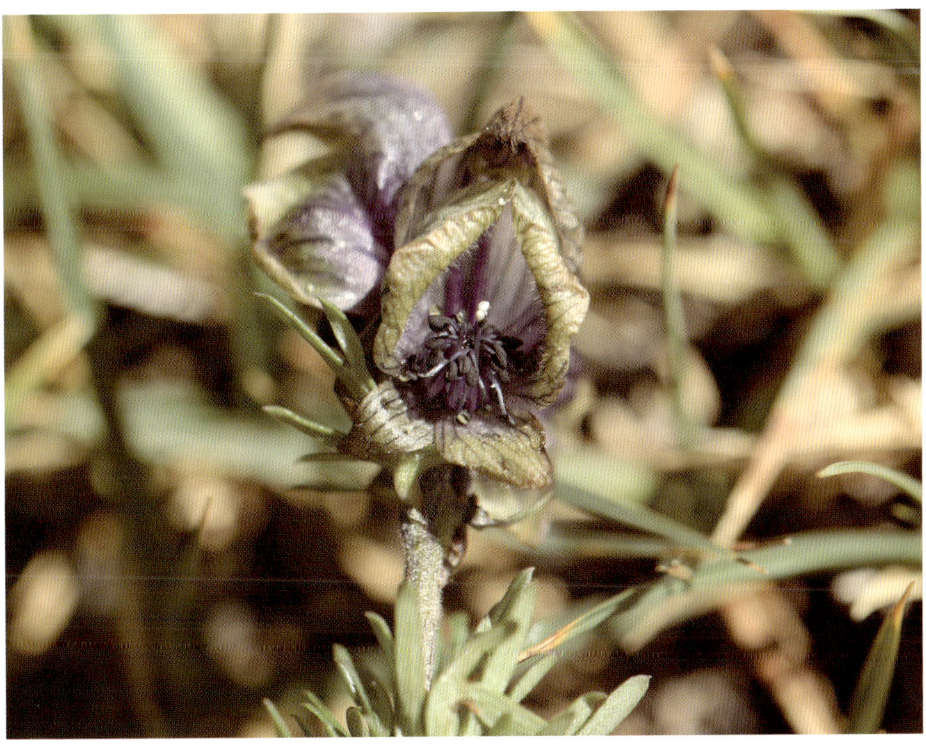

铁棒锤（二）

乌头

བོང་ང་དཀར་པོ།

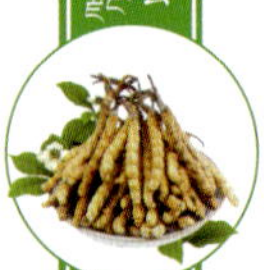

【藏药名译音】榜嘎

【来　　源】毛茛科植物甘青乌头*Aconitum tanguticum* (Maxim.) Stapf 的全草。

【植物形态】块根小，纺锤形或倒圆锥形，长约 2cm。茎高 8 ～ 50cm，疏被反曲而紧贴的短柔毛或几无毛，不分枝或分枝。基生叶 7 ～ 9 枚，有长柄；叶片圆形或圆肾形，长 1.1 ～ 3cm，宽 2 ～ 6.8cm，三深裂至中部或中部之下，深裂片互相稍覆压，深裂片浅裂边缘有圆牙齿，两面无毛；叶柄长 3.5 ～ 14cm，无毛，基部具鞘。茎生叶 1 ～ 2（4）枚，稀疏排列，较小，通常具短柄。顶生总状花序有 3 ～ 5 花；轴和花梗多少密被反曲的短柔毛；苞片线形，或有时最下部苞片三裂；下部花梗长（1）2.5 ～ 4.5（6.5）cm，上部的变短；小苞片生花梗上部或与花近邻接，卵形至宽线形，长 2 ～ 2.5mm；萼片蓝紫色，偶尔淡绿色，外面被短柔毛，上萼片船形，宽 6 ～ 8mm，下缘稍凹或近直，长 1.4 ～ 2.2cm，侧萼片长 1.1 ～ 2.1cm，下萼片宽椭圆形或椭圆状卵形；花瓣无毛，稍弯，瓣片极小，长 0.6 ～ 1.5mm，唇不明显，微凹，距短，直；花丝疏被毛，全缘或有 2 小齿；心皮 5，无毛。蓇葖长约 1cm；种子倒卵形，长 2 ～ 2.5mm，具三纵棱，只沿棱生狭翅。7 ～ 8 月开花。

【生　　境】生长于山地草坡或沼泽草地，海拔 3400 ～ 4800m。

【采收加工】开花期采集全草，去净枯叶、泥土，稍揉搓，晒干。

【功能主治】清热解毒。治肝热、胆热、肺热、肝炎、肺炎、胃肠炎、流行性感冒、传染病引起的发烧、食物中毒。

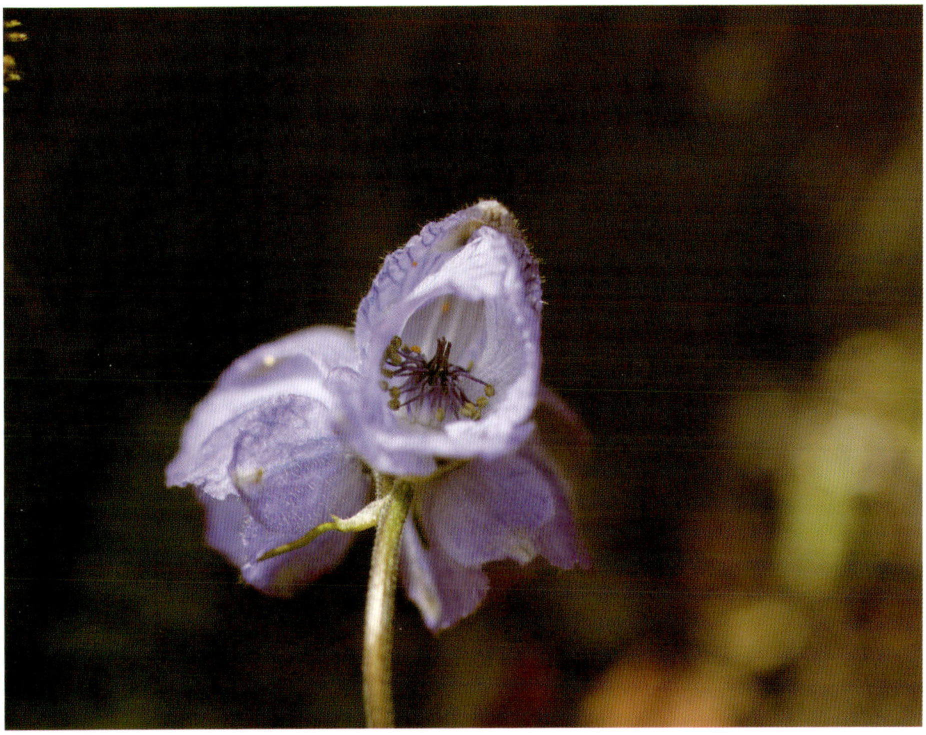

甘青乌头（一）

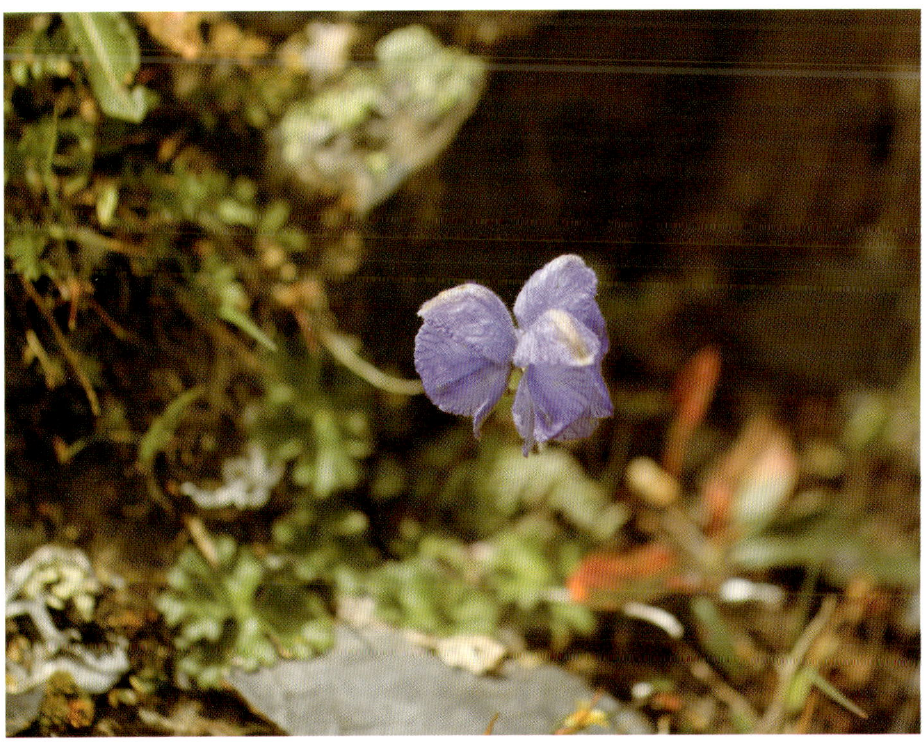

甘青乌头（二）

展毛银莲花

སྲུབ་སྔོན། སྲུབ་ཀ་སྔོན་པོ།

【藏药名译音】 素恩、素嘎盎保

【来　　源】 毛茛科植物展毛银莲花 *Anemone demissa* Hook. f. et Thomson 和叠裂银莲花 *Anemone imbricata* Maxim. 的根、果实、全草。

【植物形态】 1. 展毛银莲花　植株高（10）20 ～ 45cm。基生叶 5 ～ 13，有长柄；叶片卵形，长 3 ～ 4cm，宽 3.2 ～ 4.5cm，基部心形，三全裂，中全裂片菱状宽卵形，基部宽楔形，突缩成短柄（长 3 ～ 5mm），三深裂，深裂片浅裂，末回裂片卵形，顶端急尖，侧全裂片较小，近无柄，卵形，不等三深裂，各回裂片互相多少覆压，表面变无毛，背面有稍密的长柔毛；叶柄长 9 ～ 15cm，与花葶都有开展的长柔毛（毛长 2.5 ～ 4.5mm），基部有狭鞘。花葶 1 ～ 2(3)；苞片 3，无柄，长 1.2 ～ 2.4cm，三深裂，裂片线形，有长柔毛；伞辐 1 ～ 5，长 1.5 ～ 8.5cm，有柔毛；萼片 5 ～ 6，蓝色或紫色，偶尔白色，倒卵形或椭圆状倒卵形，长 1 ～ 1.8cm，宽 0.5 ～ 1.2cm，外面有疏柔毛；雄蕊长 2.5 ～ 5mm；心皮无毛。瘦果扁平，椭圆形或倒卵形，长 5.5 ～ 7mm，宽约 5mm。6 ～ 7 月开花。

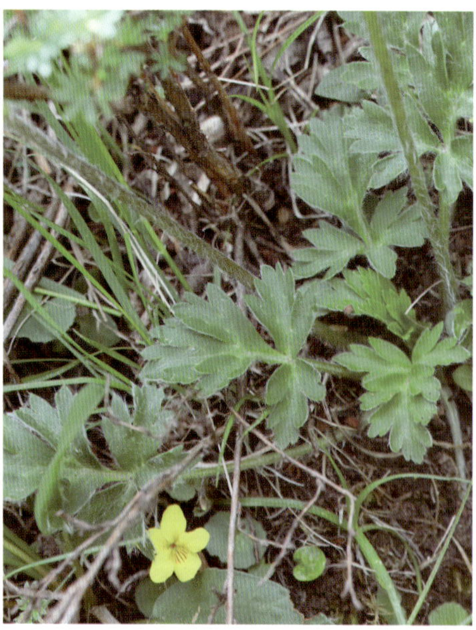

展毛银莲花（一）

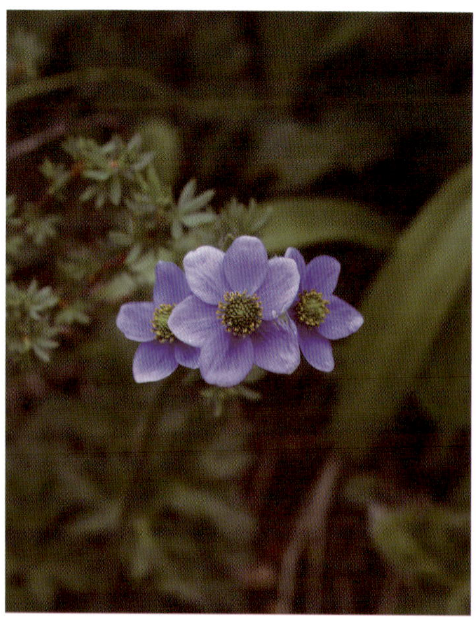

展毛银莲花（二）

2. 叠裂银莲花　植株高 4 ～ 12 （20）cm。根状茎长约 5cm。基生叶 4 ～ 7，有长柄；叶片椭圆状狭卵形，长 1.5 ～ 2.8cm，宽 1.1 ～ 2.2cm，基部心形，三全裂，中全裂片有细长柄（长 2 ～ 6mm），三全裂或三深裂，二回裂片浅裂，侧全裂片无柄，长约为中全裂片之半，不等三深裂，各回裂片互相多少覆压，表面近无毛，背面和边缘密被长柔毛；叶柄长 3 ～ 4.5cm，有密柔毛。花草 1 ～ 4，直立或渐升，长 4.5 ～ 13cm，密被长柔毛；苞片 3，无柄，稍不等大，长 1 ～ 1.6cm，三深裂；花梗 1，长 0.5 ～ 3.5cm，有柔毛；萼片 6 ～ 9，白色、紫色或黑紫色，倒卵状长圆形或倒卵形，长 1.1 ～ 1.3cm，宽 5 ～ 7.5mm，无毛或外面有疏柔毛；雄蕊长约 3.5mm，花药椭圆形；心皮约 30，无毛。瘦果扁平，椭圆形，长约 6.5mm，宽约 4mm，有宽边缘，无毛，顶端有弯曲的短宿存花柱。5 ～ 8 月开花。

【生　　境】展毛银莲花：生长于山地草坡或疏林中，海拔 3400 ～ 4600m；叠裂银莲花：生长于高山草坡或灌丛中，海拔 3400 ～ 5300m。

【采收加工】开花盛期采集全草，洗净，晒干。9 月采集果实，晒干。采集果实的同期采挖根，洗净，晒干。

【功能主治】全草：祛风湿、止痢、化食。治消化不良、痢疾、淋病、风寒湿痹、关节积黄水。果实：祛湿、散结、解毒。治各种寒症、痞块结疖；外用治虫、蛇咬伤。

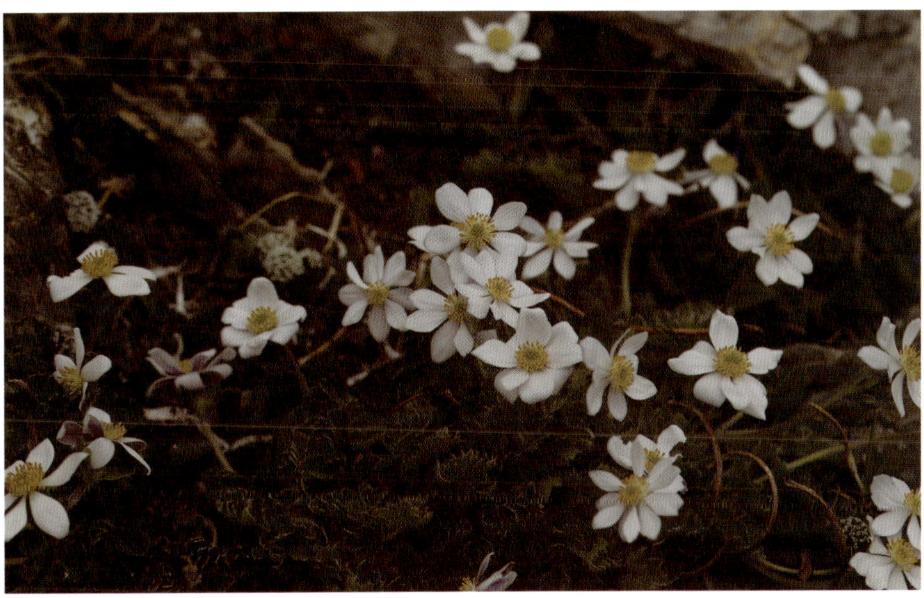

叠裂银莲花

草玉梅

| སུག་ཀ |

【藏药名译音】 素嘎

【来　　源】 毛茛科植物草玉梅 *Anemone rivularis* Buch.–Ham.、钝裂银莲花 *Anemone obtusiloba* D. Don 的地上部分、根、果实。

【植物形态】 1. 草玉梅　植株高（10）15～65cm。根状茎木质，垂直或稍斜，粗 0.8～1.4cm。基生叶 3～5，有长柄；叶片肾状五角形，长 (1.6) 2.5～7.5cm，宽 (2) 4.5～14cm，三全裂，中全裂片宽菱形或菱状卵形，有时宽卵形，宽（0.7）2.2～7cm，三深裂，深裂片上部有少数小裂片和牙齿，侧全裂片不等二深裂，两面都有糙伏毛；叶柄长 (3) 5～22cm，有白色柔毛，基部有短鞘。花葶 1～3，直立；聚伞花序长 (4)10～30cm，(1)2～3 回分枝；苞片 3～4，有柄，近等大，长 (2.2)3.2～9cm，似基生叶，宽菱形，三裂近基部，一回裂片多少细裂，柄扁平，膜质，长 0.7～1.5cm，宽 4～6mm；花直径 (1.3)2～3cm；萼片 (6)7～8(10)，白色，倒卵形或椭圆状倒卵形，长 (0.6)0.9～1.4cm，宽 (3.5) 5～10mm，外面有疏柔毛，顶端密被短柔毛；雄蕊长约为萼片之半，花药椭圆形，花丝丝形；心皮 30～60，无毛，子房狭长圆形，有拳卷的花柱。瘦果狭卵球形，稍扁，长 7～8mm，宿存花柱钩状弯曲。5～8 月开花。

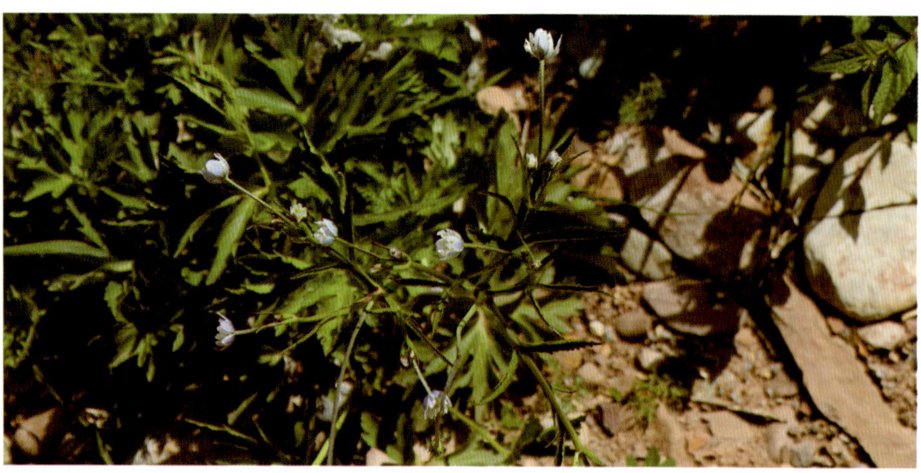

草玉梅

2. 钝裂银莲花 植株高 10 ～ 30cm。基生叶 7 ～ 15，有长柄，多少密被短柔毛；叶片肾状五角形或宽卵形，长 1.2 ～ 3cm，宽 1.7 ～ 5.5cm，基部心形，三全裂或偶而三裂近基部，中全裂片菱状倒卵形，二回浅裂，侧全裂片与中全裂片近等大或稍小，各回裂片互相多少邻接或稍覆压，脉近平；叶柄 3 ～ 18cm。花葶 2 ～ 5，有开展的柔毛；苞片 3，无柄，稍不等大，宽菱形或楔形，常三深裂，长 1 ～ 2cm，多少密被柔毛；花梗 1 ～ 2，长 1.5 ～ 8cm；萼片 5 ～ 8，白色，蓝色或黄色，倒卵形或狭倒卵形，长 0.8 ～ 1.2cm，宽 5 ～ 8mm，外面有疏毛；雄蕊长约 4mm，花药椭圆形；心皮约 8，子房密被柔毛。5 ～ 7 月开花。

【生　　境】 草玉梅：生长于山地草坡、小溪边或湖边；钝裂银莲花：生长于高山草地或铁杉林下，海拔 3400 ～ 4000m。

【采收加工】 开花盛期采集地上部分或全草。夏末秋初果实成熟时采集果实和根。

【功能主治】 利湿、消肿、补血、暖体、愈创伤、排脓。治病后体弱、体温不足、咽喉肿痛、慢性支气管炎、扁桃体炎、肝炎、胃病、痢疾、淋病、风湿疼痛、跌打瘀痛以及末梢神经麻痹；外用治虫蛇咬伤、皮肤顽癣、黄水疮、关节积黄水。

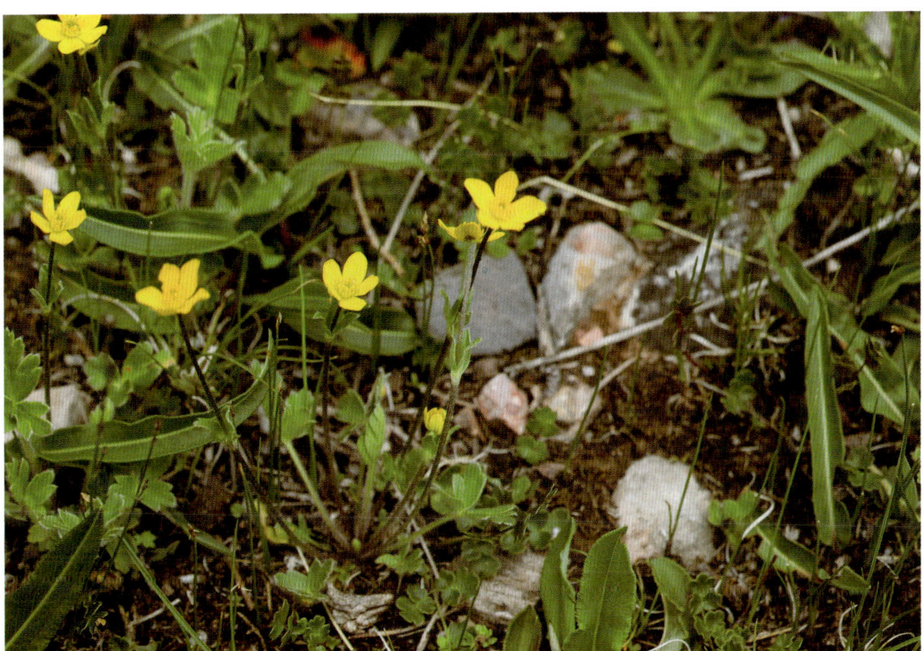

钝裂银莲花

匙叶银莲花

། སྦྲོར་ཆེན།།

【藏药名译音】 布尔青

【来　　源】 毛茛科植物条叶银莲花 *Anemone trullifolia* Hook. f. et Thoms. var. *linearis* (Bruhl) Hand.–Mazz. 的根和花。

【植物形态】 植株高 10 ～ 18cm。根状茎粗 0.8 ～ 1.8cm。基生叶 5 ～ 10，有短柄或长柄；叶片菱状倒卵形或宽菱形，长 2 ～ 3.8cm，宽 1.7 ～ 3.7cm，基部楔形或宽楔形，三浅裂，浅裂片有粗牙齿，两面密被长柔毛；叶柄不明显或明显，长达 3 ～ 7cm，扁平，基部稍变宽。花葶 1 ～ 4，有疏柔毛；苞片 3，无柄，狭倒卵形或长圆形，长 0.8 ～ 1.5cm，宽 3 ～ 8mm，顶端有 3 钝齿或全缘；花梗 1，长 0.5 ～ 3cm；萼片 5 ～ 7，黄色，倒卵形，长 0.7 ～ 1.4cm，宽 4 ～ 9mm，顶端圆形，外面中部有密柔毛；雄蕊长 3 ～ 4mm，花药椭圆形；心皮约 8，子房密被淡褐色柔毛。5 ～ 6 月开花。

【生　　境】 生长于高山草地或灌丛中，海拔 3500 ～ 5000m。

【采收加工】 6 ～ 7 月采集花，阴干。8 ～ 9 月采挖根，洗净晒干。

【功能主治】 舒筋活血、止咳。治慢性支气管炎以及末梢神经麻痹、神经痛、筋络痛。

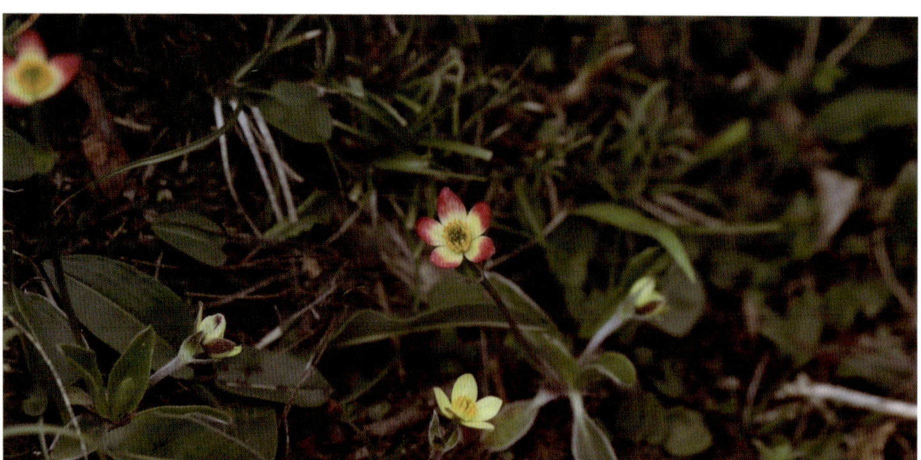

条叶银莲花（一）

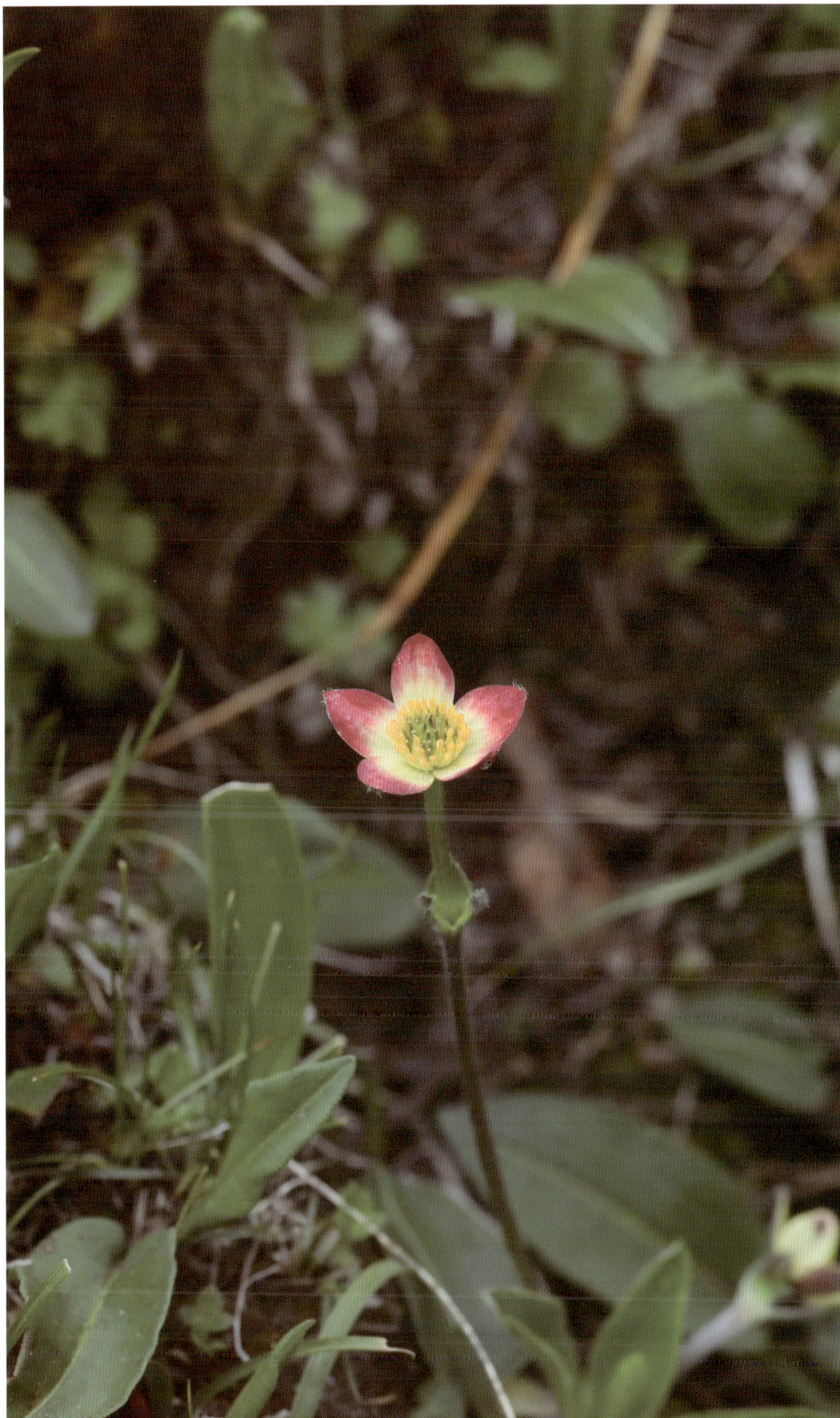

条叶银莲花（二）

驴蹄草

རྟ་རྨིག་ཆེ་བ།

【藏药名译音】达弥切哇

【来　　源】毛茛科植物驴蹄草 *Caltha palustris* L. 的全草。

【植物形态】多年生草本，全部无毛，有多数肉质须根。茎高 (10)20 ～ 48cm，粗 (1.5)3 ～ 6mm，实心，具细纵沟，在中部或中部以上分枝，稀不分枝。基生叶 3 ～ 7，有长柄；叶片圆形，圆肾形或心形，长 (1.2)2.5 ～ 5cm，宽 (2)3 ～ 9cm，顶端圆形，基部深心形或基部二裂片互相覆压，边缘全部密生正三角形小牙齿；叶柄长 (4)7 ～ 24cm。茎生叶通常向上逐渐变小，稀与基生叶近等大，圆肾形或三角状心形，具较短的叶柄或最上部叶完全不具柄。茎或分枝顶部有由 2 朵花组成的简单的单歧聚伞花序；苞片三角状心形，边缘生牙齿；花梗长 (1.5)2 ～ 10cm；萼片 5，黄色，倒卵形或狭倒卵形，长 1 ～ 1.8(2.5)cm，宽 0.6 ～ 1.2(1.5)cm，顶端圆形；雄蕊长 4.5 ～ 7(9)mm，花药长圆形，长 1 ～ 1.6mm，花丝狭线形；心皮 (5)7 ～ 12，与雄蕊近等长，无柄，有短花柱。蓇葖长约 1cm，宽约 3mm，具横脉，喙长约 1mm；种子狭卵球形，长 1.5 ～ 2mm，黑色，有光泽，有少数纵皱纹。5 ～ 9 月开花，6 月开始结果。

【生　　境】生长于山谷溪边或湿草甸，有时也生在草坡或林下较阴湿处。

【采收加工】开花盛期采集全草，洗净，晾干。花另采，晾干。

【功能主治】全草：祛风散寒、舒筋止痛。治筋骨疼痛、头晕目眩。花：治化脓性创伤及外伤感染化脓。

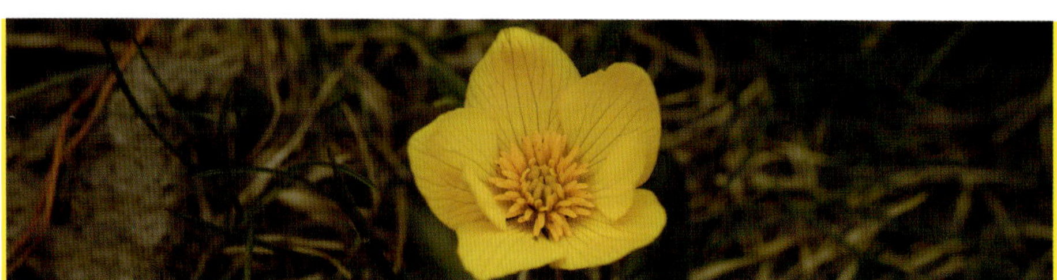

驴蹄草（一）

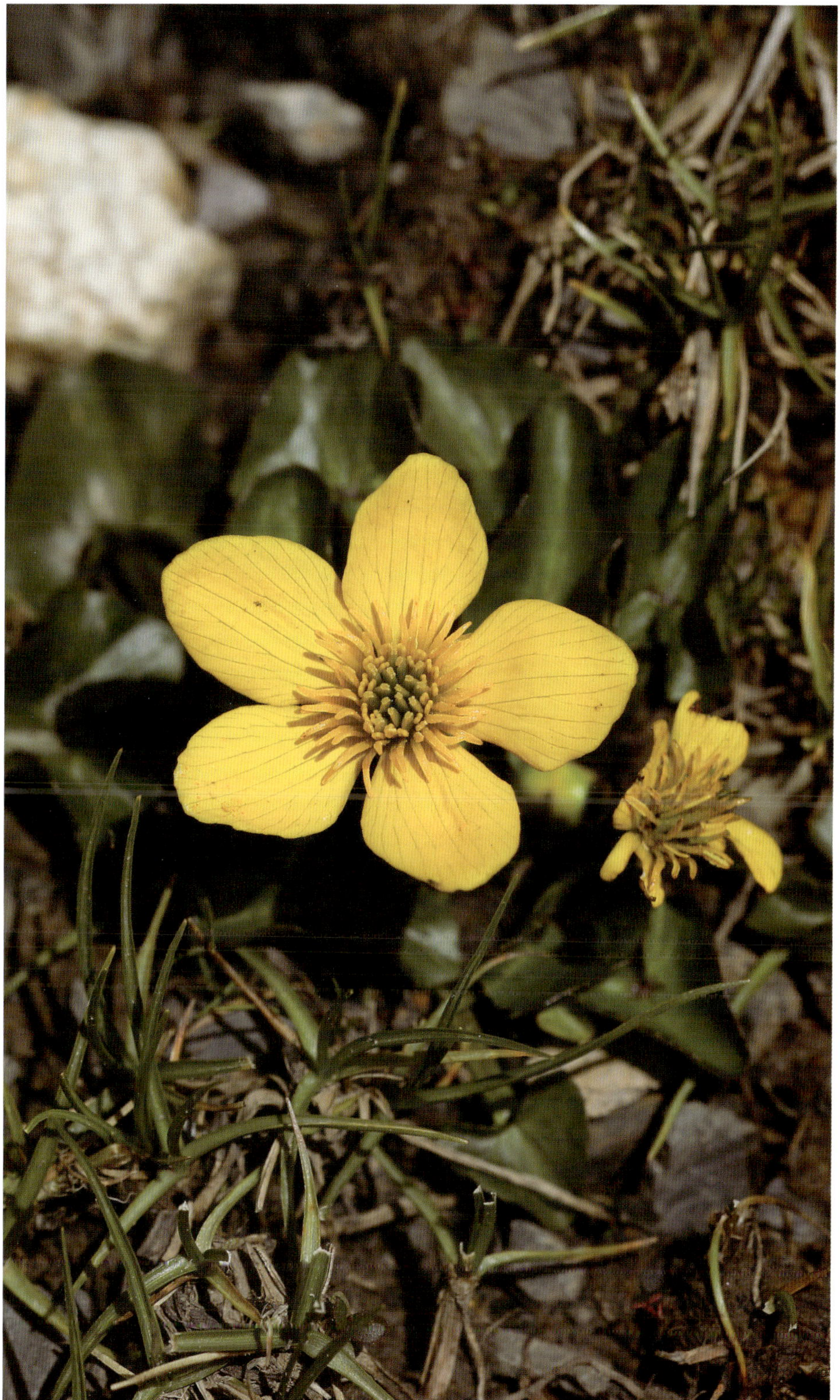

驴蹄草（二）

芹叶铁线莲

།དབྱི་མོང་།

【藏药名译音】 依蒙

【来　　源】 毛茛科植物长花铁线莲 *Clematis rehderiana* Craib 的地上部分。

【植物形态】 木质藤本，长 2 ～ 3m。茎六棱形，有浅纵沟纹，淡黄绿色或微带紫红色，被稀疏开展的曲柔毛。一至二回羽状复叶，连叶柄长 12 ～ 20cm，小叶 5 ～ 9 或更多，叶柄及叶轴上面有槽；小叶片宽卵圆形或卵状椭圆形，长 4 ～ 5.5cm，宽 2 ～ 5cm，顶端钝尖，基部心形、截形或楔形，边缘 3 裂，有粗锯齿或有时裂成 3 小叶，叶脉在表面微下陷，在背面隆起，两面均被平伏的柔毛，尤以背面叶脉上较密；小叶柄长 1 ～ 2cm；叶柄长 3 ～ 4.5cm。聚伞圆锥花序腋生，与叶近等长，花序梗长 7 ～ 12cm，在花序的分枝处生一对膜质的苞片，苞片卵圆形或卵状椭圆形，长 1.5 ～ 2cm，全缘或有时 3 裂；花萼钟状，顶端微反卷，直径 1.5 ～ 2cm，芳香；萼片 4 枚，淡黄色，长方椭圆形或窄卵形，长 1.5 ～ 2.5cm，宽 0.5 ～ 1cm，内面无毛，外面被平伏的短柔毛，边缘被白色绒毛；雄蕊长为萼片之半（长 1 ～ 1.5cm），花丝线形，被开展的柔毛，花药黄色，长椭圆形，长 2 ～ 3mm；心皮被短柔毛，花柱被绢状毛。瘦果扁平，宽卵形或近于圆形，长约 3mm，棕红色，边缘增厚，被短柔毛，宿存花柱长 2 ～ 2.5cm，被长柔毛。花期 7 ～ 8 月，果期 9 月。

【生　　境】 生长于阳坡、沟边及林边的灌丛中。

【采收加工】 7 ～ 8 月采集藤茎，切段，除去枯茎、败叶，晒干。

【功能主治】 温胃、散寒、消食、散痞块、敛黄水、渗湿利水。治“培根”病、胃部寒性痞块、寒性水肿、慢性胃病、腹部痞块、消化不良、呕吐、肠痈、炭疽病、包囊虫病；外用治疮疡久溃不敛、流黄水、脓液。

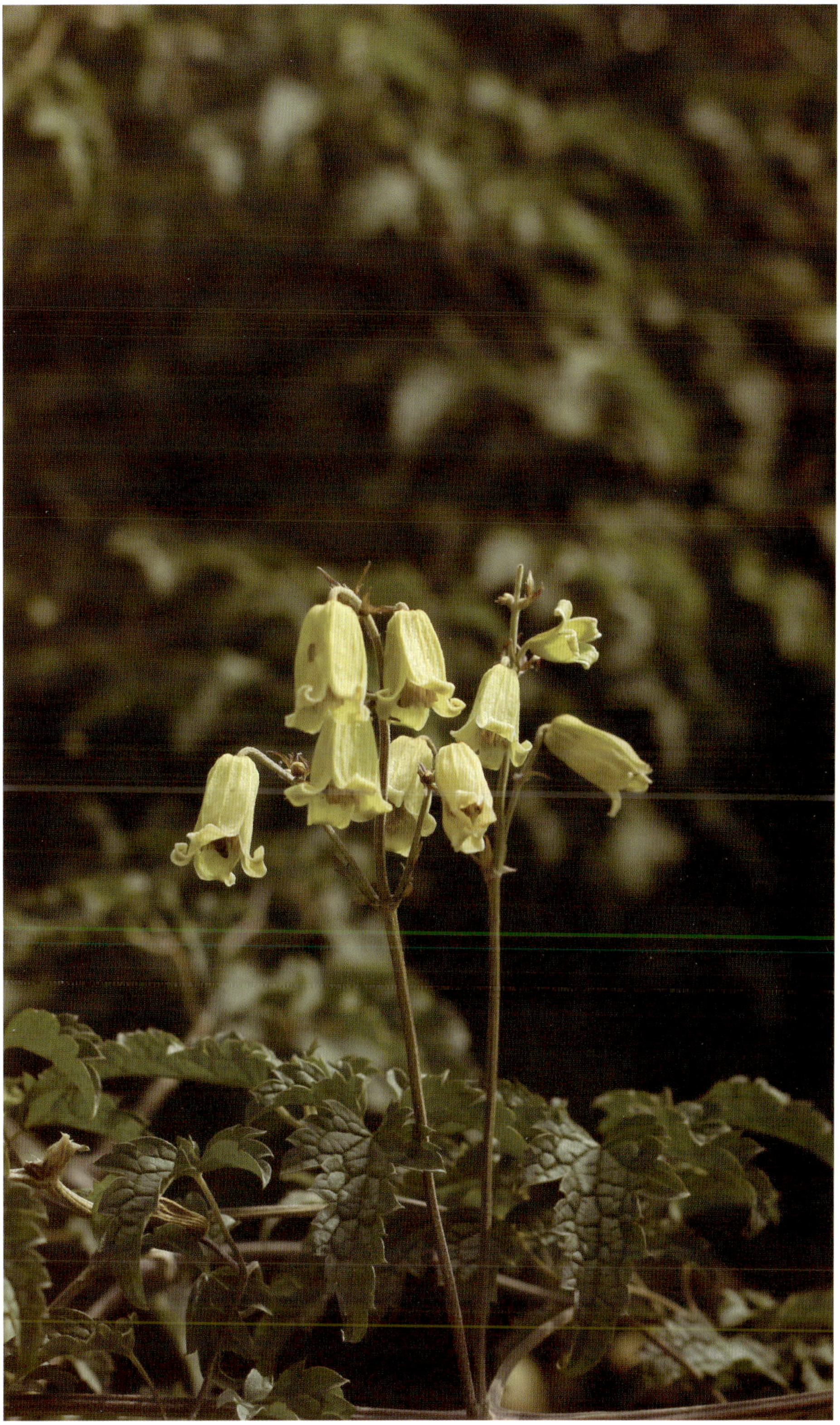

长花铁线莲

唐古特铁线莲

དབྱི་མོང་ནག་པོ།

【藏药名译音】 依蒙那保

【来　　源】 毛茛科植物甘青铁线莲 *Clematis tangutica* (Maxim.) Korsh. 的地上部分。

【植物形态】 落叶藤本，长 1 ～ 4m（生于干旱沙地的植株高仅 30cm 左右）。主根粗壮，木质。茎有明显的棱，幼时被长柔毛，后脱落。一回羽状复叶，有 5 ～ 7 小叶；小叶片基部常浅裂、深裂或全裂，侧生裂片小，中裂片较大，卵状长圆形、狭长圆形或披针形，长 (2)3 ～ 4（5.5cm，宽 0.5 ～ 1.5cm，顶端钝，有短尖头，基部楔形，边缘有不整齐缺刻状的锯齿，上面有毛或无毛，下面有疏长毛；叶柄长 (2)3 ～ 4(7.5)cm。花单生，有时为单聚伞花序，有 3 花，腋生；花序梗粗壮，长（4.5)6 ～ 15（20)cm，有柔毛；萼片 4，黄色外面带紫色，斜上展，狭卵形、椭圆状长圆形，长 1.5 ～ 2.5(3.5)cm，顶端渐尖或急尖，外面边缘有短绒毛，中间被柔毛，内面无毛，或近无毛；花丝下面稍扁平，被开展的柔毛，花药无毛；子房密生柔毛。瘦果倒卵形，长约 4mm，有长柔毛，宿存花柱长达 4cm。花期 6 ～ 9 月，果期 9 ～ 10 月。

【生　　境】 生长于高原草地或灌丛中。

【采收加工】 7 ～ 8 月采集地上部分，去净杂质，切段，晒干。

【功能主治】 祛风除湿、温胃消食、散痞块。治胃寒腹胀、消化不良、胃腹痞块、风湿疼痛；外用治疮疖痈毒、久溃不敛。

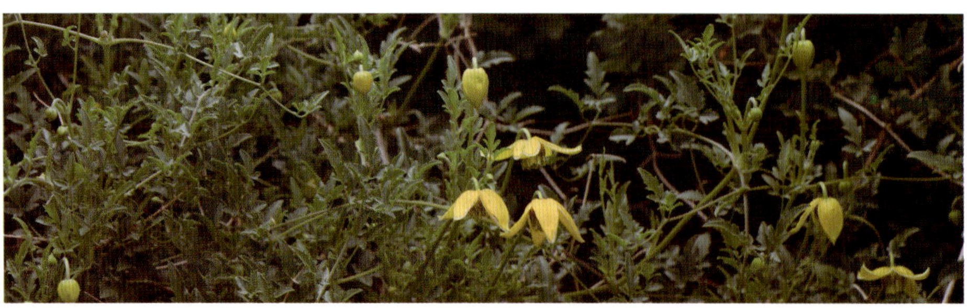

甘青铁线莲（一）

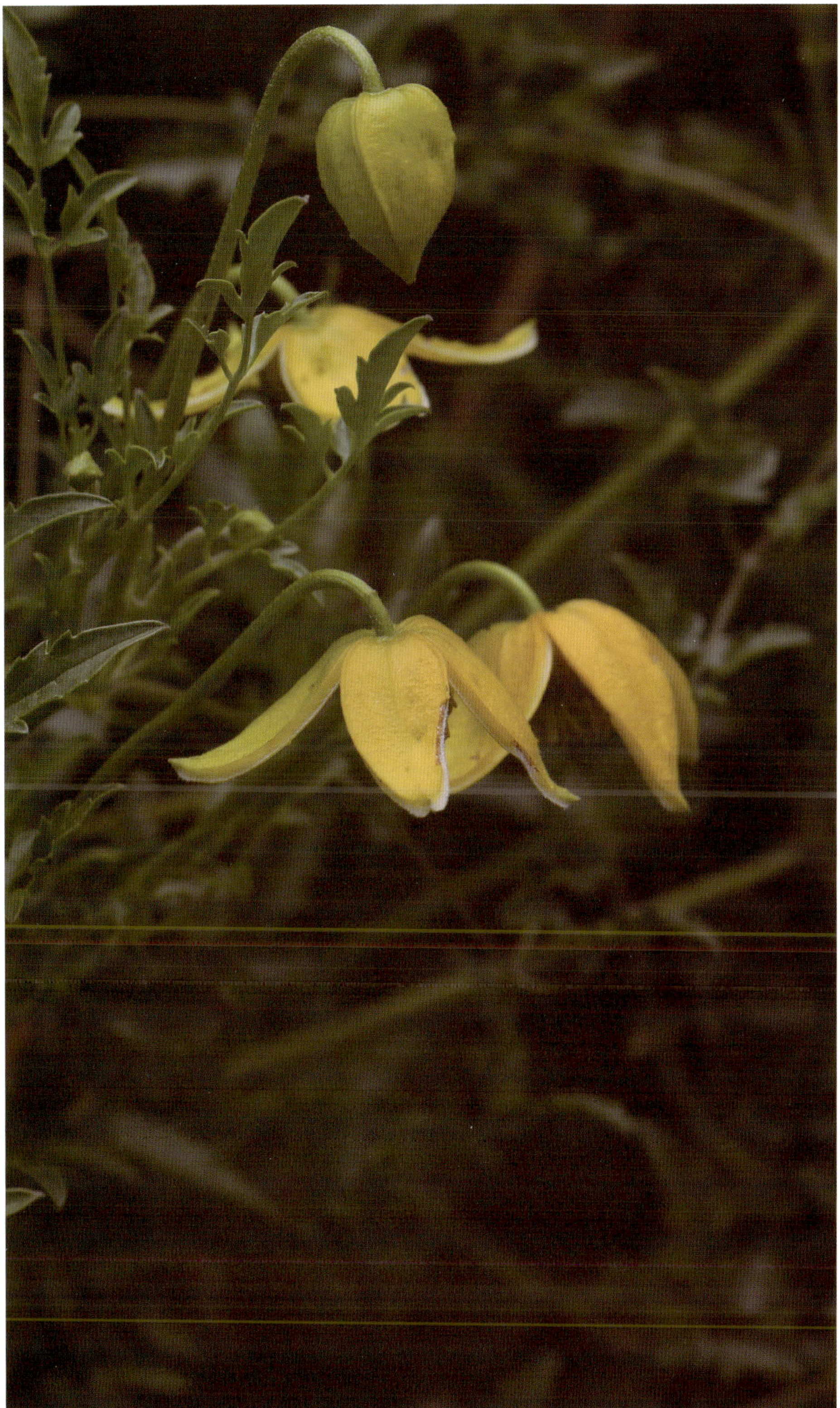

甘青铁线莲（二）

蓝翠雀花

། ལོ་བཙན་པ།、ཏི་མུ་ས།།

【藏药名译音】 洛增巴、地姆萨

【来　　源】 毛茛科植物白蓝翠雀花 *Delphinium albocoeruleum* Maxim. 和展毛翠雀花 *Delphinium kamaonense* Huth var. *glabrescens* (W. T. Wang) W. T. Wang 的地上部分。

【植物形态】 1. 白蓝翠雀花 茎高（10）40 ～ 60（100)cm，被反曲的短柔毛。基生叶在开花时存在或枯萎，茎生叶在茎上等距排列，下部叶有长柄；叶片五角形，长（1.4）3.5 ～ 5.8cm，宽（2）5.5 ～ 10cm，三裂至距基部 1.5 ～ 4mm 处，一回裂片偶而浅裂，通常一至二回多少深裂，小裂片狭卵形至披针形或线形，宽 2.5 ～ 5mm，常有 1 ～ 2 枚小齿，两面疏被短柔毛；叶柄长 3.5 ～ 13cm。伞房花序有 3 ～ 7 花；下部苞片叶状；花梗长 3 ～ 12cm，被反曲、偶而开展的短柔毛，有时近无毛；小苞片生花梗近顶部处或与花邻接，匙状线形，长 6 ～ 14mm，宽 1.5 ～ 3mm；萼片宿存，蓝紫色或蓝白色，长 2 ～ 2.5（3）cm，外面被短柔毛，上萼片圆卵形，其他萼片椭圆形，距圆筒状钻形或钻形，长 1.7 ～ 2.5（3.3）cm，基部粗 2.5 ～ 3.5（4）mm，末端稍向下弯曲；花瓣无毛；退化雄蕊黑褐色，瓣片卵形，二浅裂或裂至中部，腹面有黄色髯毛；花丝疏被短毛；心皮 3，子房密被紧贴的短柔毛。蓇葖长约 1.4cm；种子四面体形，长约 1.5mm，有鳞状横翅。7 ～ 9 月开花。

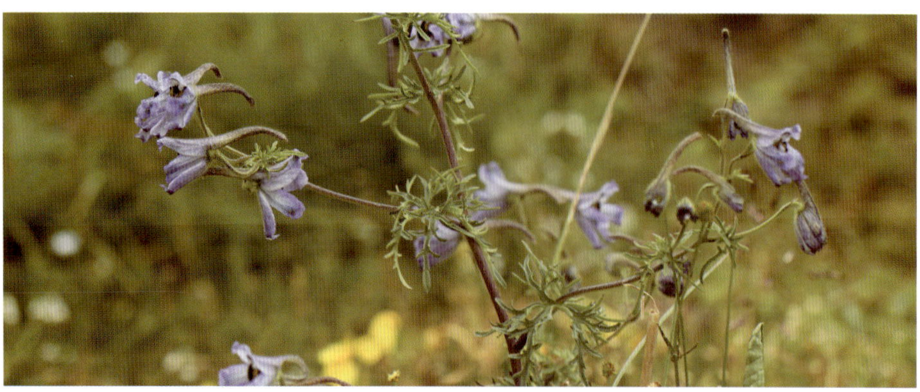

白蓝翠雀花（一）

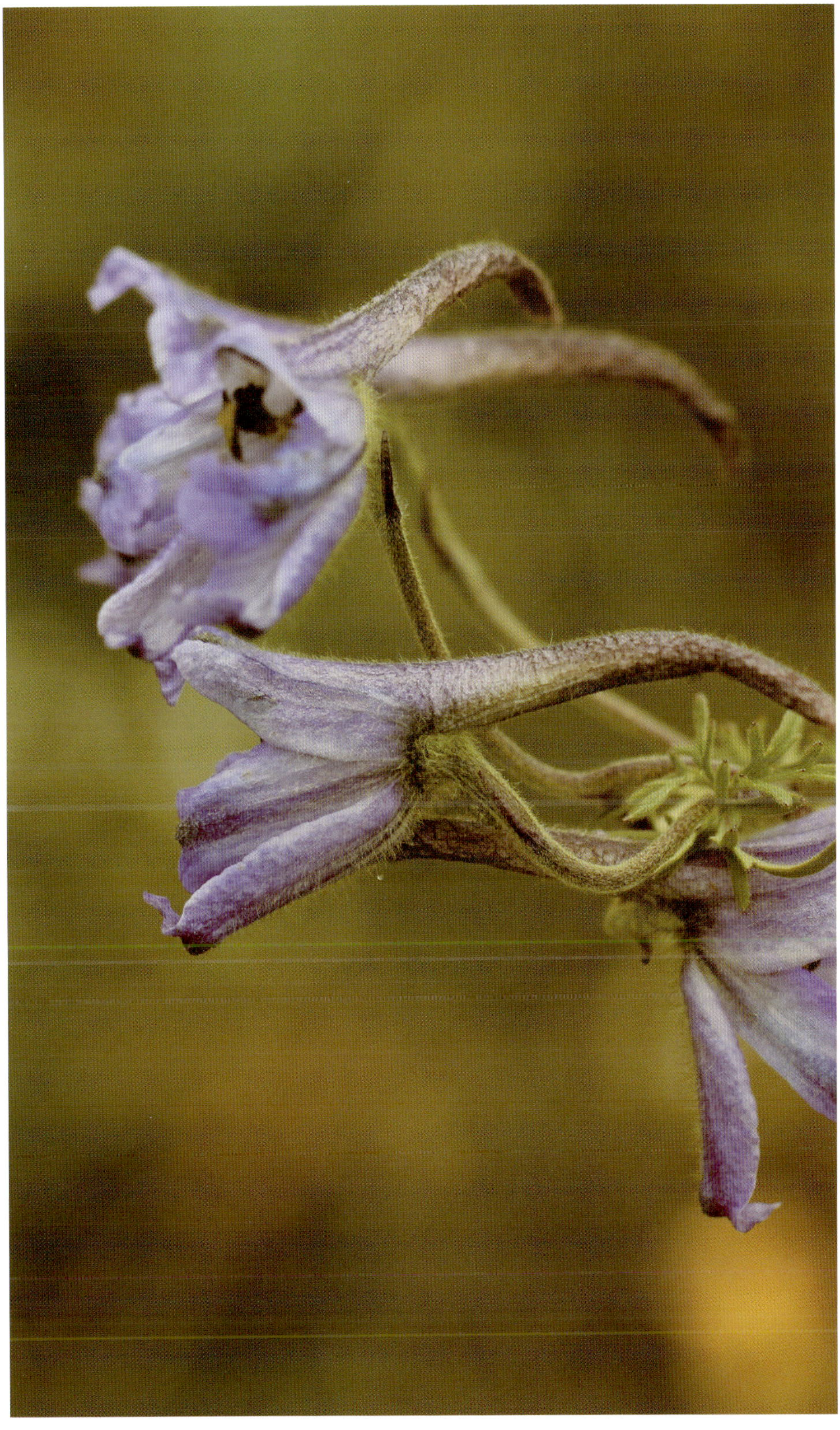

白蓝翠雀花（二）

2. 展毛翠雀花　茎高约 35cm，基部之上稍密被反曲和开展的白色柔毛，其他部分只有极稀疏的开展柔毛，通常分枝。基生叶和近基部叶有稍长柄；叶片圆五角形，宽 5 ～ 6.5cm，三全裂近基部，中全裂片楔状菱形，三深裂，二回裂片有 1 ～ 2 个狭卵形或条状披针形小裂片，侧全裂片扇形，不等二深裂，深裂片又二回细裂，表面疏被短伏毛，背面沿脉有少数较长的柔毛；叶柄长 8 ～ 12cm，疏被开展的柔毛。其他叶细裂，小裂片线形或狭线形，宽 2 ～ 3mm。花序通常复总状，有多数花；轴有极少开展的柔毛或近无毛；基部苞片叶状，其他苞片狭线形或钻形；花梗长 1.5 ～ 5cm，顶部有较密的短柔毛或近无毛，其他部分近无毛；小苞片生花梗上部，钻形，长 4 ～ 6.5mm；萼片深或淡蓝色，偶尔白色，椭圆形或倒卵状椭圆形，长 0.9 ～ 1.8cm，外面有短伏毛，距钻形，萼距比萼片长，长 1.8 ～ 2.5cm，末端稍向下弯；花瓣无毛，顶端圆形；雄蕊无毛，退化雄蕊蓝色，瓣片宽倒卵形，顶端近全缘或微凹，偶尔二裂达中部；心皮 3，子房密被长柔毛。蓇葖长约 1cm；种子四面体形，长约 2mm，沿棱有狭翅。6 ～ 8 月开花。

【生　　境】白蓝翠雀花：生长于山地草坡或圆柏林下，海拔 3600 ～ 4700m；展毛翠雀花生长于高山草地，海拔 3400 ～ 4200m。

【采收加工】夏季采割地上部分，稍蔫萎，用木棍轻微敲打至茎破裂，晾干。

【功能主治】清热、止泻、疏肝、利胆。治肝胆疾病、肠热腹泻、痢疾。

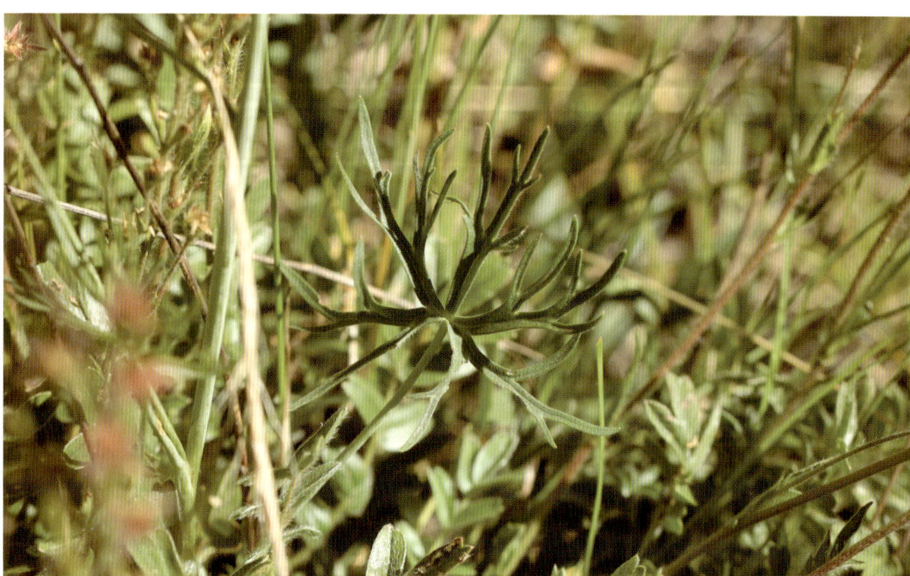

展毛翠雀花（一）

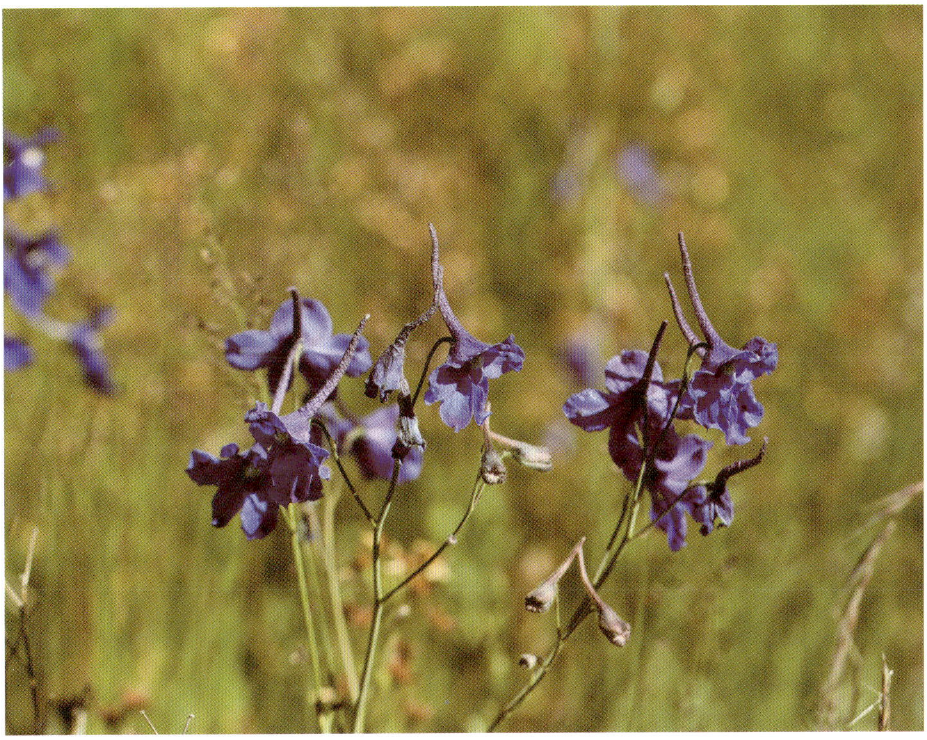

展毛翠雀花（二）

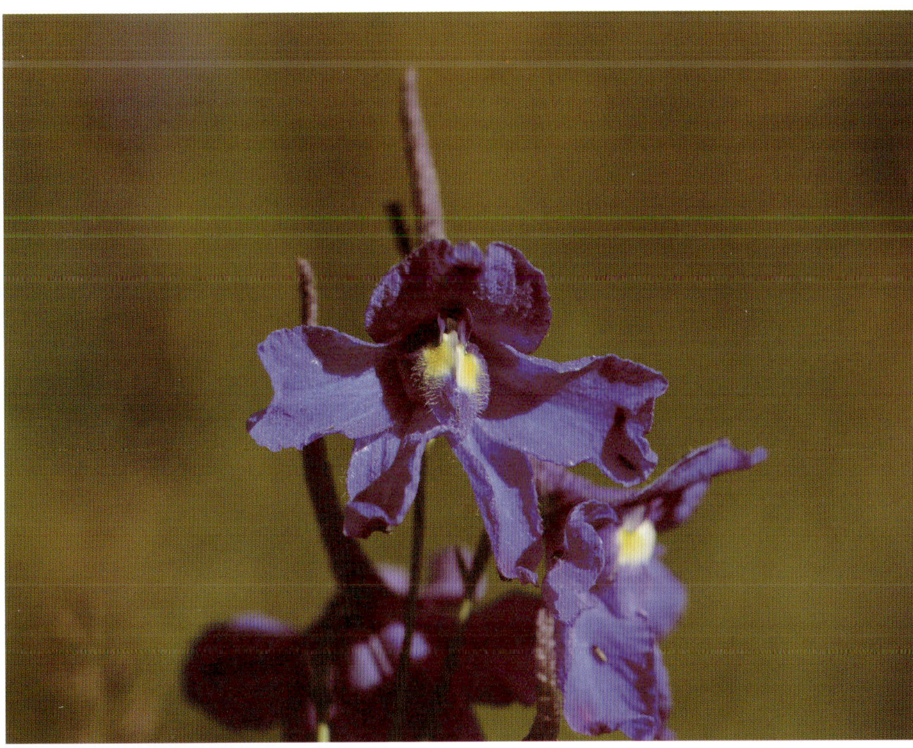

展毛翠雀花（三）

翠雀花

ཀོང་སྦྲོས།

【藏药名译音】国布

【来　　　源】毛茛科植物囊距翠雀花*Delphinium brunonianum* Royle的地上部分。

【植物形态】茎高10～22（34）cm，被开展的白色短柔毛常混有黄色腺毛，有时变无毛。基生叶和茎下部叶有长柄；叶片肾形，长2.2～4.2cm，宽5.2～8.5cm，基部突呈楔形，掌状深裂或达基部，一回裂片彼此稍覆压或邻接，有缺刻状小裂片和粗牙齿，两面疏被短柔毛；叶柄长3～9.5cm。花序有2～4朵花；花梗直展，长5.5～7cm，密被白色短柔毛和黄色短腺毛；小苞片生花梗中部或上部，椭圆形或长圆形，长1.7～2cm，通常全缘；萼片宿存，蓝紫色，上萼片船状圆卵形，长1.8～3cm，宽1.7～2.2cm，两面均被绢状柔毛，距短，囊状或圆锥状，长6～10mm，偶而圆锥形，长达2cm，基部粗6～9mm，末端钝；花瓣顶端二浅裂，疏被糙毛；退化雄蕊有长爪，瓣片长约7mm，宽约3.5mm，二深裂，腹面有黄色髯毛；雄蕊无毛；心皮4～5，子房疏被短柔毛。蓇葖长约1.6cm；种子扁四面体形，长约2mm，沿棱有翅。8月开花。

【生　　　境】生长于草地或多石处，海拔4500～5800m。

【采收加工】秋初采割地上部分，稍晾，用木棍轻微敲打至茎破为度或用手搓揉亦可，晾干。

【功能主治】清热、解毒。治瘟病时疫、毒热、赤巴病、皮肤病。

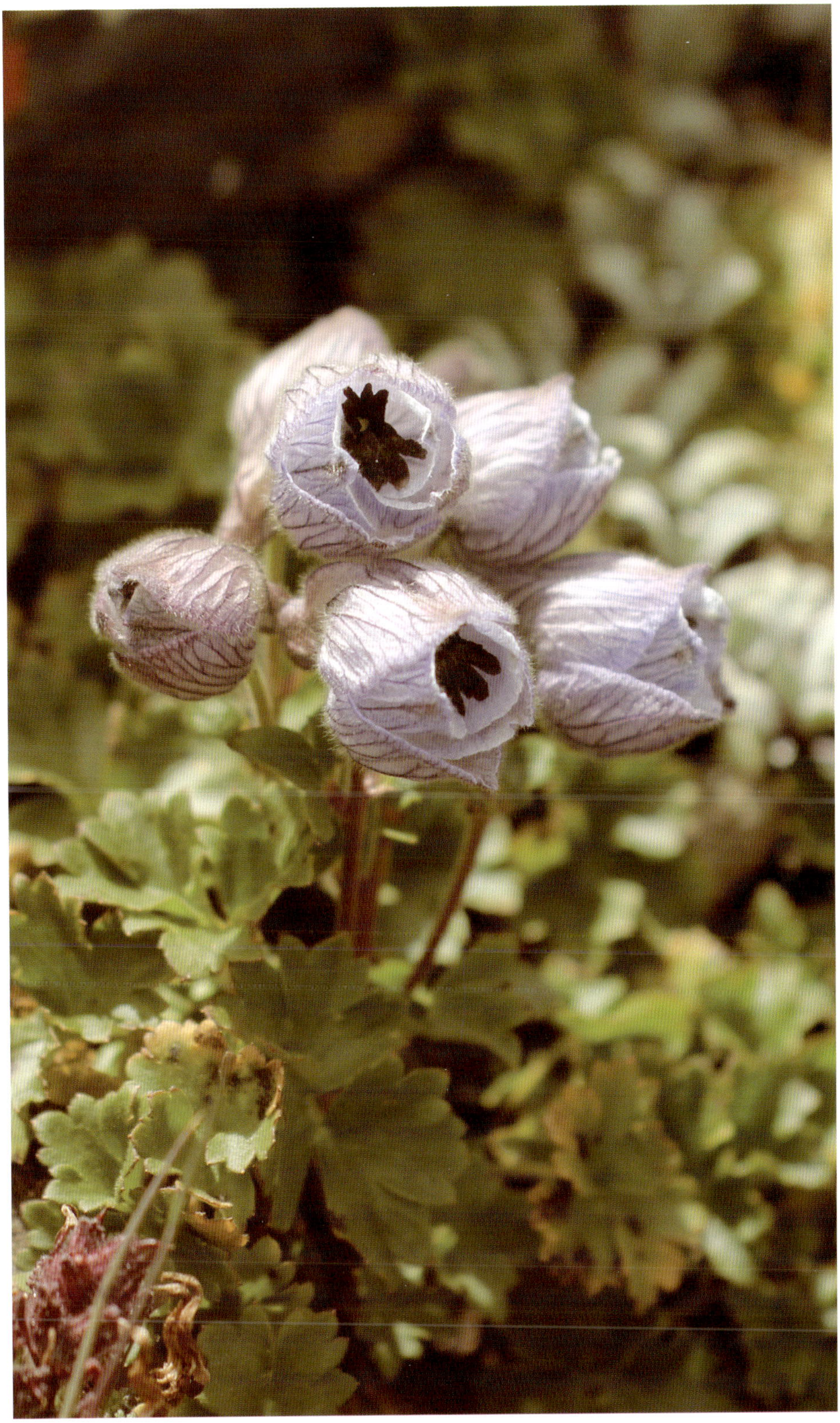

囊距翠雀花

毛翠雀花

ཁ་བྱུང་རྟེས་ལོ།

【藏药名译音】卡普得洛

【来　　源】毛茛科植物毛翠雀花 *Delphinium trichophorum* Franch. 的地上部分。

【植物形态】茎高（25）30～65cm，被糙毛，有时变无毛。叶3～5生茎的基部或近基部处，有长柄；叶片肾形或圆肾形，与短距翠雀花相似，长2.8～7（10）cm，宽4.8～13（15）cm，深裂片互相覆压或稍分开，两面疏糙伏毛，有时变无毛；叶柄长5～10（20）cm。茎中部叶1～2，很小，有时不存在。总状花序狭长；下部苞片似叶，具短柄，上部苞片变小，披针形，全缘；轴及花梗有开展的糙毛，花梗近直展；小苞片位花梗上部或近顶端，贴于萼上，卵形至宽披针形，长8～13mm，密被长糙毛；萼片淡蓝色或紫色，长1.2～1.9cm，内外两面均被长糙毛（长1.2～2mm），上萼片船状卵形，距下垂，钻状圆筒形，长1.8～2.4cm，基部粗3～5mm，末端钝；花瓣顶端微凹或二浅裂，无毛，偶尔疏被硬毛；退化雄蕊瓣片卵形，二浅裂，无毛或有疏糙毛；雄蕊无毛；心皮3，子房密被紧贴的短毛。蓇葖长1.8～2.8cm；种子四面体形，长约2mm，沿棱有狭翅。8～10月开花。

【生　　境】生长于高山草坡。

【采收加工】8月采割地上部分，稍搓揉至茎破为度，晾干。

【功能主治】清肺热。治肺疫热、肺热咳嗽、感冒咳嗽。

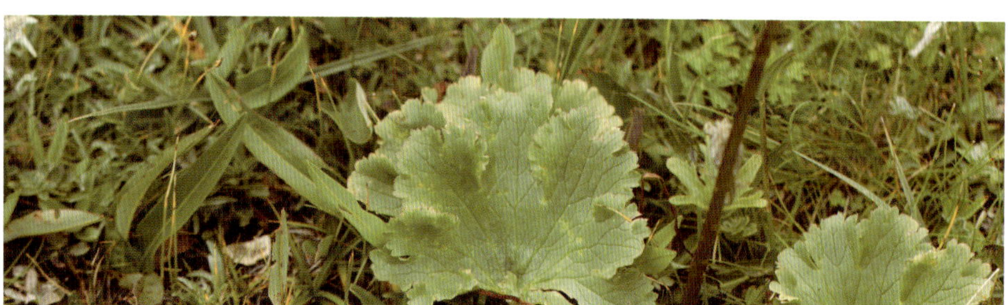

毛翠雀花（一）

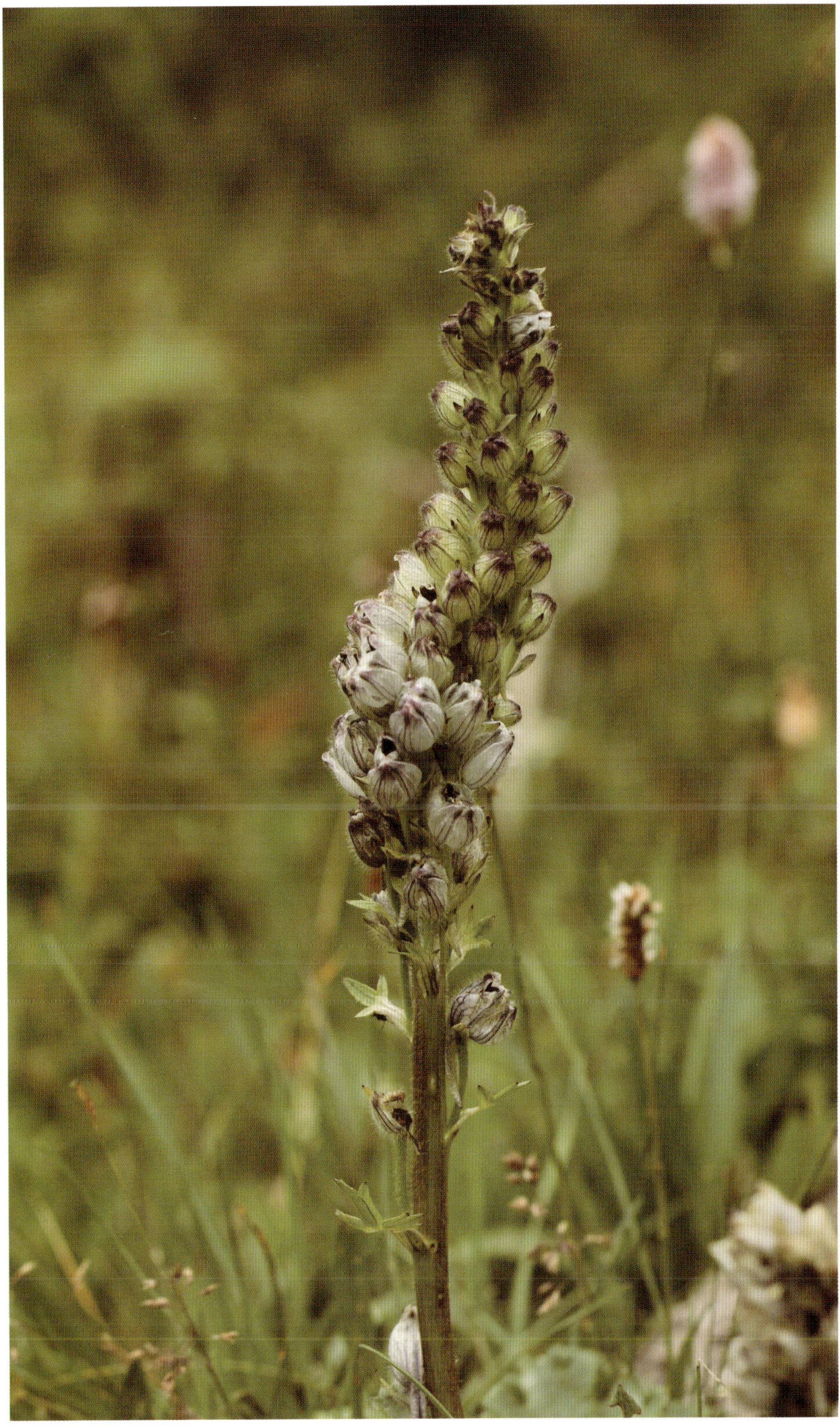

毛翠雀花（二）

鸦跖花

།དགོ་བ་མེ་ཏོག།

【藏药名译音】国阿梅朵

【来　　源】毛茛科植物鸦跖花*Oxygraphis glacialis* (Fisch.) Bunge的花或全草。

【植物形态】植株高2～9cm，有短根状茎；须根细长，簇生。叶全部基生，卵形、倒卵形至椭圆状长圆形，长0.3～3cm，宽5～25mm，全缘，有3出脉，无毛，常有软骨质边缘；叶柄较宽扁，长1～4cm，基部鞘状，最后撕裂成纤维状残存。花葶1～3（5）条，无毛；花单生，直径1.5～3cm；萼片5，宽倒卵形，长4～10mm，近革质，无毛，果后增大，宿存；花瓣橙黄色或表面白色，10～15枚，披针形或长圆形，长7～15mm，宽1.5～4m，有3～5脉，基部渐狭成爪，蜜槽呈杯状凹穴；花药长0.5～1.2mm；花托较宽扁。聚合果近球形，直径约1cm；瘦果楔状菱形，长2.5～3mm，宽1～1.5mm，有4条纵肋，背肋明显，喙顶生，短而硬，基部两侧有翼。花果期6～8月。

【生　　境】生长于高山草甸或高山灌丛中，海拔3600～5100m。

【采收加工】6～7月采花或全草。花阴干，全草采时洗净泥土，晒干。

【功能主治】疏风散寒、开窍通络、消炎镇痛。治恶寒无汗、传染病发烧、头痛、头伤、外伤。

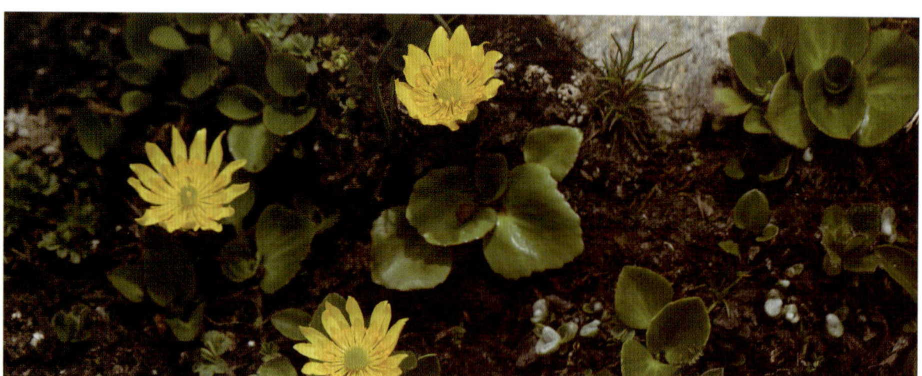

鸦跖花（一）

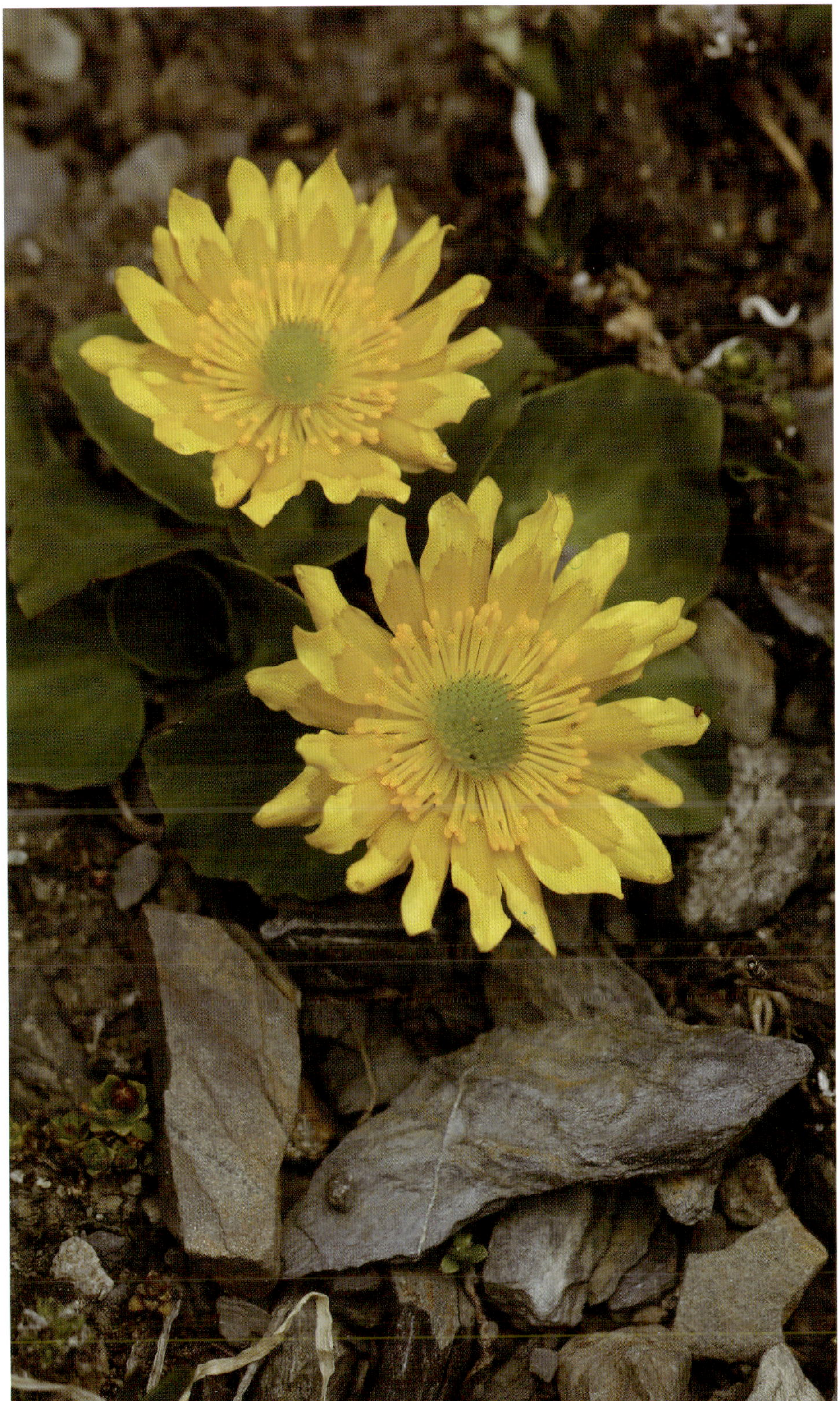

鸦跖花（二）

拟耧斗菜

།ཡུ་གོ་མདེའུ་འབྱིན།

【藏药名译音】益矛对斤

【来　　源】毛茛科植物拟耧斗菜 *Paraquilegia microphylla* (Royle) Drumm. et Hutch. 的全草。

【植物形态】根状茎细圆柱形至近纺锤形，粗 2 ～ 6mm。叶多数，通常为二回三出复叶，无毛；叶片轮廓三角状卵形，宽 2 ～ 6cm，中央小叶宽菱形至肾状宽菱形，长 5 ～ 8mm，宽 5 ～ 10mm，三深裂，每深裂片再 2 ～ 3 细裂，小裂片倒披针形至椭圆状倒披针形，通常宽 1.5 ～ 2mm，表面绿色，背面淡绿色；叶柄细长，长 2.5 ～ 11cm。花葶直立，比叶长，长 3 ～ 18cm；苞片 2 枚，生于花下 3 ～ 33mm 处，对生或互生，倒披针形，长 4 ～ 12mm，基部有膜质的鞘；花直径 2.8 ～ 5cm；萼片淡堇色或淡紫红色，偶为白色，倒卵形至椭圆状倒卵形，长 1.4 ～ 2.5cm，宽 0.9 ～ 1.5cm，顶端近圆形；花瓣倒卵形至倒卵状长椭圆形，长约 5mm，顶端微凹，下部浅囊状；花药长 0.8 ～ 1mm，花丝长 5 ～ 8.5mm；心皮 5 ～ 8 枚，无毛。蓇葖直立，连同 2mm 长的短喙共长 11 ～ 14mm，宽约 4mm；种子狭卵球形，长 1.3 ～ 1.8mm，褐色，一侧生狭翅，光滑。6 ～ 8 月开花，8 ～ 9 月结果。

【生　　境】生长于高山山地石壁或岩石上，海拔 3400 ～ 4300m。

【采收加工】7 月采集全草，去净枯枝败叶，晾干。

【功能主治】退烧、止痛、下死胎、退弹簇。治死胎不下，胎衣不下，弹簇、箭头不出，跌打损伤，子宫出血。

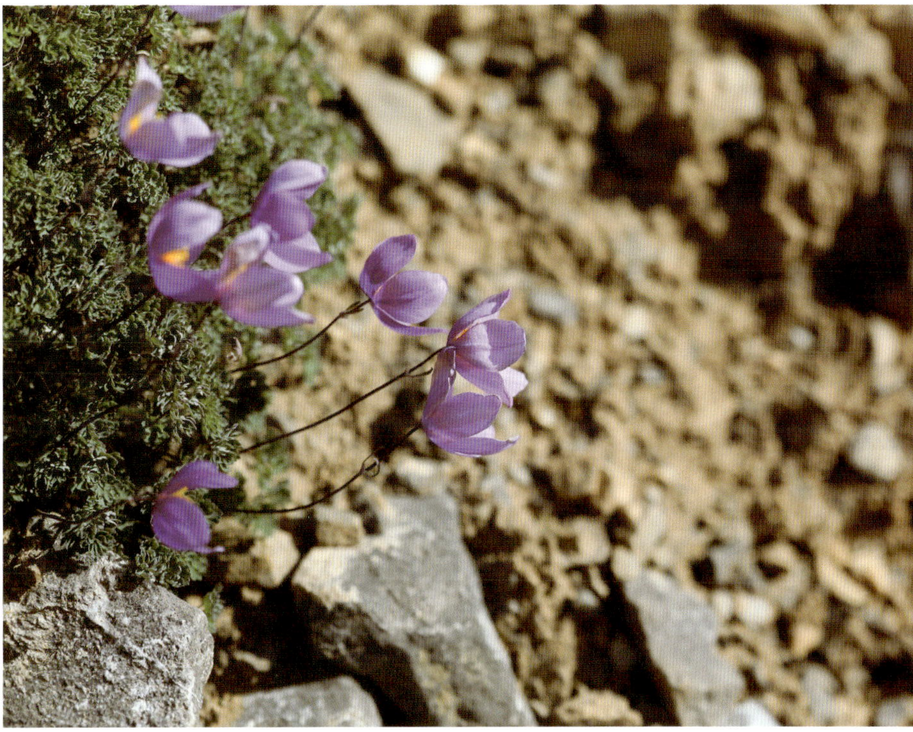

拟耧斗菜（一）

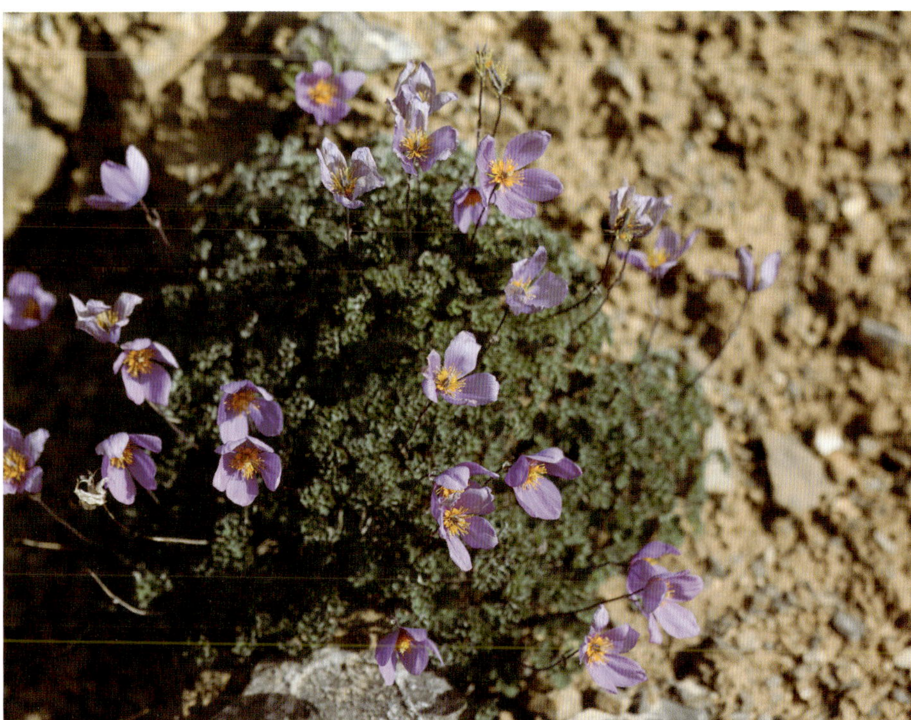

拟耧斗菜（二）

毛茛

ལྕེ་ཙ།

【藏药名译音】 吉杂

【来　　源】 毛茛科植物云生毛茛 *Ranunculus longicaulis* C. A. Mey. var. *nephelogenes* (Edgew.) L. Liu的花或全草。

【植物形态】 多年生草本。茎直立，高 3 ～ 12cm，单一呈葶状或有 2 ～ 3 个腋生短分枝，近无毛。基生叶多数，叶片呈披针形至线形，或外层的呈卵圆形，长 1 ～ 5cm，宽 2 ～ 8mm，全缘，基部楔形，有 3 ～ 5 脉，近革质，通常无毛；叶柄长 1 ～ 4cm，有膜质长鞘。茎生叶 1 ～ 3，无柄，叶片线形，全缘，有时 3 深裂，长 1 ～ 4cm，宽 0.5 ～ 5mm，无毛。花单生茎顶或短分枝顶端，直径 1 ～ 1.5cm；花梗长 2 ～ 5cm 或果期伸长，有金黄色细柔毛；萼片卵形，长 3 ～ 5mm，常带紫色，有 3 ～ 5 脉，外面生黄色柔毛或无毛，边缘膜质；花瓣 5，倒卵形，长 6 ～ 8mm，有短爪，蜜槽呈杯状袋穴；花药长 1 ～ 1.5mm；花托在果期伸长增厚，呈圆柱形，疏生短毛。聚合果长圆形，直径 5 ～ 8mm，瘦果卵球形，长约 1.5mm，宽约 1mm，为厚的 1.5 倍，无毛，有背腹纵肋，喙直伸，长约 1mm。花果期 6 ～ 8 月。

【生　　境】 生长于高山草甸、河滩湖边及沼泽草地，海拔 3400 ～ 5000m。

【采收加工】 7 月采集全草，洗净泥土，稍揉搓，晾干。

【功能主治】 提升胃温、引流黄水、消痞块、干腹水。治寒性消化不良、喉炎、痞块、“黄水”病、腹积水。

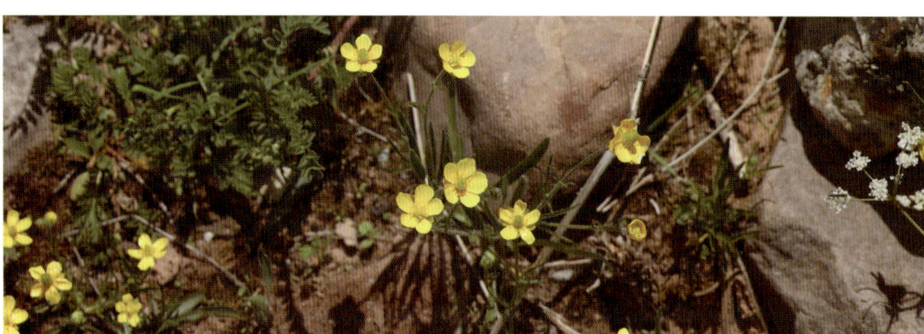

云生毛茛（一）

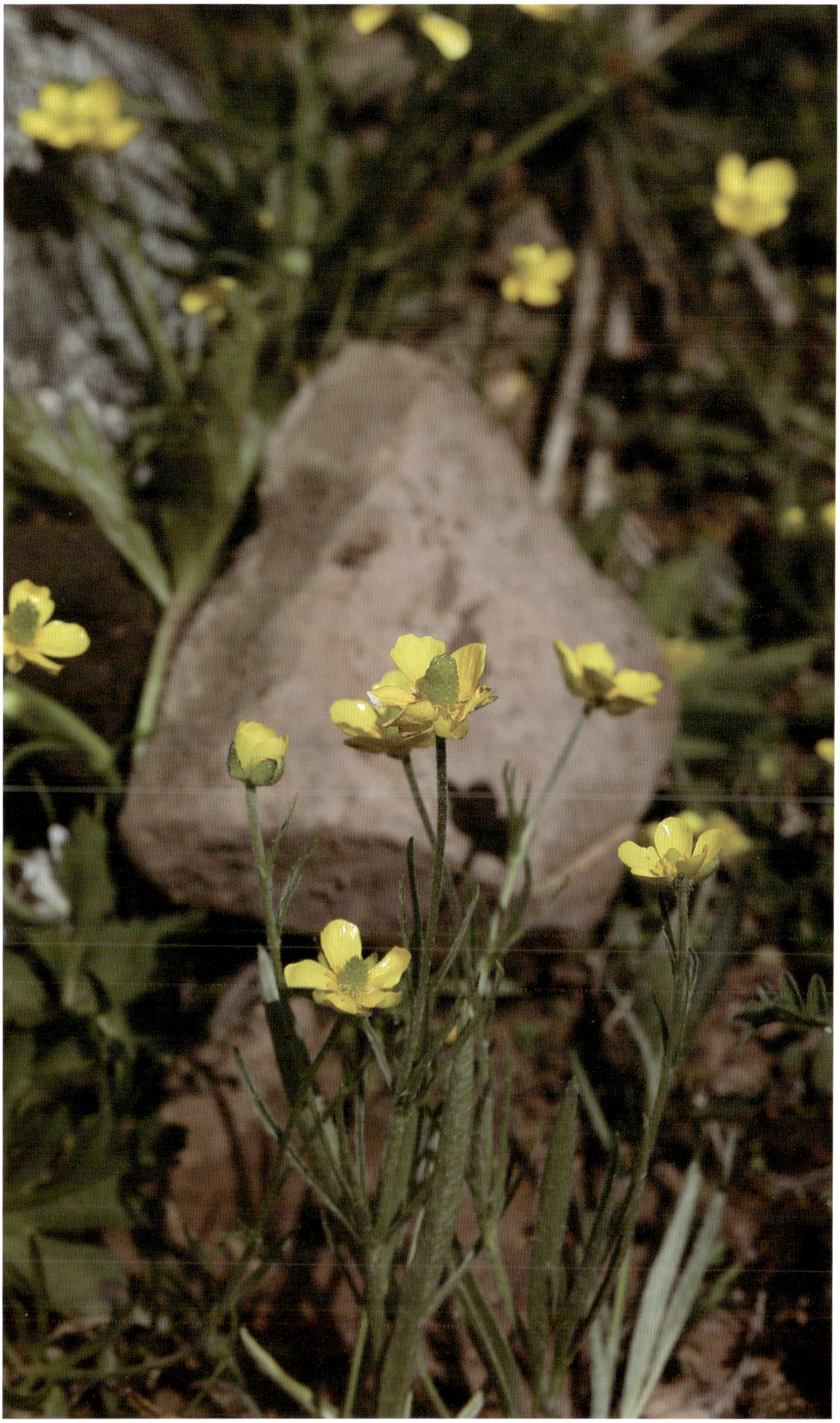

云生毛茛（二）

高山唐松草

ཟོ་བྲིན།

【藏药名译音】莪珍

【来　　源】毛茛科植物芸香叶唐松草 *Thalictrum rutifolium* Hook. f. et Thoms. 的全草、根、种子。

【植物形态】植株全部无毛。茎高 11 ～ 50cm，上部分枝。基生叶和茎下部叶有长柄，为三至四回近羽状复叶；叶片长 3.2 ～ 11cm；小叶草质，顶生小叶楔状倒卵形，有时菱形、椭圆形或近圆形，长 3 ～ 8mm，宽 2 ～ 7mm，顶端圆形，基部楔形至圆形，三裂或不分裂，通常全缘，两面脉平，脉网不明显；叶柄长达 6cm，基部有短鞘，托叶膜质，分裂。花序似总状花序，狭长；花梗长 2 ～ 7mm，结果时增长到 8 ～ 14mm；萼片 4，淡紫色，卵形，长约 1.5mm，宽约 1mm，早落；雄蕊 4 ～ 18（30），长 2 ～ 3mm，花药椭圆形，长 0.5 ～ 1.5mm，顶端有短尖，花丝丝形；心皮 3 ～ 5，基部渐狭成短柄，花柱短，腹面密生柱头组织。瘦果倒垂，稍扁，镰状半月形，长 4 ～ 6mm，有 8 条纵肋，子房柱长约 1mm，宿存花柱长约 0.3mm，反曲。6 月开花。

【生　　境】生长于草坡、河滩上或山谷中，海拔 3400 ～ 4300m。

【采收加工】6 ～ 7 月采集全草，8 月采集果实并挖根及根茎，洗净，晒干。

【功能主治】清热解毒、敛疮。治诸热症、炭疽病、疮疡不愈。

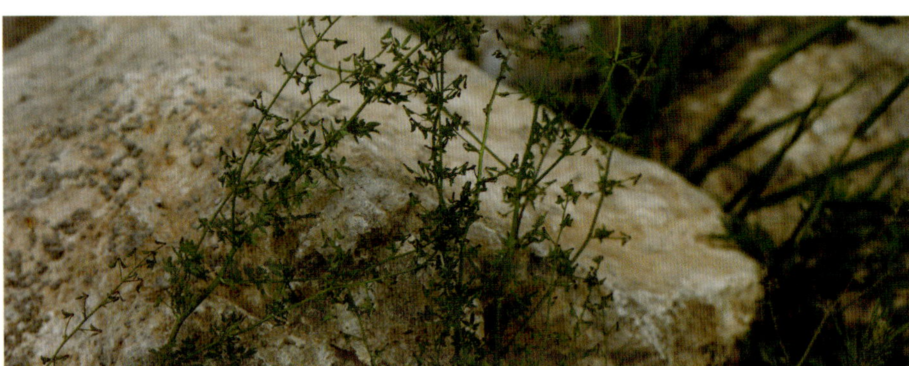

芸香叶唐松草

金莲花

བོང་སེར།

【藏药名译音】博色

【来　　源】毛茛科植物矮金莲花 *Trollius farreri* Stapf 的花。

【植物形态】植株全部无毛。根状茎短。茎高 5 ～ 17cm，不分枝。叶 3 ～ 4 枚，全部基生或近基生，长 3.5 ～ 6.5cm，有长柄；叶片五角形，长 0.8 ～ 1.1cm，宽 1.4 ～ 2.6cm，基部心形，三全裂达或几达基部，中央全裂片菱状倒卵形或楔形，与侧生全裂片通常分开，三浅裂，小裂片互相分开，生 2 ～ 3 不规则三角形牙齿，侧全裂片不等二裂稍超过中部，二回裂片生稀疏小裂片及三角形牙齿；叶柄长 1 ～ 4cm，基部具宽鞘。花单独顶生，直径 1.8 ～ 3.4cm；萼片黄色，外面常带暗紫色，干时通常不变绿色，5 ～ 6，宽倒卵形，长 1 ～ 1.5cm，宽 0.9 ～ 1.5cm，顶端圆形或近截形，宿存，偶而脱落；花瓣匙状线形，比雄蕊稍短，长约 5mm，宽 0.5 ～ 0.8mm，顶端稍变宽，圆形；雄蕊长约 7mm；心皮 6 ～ 9（25）。聚合果直径约 8mm；蓇葖长 0.9 ～ 1.2cm，喙长约 2mm，直；种子椭圆球形，长约 1mm，具 4 条不明显纵棱，黑褐色，有光泽。6 ～ 7 月开花，8 月结果。

【生　　境】生长于山地草坡，海拔 3500 ～ 4700m。

【采收加工】6 ～ 7 月采集花，阴干或用纸遮盖晒干。

【功能主治】清热、解毒、消炎、止血。治食物中毒、疮疖痈肿、外伤溃烂。

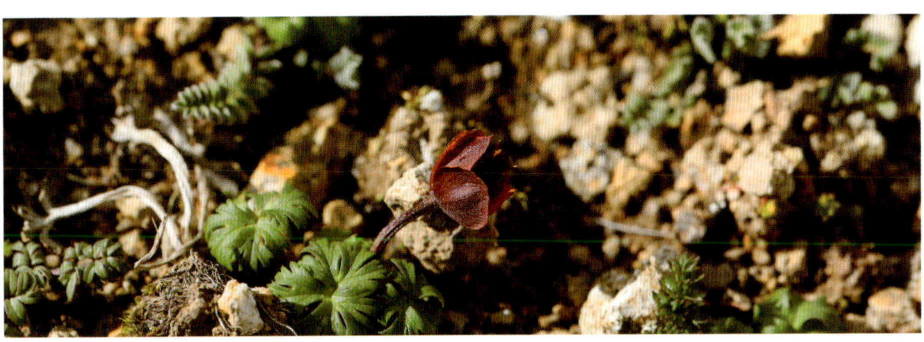

矮金莲花

小檗

སྐྱེར་པ།

【藏药名译音】吉巴

【来　　源】小檗科植物刺红珠 *Berberis dictyophylla* Franch. 的根茎皮、花、果实。

【植物形态】落叶灌木，高 1 ～ 2.5m。老枝黑灰色或黄褐色，幼枝近圆柱形，暗紫红色，常被白粉；茎刺三分叉，有时单生，长 1 ～ 3cm，淡黄色或灰色。叶厚纸质或近革质，狭倒卵形或长圆形，长 1 ～ 2.5cm，宽 6 ～ 8mm，先端圆形或钝尖，基部楔形，上面暗绿色，背面被白粉，中脉隆起，两面侧脉和网脉明显隆起，叶缘平展，全缘；近无柄。花单生；花梗长 3 ～ 10mm，有时被白粉；花黄色；萼片 2 轮，外萼片条状长圆形，长约 6.5mm，宽约 2.5mm，内萼片长圆状椭圆形，长 8 ～ 9mm，宽约 4mm；花瓣狭倒卵形，长约 8mm，宽 3 ～ 6mm，先端全缘，基部缢缩略呈爪，具 2 枚分离腺体；雄蕊长 4.5 ～ 5mm，药隔延伸，先端突尖；胚珠 3 ～ 4 枚。浆果卵形或卵球形，长 9 ～ 14mm，直径 6 ～ 8mm，红色，被白粉，顶端具宿存花柱，有时宿存花柱弯曲。花期 5 ～ 6 月，果期 7 ～ 9 月。

【生　　境】生长于山坡灌丛中、河滩草地、林下、林缘、草坡，海拔 3400 ～ 4000m。

【采收加工】干、枝：7 ～ 8 月采集，晒干。茎皮：秋天采剥。花：开花盛期采集，阴干。果：成熟时采摘，晒干或鲜用。膏：鲜枝、干、叶和果实均可熬膏。

【功能主治】皮（刮去栓皮层）：燥湿、解毒、排黄水；治消化不良、腹痛、腹泻、淋浊、遗精、白带、陈旧热病、黄水病、眼疾、全身疼痛、关节痛。茎杆枝：收敛疮疡、调和身心、烧灰治鼻疳。花：利湿、止泻、止血、消炎；治腹泻、血症。鲜花汁：滴耳、眼；治中耳炎、眼疾。果实：治腹痛、消化不良、腹胀、痢疾。膏（枝干、果熬膏）：治消化不良、腹泻、痢疾、眼结膜炎。

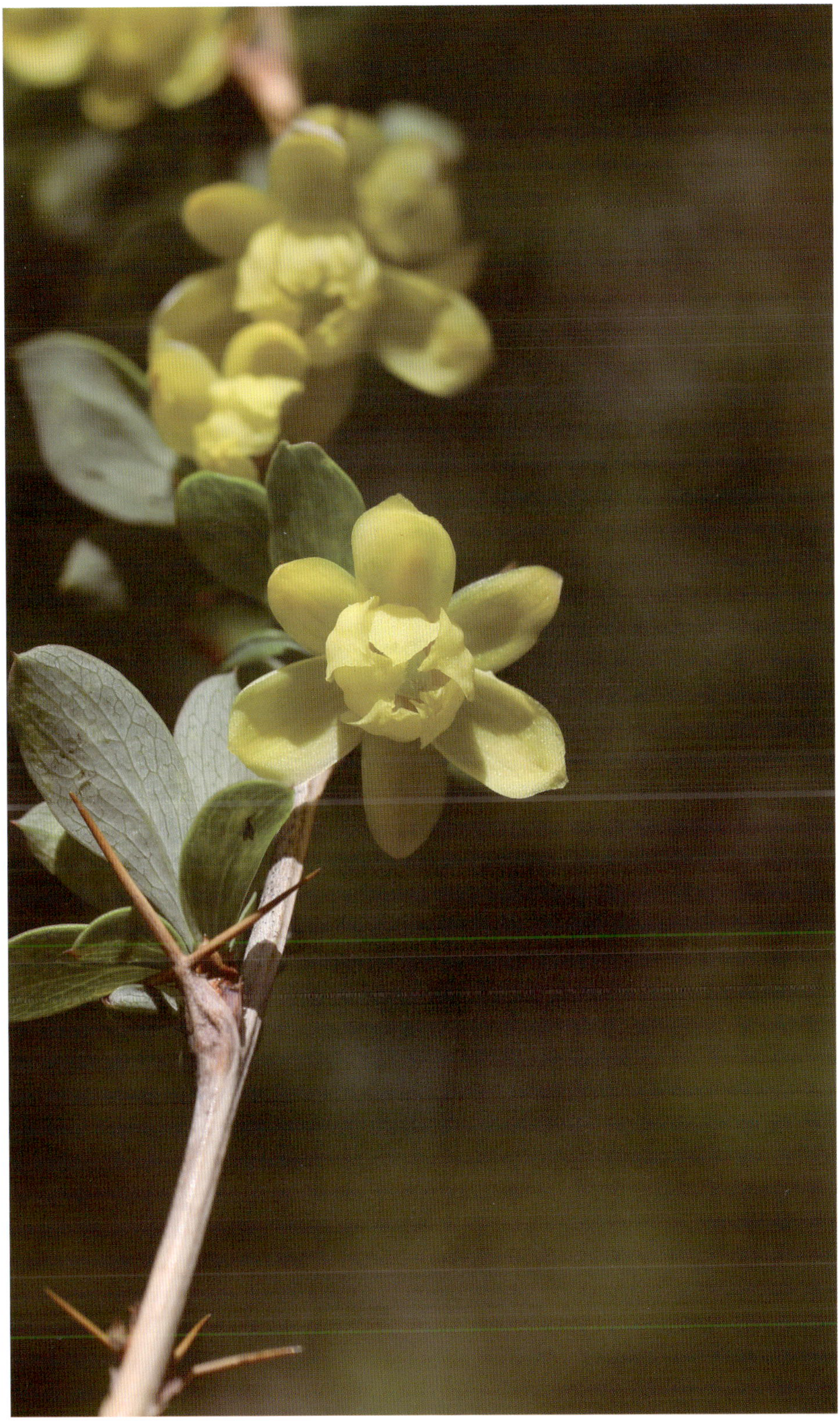

刺红珠

桃儿七

འོལ་མོ་སེ།

【藏药名译音】奥莫色

【来　　源】小檗科植物桃儿七 *Sinopodophyllum hexandrum* (Royle) Ying 的果实、根及根茎。

【植物形态】多年生草本，植株高 20 ～ 50cm。根状茎粗短，节状，多须根；茎直立，单生，具纵棱，无毛，基部被褐色大鳞片。叶 2 枚，薄纸质，非盾状，基部心形，3 ～ 5 深裂几达中部，裂片不裂或有时 2 ～ 3 小裂，裂片先端急尖或渐尖，上面无毛，背面被柔毛，边缘具粗锯齿；叶柄长 10 ～ 25cm，具纵棱，无毛。花大，单生，先叶开放，两性，整齐，粉红色；萼片 6，早萎；花瓣 6，倒卵形或倒卵状长圆形，长 2.5 ～ 3.5cm，宽 1.5 ～ 1.8cm，先端略呈波状；雄蕊 6，长约 1.5cm，花丝较花药稍短，花药线形，纵裂，先端圆钝，药隔不延伸；雌蕊 1，长约 1.2cm，子房椭圆形，1 室，侧膜胎座，含多数胚珠，花柱短，柱头头状。浆果卵圆形，长 4 ～ 7cm，直径 2.5 ～ 4cm，熟时桔红色；种子卵状三角形，红褐色，无肉质假种皮。花期 5 ～ 6 月，果期 7 ～ 9 月。

【生　　境】生长于林下、林缘湿地、灌丛中或草丛中，海拔 3400 ～ 4300m。

【采收加工】果实成熟时采集，晒干。8 ～ 9 月采挖根及根茎，洗净，晒干。

【功能主治】根：有毒。清热解毒、活血散瘀。外用治皮肤病、跌打损伤、黄水疮；熬膏外用治宫颈糜烂、宫颈癌。果实：调经、活血、止痛、利产。治血分病、妇科病、脉病、死胎不下、胎衣不下、肾脏病。

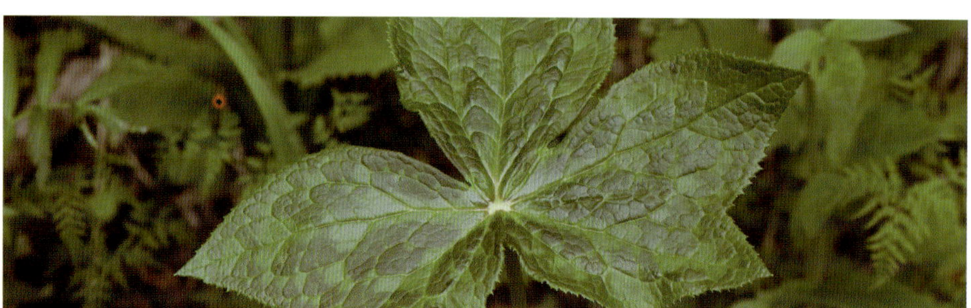

桃儿七（一）

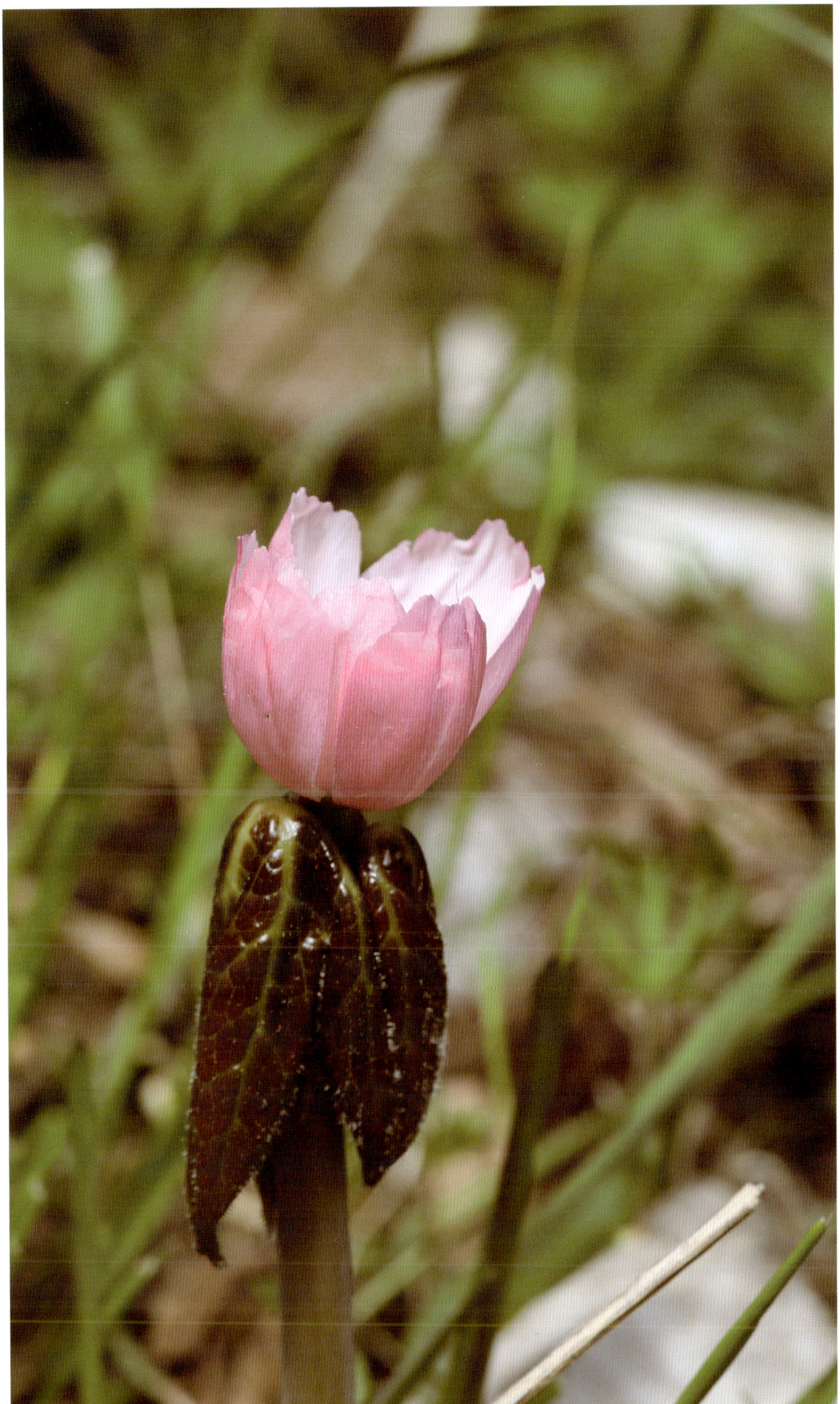

桃儿七（二）

散穗黄堇

| གཡུ་ལྡུམ་གསེར་མགོ། |

【藏药名译音】 玉东色国

【来　　源】 罂粟科植物皱波黄堇 *Corydalis crispa* Prain 的全草。

【植 物 形 态】 多年生草本，高 20 ～ 50cm。主根长，具少数纤维状分枝。茎直立，自基部具多数开展的分枝，上部分枝较少。基生叶数枚，通常早枯，具长柄，叶片轮廓卵形，三回三出分裂，第一回裂片顶生者具较长柄，侧生者具较短柄，第二回裂片无柄，小裂片背面通常不平滑或沿背脉被小刺毛；茎生叶多数，叶柄下部者较长，向上渐短，叶片轮廓长卵形，长 3.8 ～ 5cm，三出分裂，小裂片卵形至披针形，长 6 ～ 8mm，其他同基生叶。总状花序生于茎和分枝顶端，长 4 ～ 6cm，多花密集；苞片最下部者羽状分裂，下部者 3 裂，中部以上为狭倒披针形至线形全缘；花梗纤细，比苞片长。萼片鳞片状，边缘具缺刻；花瓣黄色，上花瓣长 1 ～ 1.3cm，花瓣片舟状卵形，背部鸡冠状突起高 1 ～ 1.5mm，超出瓣片先端并延伸至距中部，其边缘有时具浅波状齿，距圆筒形，略渐狭，向上弧曲，与花瓣片近等长，下花瓣舟状卵形，长 8 ～ 9mm，内花瓣提琴形，长 7 ～ 8mm，花瓣片倒卵形，具 1 侧生囊，爪狭楔形，略短于花瓣片；雄蕊束长约 6mm，花药极小，花丝披针形，蜜腺体贯穿距的 3/4；子房狭椭圆形，长约 2mm，通常具粗糙的棱，胚珠少数，花柱纤细，比子房长，柱头扁长方形，上端具 4 ～ 6 个具柄乳突。蒴果圆柱形，长 5 ～ 7mm，粗约 2mm，果棱常粗糙，有 1 ～ 3 枚种子。种子近圆形，直径约 1.5mm，黑色，具光泽。花果期 6 ～ 10 月。

【生　　境】 生长于山坡草地、高山灌丛、高山草地或路边石缝中，海拔 3500 ～ 4500（5100）m。

【功 能 主 治】 止血、利肺、消肿。治肺炎、水肿、四肢疼痛。

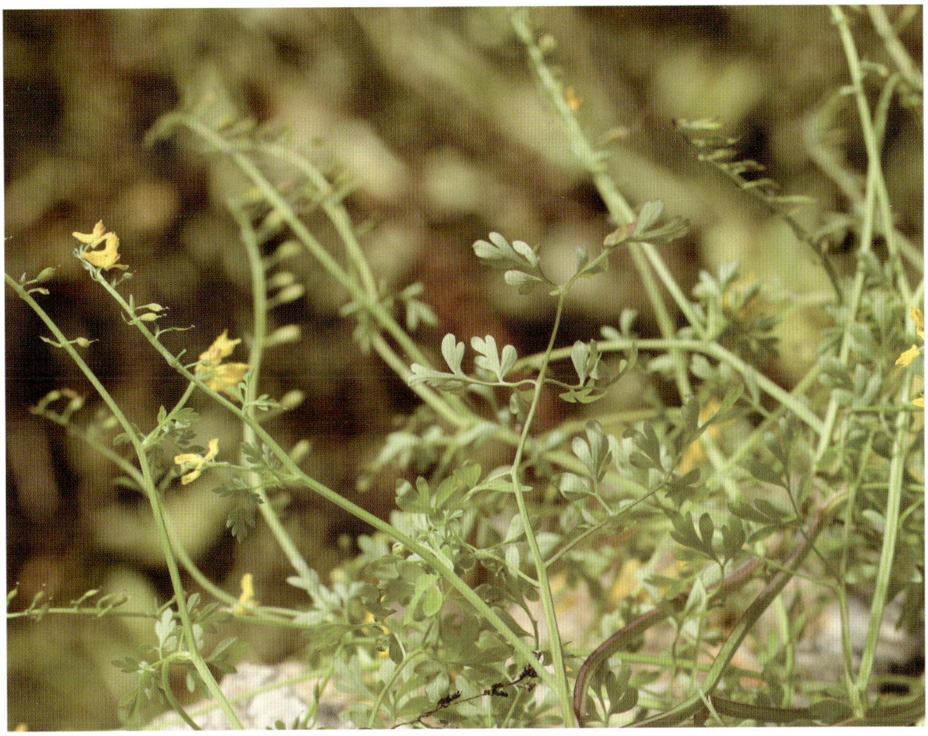

皱波黄堇（一）

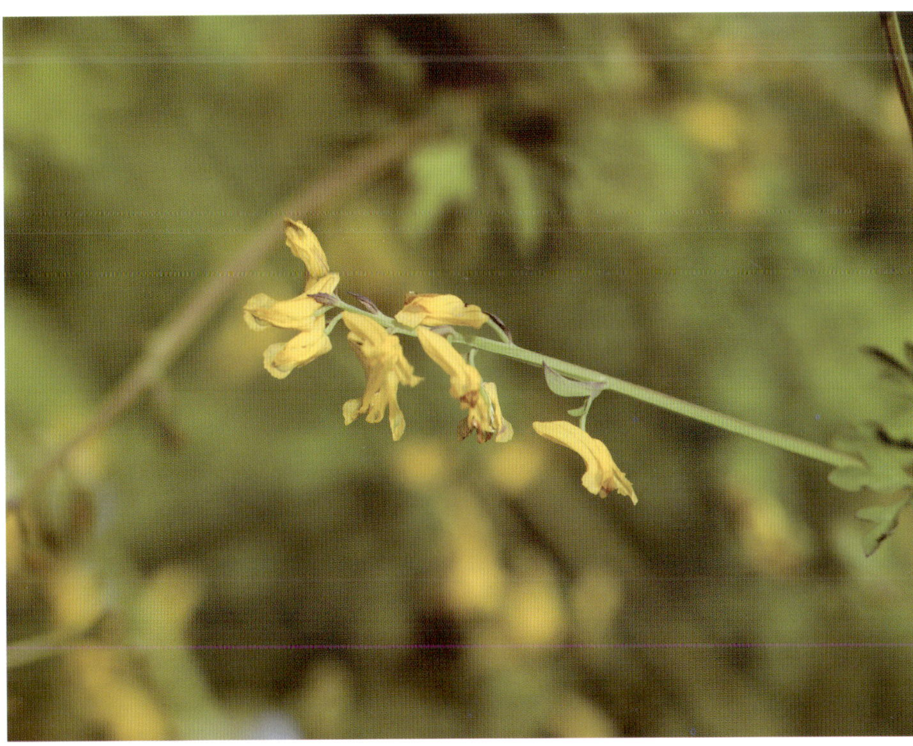

皱波黄堇（二）

曲花紫堇

དེ་ཝ།

【藏药名译音】 德瓦

【来　　源】 罂粟科植物曲花紫堇 *Corydalis curviflora* Maxim. 的全草。

【植物形态】 无毛草本，高 7 ～ 25（50）cm。须根多数成簇，狭纺锤状肉质增粗，有时粗线形，长 1 ～ 4cm，具细长柄，末端线状延长，淡黄色或褐色。茎 1 ～ 4 条，不分枝，上部具叶，下部裸露，基部丝状，绿色或下部带紫红色。基生叶少数，叶柄长（2）4 ～ 7(13)cm，叶片轮廓圆形或肾形，3 全裂，全裂片 2 ～ 3 深裂，有时指状全裂，裂片长圆形、线状长圆形或倒卵形，长 0.5 ～ 1.8cm，宽 0.2 ～ 0.8cm，先端钝或圆，基部渐狭；茎生叶 1 ～ 4 枚，疏离，互生，具极短柄或近无柄，掌状全裂，裂片宽线形或狭倒披针形，长 1 ～ 5cm，宽 0.1 ～ 0.6cm，先端急尖，背面具白粉。总状花序顶生或稀腋生，长 2.5 ～ 12cm，有 10 ～ 15 花或更多，花期密集，果期较稀疏；苞片狭卵形、狭披针形至宽线形，全缘，稀最下部者 3 ～ 5 深裂；花梗短于或有时等长于苞片，果期长于苞片，淡褐色。萼片小，不规则的撕裂至中部，常早落；花瓣淡蓝色、淡紫色或紫红色，上花瓣长 1.2 ～ 1.4cm，花瓣片舟状宽卵形，先端具短尖，背部鸡冠状突起高 0.5 ～ 1.5mm，距圆筒形，粗壮，长 5 ～ 6mm，末端略渐狭并向上弯曲，下花瓣宽倒卵形，长 0.7 ～ 0.9cm，先端圆，具短尖，背部鸡冠状突起较矮，内花瓣提琴形，长 0.6 ～ 0.8cm，具 1 侧生囊，爪宽线形，与花瓣片近等长；雄蕊束长约 6mm，花药黄色，花丝狭椭圆形，淡绿色，蜜腺体贯穿距的 1/2；子房线状长圆形，长约 3mm，绿色，具 2 列胚珠，花柱略长于子房，柱头 2 裂，具 6 个乳突。蒴果线状长圆形，长 0.5 ～ 1.2cm，粗 2 ～ 3mm，先端锐尖，基部渐狭，绿色转褐红色，成熟时自果梗先端反折，有 4 ～ 7 枚种子。种子近圆形，黑色，具光泽。花果期 5 ～ 8 月。

【生　　境】 生长于山坡云杉林下、灌丛下或草丛中，海拔 3400 ～ 3900（4600）m。

【采收加工】 6 ～ 7 月采集全草，洗净泥土 ，晒干。

【功能主治】凉血、止血、清热解毒、利气止痛。治流行性感冒、肝炎、胆囊炎、鼻衄、月经过多。

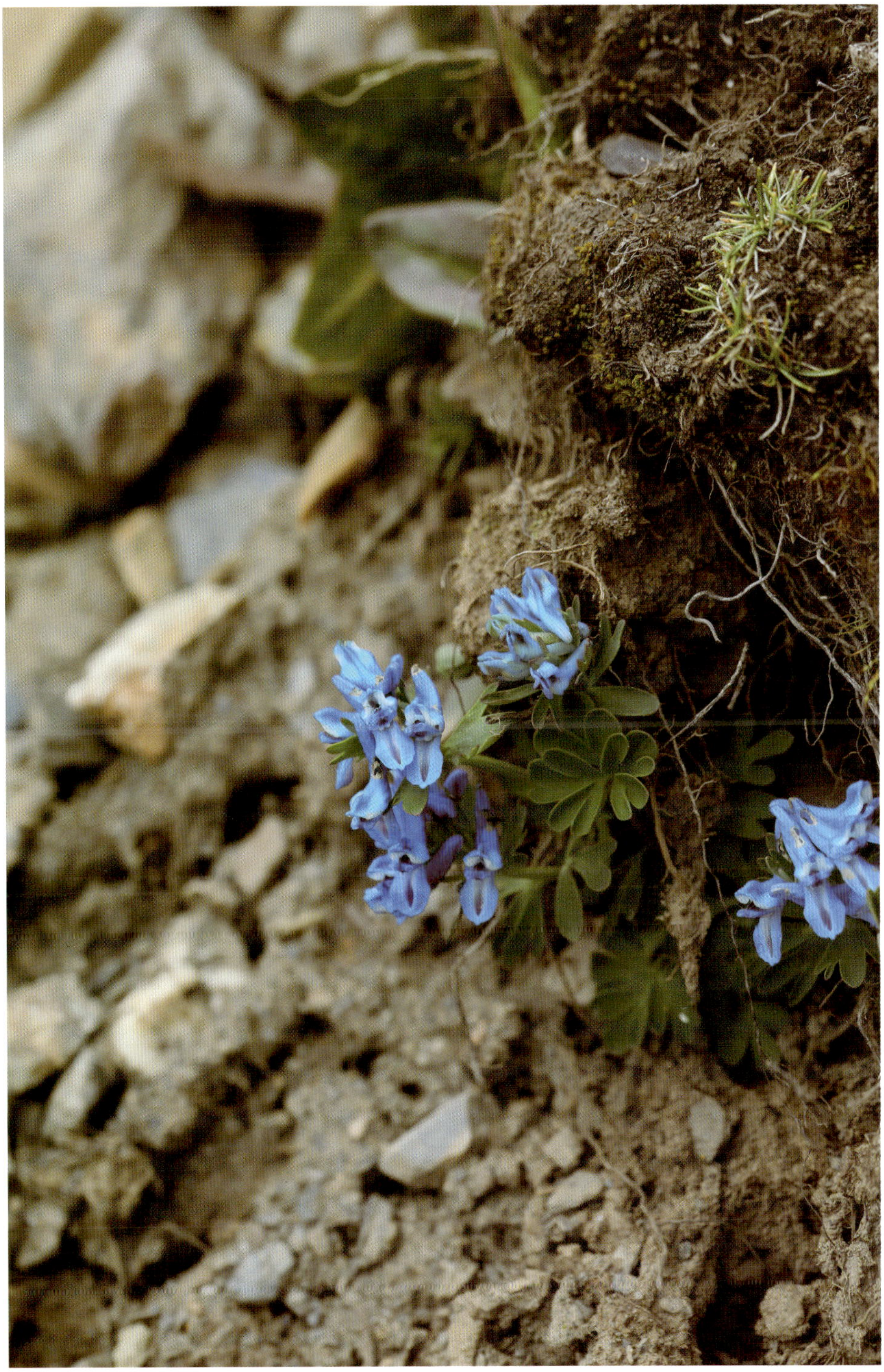

曲花紫堇

条裂紫堇

། ཀྱ་སྟག་ཟེལ་པ། །

【藏药名译音】加大斯巴

【来　　源】罂粟科植物条裂黄堇 *Corydalis linarioides* Maxim. 的全草。

【植物形态】直立草本，高 25 ～ 50cm。须根多数成簇，纺锤状肉质增粗，长达 6cm，黄色，味苦，具柄。茎 2 ～ 5 条，通常不分枝，有时具 1 ～ 3 分枝，上部具叶，下部裸露，基部变线形。基生叶少数，叶柄长达 14cm，基部变线形，叶片轮廓近圆形，长约 4cm，宽约 3.5cm，二回羽状分裂，第一回 3 全裂，顶生裂片具柄，5 ～ 7 深裂，侧生裂片无柄，3 裂，小裂片线形，背面具白粉，有时与茎生叶同形；茎生叶通常 2 ～ 3 枚，互生于茎上部，无柄，叶片一回奇数羽状全裂，全裂片 3 对，线形，长 3 ～ 6cm，宽 2 ～ 3mm，全缘，背面明显具 3 条纵脉。总状花序顶生，多花，花时密集，果时稀疏；苞片下部者羽状分裂，上部者狭披针状线形，最上部者线形。萼片鳞片状，边缘撕裂状，白色，微透明；花瓣黄色，上花瓣长 1.6 ～ 1.9cm，花瓣片舟状卵形，背部鸡冠状突起高约 2mm，自花瓣片先端稍后开始，延伸至距，距圆筒形，长 0.9 ～ 1.1cm，下花瓣倒卵形，长 0.9 ～ 1cm，背部鸡冠状突起较上花瓣的小，内花瓣提琴形，长 7 ～ 8mm，爪与花瓣片近等长；雄蕊束长 6 ～ 7mm，花药小，长圆形，花丝披针形，蜜腺体贯穿距的 1/2；子房狭椭圆状线形，长 4 ～ 5mm，花柱长 2 ～ 3mm，先端弯曲，柱头双卵形，上端具 2 乳突。蒴果长圆形，长约 1.2cm，粗（1.5）2mm，成熟时自果梗基部反折。种子 5 ～ 6 枚，排成 1 列，近圆形，直径约 1.5mm，黑色，具光泽。花果期 6 ～ 9 月。

【生　　境】生长于林下、林缘、灌丛下、草坡或石缝中，海拔 3400 ～ 4000（4700）m。

【采收加工】每年七八月间，花盛开季节，采集全草，洗净根部泥土，除去枯叶，晾干备用。

【功能主治】清热、止痛。治传染病之热症。外用治疮疖痈肿、顽癣、皮炎、毒蛇咬伤。

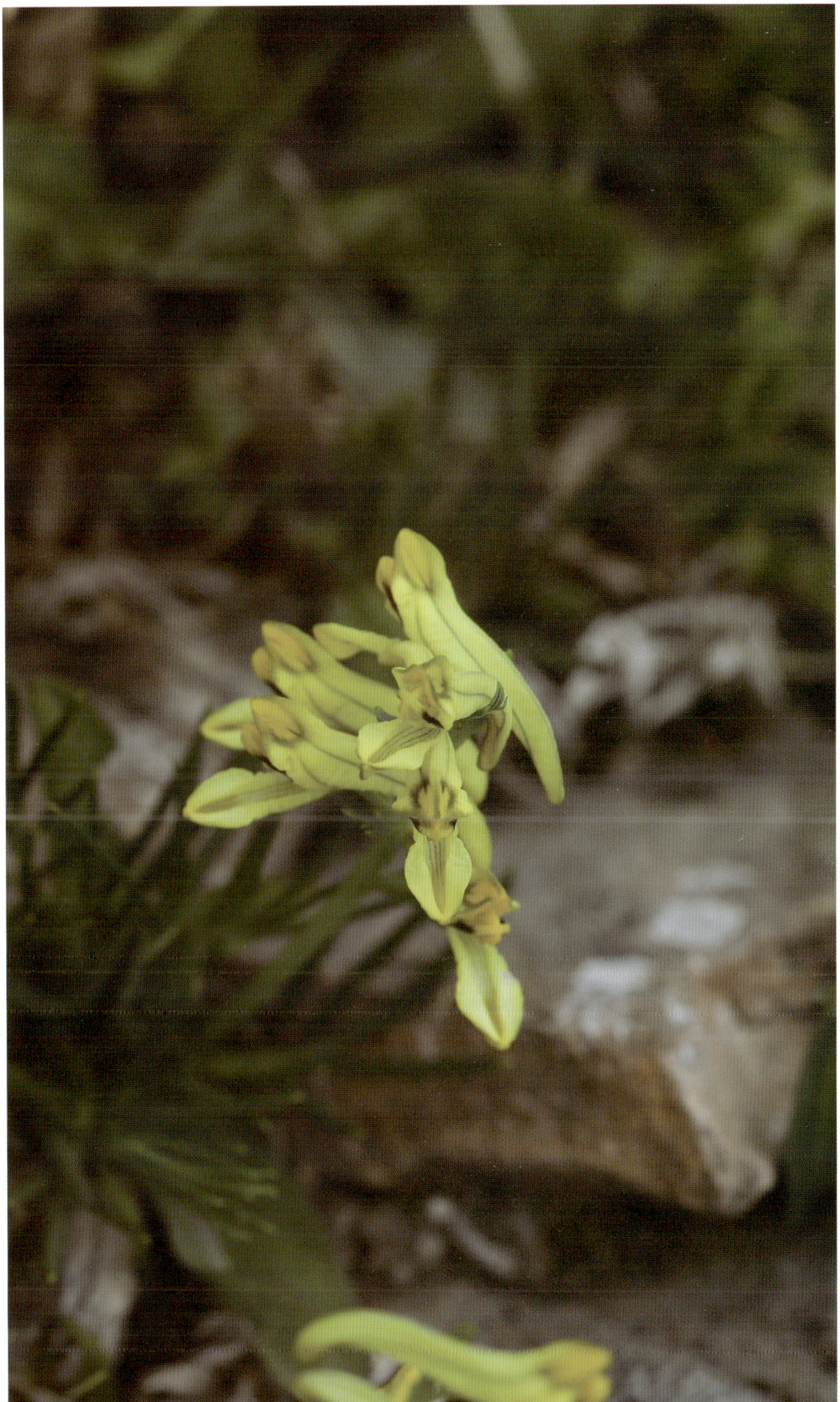

条裂黄堇

狭距紫堇

སེང་གེ་ཟིལ་པ།

【藏药名译音】森格斯巴

【来　　源】罂粟科植物黑顶黄堇 *Corydalis nigroapiculata* C. Y. Wu 的根或全草。

【植物形态】无毛草本，高 15 ～ 30cm。须根多数成簇，棒状增粗，向下渐狭，长达 10cm，具少数纤维状分枝。茎 3 ～ 8，圆柱形，具棱，上部有 1 ～ 5 分枝，下部裸露，近基部线形。基生叶数枚，叶柄长 6 ～ 10cm，下部线形，叶片轮廓宽卵形，长 2 ～ 7cm，三回羽状分裂，第一回全裂片 3 ～ 4 对，具短柄至近无柄，第二回全裂片 1 ～ 2 对，近无柄，2 ～ 3 深裂，末回裂片倒卵形至长圆形，先端急尖，具软骨质的小尖头，表面绿色，背面具白粉；茎生叶 3 ～ 4 枚，互生于茎上部，近无柄，其他与基生叶相同。总状花序生于茎和分枝顶端，长 2 ～ 10cm，果时达 15cm，有 15 ～ 40 花，排列密集；苞片最下部者与茎生叶相同，上部者羽状分裂，最上部者披针形全缘；花梗劲直，长于苞片。萼片近圆形，直径约 0.2mm，白色，膜质，边缘具不规则的齿缺或条裂；花瓣淡黄色，上花瓣长 1.7 ～ 2cm，花瓣片舟状卵形，背部具高约 1 ～ 2mm 的鸡冠状突起，边缘全缘，距圆筒形，长 0.6 ～ 0.8cm，比花瓣片短，末端略下弯，下花瓣长 0.9 ～ 1cm，花瓣片圆形，先端具短尖，背部鸡冠状突起矮，爪宽线形，向基部渐狭，内花瓣提琴形，长 0.8 ～ 0.9cm，先端圆，紫黑色，爪狭楔形，与花瓣片近等长；雄蕊束长 0.7 ～ 0.8cm，花丝披针形，花药小，蜜腺体贯穿距的 2/5；子房狭椭圆形，长 0.5 ～ 0.6cm，具 2 列胚珠，花柱长约 0.2cm，柱头双卵形，具 8 个乳突。蒴果圆柱形或狭椭圆状圆柱形，长 1.2 ～ 1.5cm，粗 2 ～ 3mm，具棱，成熟时自果梗先端反折。种子近圆形，直径约 1.5mm，黑色，具光泽。花果期 7 ～ 9 月。

【生　　境】生长于山坡林下或高山沼泽，海拔 3600 ～ 4300m。

【采收加工】7 ～ 8 月采集全草，洗净泥土 ，晒干。

【功能主治】退烧、止血、散结、消肿。治传染病、感冒发烧、疮疖痈肿。根单用时，活血散瘀、利气止痛。治跌打损伤、胸闷胀痛。

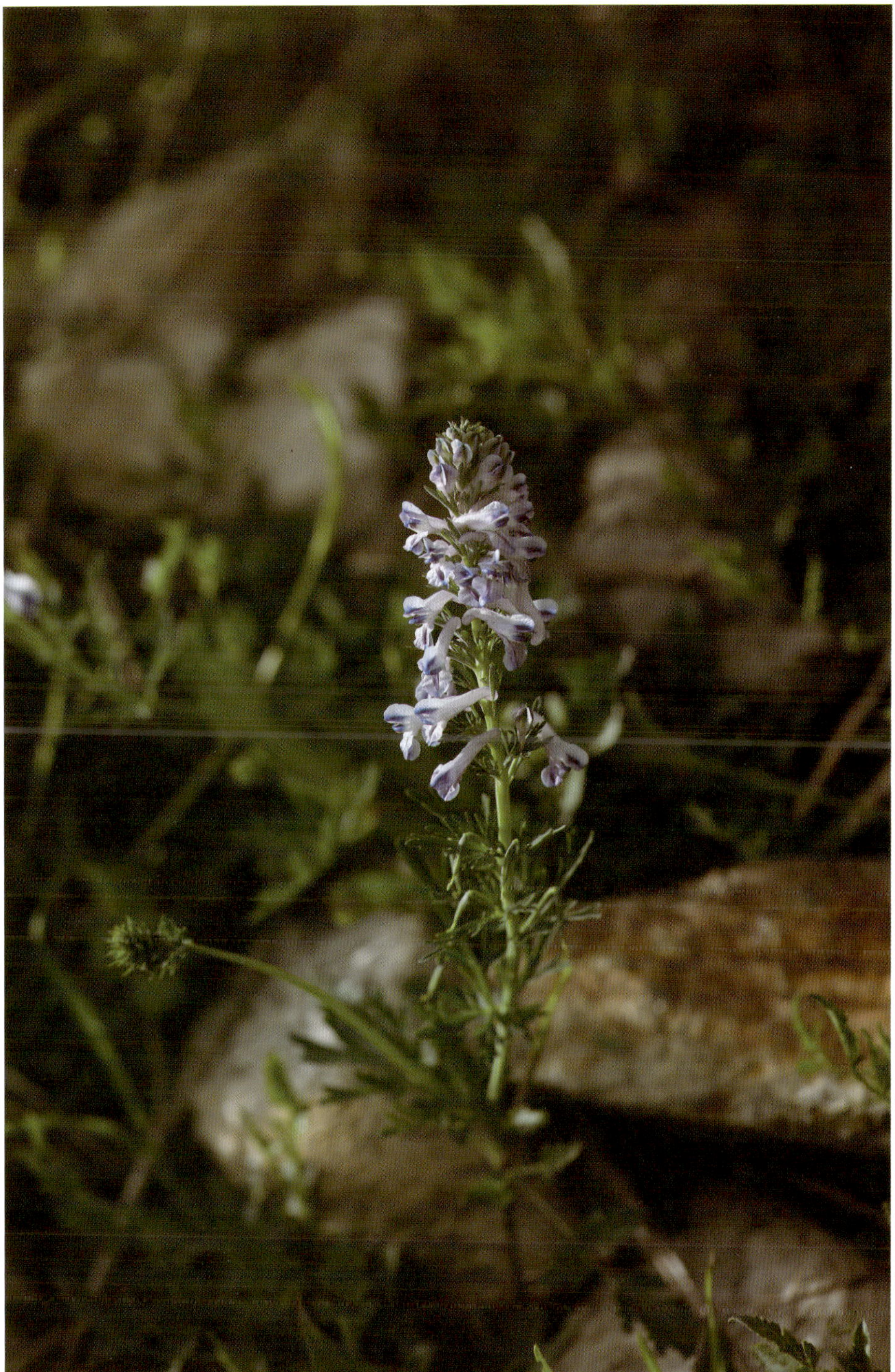

黑顶黄堇

粗糙紫堇

རྒྱ་སྟག་ཞིལ་པ།

【藏药名译音】加大斯巴

【来　　源】罂粟科植物粗糙黄堇 *Corydalis scaberula* Maxim. 的全草。

【植物形态】多年生草本，高 8 ～ 15cm。须根 6 ～ 20 条成簇，棒状增粗，向下渐狭，长达 7cm，粗约 3mm，黄褐色，里面白色，肉质，极稀分枝。茎 1 ～ 4 条，上部具叶，下部裸露，基部线形。基生叶少数，叶柄长 5 ～ 11cm，叶片轮廓卵形，长 2 ～ 6cm，宽 1.5 ～ 4cm，三回羽状分裂，第一回裂片 4 对，下部者具柄，上部者具短柄或近无柄，第二回羽状深裂至浅裂，第三回裂片下部者 2 ～ 3 浅裂，上部者全缘，背面具软骨质粗糙的柔毛，有时密集且明显，有时稀疏不明显；茎生叶通常 2 枚，近对生于茎的上部，具短柄，叶片轮廓长圆形，长 3 ～ 8cm，宽 1 ～ 2cm，其他与基生叶相同。总状花序长 2.5 ～ 5cm，密集多花；苞片菱形，下半部楔形全缘，上半部扇状条裂，边缘具软骨质的糙毛；花梗细，短于苞片。萼片小，近肾形，具条裂状齿；花瓣淡黄带紫色，开放后橙黄色，上花瓣长 1.5 ～ 2cm，花瓣片舟状倒卵形，背部具绿色的鸡冠状突起，距圆筒形，0.7 ～ 0.8cm，粗 0.3 ～ 0.4cm，钝，下花瓣长 0.8 ～ 1cm，背部具鸡冠状突起，内花瓣长约 0.8cm，先端深紫色；雄蕊束长约 0.8cm，花丝椭圆形，宽约 2mm；子房椭圆形，长约 0.6cm，粗约 2mm，具 2 列胚珠，花柱纤细，长约 2mm，柱头近肾形。蒴果长圆形，长约 0.8cm，粗约 2mm，具 8 ～ 10 枚种子，排成 2 列。种子圆形，直径约 1.5mm；种阜具细牙齿。花果期 6 ～ 9 月。

【生　　境】生长于高山草甸或流石滩，海拔 (3500) 4000 ～ 5600m。

【采收加工】开花期采集全草，洗净泥土 ，晒干。

【功能主治】清热、凉血、活血镇痛、行气散瘀。治血毒症、流行性感冒、头痛、发烧。

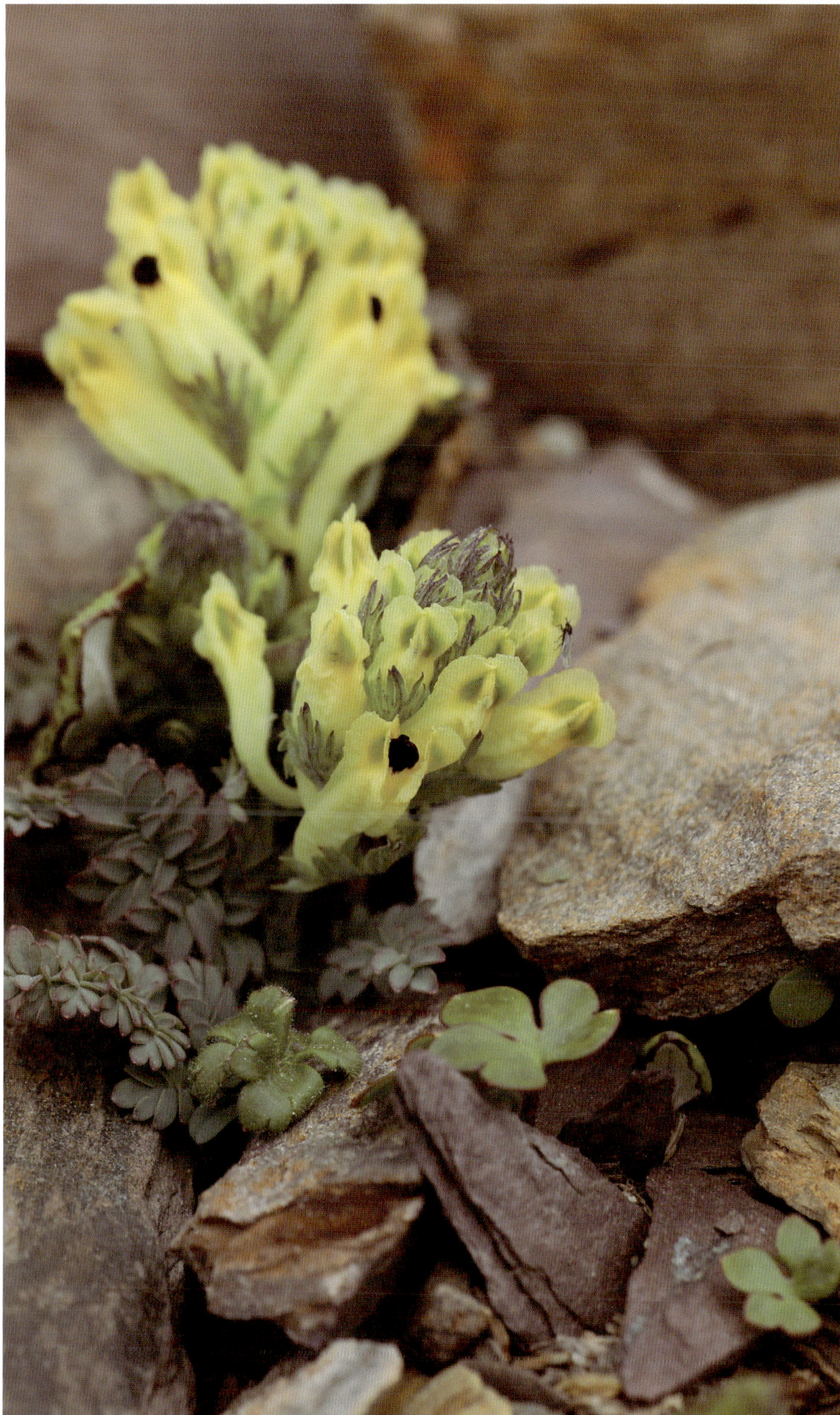

粗糙黄堇

角茴香

པར་པ་ཏ།

【藏药名译音】巴尔巴达

【来　　源】罂粟科植物细果角茴香 *Hypecoum leptocarpum* Hook. f. et Thomson 的全草。

【植物形态】一年生草本，略被白粉，高 4 ～ 60cm。茎丛生，长短不一，铺散而先端向上，多分枝。基生叶多数，蓝绿色，叶柄长 1.5 ～ 10cm，叶片狭倒披针形，长 5 ～ 20cm，二回羽状全裂，裂片 4 ～ 9 对，宽卵形或卵形，长 0.4 ～ 2.3cm，疏离，近无柄，羽状深裂，小裂片披针形、卵形、狭椭圆形至倒卵形，长 0.3 ～ 2mm，先端锐尖；茎生叶同基生叶，但较小，具短柄或近无柄。花茎多数，高 5 ～ 40cm，通常二歧状分枝；苞叶轮生，卵形或倒卵形，长 0.5 ～ 3cm，二回羽状全裂，向上渐变小，至最上部者为线形。花小，排列成二歧聚伞花序，花直径 5 ～ 8mm，花梗细长，每花具数枚刚毛状小苞片；萼片卵形或卵状披针形，长 2 ～ 3（4）mm，宽 1 ～ 1.5（2）mm，绿色，边缘膜质，全缘，稀具小牙齿；花瓣淡紫色，外面 2 枚宽倒卵形，长 0.5 ～ 1cm，宽 4 ～ 7mm，先端绿色、全缘、近革质，里面 2 枚较小，3 裂几达基部，中裂片匙状圆形，具短柄或无柄，边缘内弯，极全缘，侧裂片较长，长卵形或宽披针形，先端钝且极全缘；雄蕊 4，与花瓣对生，长 4 ～ 7mm，花丝丝状，黄褐色，扁平，基部扩大，花药卵形，长约 1mm，黄色；子房圆柱形，长 5 ～ 8mm，粗约 1mm，无毛，胚珠多数，花柱短，柱头 2 裂，裂片外弯。蒴果直立，圆柱形，长 3 ～ 4cm，两侧压扁，成熟时在关节处分离成数小节，每节具 1 种子。种子扁平，宽倒卵形。花果期 6 ～ 9 月。

【生　　境】生长于山坡、草地、山谷、河滩、砾石坡、砂质地，海拔 3400 ～ 5000m。

【采收加工】花果期采集，除净泥土，用纸遮蔽，晒干。

【功能主治】清热消炎、退烧止痛。治传染性热病、高烧、中毒性发烧、肺炎咳嗽、咽喉痛、关节疼痛、肝炎、胆囊炎、关节痛。

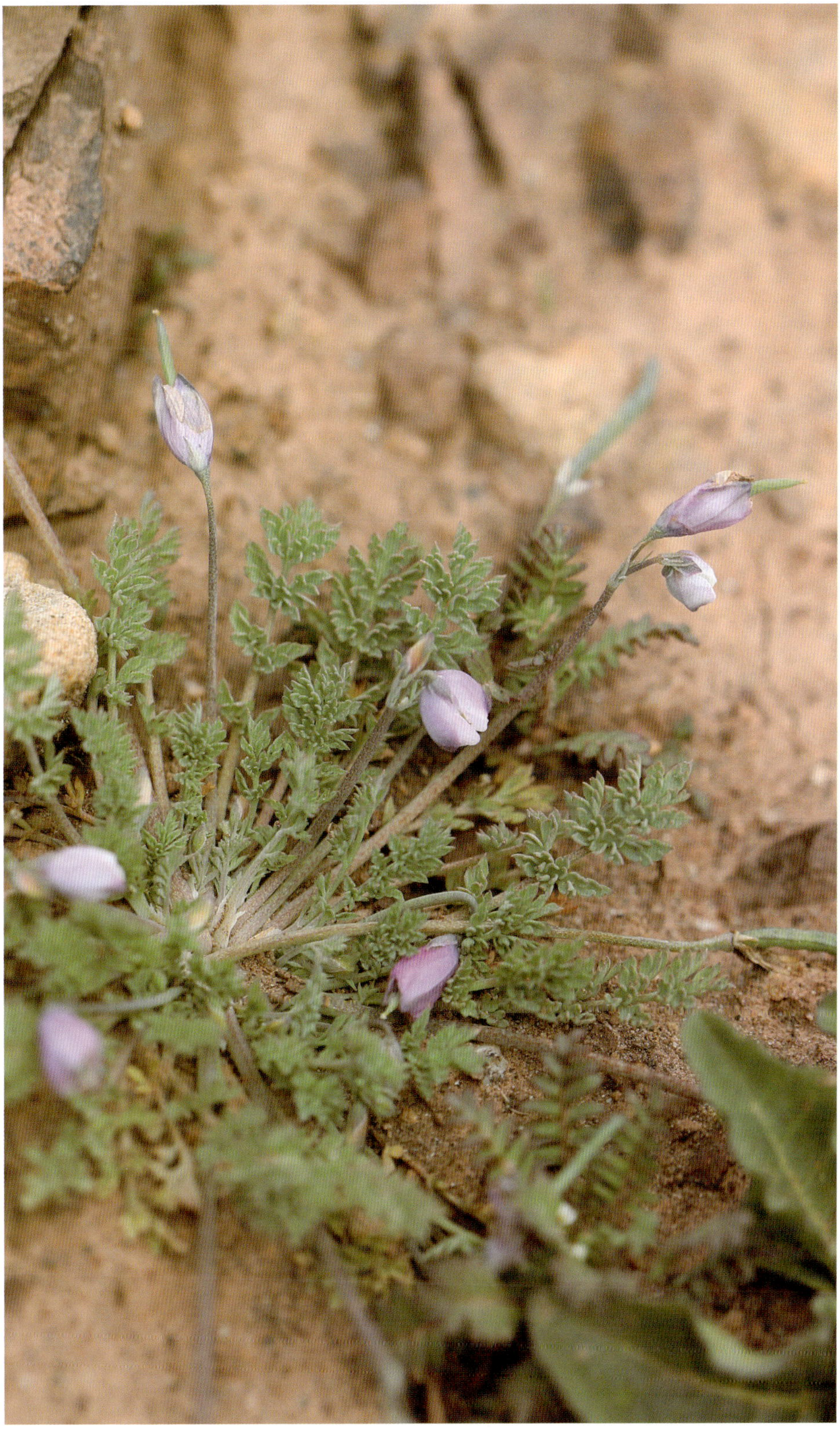

细果角茴香

多刺绿绒蒿

ཚེར་སྔོན།

【藏药名译音】才尔恩

【来　　源】罂粟科植物总状绿绒蒿*Meconopsis racemosa* Maxim.的花或全草。

【植物形态】一年生草本，高 20 ～ 50cm，全体被黄褐色或淡黄色坚硬而平展的硬刺。主根圆柱形，长达 20cm，上部粗 0.5 ～ 1.5cm，向下渐狭。茎圆柱形，不分枝，有时混生基生花葶，近基部粗 0.5 ～ 1cm，基部盖以光滑、宿存的叶基。基生叶长圆状披针形、倒披针形或稀狭卵形、条形，长 5 ～ 20cm，宽 0.7 ～ 4.2cm，先端急尖或钝，基部狭楔形，下延至叶柄基部，边缘全缘或波状，稀具不规则的粗锯齿，两面绿色，被黄褐色或淡黄色平展或紧贴的刺毛，有时刺毛基部呈紫色，中脉在背面隆起，侧脉在两面均明显，叶脉延伸至翅，叶柄长 3 ～ 8cm；下部茎生叶同基生叶，上部茎生叶长圆状披针形，有时条形，长 3 ～ 17cm，宽 0.6 ～ 3cm，全缘，两面被刺毛，具短柄、近无柄至最上部者无柄。花生于上部（约 1/3）茎生叶腋内，最上部花无苞片，有时也生于基生叶腋的花葶上；花梗长 2 ～ 5cm。花芽近圆形或卵形，直径约 1cm；萼片长圆状卵形，外面被刺毛；花瓣 5 ～ 8，倒卵状长圆形，长 2 ～ 3cm，宽 1 ～ 2cm，天蓝色或蓝紫色，有时红色，无毛；花丝丝状，长约 1cm，紫色，花药长圆形，黄色；子房卵形，长 5 ～ 8mm，密被刺毛，花柱圆锥形，长 2 ～ 4mm，具棱，无毛，柱头长圆形，长 1 ～ 2mm。蒴果卵形或长卵形，长 0.5 ～ 2cm，粗 0.4 ～ 1.2cm，密被刺毛，4 ～ 6 瓣自顶端开裂至全长的 1/3；果梗长 1 ～ 15cm，被刺毛；宿存花柱长 0.7 ～ 1cm，粗达 2mm。种子长圆形，长 1 ～ 2mm，种皮具窗格状网纹。花果期 5 ～ 11 月。

【生　　境】生长于草坡、石坡，有时生长于林下，海拔 3400 ～ 4600（4900）m。

【采收加工】开花期采集，去掉枯叶，洗净泥土，用木棍敲打至茎破裂，阴干。

【功能主治】清骨热、补骨髓、接骨、止痛。治骨热、骨折、跌打损伤、筋骨疼痛、骨痛、头骨受伤、胸背痛。花和全草分别入药，花疗效较好，全草稍逊。

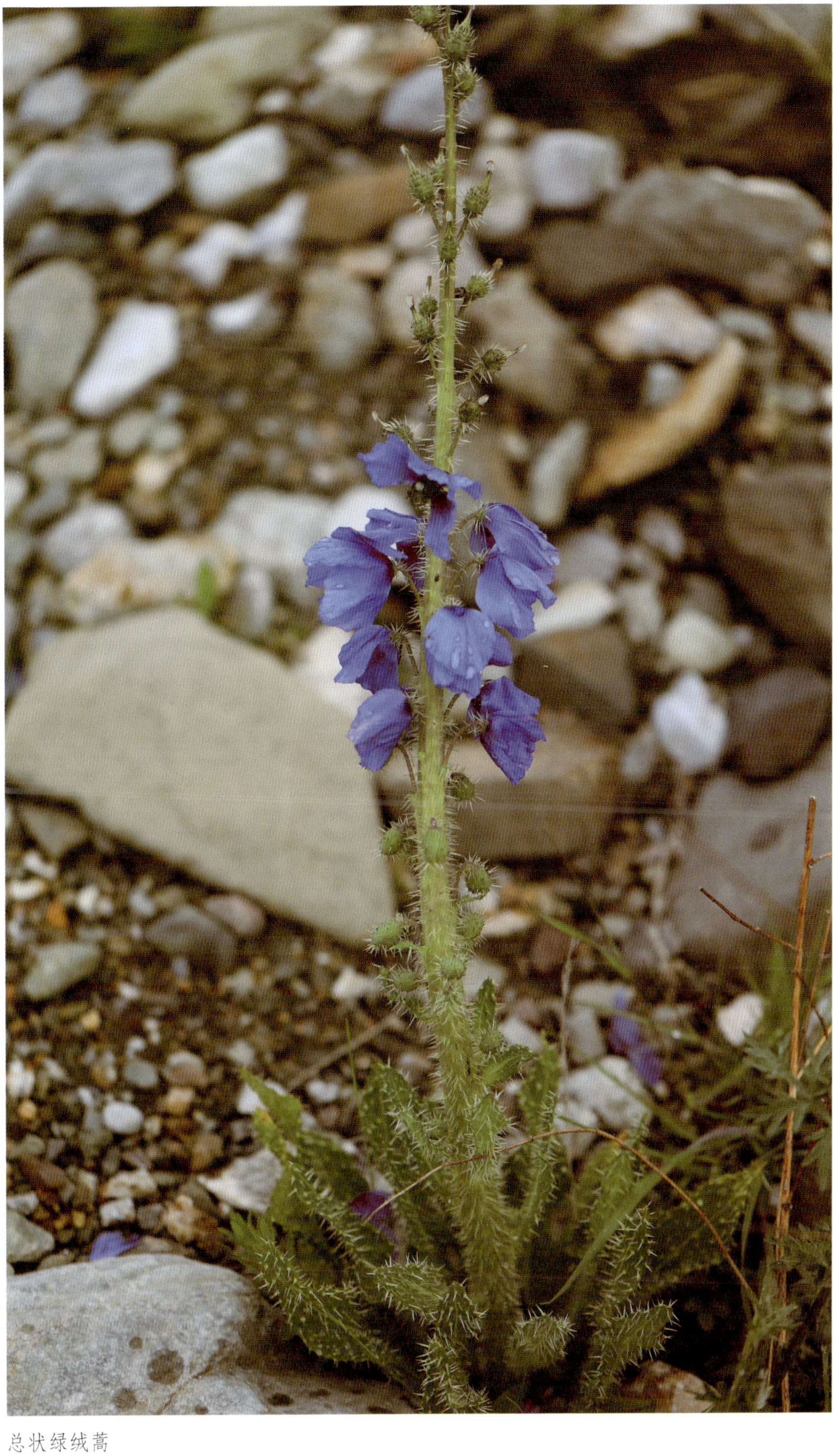
总状绿绒蒿

全缘叶绿绒蒿

།ཨུཏྤལ་སེར་པོ།

【藏药名译音】吾巴色布

【来　　源】罂粟科植物全缘叶绿绒蒿*Meconopsis integrifolia* (Maxim.) French. 的花或全草。

【植物形态】一年生至多年生草本，全体被锈色和金黄色平展或反曲、具多短分枝的长柔毛。主根粗约 1cm，向下渐狭，具侧根和纤维状细根。茎粗壮，高达 150cm，粗达 2cm，不分枝，具纵条纹，幼时被毛，老时近无毛，基部盖以宿存的叶基，叶基密被具多短分枝的长柔毛。基生叶莲座状，其间常混生鳞片状叶，叶片倒披针形、倒卵形或近匙形，连叶柄长 8 ～ 32cm，宽 1 ～ 5cm，先端圆或锐尖，基部渐狭并下延成翅，至叶柄近基部又逐渐扩大，两面被毛，边缘全缘且毛较密，通常具 3 至多条纵脉并在翅上延伸；茎生叶下部者同基生叶，上部者近无柄，狭椭圆形、披针形、倒披针形或条形，比下部叶小，最上部茎生叶常成假轮生状，狭披针形、倒狭披针形或条形，长 5 ～ 11cm，宽 0.5 ～ 1cm。花通常 4 ～ 5 朵，稀达 18 朵，生最上部茎生叶腋内，有时也生于下部茎生叶腋内；花梗长（3）6 ～ 37（52）cm，果时延长。花芽宽卵形；萼片舟状，长约 3cm，外面被毛，里面无毛，具数十条明显的纵脉；花瓣 6 ～ 8，近圆形至倒卵形，长 3 ～ 7cm，宽 3 ～ 5cm，黄色或稀白色，干时具褐色纵条纹；花丝线形，长 0.5 ～ 1.5cm，金黄色或成熟时为褐色，花药卵形至长圆形，长 1 ～ 2（4）mm，橘红色，后为黄色至黑色；子房宽椭圆状长圆形、卵形或椭圆形，密被金黄色、紧贴、通常具多短分枝的长硬毛，花柱极短至长 1.3cm，无毛，柱头头状，4 ～ 9 裂下延至花柱上，略辐射于子房顶。蒴果宽椭圆状长圆形至椭圆形，长 2 ～ 3cm，粗 1 ～ 1.2cm，疏或密被金黄色或褐色、平展或紧贴、具多短分枝的长硬毛，4 ～ 9 瓣自顶端开裂至全长 1/3。种子近肾形，长 1 ～ 1.5mm，宽约 0.5mm，种皮具明显的纵条纹及蜂窝状孔穴。花果期 5 ～ 11 月。

【生　　境】生长于草坡或林下，海拔 3400 ～ 5100m。

【采收加工】7 ～ 8 月采花（阴干）或全草，洗净泥土，晒干。

【功能主治】 催吐，清肝、肺之热，止痛。治肝肺热症、“培根”病、喉热闭、胃酸、咳嗽、骨折、跌打损伤。

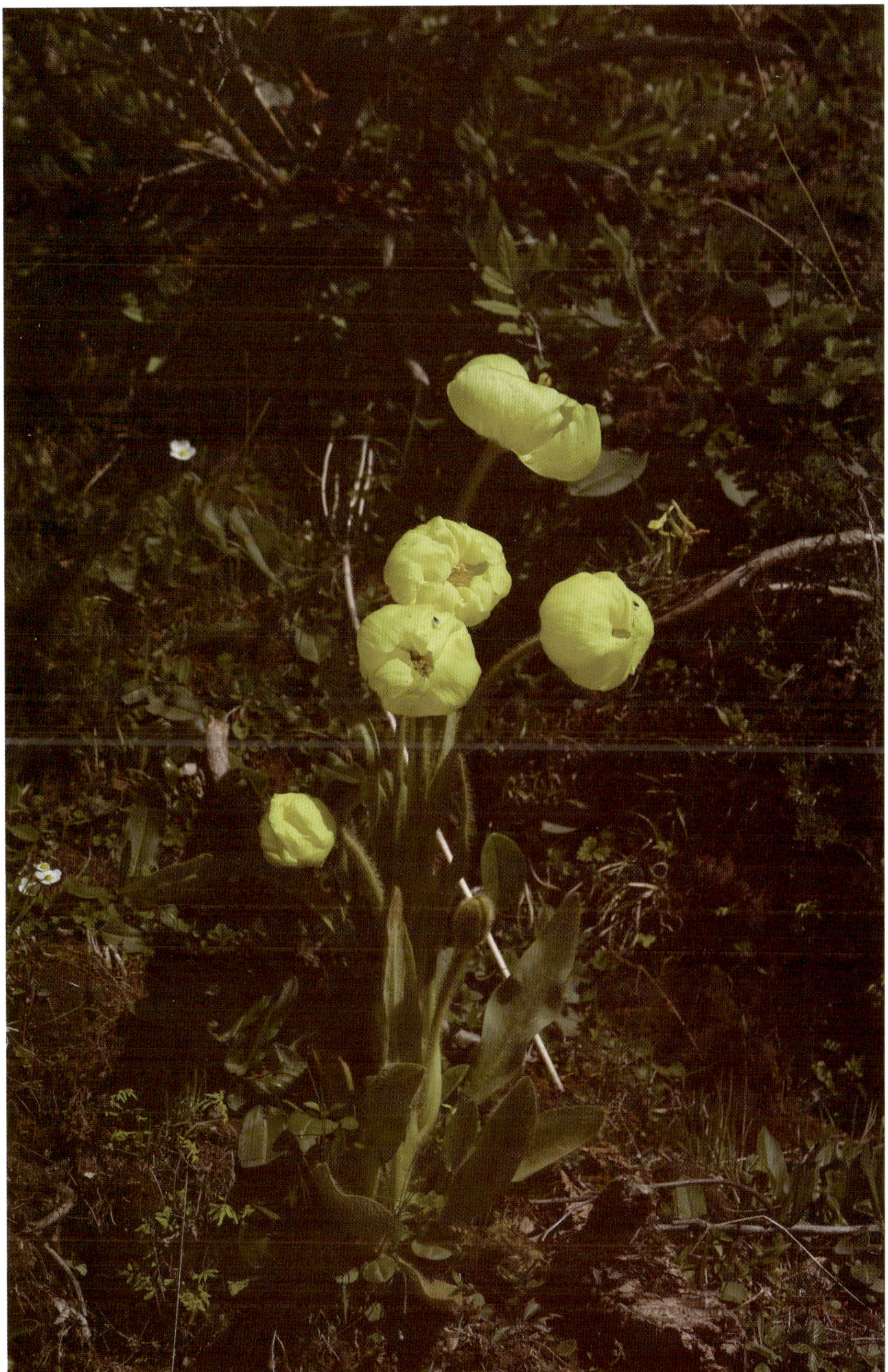

全缘叶绿绒蒿

蔓菁

ཉུང་མ།

【藏药名译音】农玛

【来　　源】十字花科植物芜菁 *Brassica rapa* L. 的块根和种子。

【植物形态】二年生草本，高达 100cm；块根肉质，球形、扁圆形或长圆形，外皮白色、黄色或红色，根肉质白色或黄色，无辣味；茎直立，有分枝，下部稍有毛，上部无毛。基生叶大头羽裂或为复叶，长 20 ～ 34cm，顶裂片或小叶很大，边缘波状或浅裂，侧裂片或小叶约 5 对，向下渐变小，上面有少数散生刺毛，下面有白色尖锐刺毛；叶柄长 10 ～ 16cm，有小裂片；中部及上部茎生叶长圆披针形，长 3 ～ 12cm，无毛，带粉霜，基部宽心形，至少半抱茎，无柄。总状花序顶生；花直径 4 ～ 5mm；花梗长 10 ～ 15mm；萼片长圆形，长 4 ～ 6mm；花瓣鲜黄色，倒披针形，长 4 ～ 8mm，有短爪。长角果线形，长 3.5 ～ 8cm，果瓣具 1 显明中脉；喙长 10 ～ 20mm；果梗长达 3cm。种子球形，直径约 1.8mm，浅黄棕色，近种脐处黑色，有细网状窠穴。花期 3 ～ 4 月，果期 5 ～ 6 月。

【生　　境】栽培。

【采收加工】3 ～ 4 月采挖根，洗净，晾干。6 月采收种子。

【功能主治】祛风、生“赤巴”、滋补、解毒。治“培根病”、“龙病”、虚弱、中毒病。种子解毒，治各种食物中毒。

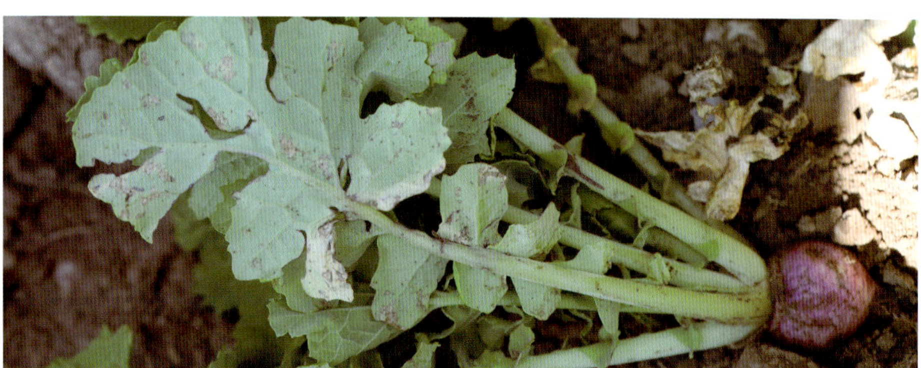

芜菁

荠 菜

སོག་ཀ་པ།

【藏药名译音】 索嘎哇

【来　　源】 十字花科植物荠 *Capsella bursa-pastoris* (Linn.) Medic. 的种子或全草。

【植物形态】 一年或二年生草本，高（7）10 ~ 50cm，无毛、有单毛或分叉毛；茎直立，单一或从下部分枝。基生叶丛生呈莲座状，大头羽状分裂，长可达 12cm，宽可达 2.5cm，顶裂片卵形至长圆形，长 5 ~ 30mm，宽 2 ~ 20mm，侧裂片 3 ~ 8 对，长圆形至卵形，长 5 ~ 15mm，顶端渐尖，浅裂，或有不规则粗锯齿或近全缘，叶柄长 5 ~ 40mm；茎生叶窄披针形或披针形，长 5 ~ 6.5mm，宽 2 ~ 15mm，基部箭形，抱茎，边缘有缺刻或锯齿。总状花序顶生及腋生，果期延长达 20cm；花梗长 3 ~ 8mm；萼片长圆形，长 1.5 ~ 2mm；花瓣白色，卵形，长 2 ~ 3mm，有短爪。短角果倒三角形或倒心状三角形，长 5 ~ 8mm，宽 4 ~ 7mm，扁平，无毛，顶端微凹，裂瓣具网脉；花柱长约 0.5mm；果梗长 5 ~ 15mm。种子 2 行，长椭圆形，长约 1mm，浅褐色。花果期 4 ~ 6 月。

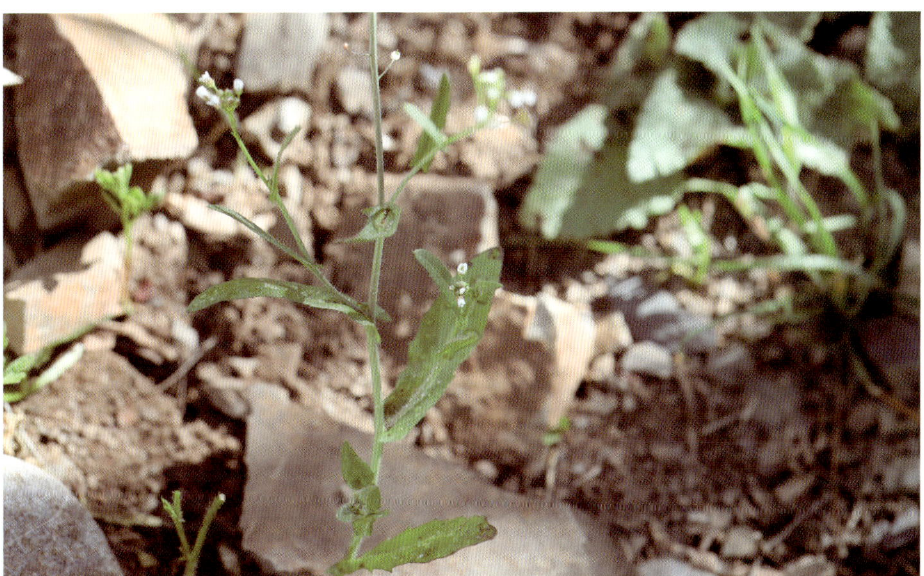

荠（一）

【生　　境】生长于山坡、田边及路旁。

【采收加工】6～8月采种子或全草，除净杂质，晒干。

【功能主治】种子通脉络、止吐。治筋脉肿疼、脉病、呕吐。全草清热解毒、止血。治风热牙痛、痢疾、吐血、咯血、子宫出血、清利头目、去翳明目。

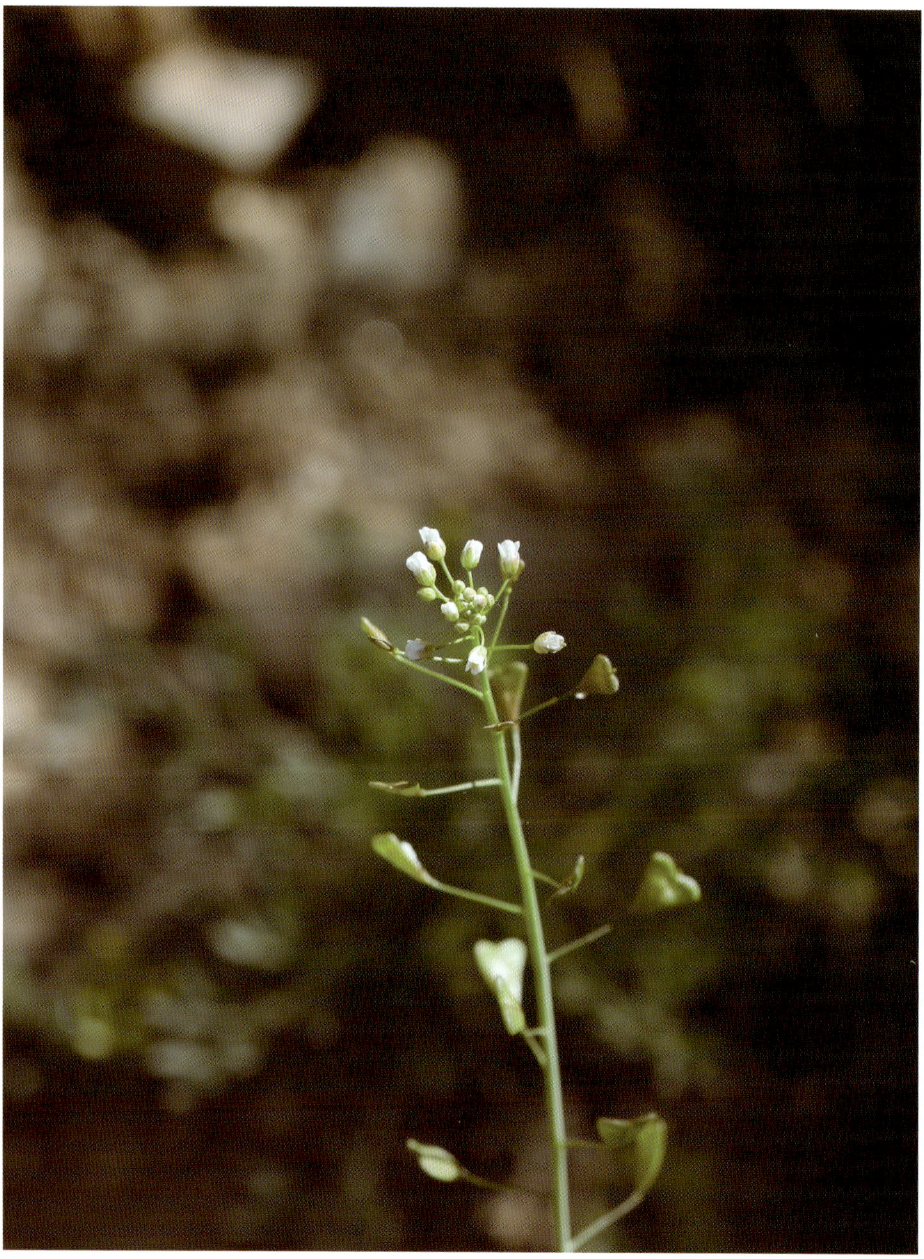

荠（二）

播娘蒿

ཤང་ཚེ།

【藏药名译音】象扯

【来　　源】十字花科植物播娘蒿 *Descurainia sophia* (Linn.) Webb. ex Prantl 的种子。

【植物形态】一年生草本，高 20 ～ 80cm，有毛或无毛，毛为叉状毛，以下部茎生叶为多，向上渐少。茎直立，分枝多，常于下部成淡紫色。叶为 3 回羽状深裂，长 2 ～ 12（15）cm，末端裂片条形或长圆形，裂片长（2）3 ～ 5（10）mm，宽 0.8 ～ 1.5（2）mm，下部叶具柄，上部叶无柄。花序伞房状，果期伸长；萼片直立，早落，长圆条形，背面有分叉细柔毛；花瓣黄色，长圆状倒卵形，长 2 ～ 2.5mm，或稍短于萼片，具爪；雄蕊 6 枚，比花瓣长 1/3。长角果圆筒状，长 2.5 ～ 3cm，宽约 1mm，无毛，稍内曲，与果梗不成 1 条直线，果瓣中脉明显；果梗长 1 ～ 2cm。种子每室 1 行，种子形小，多数，长圆形，长约 1mm，稍扁，淡红褐色，表面有细网纹。花期 4 ～ 5 月。

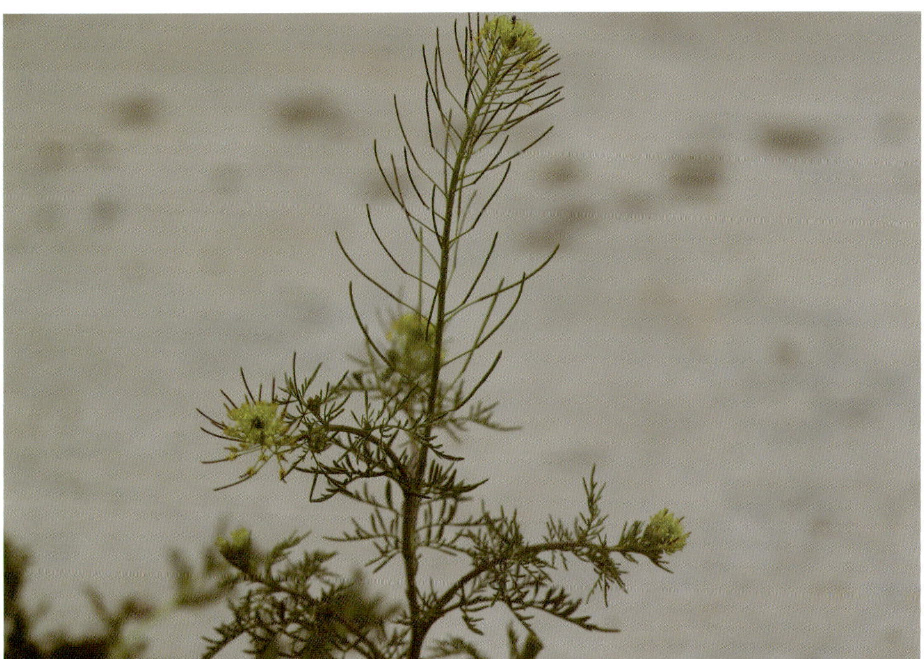

播娘蒿（一）

【生　　境】生长于山坡、田野及农田。

【采收加工】夏季果实成熟时割取全草，晒干，打下种子，筛净杂质。

【功能主治】治疫疽，镇刺痛。

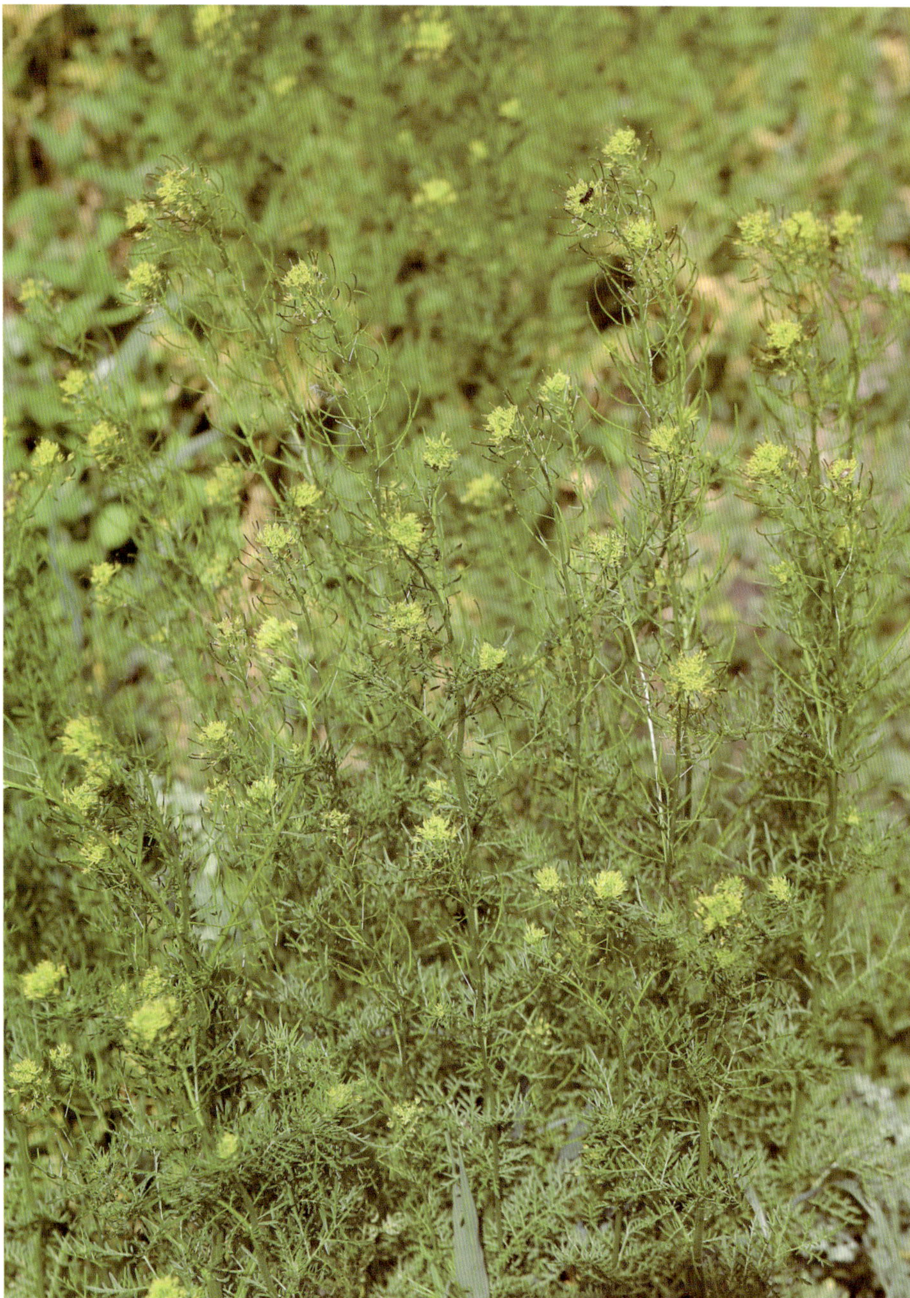

播娘蒿（二）

葶苈

| བྱང་ཚེ། |

【藏药名译音】 象扯

【来　　源】 十字花科植物喜山葶苈 *Draba oreades* Schrenk、毛葶苈 *Draba eriopoda* Turcz. 的全草。

【植物形态】 1. 喜山葶苈　多年生草本，高 2 ～ 10cm。根茎分枝多，下部留有鳞片状枯叶，上部叶丛生成莲座状，有时呈互生，叶片长圆形至倒披针形，长 6 ～ 25mm，宽 2 ～ 4mm，顶端渐钝，基部楔形，全缘，有时有锯齿，下面和叶缘有单毛、叉状毛或少量不规则分枝毛，上面有时近于无毛。花茎高 5 ～ 8cm，无叶或偶有 1 叶，密生长单毛、叉状毛。总状花序密集成近于头状，结实时疏松，但不伸长；小花梗长 1 ～ 2mm；萼片长卵形，背面有单毛；花瓣黄色，倒卵形，长 3 ～ 5mm。短角果短宽卵形，长 4 ～ 6mm，宽 3 ～ 4mm，顶端渐尖，基部圆钝，无毛，果瓣不平；花柱长约 0.5mm。种子卵圆形，褐色。花期 6 ～ 8 月。

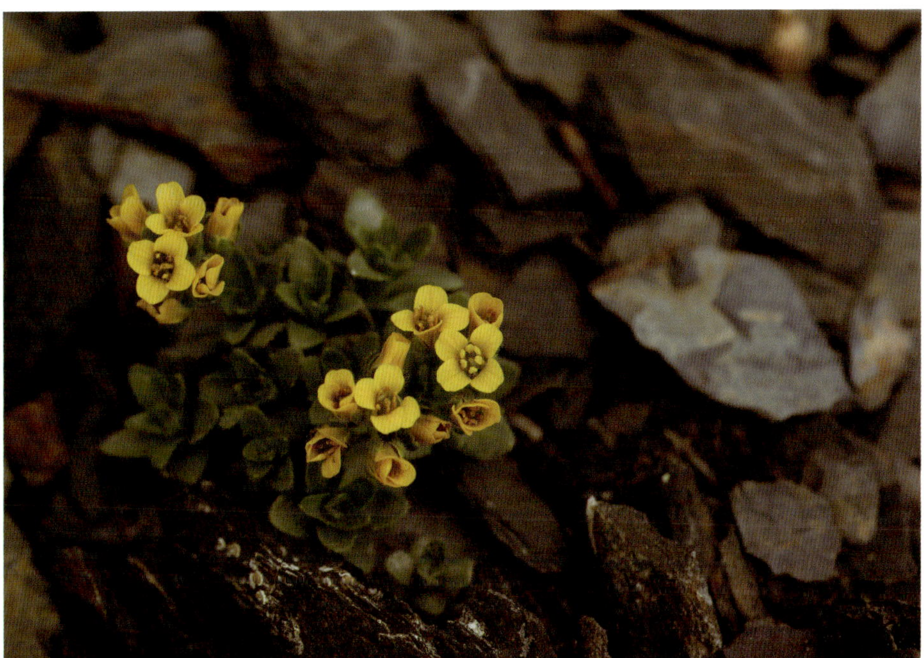

喜山葶苈

2. 毛葶苈　越冬二年生草本，高 6 ～ 40cm，有时可达 69cm。茎直立，单一或有近于直立的分枝，密被长约 1mm 的单毛、叉状毛或星状毛，毛灰白色，常达花序梗。基生叶莲座状，披针形，顶端渐尖，基部窄，全缘；茎生叶较多，常达 14 枚，着生的稀密变化较大，下部的叶呈长卵形，上部的叶卵形，顶端渐尖，基部宽，两缘各有 1 ～ 4 锯齿，上面的毛多为单毛、叉状毛，下面为单毛、叉状毛和星状毛，无柄或近于抱茎。总状花序有花 20 ～ 50 朵，密集成伞房状，花后显著伸长，疏松；小花梗长 2 ～ 5mm；萼片椭圆形或卵形，长约 2mm，顶端钝，背面有毛；花瓣金黄色，倒卵形，长 3 ～ 4mm，顶端微凹，基部爪短缩；雄蕊 1.8 ～ 2mm，花药卵形；雌蕊卵形，无毛，柱头小，花柱不发育。短角果卵形或长卵形，长 5 ～ 10mm，宽 2.5 ～ 3mm，果瓣薄；果梗长 3 ～ 8mm，与果序轴成近于直角开展。种子卵形，褐色。花果期 7 ～ 8 月。

【生　　境】喜山葶苈：生长于沼泽草地，泥泞沙砾地、冰碛地、山坡草地、山坡流石坡、石砾沟边缝穴中，冰川下冻土泥流中。毛葶苈：生长于山坡、阴湿山坡、河谷草滩，海拔 3400 ～ 4300m。

【采收加工】6 ～ 9 月采集全草，洗净，晒干。

【功能主治】健胃、解毒、消炎。治消化不良、各种肉食中毒等病。

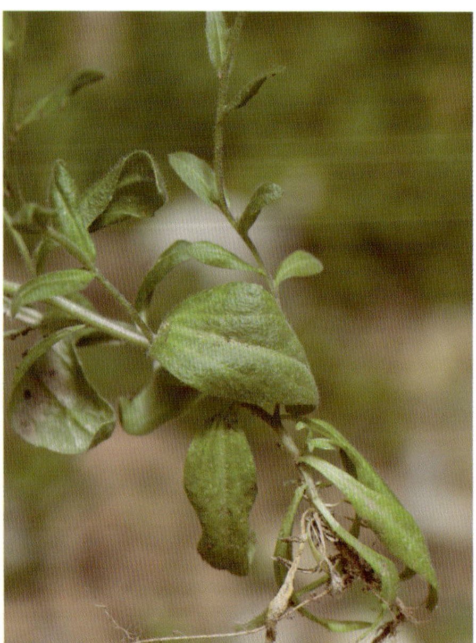

毛葶苈（一）

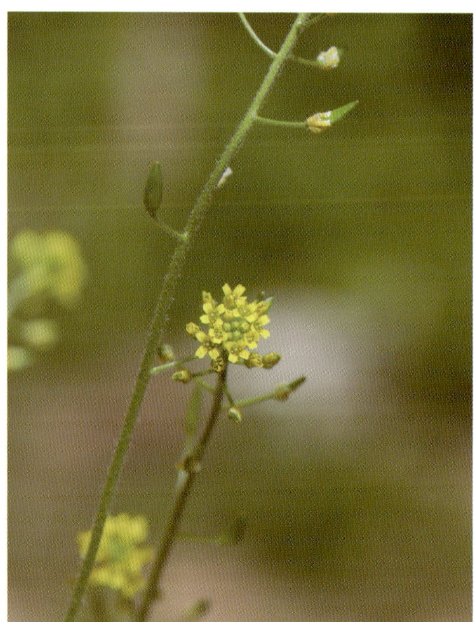

毛葶苈（二）

菥蓂

| བྲེ་ག |

【藏药名译音】折嘎

【来　　源】十字花科植物菥蓂 *Thlaspi arvense* L. 的全草或种子。

【植物形态】一年生草本，高 9 ～ 60cm，无毛；茎直立，不分枝或分枝，具棱。基生叶倒卵状长圆形，长 3 ～ 5cm，宽 1 ～ 1.5cm，顶端圆钝或急尖，基部抱茎，两侧箭形，边缘具疏齿；叶柄长 1 ～ 3cm。总状花序顶生；花白色，直径约 2mm；花梗细，长 5 ～ 10mm；萼片直立，卵形，长约 2mm，顶端圆钝；花瓣长圆状倒卵形，长 2 ～ 4mm，顶端圆钝或微凹。短角果倒卵形或近圆形，长 13 ～ 16mm，宽 9 ～ 13mm，扁平，顶端凹入，边缘有翅宽约 3mm。种子每室 2 ～ 8 个，倒卵形，长约 1.5mm，稍扁平，黄褐色，有同心环状条纹。花期 3 ～ 4 月，果期 5 ～ 6 月。

【生　　境】生长于平地路旁，沟边或村落附近。

【采收加工】花开盛期，采集全草，洗净泥土，去净枯叶，晒干；秋季果实成熟时割取果穗部分，晒干，打下种子，除净杂质。

【功能主治】清热解毒、消炎、消肿、排脓。治肺炎、阑尾炎、目赤肿痛、瘀血腹痛、关节痛。种子治咳嗽、肾炎、淋病。

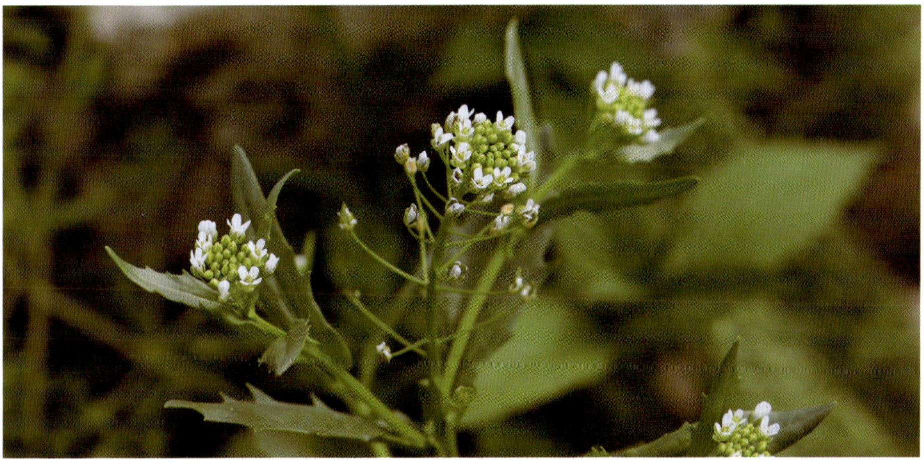

菥蓂

念珠芥

བྱི་ཚ་ལ་ཕུག

【藏药名译音】切擦拉普

【来　　源】十字花科植物蚓果芥 *Torularia humilis* (C. A. Mey.) O. E. Schulz 的全草。

【植物形态】多年生草本，高 5 ～ 30cm，被 2 叉毛，并杂有 3 叉毛，毛的分枝弯曲，有的在叶上以 3 叉毛为主；茎自基部分枝，有的基部有残存叶柄。基生叶窄卵形，早枯；下部的茎生叶变化较大，叶片宽匙形至窄长卵形，长 5 ～ 30mm，宽 1 ～ 6mm，顶端钝圆，基部渐窄，近无柄，全缘，或具 2 ～ 3 对明显或不明显的钝齿；中、上部的条形；最上部数叶常入花序而成苞片。花序呈紧密伞房状，果期伸长；萼片长圆形，长 1.5 ～ 2.5mm，外轮的较内轮的窄，有的在背面顶端隆起，内轮的偶在基部略呈囊状，均有膜质边缘；花瓣倒卵形或宽楔形，白色，长 2 ～ 3mm，顶端近截形或微缺，基部渐窄成爪；子房有毛。长角果筒状，长 8 ～ 20（30）mm，略呈念珠状，两端渐细，直或略曲，或作“之”形弯曲；花柱短，柱头 2 浅裂；果瓣被 2 叉毛；果梗长 3 ～ 6mm。种子长圆形，长约 1mm，桔红色。花期 4 ～ 6 月。

【生　　境】生长于林下、河滩、草地，海拔 3400 ～ 4200m。

【采收加工】8 ～ 9 月采集全草，洗净晒干。

【功能主治】健胃、解毒。治消化不良，食物中毒。

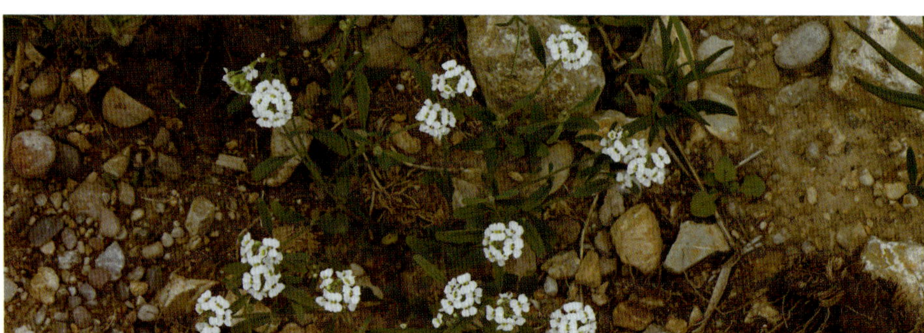

蚓果芥

红景天

། ཚན་ཚུང་བ།、སྲོ་ལོ་དམར་པོ།

【藏药名译音】 增琼瓦、索罗玛布

【来　　源】 景天科植物唐古红景天 *Rhodiola algida* (Ledeb.) Fisch. et Mey. var. *tangutica* (Maxim.) S. H. Fu 和大花红景天 *Rhodiola crenulata* (Hk. f. et Thoms.) H. Ohba 的根茎。

【植物形态】 1. 唐古红景天　多年生草本。主根粗长，分枝；根茎没有残留老枝茎，或有少数残留，先端被三角形鳞片。雌雄异株。雄株花茎干后稻杆色或老后棕褐色，高 10 ～ 17cm，直径 1.5 ～ 2.5mm。叶线形，长 1 ～ 1.5cm，宽不及 1mm，先端钝渐尖，无柄。花序紧密，伞房状，花序下有苞叶；萼片 5，线状长圆形，长 2 ～ 3mm，宽 0.5 ～ 0.6mm，先端钝；花瓣 5，干后似为粉红色，长圆状披针形，长 4mm，宽 0.8mm，先端钝渐尖；雄蕊 10，对瓣的长 2.5mm，在基部上 1.5mm 着生，对萼的长 4.5mm，鳞片 5，四方形，长 0.4mm，宽 0.5mm，先端有微缺；心皮 5，狭披针形，长 2.5mm，不育。雌株花茎果时高 15 ～ 30cm，直径 3mm，棕褐色。叶线形，长 8 ～ 13mm，宽 1mm，先端钝渐尖。花序伞房状，果时倒三角形，长宽各 5cm；萼片 5，线状长圆形，长 3 ～ 3.5mm，宽 0.5 ～ 0.7mm，钝；花瓣 5，长圆状披针形，长 5mm，宽 1 ～ 1.2mm，先端钝渐尖；鳞片 5，横长方形，长 0.5mm，宽 0.7mm，先端有微缺；骨葖 5，直立，狭披针形，长达 1cm，喙短，长 1mm，直立或稍外弯。花期 5 ～ 8 月，果期 8 月。

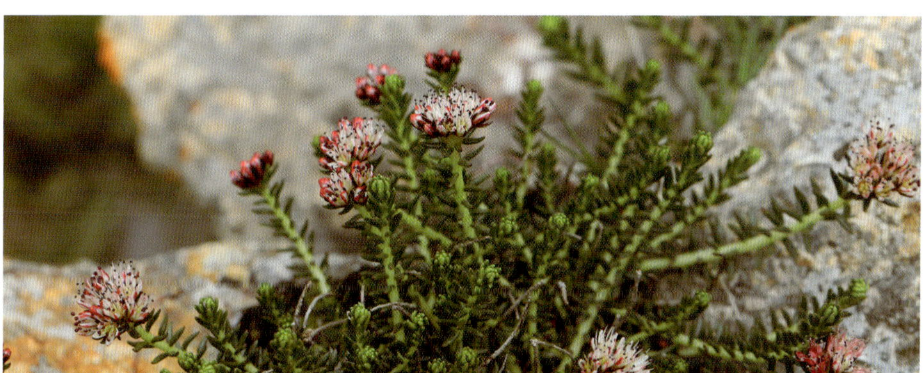

唐古红景天

2. 大花红景天　多年生草本。地上的根颈短，残存花枝茎少数，黑色，高 5 ～ 20cm。不育枝直立，高 5 ～ 17cm，先端密着叶，叶宽倒卵形，长 1 ～ 3cm。花茎多，直立或扇状排列，高 5 ～ 20cm，稻杆色至红色。叶有短的假柄，椭圆状长圆形至几为圆形，长 1.2 ～ 3cm，宽 1 ～ 2.2cm，先端钝或有短尖，全缘或波状或有圆齿。花序伞房状，有多花，长 2cm，宽 2 ～ 3cm，有苞片；花大形，有长梗，雌雄异株；雄花萼片 5，狭三角形至披针形，长 2 ～ 2.5mm，钝；花瓣 5，红色，倒披针形，长 6 ～ 7.5mm，宽 1 ～ 1.5mm，有长爪，先端钝；雄蕊 10，与花瓣同长，对瓣的着生基部上 2.5mm；鳞片 5，近正方形至长方形，长 1 ～ 1.2mm，宽 0.5 ～ 0.8mm，先端有微缺；心皮 5，披针形，长 3 ～ 3.5mm，不育；雌花蓇葖 5，直立，长 8 ～ 10mm，花枝短，干后红色；种子倒卵形，长 1.5 ～ 2mm，两端有翅。花期 6 ～ 7 月，果期 7 ～ 8 月。

【生　　境】 唐古红景天：生长于高山石缝中或近水边，海拔 3400 ～ 4700m；大花红景天：生长于高山碎石滩、山坡沟边草地、石缝中、高山灌丛中，海拔 3400 ～ 5600m。

【采收加工】 8 ～ 10 月采挖根茎，洗净，晒干。

【功能主治】 清肺热、滋补强身、养肺、除口臭。治肺病、气管炎、口臭、神经麻痹症。

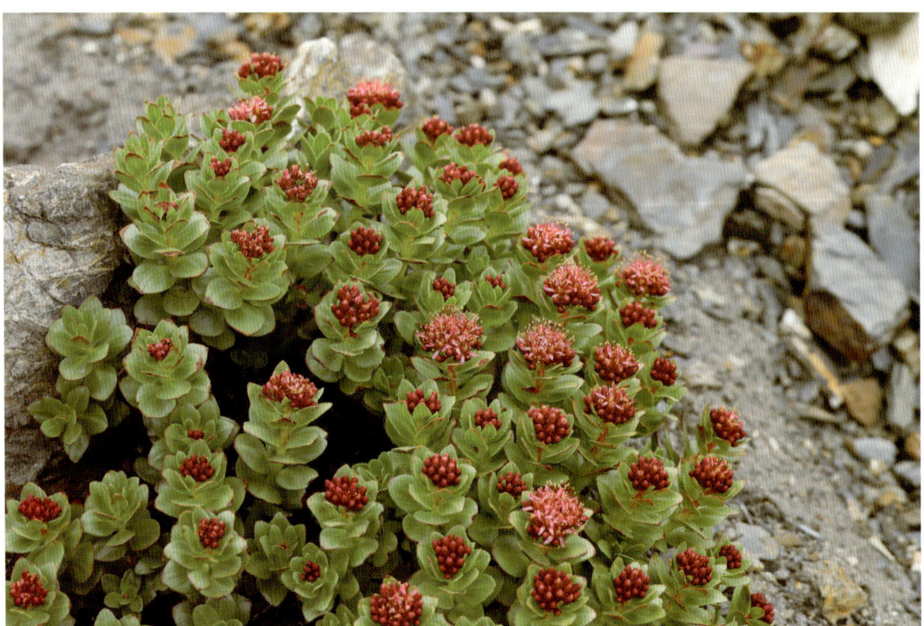

大花红景天（一）

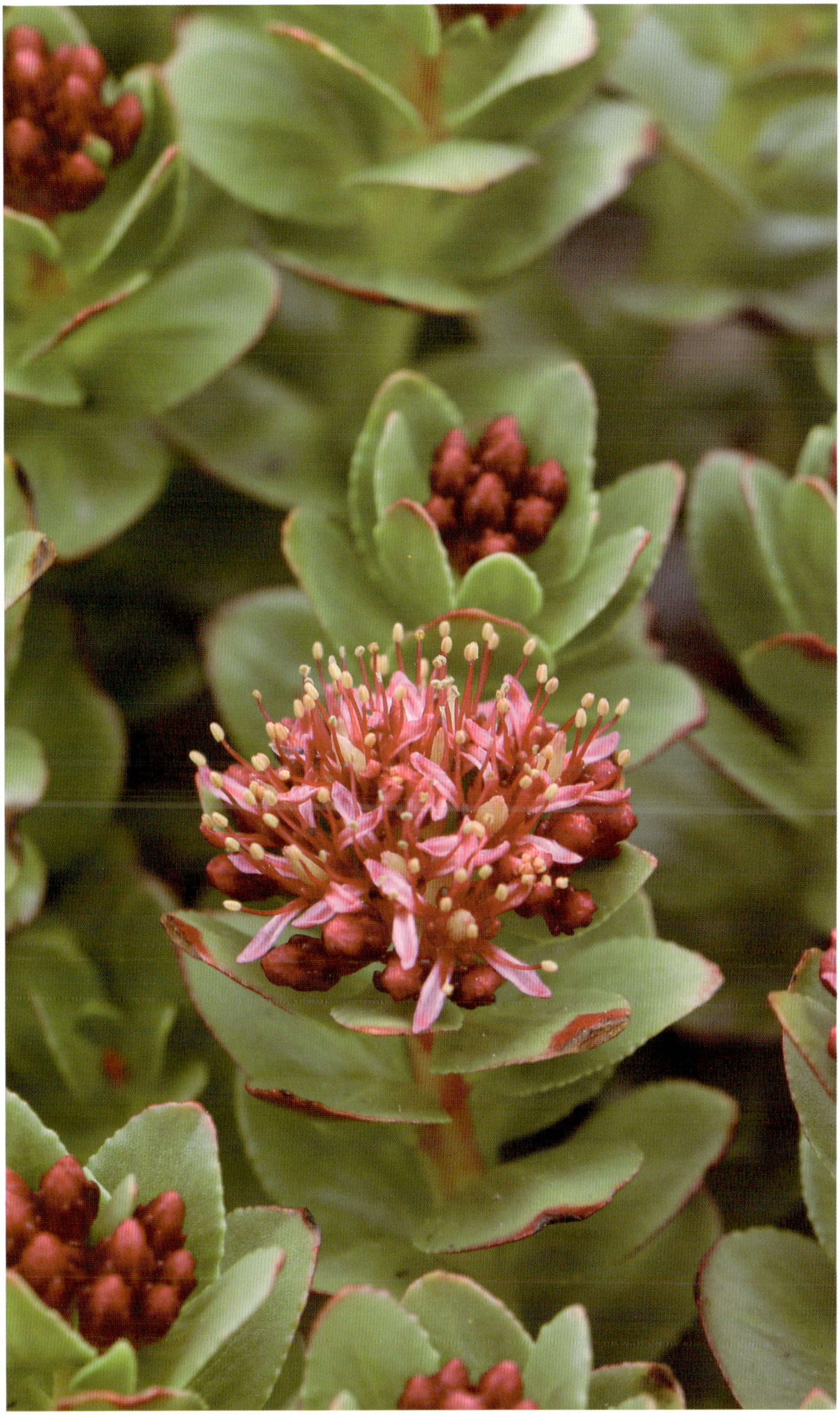

大花红景天（二）

狭叶红景天

།ག་དུར་དམར་པོ།

【藏药名译音】嘎都米巴

【来　　源】景天科植物狭叶红景天 *Rhodiola kirilowii* (Regel) Maxim. 的根和根茎或全草。

【植物形态】多年生草本。根粗，直立。根颈直径 1.5cm，先端被三角形鳞片。花茎少数，高 15 ～ 60cm，少数可达 90cm，直径 4 ～ 6mm，叶密生。叶互生，线形至线状披针形，长 4 ～ 6cm，宽 2 ～ 5mm，先端急尖，边缘有疏锯齿，或有时全缘，无柄。花序伞房状，有多花，宽 7 ～ 10cm；雌雄异株；萼片 5 或 4，三角形，长 2 ～ 2.5mm，先端急尖；花瓣 5 或 4，绿黄色，倒披针形，长 3 ～ 4mm，宽 0.8mm；雄花中雄蕊 10 或 8，与花瓣同长或稍超出，花丝花药黄色；鳞片 5 或 4，近正方形或长方形，长 0.8mm，先端钝或有微缺；心皮 5 或 4，直立。蓇葖披针形，长 7 ～ 8mm，有短而外弯的喙；种子长圆状披针形，长 1.5mm。花期 6 ～ 7 月，果期 7 ～ 8 月。

【生　　境】生长于山坡灌丛中、林下岩石上或苔藓上、山顶草甸中、冰碛石缝中或沟边，海拔 3400 ～ 5600m。

【采收加工】7 ～ 9 月采集全草，9 ～ 10 月采集根和根茎，洗净，晒干。

【功能主治】清热退烧。治肺炎、发烧、腹泻。

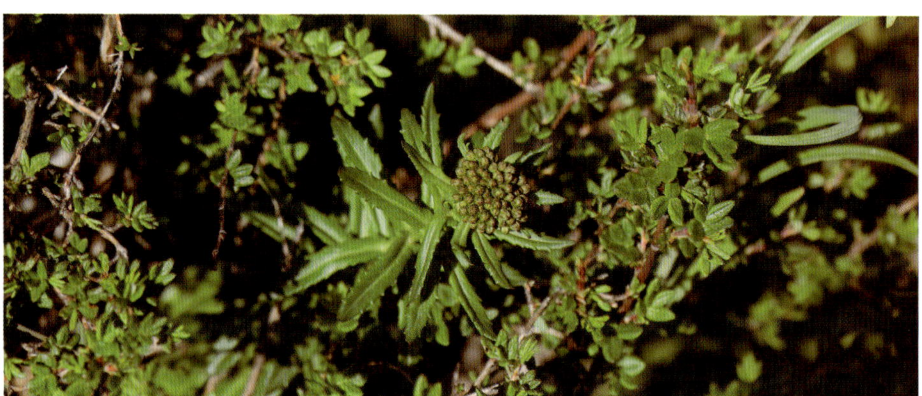

狭叶红景天

茶藨皮

།སེ་རྒོད་、སེའུ་ཤིང་།།

【藏药名译音】 色归、色兴

【来　　源】 虎耳草科植物长刺茶藨子 *Ribes alpestre* Wall. ex Decne.、糖茶藨子 *Ribes himalense* Royle ex Decne. 的茎枝皮。

【植物形态】 1. 长刺茶藨子　落叶灌木，高 1 ～ 3m；老枝灰黑色，无毛，皮呈条状或片状剥落，小枝灰黑色至灰棕色，幼时被细柔毛，在叶下部的节上着生 3 枚粗壮刺，刺长 1 ～ 2cm，节间常疏生细小针刺或腺毛；芽卵圆形，小，具数枚干膜质鳞片。叶宽卵圆形，长 1.5 ～ 3cm，宽 2 ～ 4cm，不育枝上的叶更宽大，基部近截形至心脏形，两面被细柔毛，沿叶脉毛较密，老时近无毛，3 ～ 5 裂，裂片先端钝，顶生裂片稍长于侧生裂片或几等长，边缘具缺刻状粗钝锯齿或重锯齿；叶柄长 2 ～ 3.5cm，被细柔毛或疏生腺毛。花两性，2 ～ 3 朵组成短总状花序或花单生于叶腋；花序轴短，长 5 ～ 7mm，具腺毛；花梗长 5 ～ 8mm，无毛或具疏腺毛；苞片常成对着生于花梗的节上，宽卵圆形或卵状三角形，长 2 ～ 3mm，宽几与长相似；先端急尖或稍圆钝，边缘有稀疏腺毛，具 3 脉；花萼绿褐色或红褐色，外面具柔毛，常混生稀疏腺毛，稀近无毛；萼筒钟形，长 5 ～ 6mm，宽几与长相似，萼片长圆形或舌形，长 5 ～ 7mm，宽 2 ～ 3mm，先端圆钝，花期

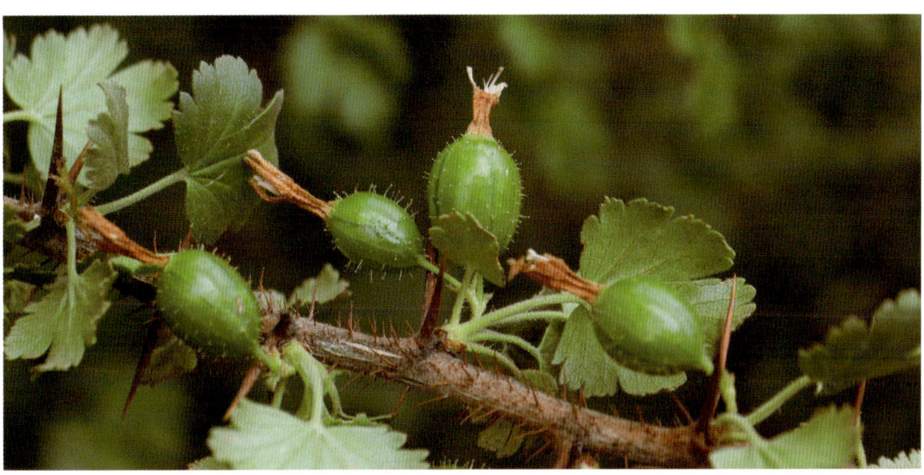

长刺茶藨子

向外反折，果期常直立；花瓣椭圆形或长圆形，稀倒卵圆形，长 2.5 ～ 3.5mm，宽 1.5 ～ 2mm，先端钝或急尖，色较浅，带白色；花托内部无毛；雄蕊长约 4 ～ 5mm，伸出花瓣之上，花丝白色，花药卵圆形，先端常具 1 个杯状蜜腺；子房无柔毛，具腺毛；花柱棒状，长于雄蕊，无毛，约分裂至中部。果实近球形或椭圆形，长 12 ～ 15mm，直径 10 ～ 12mm，紫红色，无柔毛，具腺毛，味酸。花期 4 ～ 6 月，果期 6 ～ 9 月。

2. 糖茶藨子　落叶小灌木，高 1 ～ 2m；枝粗壮，小枝黑紫色或暗紫色，皮长条状或长片状剥落，嫩枝紫红色或褐红色，无毛，无刺；芽小，卵圆形或长圆形，长 3 ～ 5mm，宽 1 ～ 2.5mm，先端急尖，具数枚紫褐色鳞片，外面无毛或仅鳞片边缘具短柔毛。叶卵圆形或近圆形，长 5 ～ 10cm，宽 6 ～ 11cm，基部心脏形，上面无柔毛，常贴生腺毛，下面无毛，稀微具柔毛，或混生少数腺毛，掌状 3 ～ 5 裂，裂片卵状三角形，先端急尖至短渐尖，顶生裂片比侧生裂片稍长大，边缘具粗锐重锯齿或杂以单锯齿；叶柄长 3 ～ 5cm，稀与叶片近等长，红色，无柔毛或有少许短柔毛，近基部有少数褐色长腺毛。花两性，开花时直径 4 ～ 6mm；总状花序长 5 ～ 10cm，具花 8 ～ 20 余朵，花朵排列较密集；花序轴和花梗具短柔毛，或杂以稀疏短腺毛；花梗长 1.5 ～ 3mm；苞片卵圆形，稀长圆形，长 1 ～ 2mm，宽 0.8 ～ 1.5mm，位于花序下部的苞片近披针形，先端稍钝，微具短柔毛；花萼绿色带紫红色晕或紫红色，外面无毛；萼筒钟形，长 1.5 ～ 2mm，宽 2.5 ～ 3.5mm；萼片倒卵状匙形或近圆形，长 2 ～ 3.5mm，宽 2 ～ 3mm，先端圆钝，边缘具睫毛，直立；花瓣近匙形或扇形，长 1 ～ 1.7mm，宽 1 ～ 1.4mm，先端圆钝或平截，边缘微有睫毛，红色或绿色带浅紫红色；雄蕊几与花瓣等长，着生在与花瓣同一水平上，花丝丝状，花药圆形，白色；子房无毛；花柱约与雄蕊等长，先端 2 浅裂。果实球形，直径 6 ～ 7mm，红色或熟后转变成紫黑色，无毛。花期 4 ～ 6 月，果期 7 ～ 8 月。

【生　　境】 长刺茶藨子：生长于阳坡疏林下灌丛中、林缘、河谷草地或河岸边，海拔 3400 ～ 3900m；糖茶藨子：生长于山谷、河边灌丛及针叶林下和林缘，海拔 3400 ～ 4000m。

【采收加工】 砍下枝条，剥取树皮，晒干。

【功能主治】 敛毒、干黄水、利脉管。治中毒症扩散、黄水病、脉管炎及脉管诸病。果实清肝热、解毒。治肝炎、食物中毒。

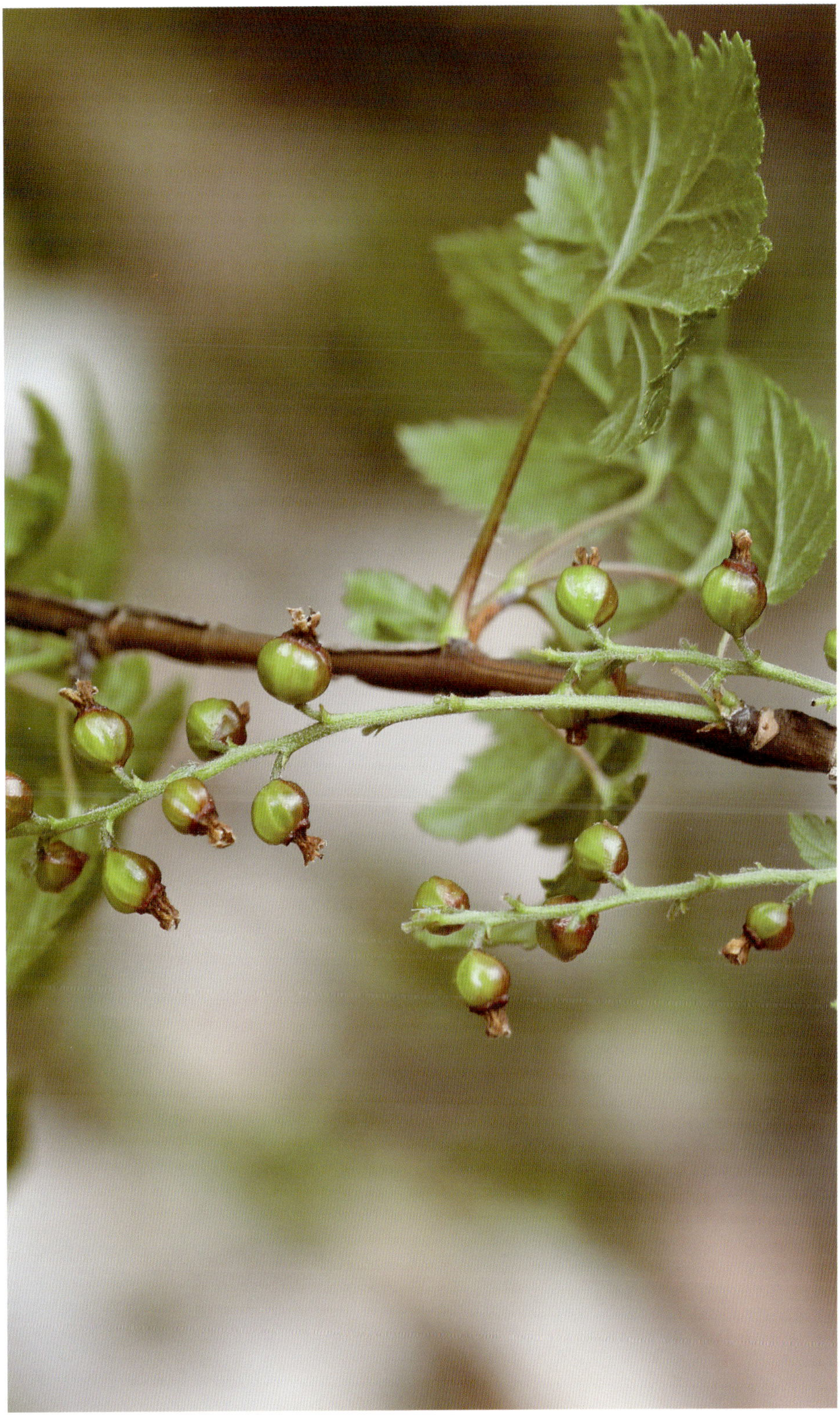

糖茶藨子

黑蕊虎耳草

ཨོད་ལྡན་དཀར་པོ།

【藏药名译音】欧丹嘎布

【来　　源】虎耳草科植物黑蕊虎耳草 *Saxifraga melanocentra* Franch. 的地上部分。

【植物形态】多年生草本，高 3.5 ～ 22cm。根状茎短。叶均基生，具柄，叶片卵形、菱状卵形、阔卵形、狭卵形至长圆形，长 0.8 ～ 4cm，宽 0.7 ～ 1.9cm，先端急尖或稍钝，边缘具圆齿状锯齿和腺睫毛，或无毛，基部楔形，稀心形，两面疏生柔毛或无毛；叶柄长 0.7 ～ 3.6cm，疏生柔毛。花葶被卷曲腺柔毛；苞叶卵形、椭圆形至长圆形，长 5 ～ 15mm，宽 1.1 ～ 11mm，先端急尖，全缘或具齿，基部楔形，稀宽楔形，两面无毛或疏生柔毛。聚伞花序伞房状，长 1.5 ～ 8.5cm，具 2 ～ 17 花；稀单花；萼片在花期开展或反曲，三角状卵形至狭卵形。长 2.9 ～ 6.5mm，宽 1.2 ～ 3mm，先端钝或渐尖，无毛或疏生柔毛，具 3 ～ 8 脉，脉于先端汇合成 1 疣点；花瓣白色，稀红色至紫红色，基部具 2 黄色斑点，或基部红色至紫红色，阔卵形、卵形至椭圆形，长 3 ～ 6.1mm，宽 2.1 ～ 5mm，先端钝或微凹，基部狭缩成长 0.5 ～ 1mm 之爪，3 ～ 9（14）脉；雄蕊长 2.2 ～ 5.5mm，花药黑色，花丝钻形；花盘环形；2 心皮黑紫色，中下部合生；子房阔卵球形，长 2.8 ～ 4mm，花柱 2，长 0.5 ～ 3mm。花果期 7 ～ 9 月。

【生　　境】生长于高山灌丛、高山草甸和高山碎山隙，海拔 3400 ～ 5300m。

【采收加工】7 ～ 8 月采集地上部分，晾干。

【功能主治】清肺热、补血、散瘀。治眼病。

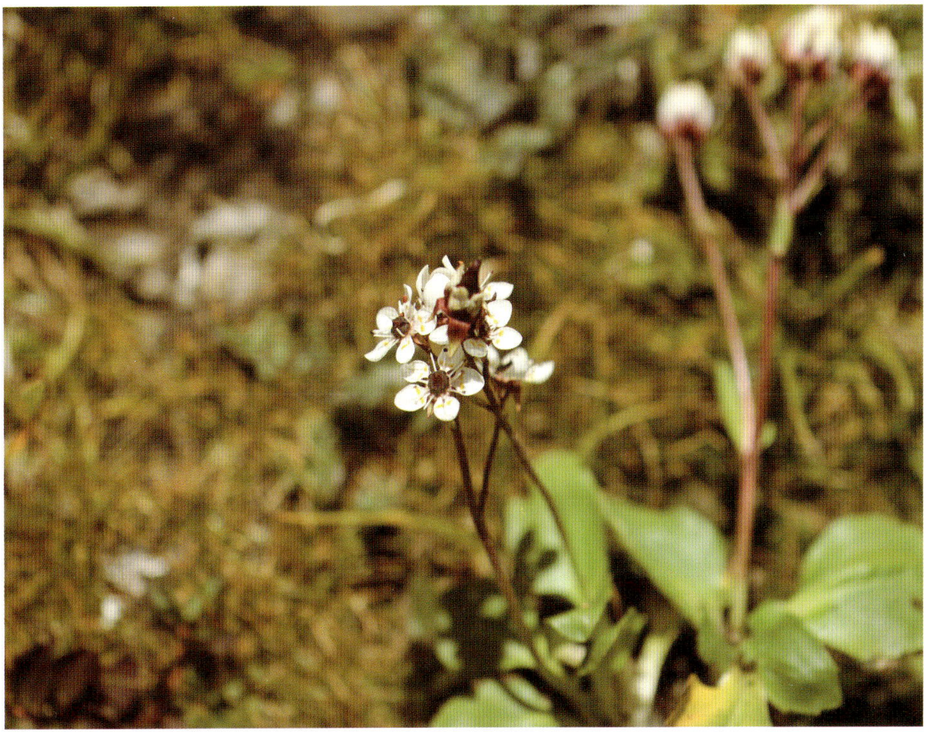

黑蕊虎耳草（一）

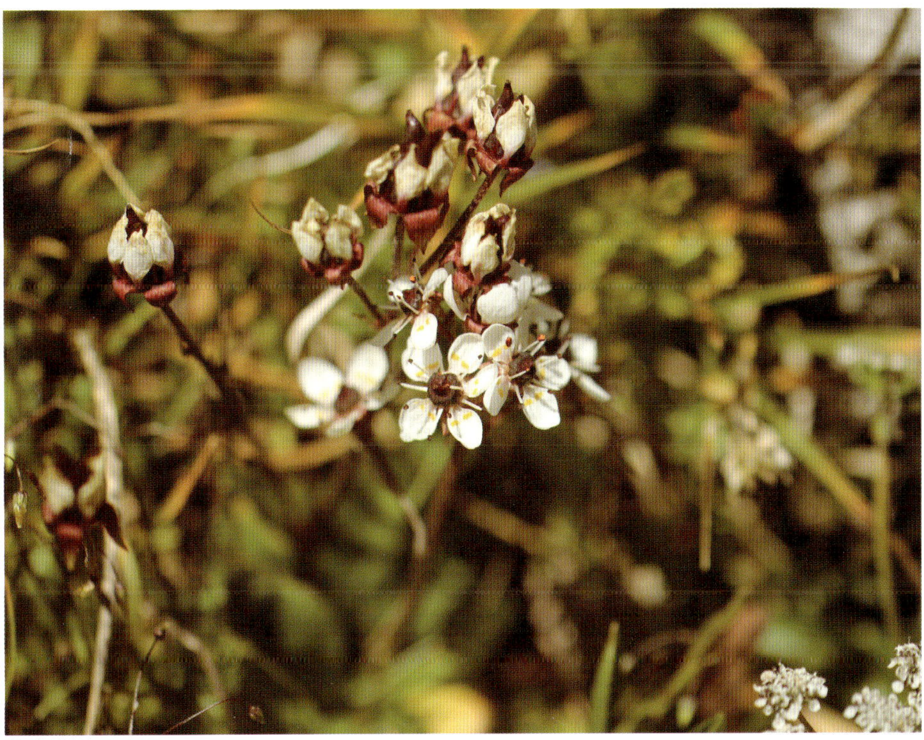

黑蕊虎耳草（二）

山地虎耳草

། སུམ་ཏིག་ཆུང་བ། །

【藏药名译译】苏德琼阿

【来　　源】虎耳草科植物山地虎耳草 *Saxifraga montana* H. Smith 的花或全草。

【植物形态】多年生草本，丛生，高 4.5 ～ 35cm。茎疏被褐色卷曲柔毛。基生叶发达，具柄，叶片椭圆形、长圆形至线状长圆形，长 0.5 ～ 3.4cm，宽 1.5 ～ 5.5mm，先端钝或急尖，无毛，叶柄长 0.7 ～ 4.5cm，基部扩大，边缘具褐色卷曲长柔毛；茎生叶披针形至线形，长 0.9 ～ 2.5cm，宽 1.5 ～ 5.5mm，两面无毛或背面和边缘疏生褐色长柔毛，下部者具长 0.3 ～ 2cm 之叶柄，上部者变无柄。聚伞花序长 1.4 ～ 4cm，具 2 ～ 8 花，稀单花；花梗长 0.4 ～ 1.8cm，被褐色卷曲柔毛；萼片在花期直立，近卵形至近椭圆形，长 3.8 ～ 5mm，宽 2 ～ 3.3mm，先端钝圆，腹面无毛，背面有时疏生柔毛，边缘具卷曲长柔毛，5 ～ 8 脉于先端不汇合；花瓣黄色，倒卵形、椭圆形、长圆形、提琴形至狭倒卵形，长 8 ～ 12.5mm，宽 3.3 ～ 6.9mm，先端钝圆或急尖，基部具 0.2 ～ 0.9mm 之爪，5 ～ 15 脉，基部侧脉旁具 2 痂体；雄蕊长 4 ～ 6mm，花丝钻形；子房近上位，长 3.3 ～ 5mm，花柱 2，长 1.1 ～ 2.5mm。花果期 5 ～ 10 月。

【生　　境】生长于灌丛、高山草甸、高山沼泽化草甸和高山碎石隙，海拔 3400 ～ 5300m。

【采收加工】7 ～ 8 月采花或全草，洗净，晾干。

【功能主治】消炎镇痛。治头痛、头伤；亦可熬膏外擦。

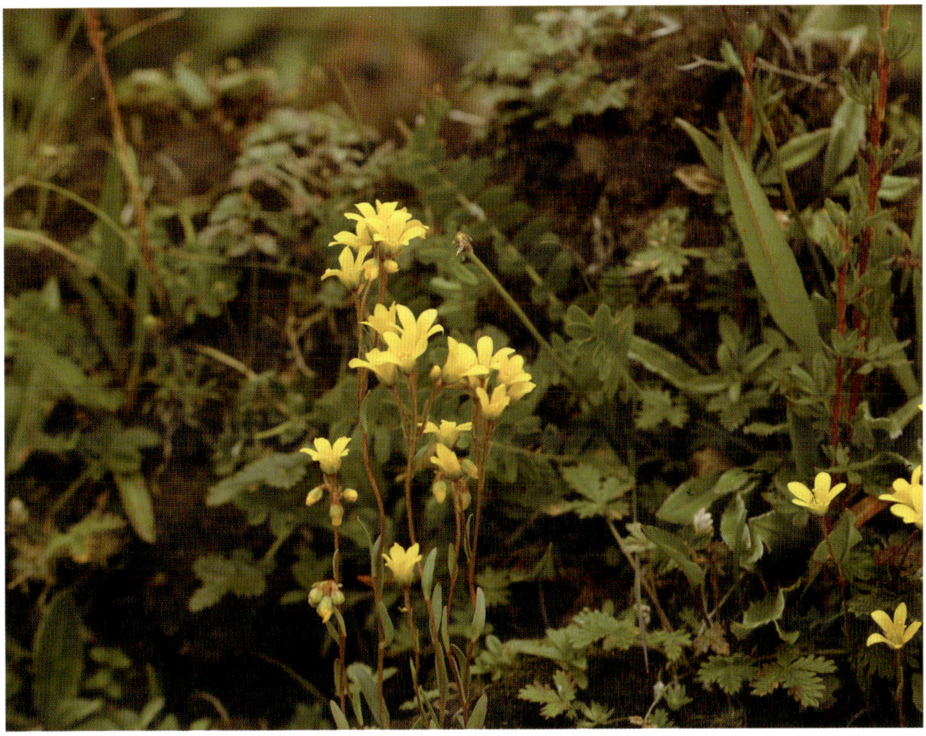

山地虎耳草（一）

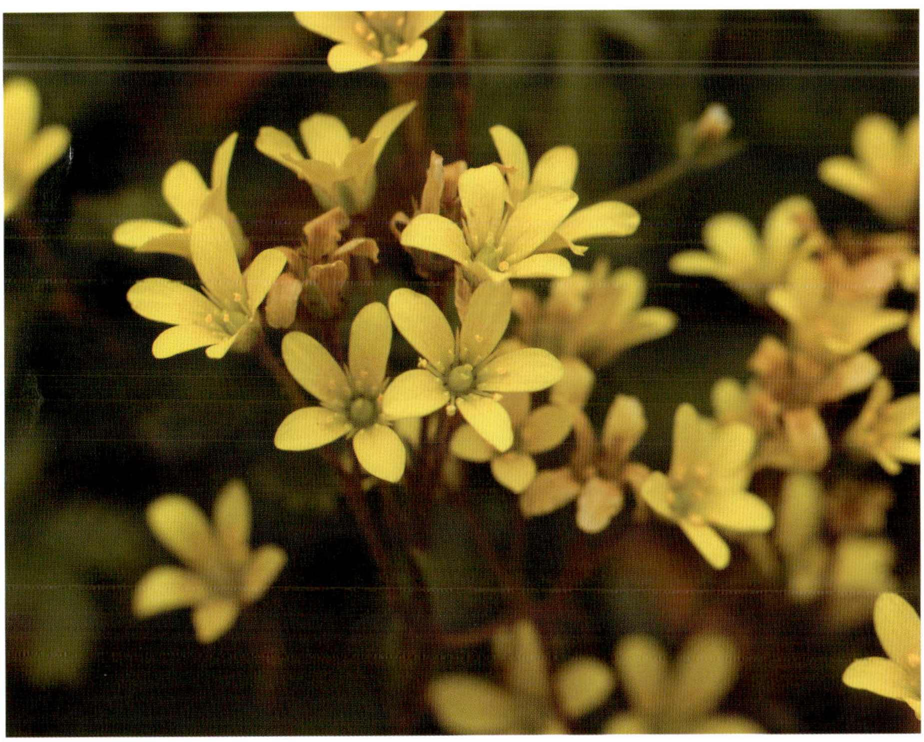

山地虎耳草（二）

垂头虎耳草

། ཀྱུར་ཏིག། །

【藏药名译音】茹滴

【来　　源】虎耳草科植物垂头虎耳草 *Saxifraga nigroglandulifera* Balakr. 的花或全草。

【植物形态】多年生草本，高 5 ～ 36cm。茎不分枝，中下部仅于叶腋具黑褐色长柔毛，上部被黑褐色短腺毛。基生叶具柄，叶片阔椭圆形、椭圆形、卵形至近长圆形，长 1.5 ～ 4cm，宽 1 ～ 1.65cm，先端钝或急尖，腹面通常无毛，有时疏生腺毛，背面无毛，边缘疏生褐色卷曲长腺毛（有的腺头掉落），叶柄长 1.8 ～ 6cm，边缘具卷曲长腺毛，基部扩大；茎生叶，下部者具长柄，向上渐变无柄，叶片披针形至长圆形，长 1.3 ～ 7.5cm，宽 0.3 ～ 2.2cm，先端钝或急尖，两面近无毛，边缘具褐色长腺毛，叶柄长 0.2 ～ 1.7cm，边缘具褐色长腺毛。聚伞花序总状，长 2 ～ 12.5cm，具 2 ～ 14 花；花通常垂头，多偏向一侧；花梗长 5 ～ 6mm，密被黑褐色腺毛；萼片在花期直立，三角状卵形、卵形至披针形，长 3.5 ～ 5.4mm，宽 1.4 ～ 3mm，先端急尖或钝，腹面无毛，背面和边缘具黑褐色腺毛，3 ～ 6 脉，主脉于先端不汇合；花瓣黄色，近匙形至狭倒卵形，长 7.4 ～ 9.6mm，宽 2.5 ～ 3mm，3 ～ 5 脉，无痂体；雄蕊长 4 ～ 7mm，花丝钻形；子房半下位，长 2 ～ 4.8mm，花柱长 1.2 ～ 1.4mm。花果期 7 ～ 10 月。

【生　　境】生长于林下、林缘、高山灌丛、高山灌丛草甸、高山草甸和高山湖畔，海拔 3400 ～ 5350m。

【采收加工】7 ～ 8 月采集花及全草。

【功能主治】清脉热、解疮毒。治“赤巴”病、血病、诸疮等。

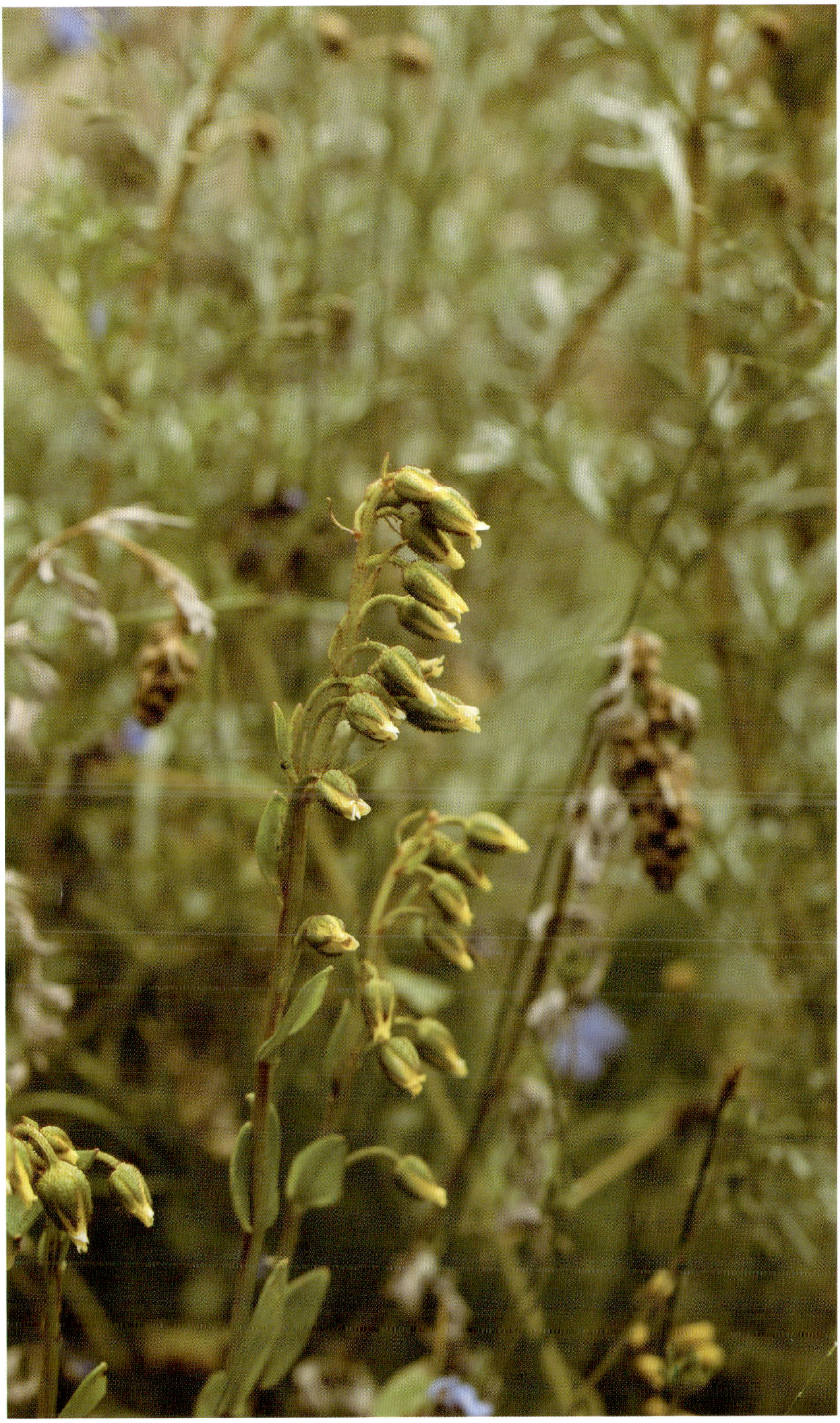

垂头虎耳草

虎耳草

། གསེར་ཏིག་དམན་པ། །

【藏药名译音】 色滴曼巴

【来　　源】 虎耳草科植物唐古特虎耳草 *Saxifraga tangutica* Engl. 的全草。

【植物形态】 多年生草本，高 3.5 ～ 31cm，丛生。茎被褐色卷曲长柔毛。基生叶具柄，叶片卵形、披针形至长圆形，长 6 ～ 33mm，宽 3 ～ 8mm，先端钝或急尖，两面无毛，边缘具褐色卷曲长柔毛，叶柄长 1.7 ～ 2.5cm，边缘疏生褐色卷曲长柔毛；茎生叶，下部者具长 2 ～ 5.2mm 之柄，上部者变无柄，叶片披针形、长圆形至狭长圆形，长 7 ～ 17mm，宽 2.3 ～ 6.5mm，腹面无毛，背面下部和边缘具褐色卷曲柔毛。多歧聚伞花序长 1 ～ 7.5cm，（2）8 ～ 24 花；花梗密被褐色卷曲长柔毛；萼片在花期由直立变开展至反曲，卵形、椭圆形至狭卵形，长 1.7 ～ 3.3mm，宽 1 ～ 2.2mm，先端钝，两面通常无毛，有时背面下部被褐色卷曲柔毛，边缘具褐色卷曲柔毛，3 ～ 5 脉于先端不汇合；花瓣黄色，或腹面黄色而背面紫红色，卵形、椭圆形至狭卵形，长 2.5 ～ 4.5mm，宽 1.1 ～ 2.5mm，先端钝，基部具长 0.3 ～ 0.8mm 之爪，3 ～ 5（7）脉，具 2 痂体；雄蕊长 2 ～ 2.2mm，花丝钻形；子房近下位，周围具环状花盘，花柱长约 1mm。花果期 6 ～ 10 月。

【采收加工】 6 ～ 8 月采集全草，洗去泥土，晾干。

【生　　境】 生长于林下、灌丛、高山草甸和高山碎石隙，海拔 3400 ～ 5600m。

【功能主治】 清肝胆之热、健胃补脾。治肝炎、胆囊炎、流行性感冒、发烧等。

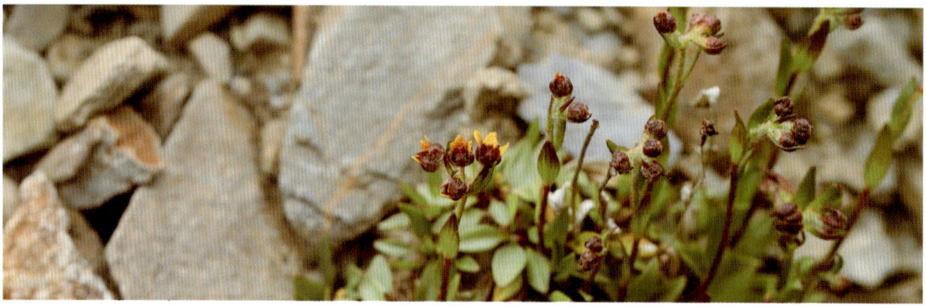

唐古特虎耳草（一）

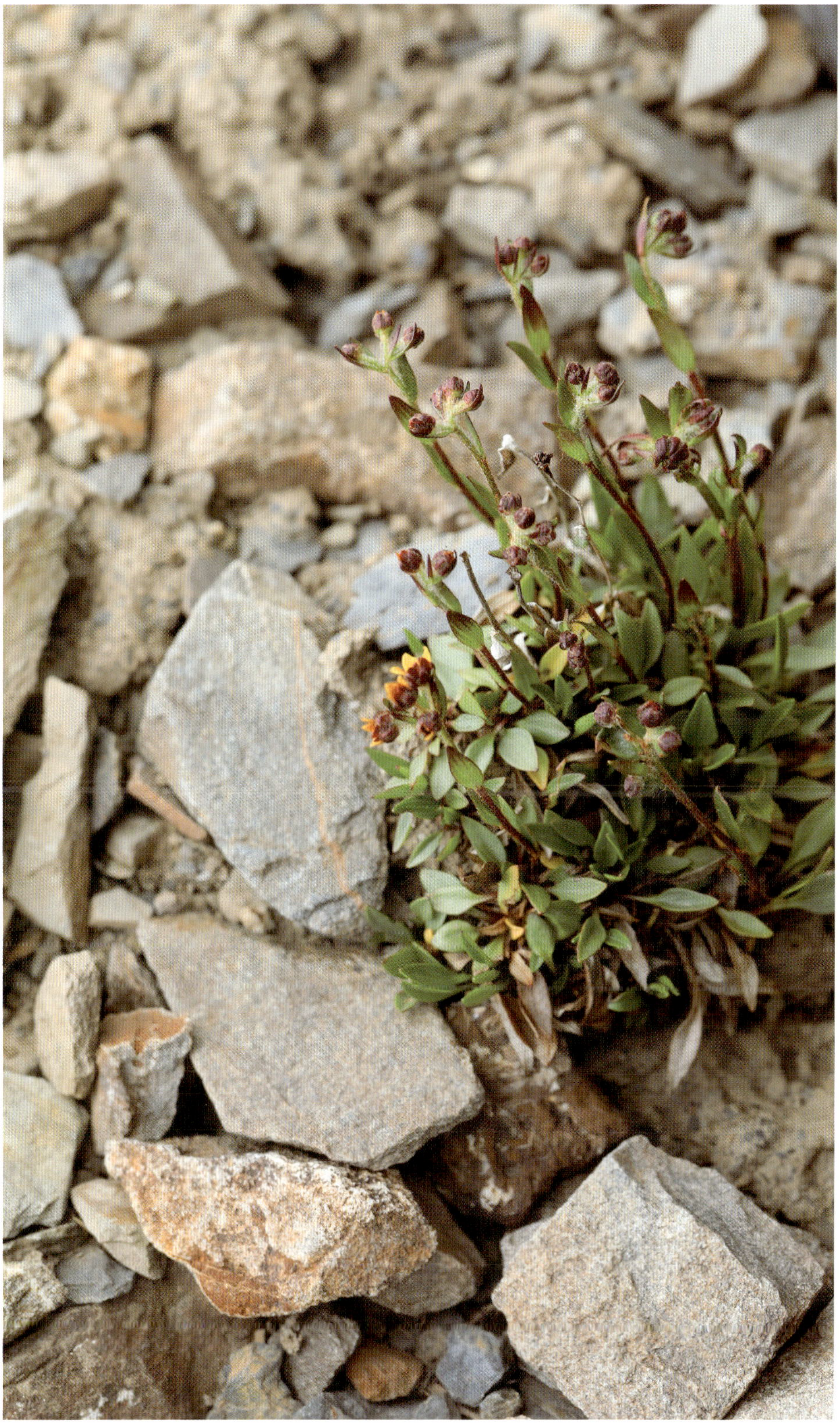

唐古特虎耳草（二）

小芽虎耳草

། སུམ་ཏིག་དམན་པ། །

【藏药名译音】苏滴曼巴

【来　　源】虎耳草科植物爪瓣虎耳草 *Saxifraga unguiculata* Engl. 的全草。

【植物形态】多年生草本，高 2.5 ～ 13.5cm，丛生。小主轴分枝，具莲座叶丛；花茎具叶，中下部无毛，上部被褐色柔毛。莲座叶匙形至近狭倒卵形，长 0.46 ～ 1.9cm，宽 1.5 ～ 6.8mm，先端具短尖头，通常两面无毛，边缘多少具刚毛状睫毛；茎生叶较疏，稍肉质，长圆形、披针形至剑形，长 4.4 ～ 8.8mm，宽 1 ～ 2.3mm，先端具短尖头，通常两面无毛，边缘具腺睫毛（有时腺头掉落），稀无毛或背面疏被腺毛。花单生于茎顶，或聚伞花序具 2 ～ 8 花，长 2 ～ 6cm，细弱；花梗长 0.3 ～ 2.5cm，被褐色腺毛；萼片起初直立，后变开展至反曲，肉质，通常卵形，长 1.5 ～ 3mm，宽 1 ～ 2.1mm，先端钝或急尖，腹面和边缘无毛，背面被褐色腺毛，3 ～ 5 脉于先端不汇合、半汇合至汇合；花瓣黄色，中下部具橙色斑点，狭卵形、近椭圆形、长圆形至披针形，长 4.6 ～ 7.5mm，宽 1.8 ～ 2.9mm，先端急尖或稍钝，基部具长 0.1 ～ 1mm 之爪，3 ～ 7 脉，具不明显之 2 痂体或无痂体；雄蕊长 2.8 ～ 4.3mm；子房近上位，阔卵球形，长 2.3 ～ 3.8mm，花柱长 0.5 ～ 1.4mm。花期 7 ～ 8 月。

【生　　境】生长于云杉林下、灌丛下、高山草甸和高山碎石隙，海拔 3800 ～ 5644m。

【采收加工】7 ～ 8 月采集全草，洗去泥土，晾干。

【功能主治】清热、解毒。治“培根”“赤巴”合病症，传染病发烧，肝病、胆病发烧，药物中毒。

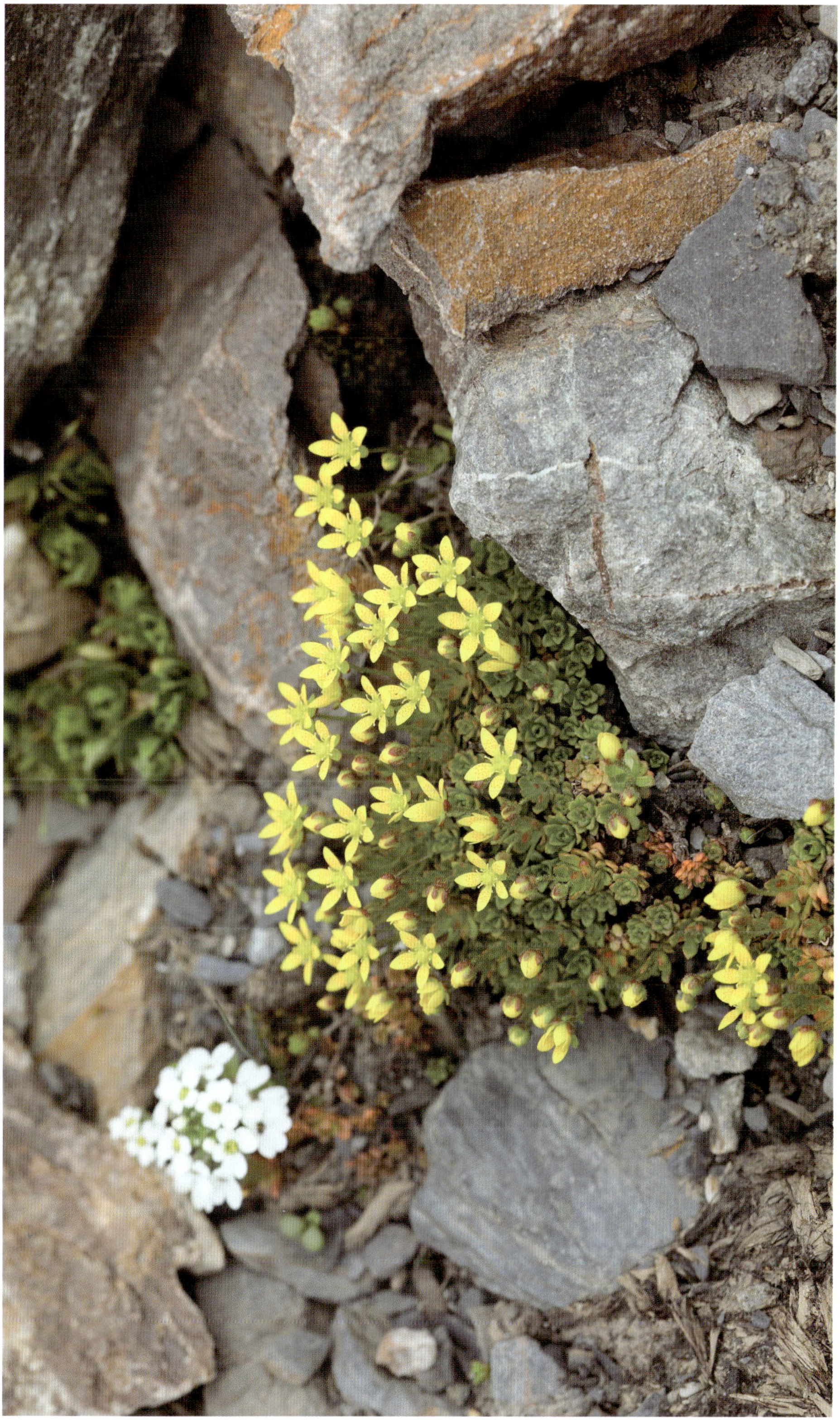

爪瓣虎耳草

长叶无尾果

རེ་སྐོན་པ།

【藏药名译音】惹贡巴

【来　　源】蔷薇科植物无尾果 *Coluria longifolia* Maxim. 的全草。

【植物形态】多年生草本。基生叶为间断羽状复叶，长 5 ～ 10cm；叶轴具沟，有长柔毛，上部小叶紧密排列无间隙，愈向下方各对小叶片间隔愈疏远，小叶片 9 ～ 20 对，上部者较大，愈向下方裂片愈小，皆无柄；上部小叶片宽卵形或近圆形，长 5 ～ 15mm，宽 3 ～ 8mm，先端圆钝或急尖，基部歪形，无柄，边缘有锐锯齿及黄色长缘毛，两面有柔毛或近无毛，下部小叶片卵形或长圆形，长 1 ～ 3mm，宽 0.5 ～ 1mm，歪形，全缘或有圆钝锯齿，具缘毛；叶柄长 1 ～ 3cm，疏生长柔毛，基部膜质下延抱茎；托叶卵形，全缘或有 1 ～ 2 锯齿，两面具柔毛及缘毛；茎生叶 1 ～ 4 个，宽条形，长 1 ～ 1.5cm，羽裂或 3 裂。花茎直立，高 4 ～ 20cm，上部分枝，有短柔毛；聚伞花序有 2 ～ 4 花，稀具 1 花；苞片卵状披针形，长 3 ～ 4mm，具长缘毛；花梗长 1 ～ 2.5cm，密生短柔毛；花直径 1.5 ～ 2.5cm；副萼片长圆形，长约 2mm，先端圆钝，有长柔毛及缘毛；萼筒钟形，长 2mm，外面密生短柔毛并有长柔毛，萼片三角卵形，长 3 ～ 4mm，先端锐尖，外面密生短柔毛并有长柔毛；花瓣倒卵形或倒心形，长 5 ～ 7mm，黄色，先端微凹，无毛；雄蕊 40 ～ 60，花丝锥形，比花瓣短，无毛，基部扩大，宿存；心皮数个，子房长圆形，无毛，花柱丝状。瘦果长圆形，长 2mm，黑褐色，光滑无毛。花期 6 ～ 7 月，果期 8 ～ 10 月。

【生　　境】生长于高山草原，海拔 3400 ～ 4100m。

【采收加工】7 月采集全草，去净茎基残存叶基和根部泥土，晾干。

【功能主治】清肺热、散淤血。治“木保”病引起的热性病、脉热病、血管炎。

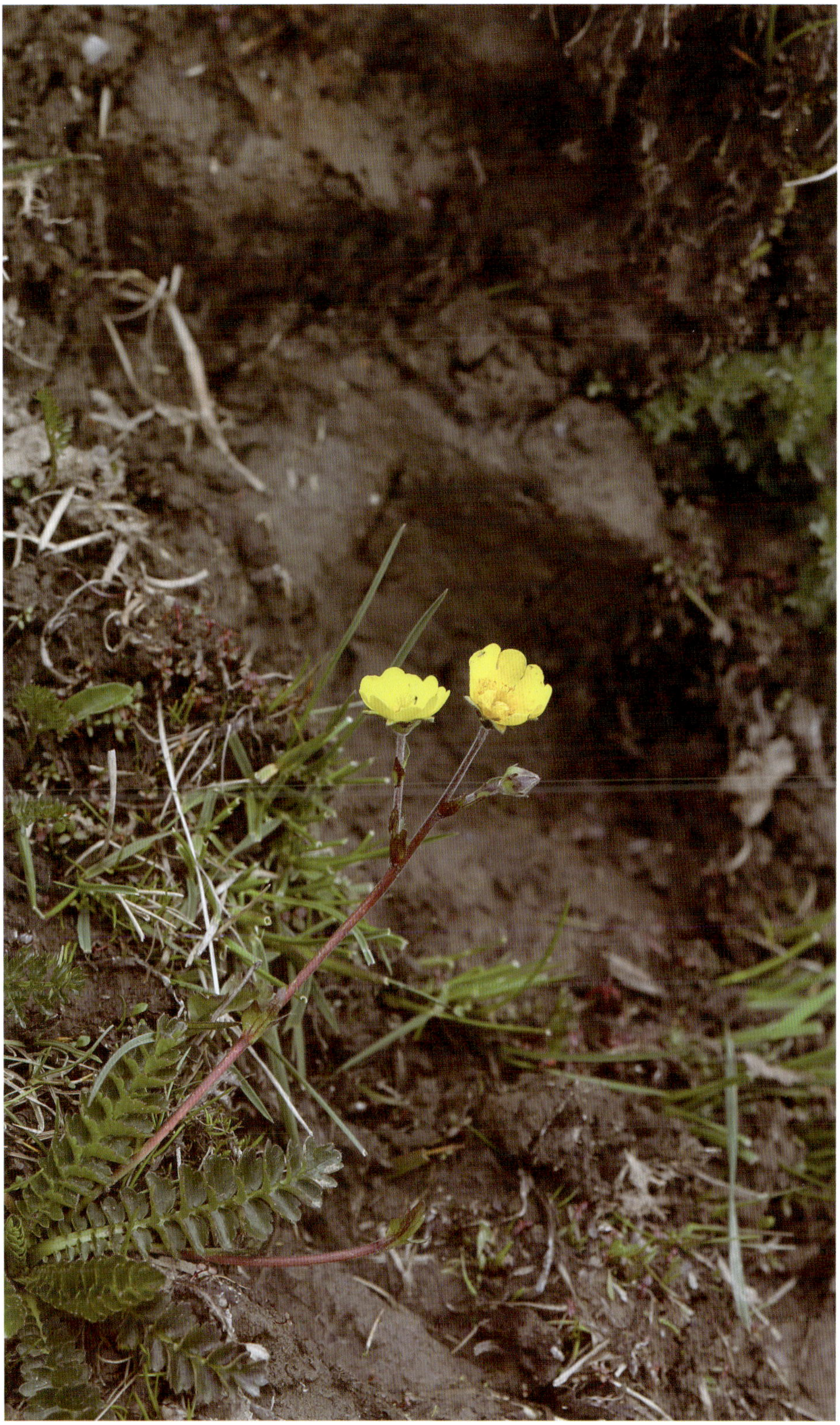

无尾果

栒 子

ཚར་འབྲུམ།།

【藏药名译音】察珠木

【来　　源】蔷薇科植物灰栒子 *Cotoneaster acutifolius* Turcz. 、尖叶栒子 *Cotoneaster acuminatus* Lindl.、水栒子 *Cotoneaster multiflorus* Bge. 的果实、果膏、枝叶膏。

【植物形态】1. 灰栒子　落叶灌木，高 2 ～ 4m；枝条开张，小枝细瘦，圆柱形，棕褐色或红褐色，幼时被长柔毛。叶片椭圆卵形至长圆卵形，长 2.5 ～ 5cm，宽 1.2 ～ 2cm，先端急尖，稀渐尖，基部宽楔形，全缘，幼时两面均被长柔毛，下面较密，老时逐渐脱落，最后常近无毛；叶柄长 2 ～ 5mm，具短柔毛；托叶线状披针形，脱落。花 2 ～ 5 朵成聚伞花序，总花梗和花梗被长柔毛；苞片线状披针形，微具柔毛；花梗长 3 ～ 5mm；花直径 7 ～ 8mm；萼筒钟状或短筒状，外面被短柔毛，内面无毛；萼片三角形，先端急尖或稍钝，外面具短柔毛，内面先端微具柔毛；花瓣直立，宽倒卵形或长圆形，长约 4mm，宽 3mm，先端圆钝，白色外带红晕；雄蕊 10 ～ 15，比花瓣短；花柱通常 2，离生，短于雄蕊，子房先端密被短柔毛。果实椭圆形稀倒卵形，直径 7 ～ 8mm，黑色，内有小核 2 ～ 3 个。花期 5 ～ 6 月，果期 9 ～ 10 月。

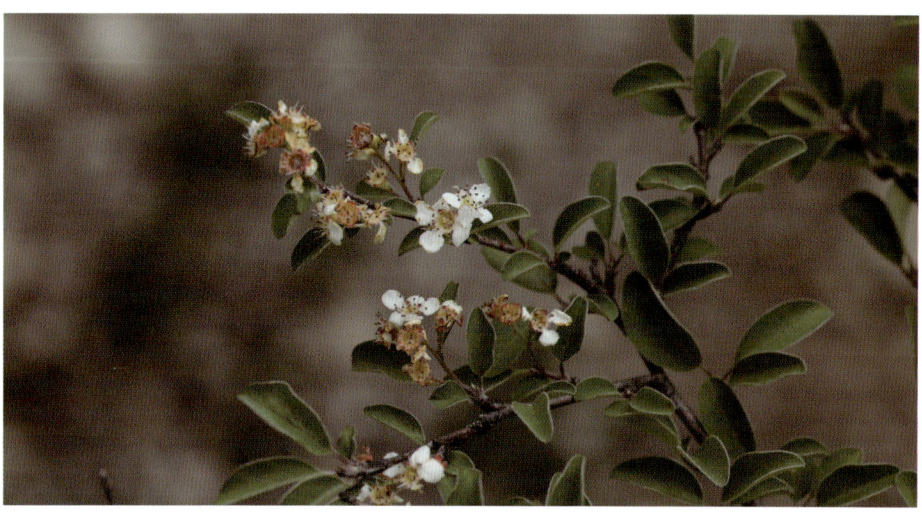

灰栒子

2. 尖叶栒子　落叶直立灌木，高 2 ～ 3m；枝条开张，小枝圆柱形，灰褐色至棕褐色，幼时密被带黄色糙伏毛，老时无毛。叶片椭圆卵形至卵状披针形，长 3 ～ 6.5cm，宽 2 ～ 3cm，先端渐尖，稀急尖，基部宽楔形，全缘，两面被柔毛，下面毛较密；叶柄长 3 ～ 5mm，有柔毛；托叶披针形，至果期尚宿存。花 1 ～ 5 朵，通常 2 ～ 3 朵，成聚伞花序，总花梗和花梗被带黄色柔毛；苞片披针形，边缘有柔毛；花梗长 3 ～ 5mm；花直径 6 ～ 8mm；萼筒钟状，外面微具柔毛，内面无毛；萼片三角形，先端急尖，外面微具柔毛，内面仅先端和边缘有柔毛；花瓣直立，卵形至倒卵形，长 4mm，先端圆钝，基部具爪，粉红色；雄蕊 20，比花瓣短；花柱 2，离生，稍短于雄蕊；子房先端有柔毛。果实椭圆形，长 8 ～ 10mm，直径 7 ～ 8mm，红色，内具 2 小核。花期 5 ～ 6 月，果期 9 ～ 10 月。

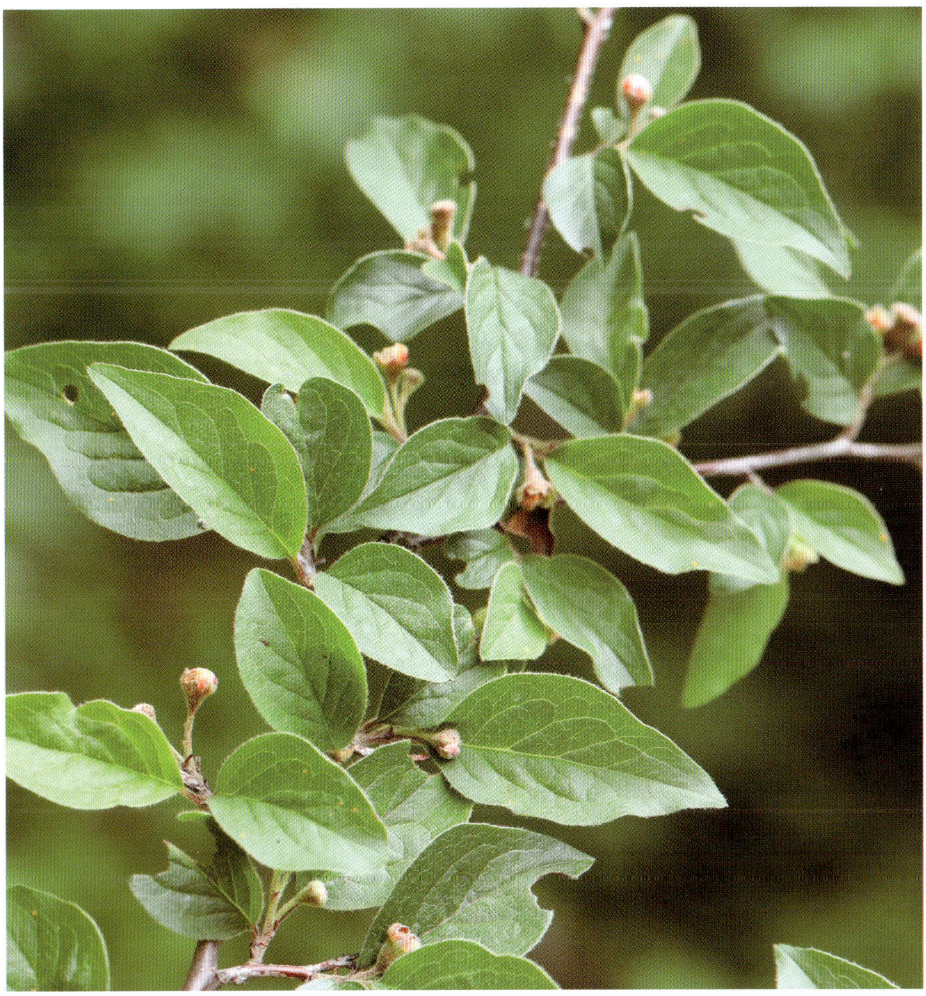

尖叶栒子

3. 水栒子　落叶灌木，高达 4m；枝条细瘦，常呈弓形弯曲，小枝圆柱形，红褐色或棕褐色，无毛，幼时带紫色，具短界毛，不久脱落。叶片卵形或宽卵形，长 2 ~ 4cm，宽 1.5 ~ 3cm，先端急尖或圆钝，基部宽楔形或圆形，上面无毛，下面幼时稍有绒毛，后渐脱落；叶柄长 3 ~ 8mm，幼时有柔毛，以后脱落；托叶线形，疏生柔毛，脱落。花多数，约 5 ~ 21 朵，成疏松的聚伞花序，总花梗和花梗无毛，稀微具柔毛；花梗长 4 ~ 6mm；苞片线形，无毛或微具柔毛；花直径 1 ~ 1.2cm；萼筒钟状，内外两面均无毛；萼片三角形，先端急尖，通常除先端边缘外，内外两面均无毛；花瓣平展，近圆形，直径约 4 ~ 5mm，先端圆钝或微缺，基部有短爪，内面基部有白色细柔毛，白色；雄蕊约 20，稍短于花瓣；花柱通常 2，离生，比雄蕊短；子房先端有柔毛。果实近球形或倒卵形，直径 8mm，红色，有 1 个由 2 心皮合生而成的小核。花期 5 ~ 6 月，果期 8 ~ 9 月。

【生　　境】灰栒子：生长于山坡、山谷溪边潮湿地或针叶林内及林缘，海拔 3400 ~ 3500m； 尖叶栒子：生长于山坡、沟谷的灌丛或杂木林及针叶林内，海拔 3400 ~ 4200m；水栒子：生长于沟谷、山坡杂木林中，海拔 3400 ~ 3500m。

【采收加工】9 ~ 10 月采果，晾干。

【功能主治】果实：祛风除湿、敛四肢黄水扩散、健胃消食、降血压、化瘀滞；治风湿关节炎、黄水病、肝病、肉食积滞、高血压病、月经不调、腹泻。果膏：凉血、止血；治鼻衄、牙龈出血、月经出血过多、各种出血。枝叶膏：止血、敛黄水；治鼻衄、月经出血过多及各种出血、风湿性关节炎、黄水病。

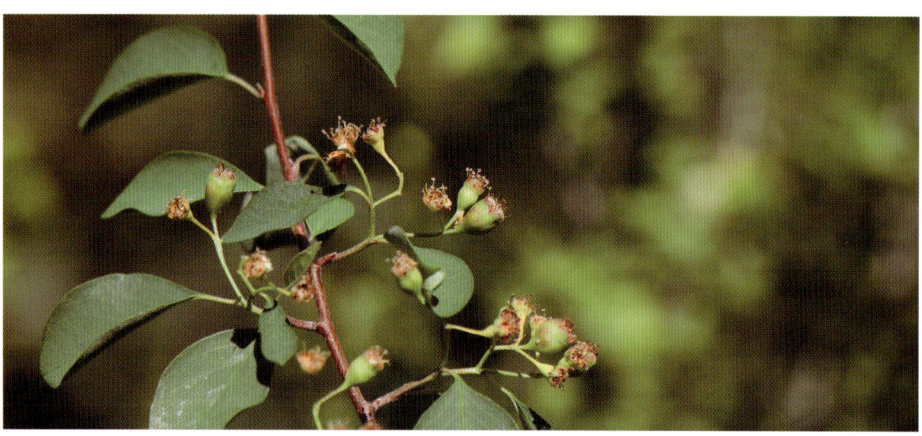

水栒子（一）

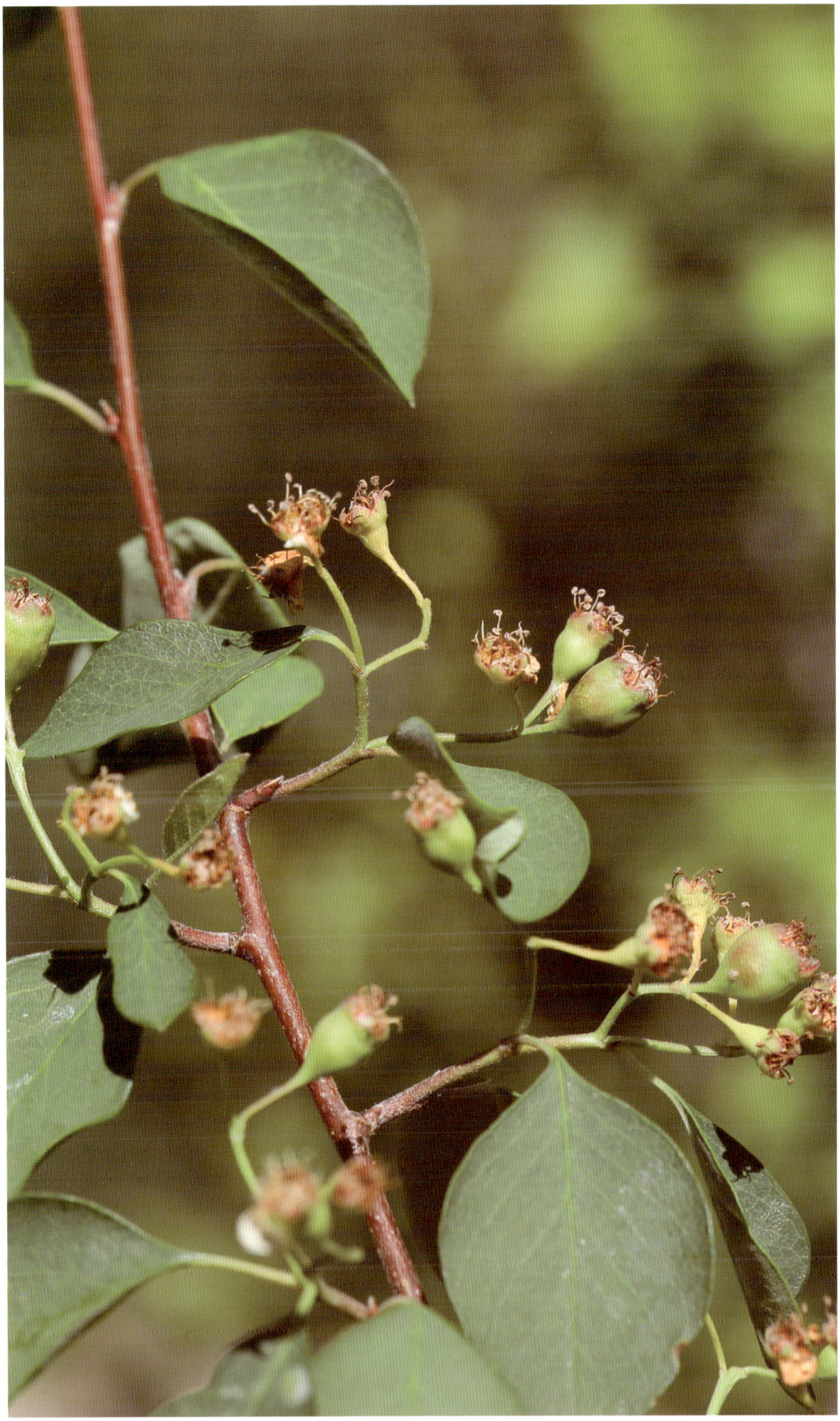

水栒子（二）

小叶栒子

ཚར་ལེབ།

【藏药名译音】察尔列

【来　　源】蔷薇科植物小叶栒子 *Cotoneaster microphyllus* Wall. ex Lindl. 的嫩枝和叶。

【植物形态】常绿矮生灌木，高达 1m；枝条开展，小枝圆柱形，红褐色至黑褐色，幼时具黄色柔毛，逐渐脱落。叶片厚革质，倒卵形至长圆倒卵形，长 4 ～ 10mm，宽 3.5 ～ 7mm，先端圆钝，稀微凹或急尖，基部宽楔形，上面无毛或具稀疏柔毛，下面被带灰白色短柔毛，叶边反卷；叶柄长 1 ～ 2mm，有短柔毛；托叶细小，早落。花通常单生，稀 2 ～ 3 朵，直径约 1cm，花梗甚短；萼筒钟状，外面有稀疏短柔毛，内面无毛；萼片卵状三角形，先端钝，外面稍具短柔毛，内面无毛或仅先端边缘上有少数柔毛；花瓣平展，近圆形，长与宽各约 4mm，先端钝，白色；雄蕊 15 ～ 20，短于花瓣；花柱 2，离生，稍短于雄蕊；子房先端有短柔毛。果实球形，直径 5 ～ 6mm，红色，内常具 2 小核。花期 5 ～ 6 月，果期 8 ～ 9 月。

【生　　境】生长于多石山坡地、灌木丛中，海拔 3400 ～ 4100m。

【采收加工】7 ～ 8 月采集嫩枝及叶，洗净，熬膏。

【功能主治】止血。治鼻衄、妇科血症。

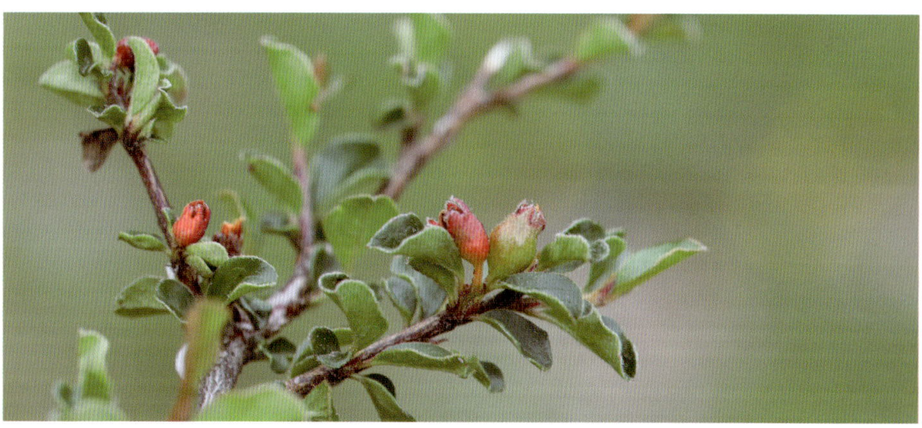

小叶栒子

草 莓

འབྲི་ཏ་ས་འཛིན།

【藏药名译音】哲大萨增

【来　　源】蔷薇科植物西南草莓 *Fragaria moupinensis* (Franch.) Card. 的全草。

【植物形态】多年生草本，高 5 ～ 15cm。茎被开展的白色绢状柔毛。通常为 5 小叶，或 3 小叶，小叶具短柄或无柄，小叶片椭圆形或倒卵圆形，长 0.7 ～ 4cm，宽 0.6 ～ 2.5cm，顶端圆钝，顶生小叶基部楔形，侧生小叶基部偏斜，边缘具缺刻状锯齿，上面绿色，被疏柔毛，下面被白色绢状柔毛，沿脉较密；叶柄长 2 ～ 8cm，被开展白色绢状柔毛。花序呈聚伞状，有花 1 ～ 4 朵，基部苞片绿色呈小叶状；花梗被白色开展的毛，稀伏生；花两性，直径 1 ～ 2cm；萼片卵状披针形，副萼片披针形或线状披针形；花瓣白色，倒卵圆形或近圆形，基部具短爪；雄蕊 20 ～ 34 枚，不等长。聚合果椭圆形或卵球形，宿存萼片直立，紧贴于果实；瘦果卵形，表面具少数不明显脉纹。染色体 n=28。花期 5 ～ 6（8）月，果期 6 ～ 7 月。

【生　　境】生长于山坡、草地、林下，海拔 3400 ～ 4000m。

【功能主治】利肺去痰、托引胸腔脓血、止血、利四肢。治肺结核、肺痈、胸腔脓血、培根病、赤巴病、赤巴胸闷、四肢不利。

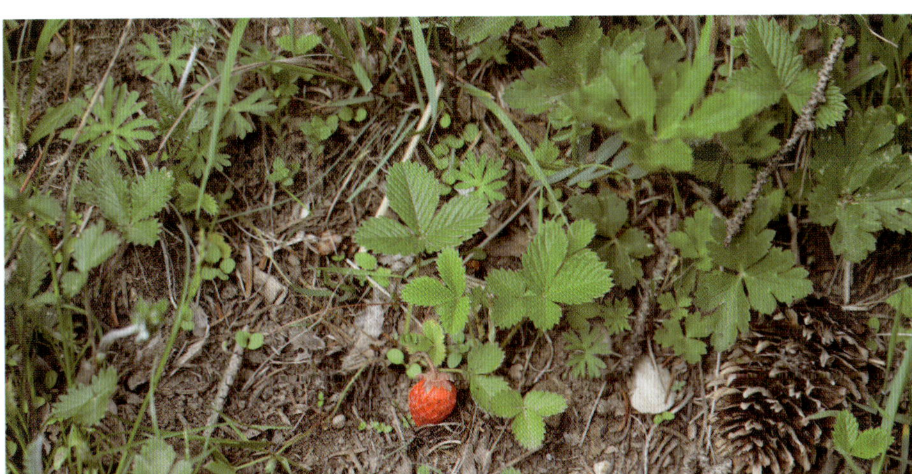

西南草莓

蕨 麻

། གྲོ་མ། །

【藏药名译音】 卓玛

【来　　源】 蔷薇科植物蕨麻 *Potentilla anserina* L. 的全草。

【植物形态】 多年生草本。根向下延长，有时在根的下部长成纺锤形或椭圆形块根。茎匍匐，在节处生根，常着地长出新植株，外被伏生或半开展疏柔毛或脱落几无毛。基生叶为间断羽状复叶，有小叶 6～11 对，连叶柄长 2～20cm，叶柄被伏生或半开展疏柔毛，有时脱落几无毛。小叶对生或互生，无柄或顶生小叶有短柄，最上面一对小叶基部下延与叶轴汇合，基部小叶渐小呈附片状；小叶片通常椭圆形，倒卵椭圆形或长椭圆形，长 1～2.5cm，宽 0.5～1cm，顶端圆钝，基部楔形或阔楔形，边缘有多数尖锐锯齿或呈裂片状，上面绿色，被疏柔毛或脱落几无毛，下面密被紧贴银白色绢毛，叶脉明显或不明显，茎生叶与基生叶相似，惟小叶对数较少；基生叶和下部茎生叶托叶膜质，褐色，和叶柄连成鞘状，外面被疏柔毛或脱落几无毛，上部茎生叶托叶草质，多分裂。单花腋生；花梗长 2.5～8cm，被疏柔毛；花直径 1.5～2cm；萼片三角卵形，顶端急尖或渐尖，副萼片椭圆形或椭圆披针形，常 2～3 裂稀不裂，与副萼片近等长或稍短；花瓣黄色，倒卵形、顶端圆形，比萼片长 1 倍；花柱侧生，小枝状，柱头稍扩大。

【生　　境】 生长于河岸、路边、山坡草地及草甸，海拔 3400～4100m。

【采收加工】 6～8 月待开花后，采全草，除去残叶、洗去泥土，晾干。

【功能主治】 收敛止血、止咳利痰。治诸种出血及下痢，亦有滋补之效。

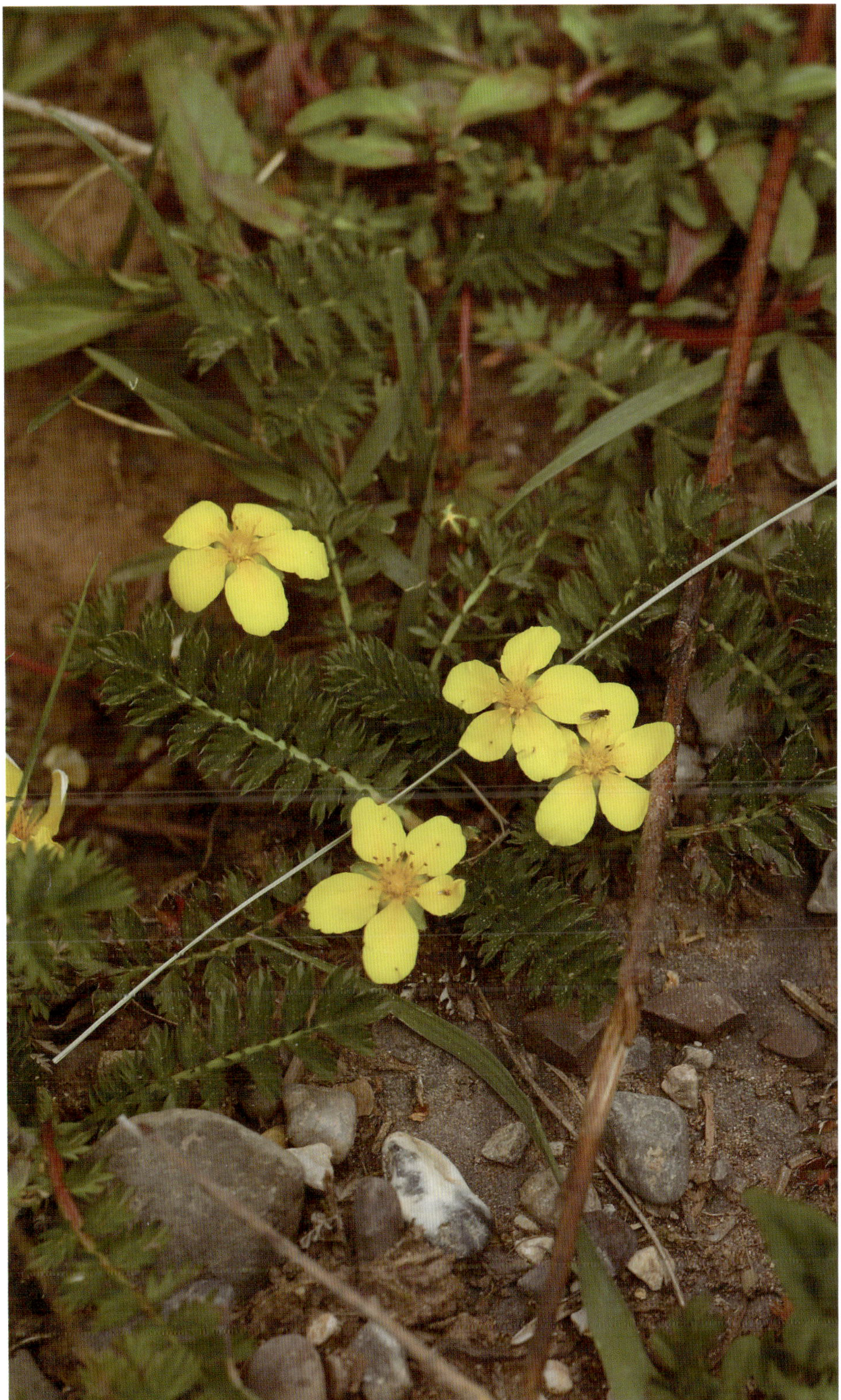

蕨麻

金露梅

། སྤེན་ནག །

【藏药名译音】 班那

【来　　源】 蔷薇科植物金露梅 *Potentilla fruticosa* L. 的花和叶。

【植 物 形 态】 灌木，高 0.5 ～ 2m，多分枝，树皮纵向剥落。小枝红褐色，幼时被长柔毛。羽状复叶，有小叶 2 对，稀 3 小叶，上面一对小叶基部下延与叶轴汇合；叶柄被绢毛或疏柔毛；小叶片长圆形、倒卵长圆形或卵状披针形，长 0.7 ～ 2cm，宽 0.4 ～ 1cm，全缘，边缘平坦，顶端急尖或圆钝，基部楔形，两面绿色，疏被绢毛或柔毛或脱落近于几无毛；托叶薄膜质，宽大，外面被长柔毛或脱落。单花或数朵生于枝顶，花梗密被长柔毛或绢毛；花直径 2.2 ～ 3cm；萼片卵圆形，顶端急尖至短渐尖，副萼片披针形至倒卵状披针形，顶端渐尖至急尖，与萼片近等长，外面疏被绢毛；花瓣黄色，宽倒卵形，顶端圆钝，比萼片长；花柱近基生，棒形，基部稍细，顶部缢缩，柱头扩大。瘦果近卵形，褐棕色，长 1.5mm，外被长柔毛。花果期 6 ～ 9 月。

【生　　境】 生长于山坡草地、砾石坡、灌丛及林缘，海拔 3400 ～ 4000m。

【采 收 加 工】 7 ～ 8 月采花，阴干备用，叶随时可采。

【功 能 主 治】 花，治妇女病及赤白带下；叶烧成炭外敷治乳腺炎（化脓后勿用）。

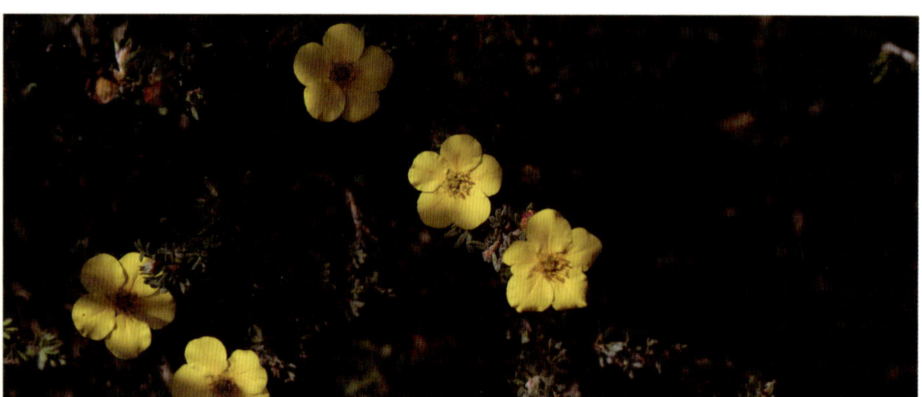

金露梅

银露梅

། སྤེན་དཀར། །

【藏药名译音】班玛嘎保

【来　　源】蔷薇科植物银露梅 *Potentilla glabra* Lodd. 的花。

【植物形态】灌木，高 0.3～2m，稀达 3m，树皮纵向剥落。小枝灰褐色或紫褐色，被稀疏柔毛。叶为羽状复叶，有小叶 2 对，稀 3 小叶，上面一对小叶基部下延与轴汇合，叶柄被疏柔毛；小叶片椭圆形、倒卵椭圆形或卵状椭圆形，长 0.5～1.2cm，宽 0.4～0.8cm，顶端圆钝或急尖，基部楔形或几圆形，边缘平坦或微向下反卷，全缘，两面绿色，被疏柔毛或几无毛；托叶薄膜质，外被疏柔毛或脱落几无毛。顶生单花或数朵，花梗细长，被疏柔毛；花直径 1.5～2.5cm；萼片卵形，急尖或短渐尖，副萼片披针形、倒卵披针形或卵形，比萼片短或近等长，外面被疏柔毛；花瓣白色，倒卵形，顶端圆钝；花柱近基生，棒状，基部较细，在柱头下缢缩，柱头扩大。瘦果表面被毛。花果期 6～11 月。

【生　　境】生长于山坡草地、河谷岩石缝中、灌丛及林中，海拔 3400～4200m。

【采收加工】6～8 月采花，阴干备用。

【功能主治】固齿、理气、敛黄水。治牙病、肺病、胸肋胀痛等。

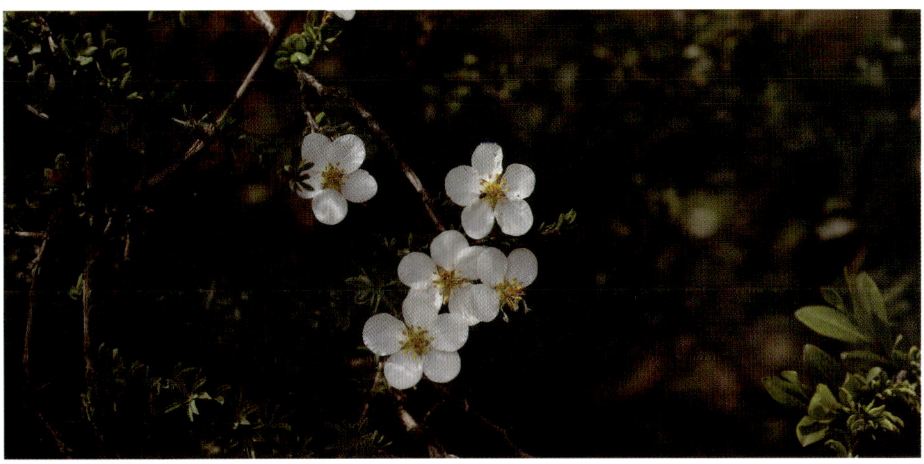

银露梅

狭叶委陵菜

སེང་གེ་སྤར་མོ།

【藏药名译音】桑盖巴玛

【来　　源】蔷薇科植物钉柱委陵菜 *Potentilla saundersiana* Royle 的全草。

【植物形态】多年生草本。根粗壮，圆柱形。花茎直立或上升，高 10 ～ 20cm，被白色绒毛及疏柔毛。基生叶 3 ～ 5 掌状复叶，连叶柄长 2 ～ 5cm，被白色绒毛及疏柔毛，小叶无柄；小叶片长圆倒卵形，长 0.5 ～ 2cm，宽 0.4 ～ 1cm，顶端圆钝或急尖，基部楔形，边缘有多数缺刻状锯齿，齿顶端急尖或微钝，上面绿色，伏生稀疏柔毛，下面密被白色绒毛，沿脉伏生疏柔毛，茎生叶 1 ～ 2，小叶 3 ～ 5，与基生叶小叶相似；基生叶托叶膜质，褐色，外面被白色长柔毛或脱落几无毛，茎生叶托叶草质，绿色，卵形或卵状披针形，通常全缘，顶端渐尖或急尖，下面被白色绒毛及疏柔毛。聚伞花序顶生，有花多朵，疏散，花梗长 1 ～ 3cm，外被白色绒毛；花直径 1 ～ 1.4cm；萼片三角卵形或三角披针形，副萼片披针形，顶端尖锐，比萼片短或几等长，外被白色绒毛及柔毛；花瓣黄色，倒卵形，顶端下凹，比萼片略长或长 1 倍；花柱近顶生，基部膨大不明显，柱头略扩大。瘦果光滑。花果期 6 ～ 8 月。

【生　　境】生长于山坡草地、多石山顶、高山灌丛及草甸，海拔 3400 ～ 5150m。

【采收加工】7 ～ 8 月采挖，洗净，晾干。

【功能主治】治骨裂、食物中毒。

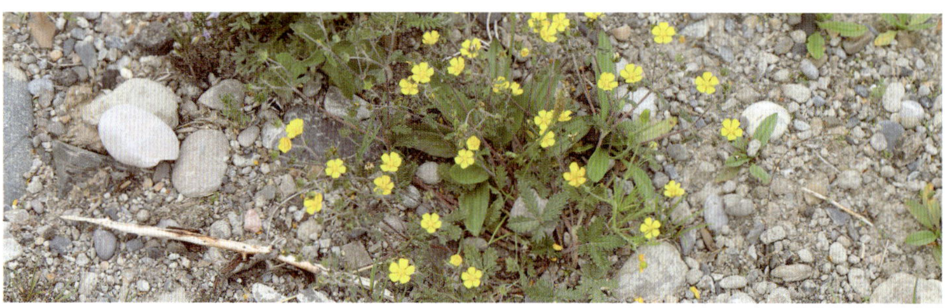

钉柱委陵菜（一）

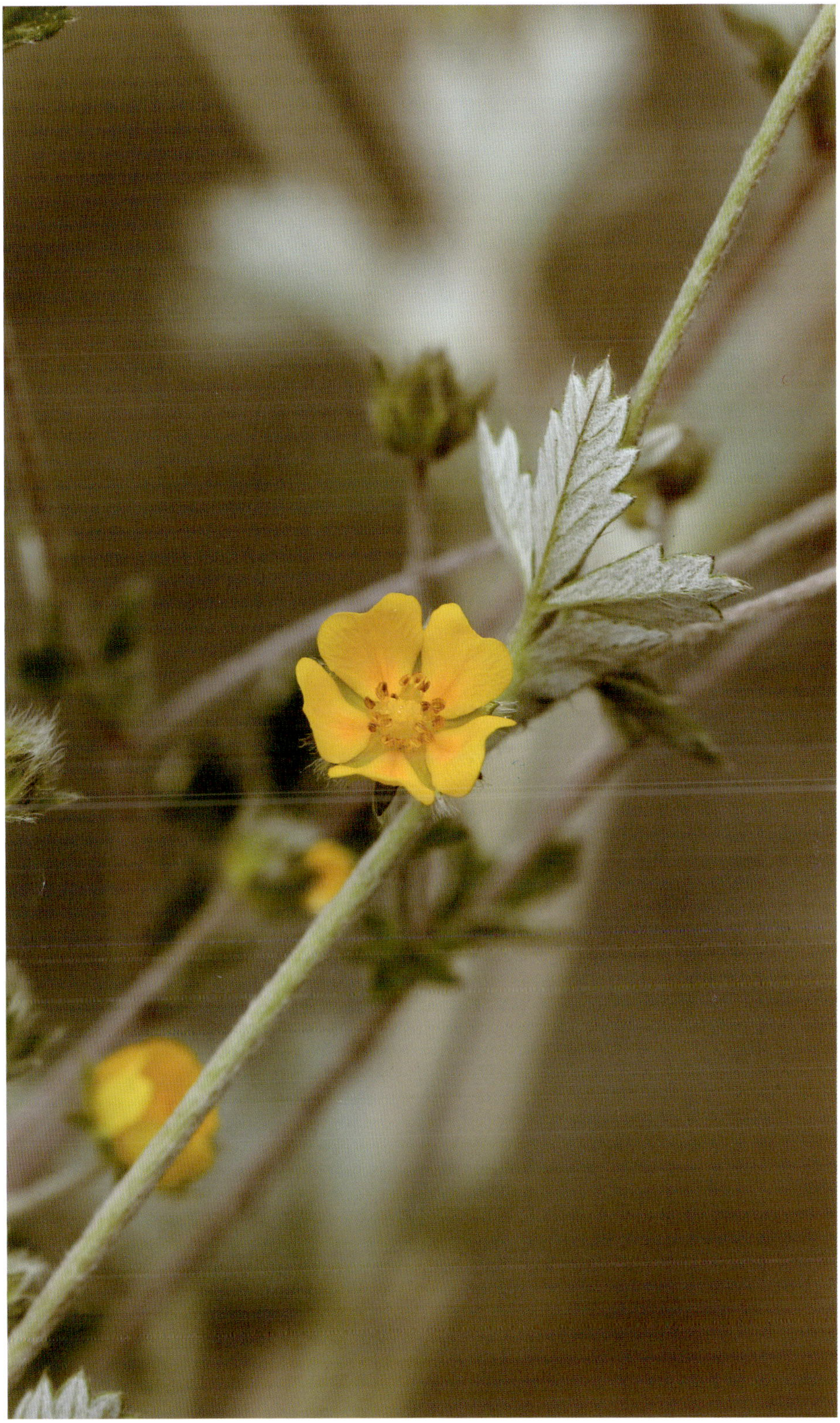

钉柱委陵菜（二）

峨眉蔷薇

སེ་གཡུང་།

【藏药名译音】色永

【来　　源】蔷薇科植物峨眉蔷薇 *Rosa omeiensis* Rolfe 的花和果实。

【植物形态】直立灌木，高 3 ～ 4m；小枝细弱，无刺或有扁而基部膨大皮刺，幼嫩时常密被针刺或无针刺。小叶 9 ～ 13(17)，连叶柄长 3 ～ 6cm；小叶片长圆形或椭圆状长圆形，长 8 ～ 30mm，宽 4 ～ 10mm，先端急尖或圆钝，基部圆钝或宽楔形，边缘有锐锯齿，上面无毛，中脉下陷，下面无毛或在中脉有疏柔毛，中脉突起；叶轴和叶柄有散生小皮刺；托叶大部贴生于叶柄，顶端离生部分呈三角状卵形，边缘有齿或全缘，有时有腺。花单生于叶腋，无苞片；花梗长 6 ～ 20mm，无毛；花直径 2.5 ～ 3.5cm；萼片 4，披针形，全缘，先端渐尖或长尾尖，外面近无毛，内面有稀疏柔毛；花瓣 4，白色，倒三角状卵形，先端微凹，基部宽楔形；花柱离生，被长柔毛，比雄蕊短很多。果倒卵球形或梨形，直径 8 ～ 15mm，亮红色，果成熟时果梗肥大，萼片直立宿存。花期 5 ～ 6 月，果期 7 ～ 9 月。

【生　　境】生长于山坡、山脚下或灌丛中，海拔 3400 ～ 4000m。

【采收加工】花盛期采集花，去净枝叶，晾干。

【功能主治】降气利胆、调经活血。花：治“龙”病、“赤巴”病、肺热咳嗽、吐血、脉管瘀痛、风湿痹痛、乳痈、月经不调、赤白带下。果实：祛风活络、滋补、止泻。治“龙”病、“赤巴”病、脉管瘀痛、风湿痹痛、关节痛。

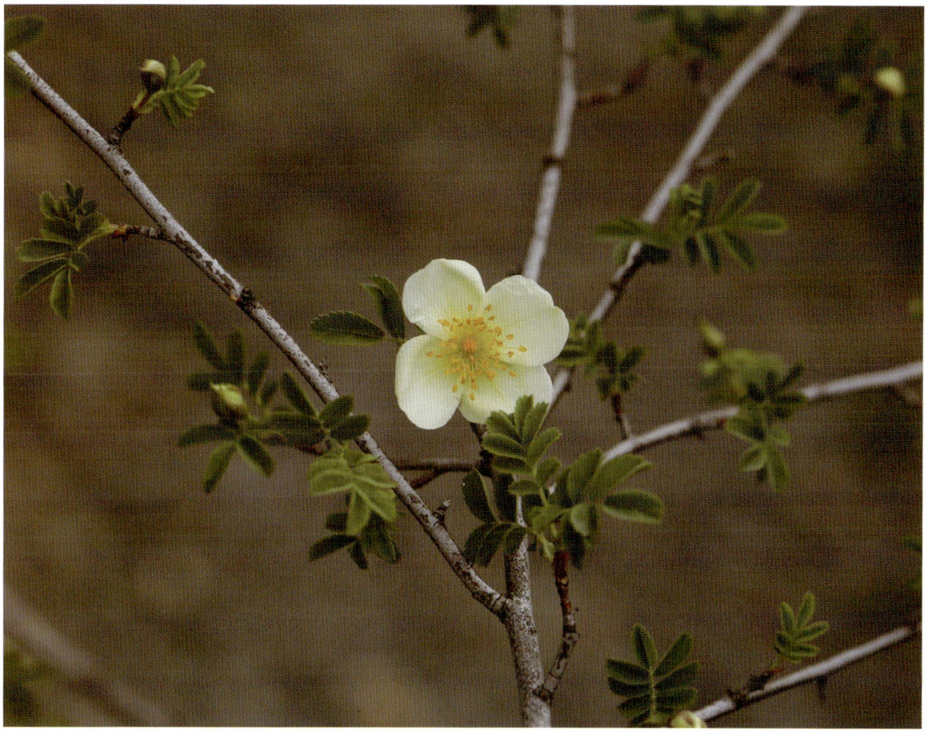

峨眉蔷薇（一）

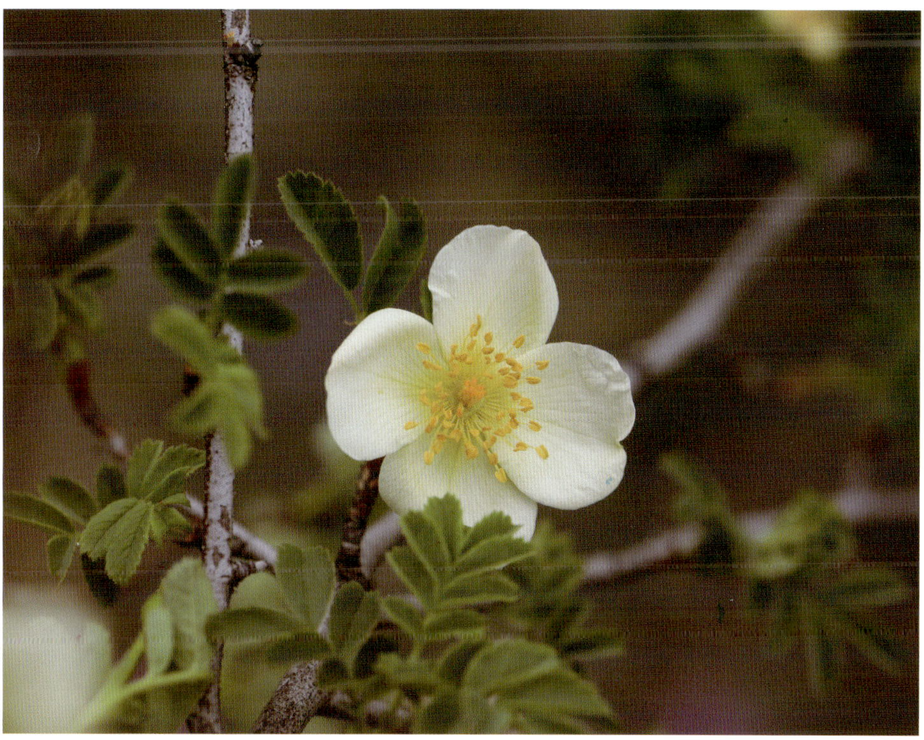

峨眉蔷薇（二）

玫瑰

སེ་བ།

【藏药名译音】色哇

【来　　源】蔷薇科植物绢毛蔷薇 *Rosa sericea* Lindl. 的花和根皮。

【植物形态】直立灌木，高 1 ～ 2m；枝粗壮，弓形；皮刺散生或对生，基部稍膨大，有时密生针刺。小叶 (5)7 ～ 11，连叶柄长 3.5 ～ 8cm；小叶片卵形或倒卵形，稀倒卵长圆形，长 8 ～ 20mm，宽 5 ～ 8mm，先端圆钝或急尖，基部宽楔形，边缘仅上半部有锯齿，基部全缘，上面无毛，有褶皱，下面被丝状长柔毛；叶轴、叶柄有极稀疏皮刺和腺毛；托叶大部贴生于叶柄，仅顶端部分离生，呈耳状，有毛或无毛，边缘有腺。花单生于叶腋，无苞片；花梗长 1 ～ 2cm，无毛；花直径 2.5 ～ 5cm；萼片卵状披针形，先端渐尖或急尖，全缘，外面有稀疏柔毛或近于无毛，内面有长柔毛；花瓣白色，宽倒卵形，先端微凹，基部宽楔形；花柱离生，被长柔毛，稍伸出萼筒口外，比雄蕊短。果倒卵球形或球形，直径 8 ～ 15mm，红色或紫褐色，无毛，有宿存直立萼片。花期 5 ～ 6 月，果期 7 ～ 8 月。

【生　　境】生长于山顶、山谷斜坡或向阳燥地，海拔 3400 ～ 3800m。

【采收加工】6 ～ 7 月花盛时采其花，以纸遮蔽，晒干。

【功能主治】花治胆囊炎、补体虚。根皮理气活血、敛疮，治胸闷气滞、淤血作疼、疮疡。

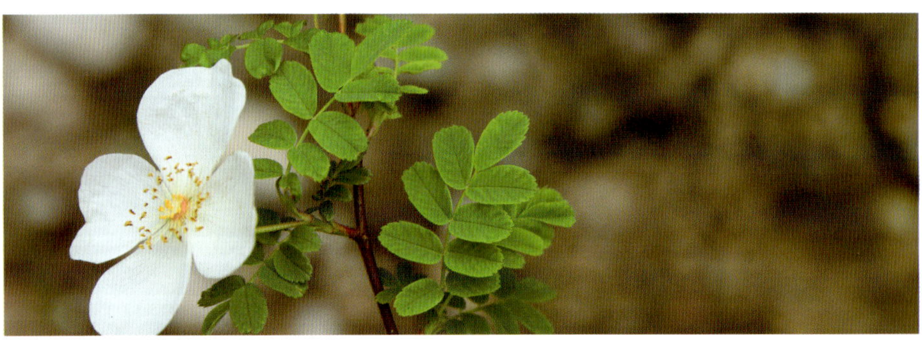

绢毛蔷薇

山莓草

། རོག་པོ་འཇོམས་སྐྱེས། །

【藏药名译音】 荣保久吉

【来　　源】 蔷薇科植物楔叶山莓草 *Sibbaldia cuneata* Hornem. ex Ktze. 的全草。

【植物形态】 多年生草本。根茎粗壮，匍匐，圆柱形。花茎直立或上升，高 5 ～ 14cm，被伏生或斜展疏柔毛。基生叶为 3 出复叶，连叶柄长 1.5 ～ 10cm，叶柄被伏生疏柔毛，小叶常有短柄或几无柄，广倒卵形至广椭圆形，长 0.8 ～ 2.5cm，宽 0.6 ～ 1.8cm，顶端截形，通常有 3 ～ 5 卵形急尖或圆钝锯齿，基部阔楔形，两面绿色，散生疏柔毛；茎生叶 1 ～ 2，与基生叶相似，唯小叶片较小；基生叶托叶膜质，褐色，外面疏被糙伏毛，茎生叶托叶草质，绿色，披针形，渐尖。伞房状花序密集顶生，花直径 5 ～ 7mm；萼片卵形或长圆形，顶端急尖，副萼片披针形，顶端渐尖，与萼片近等长，外面被疏柔毛；花瓣黄色，倒卵形，顶端圆钝，与萼片近等长或稍长；雄蕊 5 枚；花柱侧生。瘦果光滑。花果期 5 ～ 10 月。

【生　　境】 生长于高山草地、岩石缝中，海拔 3400 ～ 4500m。

【功能主治】 养肺、接骨、愈疮。治肺病、肺热咳嗽、肺结核、肺脓疡、疮疡肿毒、月经不调；外用治头骨受伤、骨折。

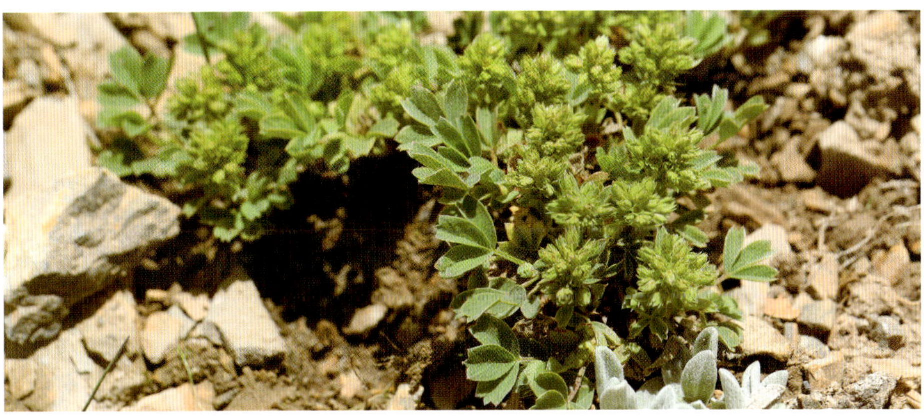

楔叶山莓草

马蹄黄

|ཨོ་རྒྱན་སྤང་ཛེ།|

【藏药名译音】哦坚达加

【来　　源】蔷薇科植物马蹄黄 *Spenceria ramalana* Trimen 的全草。

【植物形态】多年生草本，高 18 ～ 32cm；根茎木质，顶端有旧叶柄残痕；茎直立，圆柱形，带红褐色，不分枝，或在栽培时稍分枝，疏生白色长柔毛或绢状柔毛。基生叶为奇数羽状复叶，连叶柄长 4.5 ～ 13cm，叶柄长 1 ～ 6cm；小叶片 13 ～ 21 个，常为 13 个，对生稀互生，纸质，宽椭圆形或倒卵状矩圆形，长 1 ～ 2.5cm，宽 5 ～ 10mm，先端 2 ～ 3 浅裂，基部圆形，全缘，侧脉不显；托叶卵形，长约 1cm；茎生叶有少数小叶片或成单叶，3 裂或有 2 ～ 3 齿。总状花序顶生，长 5 ～ 20cm，有 12 ～ 15 朵花；苞片倒披针形，3 浅裂或深裂，上部者窄披针形，不裂，长 8 ～ 20mm；花梗直立，长 1.5 ～ 4cm；花直径约 2cm；副萼片披针形，长 3 ～ 4mm，其中 2 个较大，3 个较小，连合成漏斗状，先端锐尖，有 4 ～ 5 齿，外面除白色长柔毛外还有腺毛；萼筒长 2mm，萼片披针形，长 7 ～ 8mm，先端锐尖；花瓣黄色，倒卵形，长 10 ～ 12mm，宽 7 ～ 8mm，先端圆形，基部成短爪；雄蕊花丝黄色，长 6mm，宿存；子房卵状矩圆形，花柱 2，离生，丝状，伸出花外很长。瘦果近球形，直径 3 ～ 4mm，黄褐色，包在萼管内。花期 7 ～ 8 月，果期 9 ～ 10 月。

【生　　境】生长于高山草原石灰岩山坡，海拔 3400 ～ 5000m。

【采收加工】7 ～ 9 月采集，晾干。

【功能主治】收敛。治腹胀、痢疾，水煎膏防皲裂。

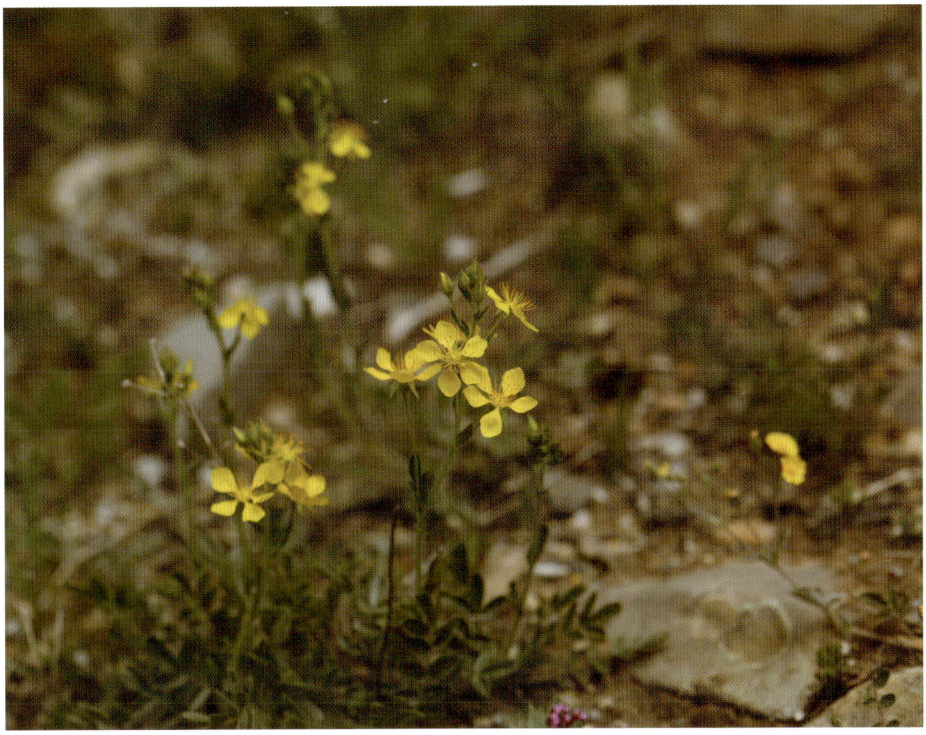

马蹄黄（一）

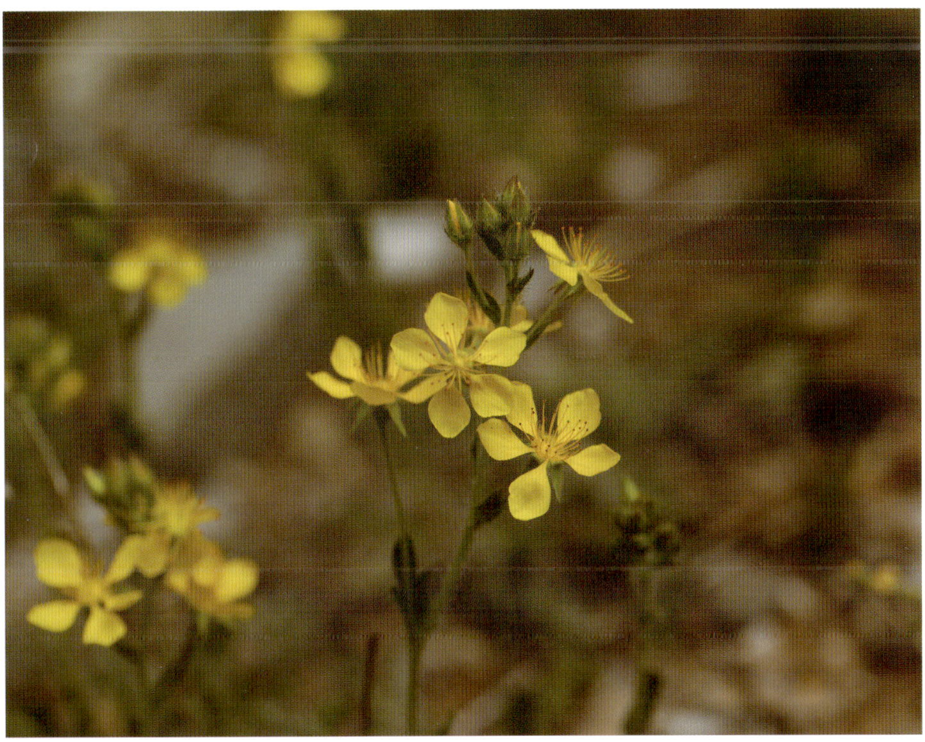

马蹄黄（二）

多花黄芪

། སྲད་དཀར། །

【藏药名译音】塞色

【来　　源】豆科植物多花黄耆 *Astragalus floridus* Benth. ex Bunge 的全草。

【植物形态】多年生草本，被黑色或白色长柔毛。根粗壮，直伸，暗褐色。茎直立，高 30 ～ 60cm，有时可达 100cm，下部常无枝叶。羽状复叶有 13 ～ 14 片小叶，长 4 ～ 12cm；叶柄长 0.5 ～ 1cm；托叶离生，披针形或狭三角形，长 8 ～ 10mm，下面散生白色和黑色柔毛；小叶线状披针形或长圆形，长 8 ～ 22mm，宽 2.5 ～ 5mm，上面绿色，近无毛，下面被灰白色、多少伏贴的白色柔毛。总状花序腋生，生 13 ～ 40 花，偏向一边；花序轴和总花梗均被黑色伏贴柔毛，花后伸长；总花梗比叶长；苞片膜质，披针形至钻形，长约 5mm；花梗细，长约 5mm，被黑色伏贴柔毛；花萼钟状，长 5 ～ 7mm，外面及萼齿里面均被黑色伏贴柔毛，萼齿钻形，较萼筒略短或近等长；花冠白色或淡黄色，旗瓣匙形，长 11 ～ 13mm，先端微凹，基部具短瓣柄，翼瓣比旗瓣略短，瓣片线形，宽 1 ～ 1.5mm，具短耳，瓣柄与瓣片近等长，龙骨瓣与旗瓣近等长，瓣片半卵形，最宽处达 3 ～ 3.5mm，具短耳，瓣柄与瓣片近等长；子房线形，密被黑色或混生白色柔毛，具柄。荚果纺缍形，长 12 ～ 15mm，宽约 6mm，两端尖，表面被棕色或黑色半开展或倒伏柔毛；果颈与萼筒近等长，1 室；种子 3 ～ 5 颗。花期 7 ～ 8 月，果期 8 ～ 9 月。

【生　　境】生长于高山草坡或灌丛下，海拔 3400 ～ 4300m。

【采收加工】6 ～ 7 月采全草，洗去泥土，除去枯枝残叶，晾干。

【功能主治】利尿、愈合血管。治“木保”病、血管破裂、痢疾；鲜草外用治疮疖肿毒、创伤。

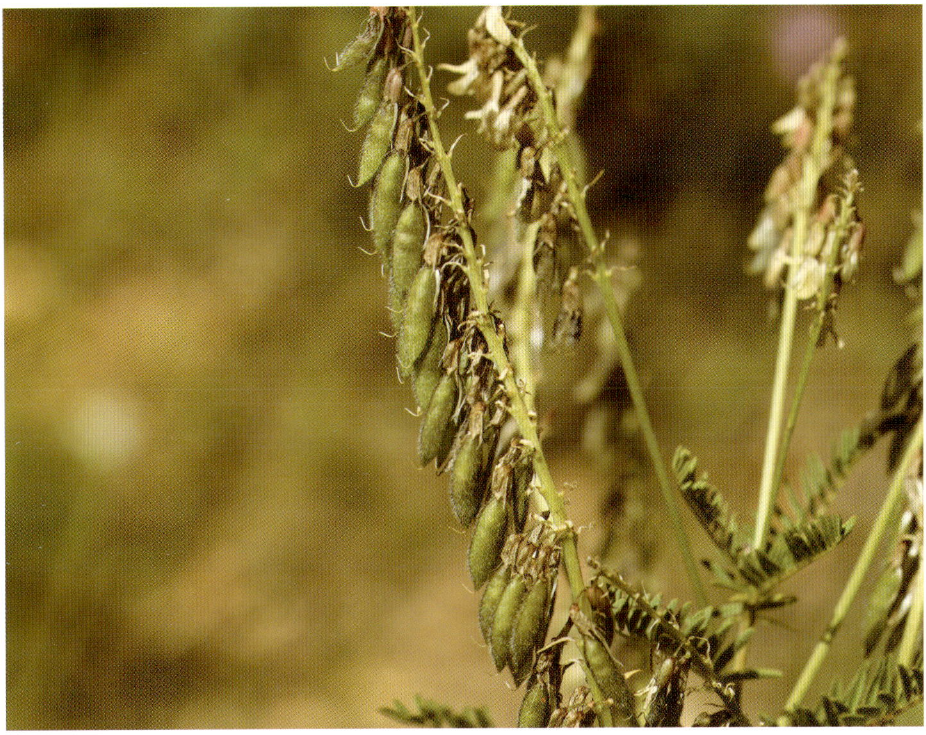

多花黄耆（一）

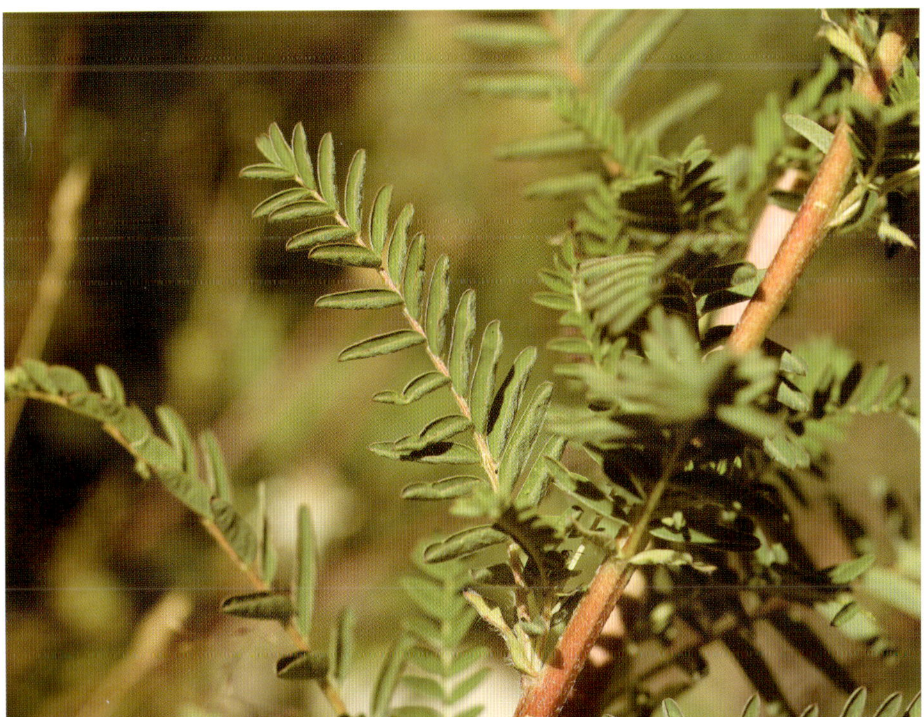

多花黄耆（二）

青海黄芪

སྲད་སྐྱག

【藏药名译音】塞盎

【来　　源】豆科植物甘青黄耆 *Astragalus tanguticus* Batalin 的全草。

【植物形态】茎平卧或上升，多数，长 20 ～ 40cm，密被白色开展的短柔毛，多分枝。羽状复叶具 11 ～ 21 片小叶，长 2 ～ 4cm；托叶三角状披针形，长达 4mm，上面无毛；叶柄长 4 ～ 6mm；小叶近对生，椭圆状长圆形或倒卵状长圆形，长 4 ～ 11mm，宽 2 ～ 4mm，先端圆或截形，有短尖头，基部圆或钝形，上面有时有疏柔毛，下面被白色半开展柔毛，小叶柄短。总状花序呈伞形；生 4 ～ 10 花，长 4 ～ 10cm，疏被白色或混有黑色柔毛；总花梗长 2 ～ 4cm；苞片披针形，长约 2.3mm；花梗长 1 ～ 1.2mm；小苞片细小；花萼钟状，疏被白色及黑色柔毛，萼筒 2 ～ 2.5mm，萼齿线状披针形，长 2.5 ～ 3mm；花冠青紫色；旗瓣长约 10mm，宽 10 ～ 10.5mm，瓣片近圆形，长 8 ～ 9mm，先端微缺，基部突然收狭，瓣柄长 1.7 ～ 2mm，翼瓣长约 8mm，瓣片近长圆形，长 7 ～ 8mm，宽 2.5 ～ 2.8mm，先端圆形，瓣柄长 2.5 ～ 2.8mm，龙骨瓣长 9 ～ 10mm，瓣片倒卵形，长 7 ～ 8mm，宽 3.5 ～ 4mm，瓣柄较短；子房有柄，密被白色柔毛，柄长约 1mm，柱头被簇毛。荚果近圆形或长圆形，长 7 ～ 8mm，直径 4 ～ 4.5mm，具网脉，疏被白色短柔毛，假 2 室，含多颗种子，果颈不露出宿萼外；种子棕色，圆肾形，长约 2mm，横宽约 2.5mm，平滑。花期 5 ～ 8 月，果期 8 ～ 10 月。

【生　　境】生长于山坡草地、河边灌丛的岩石上，海拔 3400 ～ 3950m。

【采收加工】6 ～ 8 月采集全草，除去枯枝，晾干。

【功能主治】镇痛、催吐、利尿、愈疮。治溃疡病、胃痉挛、水肿、诸疮；外用熬膏治创伤。

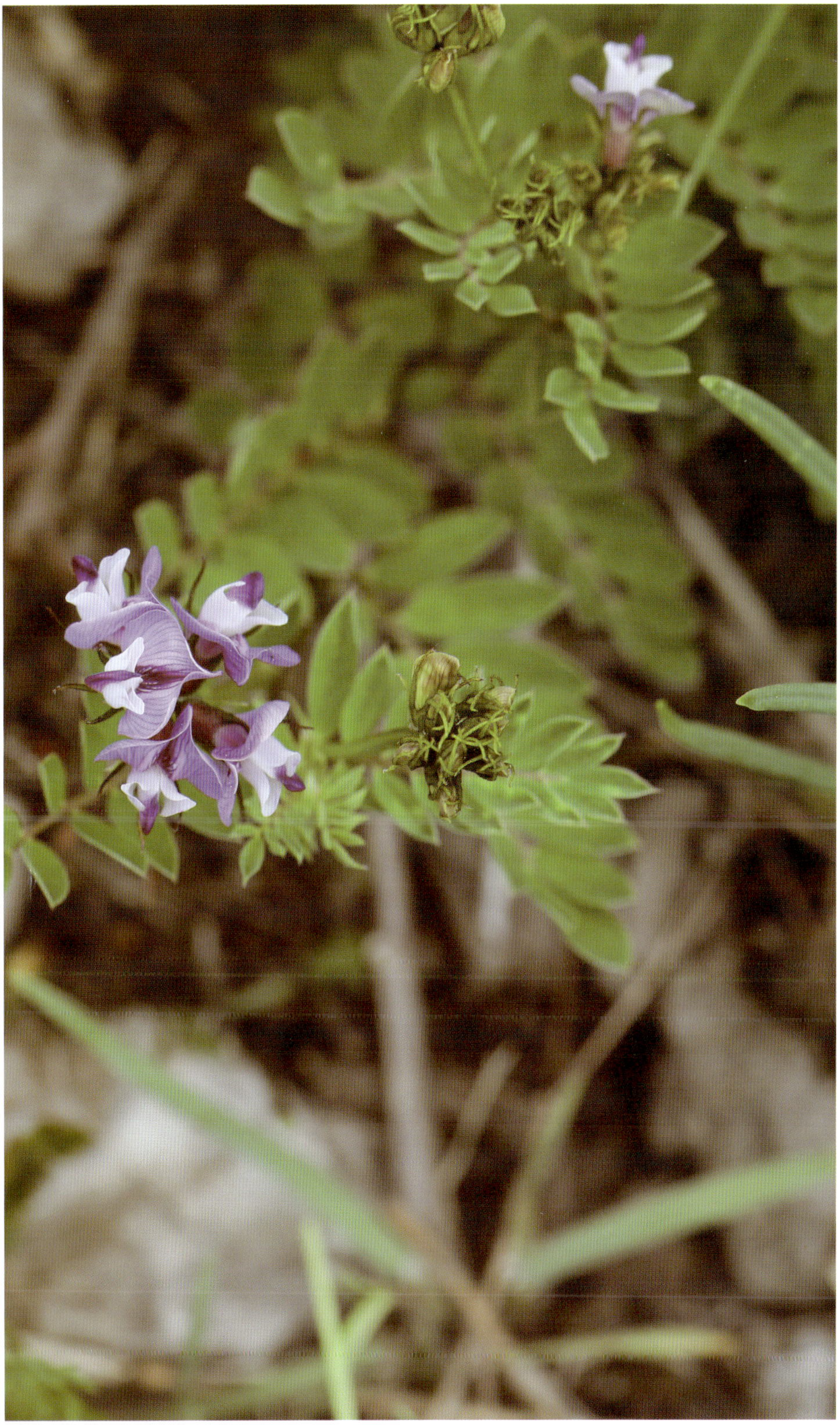

甘青黄耆

膜荚黄芪

། སྲད་སེར།།

【藏药名译音】塞色

【来　　源】豆科植物云南黄耆 *Astragalus yunnanensis* Franch. 的根。

【植物形态】多年生草本。根粗壮。地上茎短缩。羽状复叶基生，近莲座状，有 11 ～ 27 片小叶，长 6 ～ 15cm；叶柄长 1 ～ 3cm，连同叶轴散生白色细柔毛；托叶离生，卵状披针形，长 8 ～ 11mm，下面及边缘散生白色细柔毛；小叶卵形或近圆形，长 4 ～ 10mm，宽 4 ～ 7mm，先端钝圆，有时有短尖头，基部圆形，上面无毛，下面被白色长柔毛。总状花序生 5 ～ 12 花，稍密集，下垂，偏向一边，总花梗生于基部叶腋，与叶近等长或较叶长，散生白色细柔毛，上部并混生棕色毛；苞片膜质，线状披针形，长 5 ～ 8mm，下面被白色长柔毛；花梗长 1 ～ 3mm，密被棕褐色柔毛；花萼狭钟状，长约 14mm，被褐色毛或混生少数白色长柔毛，萼齿狭披针形，与萼筒近等长；花冠黄色，旗瓣匙形，长 20 ～ 22mm，先端微凹，基部渐狭成瓣柄，翼瓣与旗瓣近等长，瓣片长圆形，基部具明显的耳，瓣柄与瓣片近等长，龙骨瓣较翼瓣短或近等长，瓣片半卵形，瓣柄与瓣片近等长；子房被长柔毛，有柄。荚果膜质，狭卵形，长约 20mm，宽 8 ～ 10mm，被褐色柔毛，果颈与萼筒近等长。花期 7 月。

【生　　境】生长于山坡草地、灌丛下或山顶碎石地，海拔 4000 ～ 5100m。

【采收加工】8 ～ 10 月采挖根，除去枯枝、叶及芦头，洗净，切片，晒干。

【功能主治】强壮补气、排脓生肌、利尿止汗。治久病衰弱、慢性肾炎浮肿、消化不良、贫血、自汗、盗汗、糖尿病、痈肿疮疖、痢疾、月经不调及带下等症。

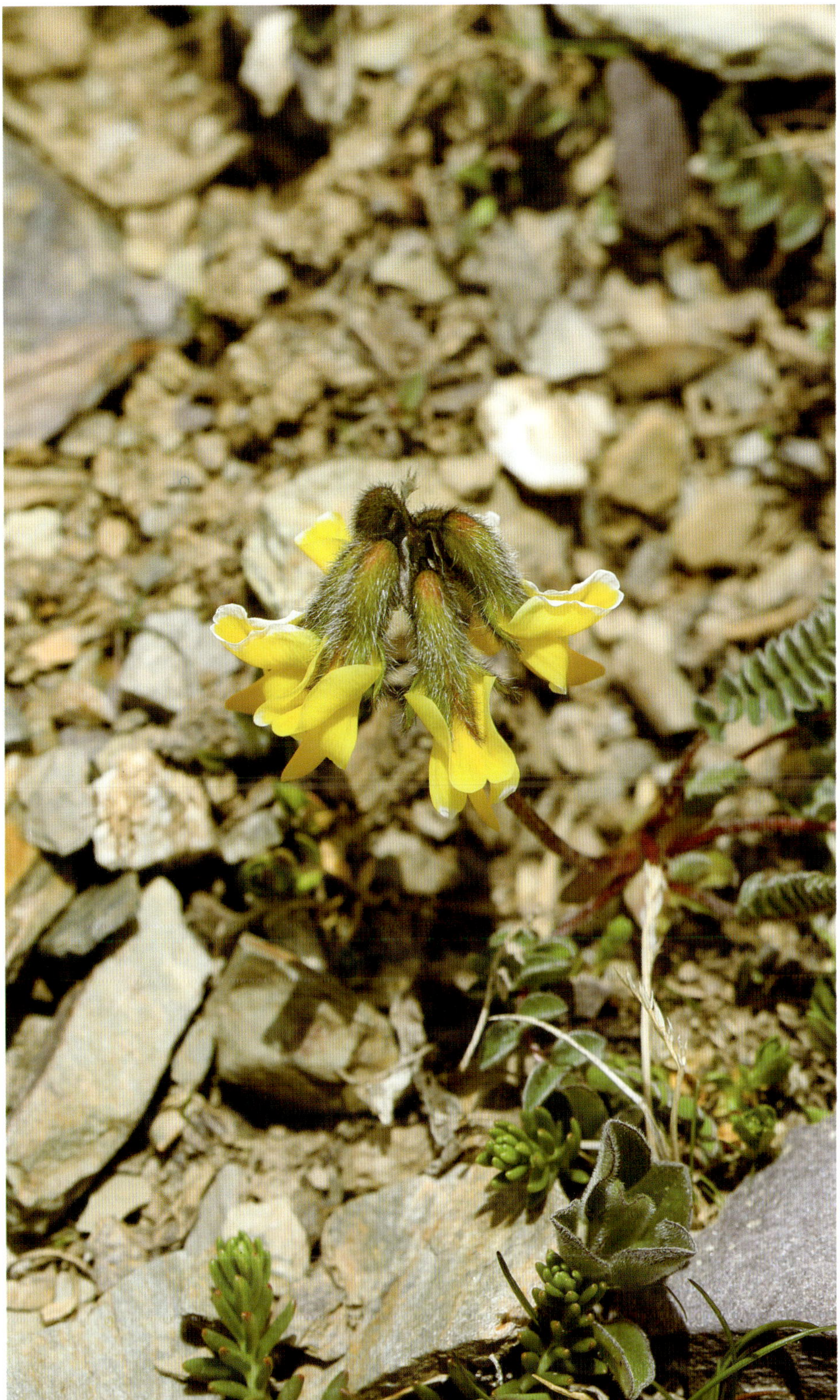

云南黄耆

锦鸡儿

། མཛོ་མོ་ཤིང་།、ཙ་མ་ཤིང་།།

【藏药名译音】 佐摸兴、扎玛兴

【来　　源】 豆科植物鬼箭锦鸡儿 *Caragana jubata* (Pall.) Poir.、川西锦鸡儿 *Caragana erinacea* Kom. 的红色心材或煎膏。

【植物形态】 1. 鬼箭锦鸡儿　灌木，直立或伏地，高 0.3 ～ 2m，基部多分枝。树皮深褐色、绿灰色或灰褐色。羽状复叶有 4 ～ 6 对小叶；托叶先端刚毛状，不硬化成针刺；叶轴长 5 ～ 7cm，宿存，被疏柔毛。小叶长圆形，长 11 ～ 15mm，宽 4 ～ 6mm，先端圆或尖，具刺尖头，基部圆形，绿色，被长柔毛。花梗单生，长约 0.5mm，基部具关节，苞片线形；花萼钟状管形，长 14 ～ 17mm，被长柔毛，萼齿披针形，长为萼筒的 1/2；花冠玫瑰色、淡紫色、粉红色或近白色，长 27 ～ 32mm，旗瓣宽卵形，基部渐狭成长瓣柄，翼瓣近长圆形，瓣柄长为瓣片的 2/3 ～ 3/4，耳狭线形，长为瓣柄的 3/4，龙骨瓣先端斜截平而稍凹，瓣柄与瓣片近等长，耳短，三角形；子房被长柔毛。荚果长约 3cm，宽 6 ～ 7mm，密被丝状长柔毛。花期 6 ～ 7 月，果期 8 ～ 9 月。

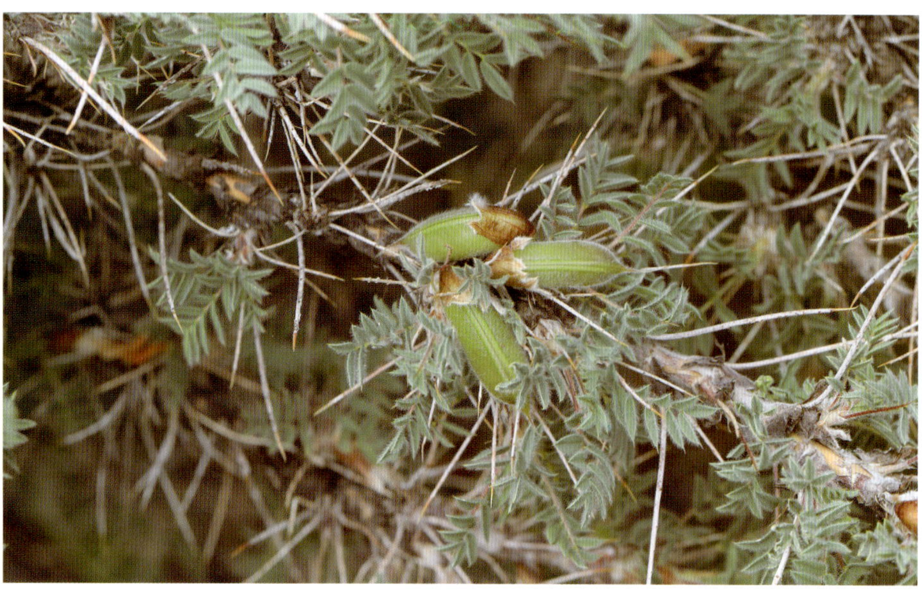

鬼箭锦鸡儿（一）

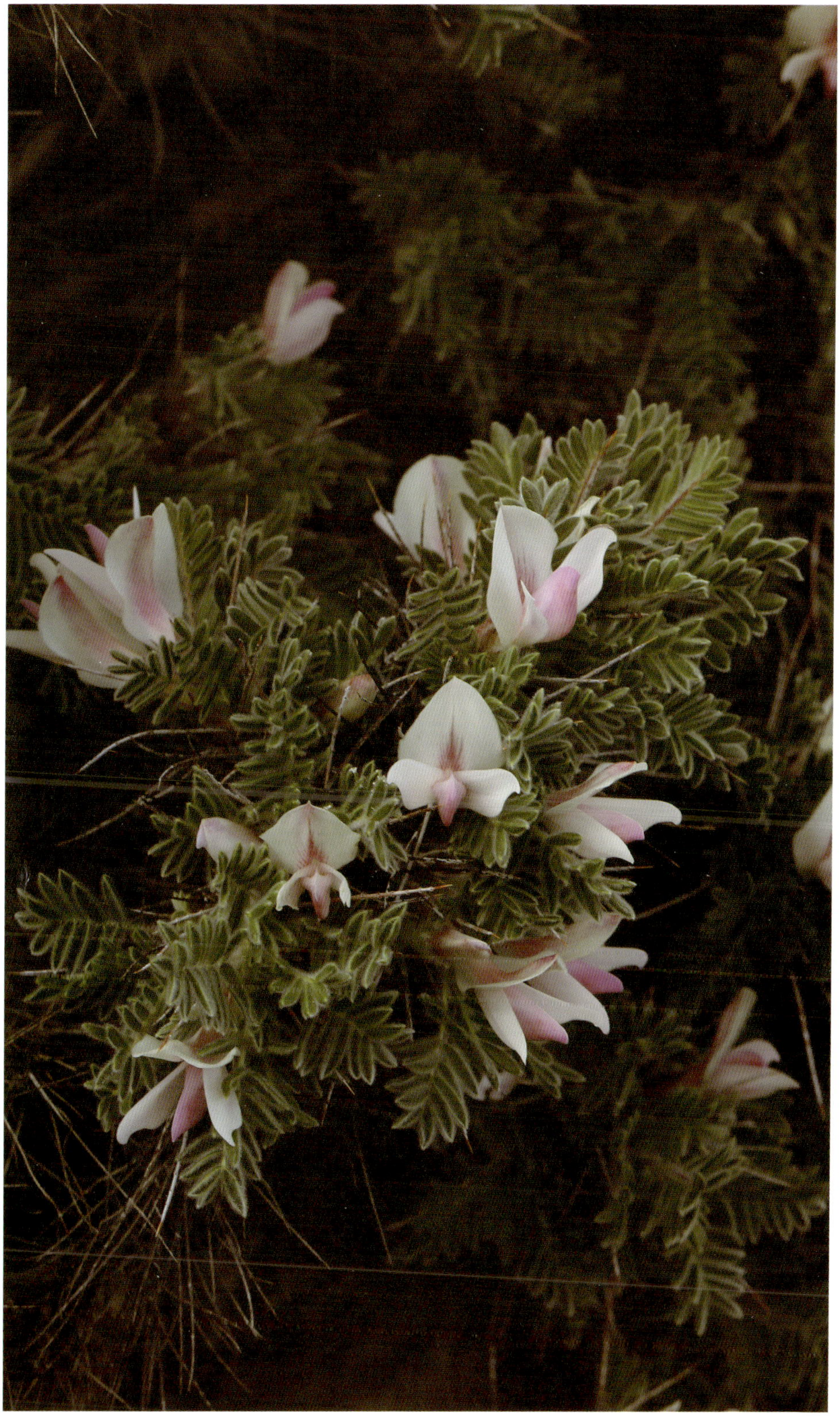

鬼箭锦鸡儿（二）

2. 川西锦鸡儿　灌木，高 30 ～ 60cm。老枝绿褐色或褐色，常具黑色条棱，有光泽；一年生枝黄褐色或褐红色。羽状复叶有 2 ～ 4 对小叶；托叶褐红色，被短柔毛，刺针很短，长 2 ～ 3mm，脱落或宿存；长枝上叶轴长 1.5 ～ 2cm，宿存，短枝上叶轴密集，长 2 ～ 15mm，稍硬化，脱落或宿存；小叶短枝者常 2 对，线形、倒披针形或倒卵状长圆形，长 3 ～ 12mm，宽 1 ～ 2.5mm，先端锐尖，上面无毛，下面疏被短柔毛。花梗极短，常 1 ～ 4 簇生于叶腋，被伏贴短柔毛成无毛；花萼管状，长 8 ～ 10mm，宽 3 ～ 4mm；花冠黄色，长 18 ～ 25mm，旗瓣宽卵形至长圆状倒卵形，有时中部及顶部呈紫红色，翼瓣长圆形或线状长圆形，瓣柄稍长于瓣片，耳圆钝，小，龙骨瓣瓣柄长于瓣片，耳不明显；子房被密柔毛。荚果圆筒形，长 1.5 ～ 2cm，先端尖，无毛或被短柔毛。花期 5 ～ 6 月，果期 8 ～ 9 月。

【生　　境】鬼箭锦鸡儿：生长于砾石山坡或山坡灌丛中，海拔 3400 ～ 5000m；川西锦鸡儿：生长于干旱山坡或灌丛中，海拔 3700 ～ 4400m。

【采收加工】9 ～ 11 月砍取红褐色木质部分，切段，阴干。

【功能主治】活血化瘀、排内脏淤血、降压。治血分热邪、高血压、多血病、月经不调、肌热、筋脉发烧；外用消毒散肿，治疖疮痈疽。

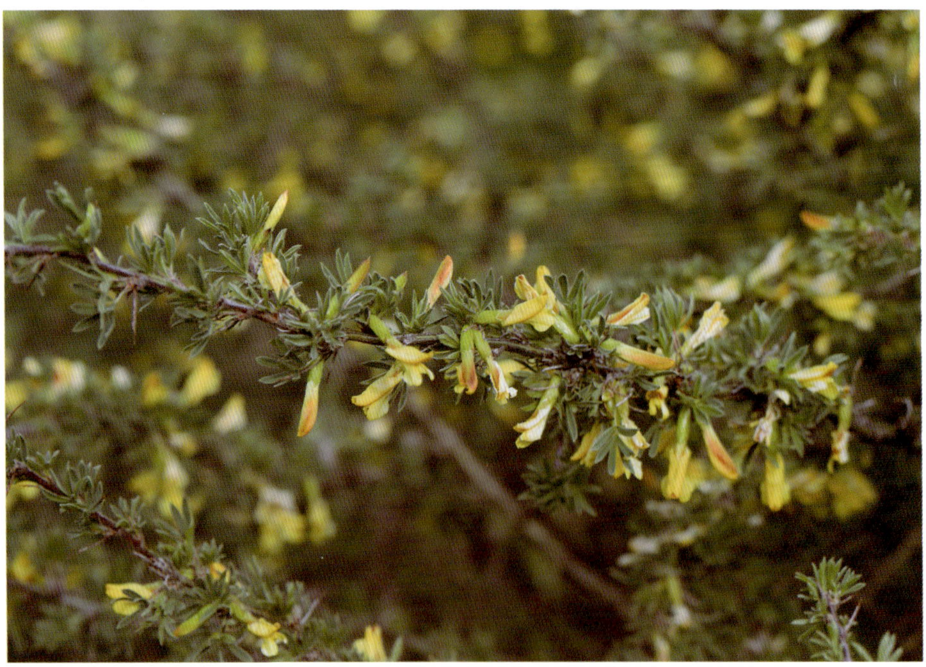

川西锦鸡儿

多刺锦鸡儿

།ཟ་མ་ཤིང་།།

【藏药名译音】 扎玛兴

【来　　源】 豆科植物青甘锦鸡儿*Caragana tangutica* Maxim ex Kom.的茎、枝内皮、根。

【植物形态】 灌木，高1～4m；老枝绿褐色，片状剥落。羽状复叶常有3对，极少2对小叶；托叶膜质，褐色，先端渐尖或锐尖；叶轴硬化成细针刺，斜伸或向下弯，长1.5～4cm；小叶各对间远离，上部1对常较下部者稍大，倒披针形或长圆状卵形，长8～15mm，宽3～8mm，先端锐尖，具软刺尖，基部楔形，嫩时边缘密被长柔毛，下面淡绿色，疏生长柔毛。花梗单生，长8～25mm，密被白色长柔毛，近基部具关节；苞片极小，膜质；花萼钟状管形，长8～13mm，被白色柔毛，萼齿三角形，长2～3mm，边缘白色；花冠黄色，长23～27mm，旗瓣宽倒卵形，先端微凹，翼瓣的瓣柄较瓣片稍短，耳线形，长为瓣柄的1/2，龙骨瓣的瓣柄长为瓣片的3/4，耳短小；子房密被短柔毛。荚果线形，长3～4cm，宽约7mm，先端渐尖，密被伏贴长柔毛。花期5～6月，果期7～9月。

【生　　境】 生长于山坡灌丛、阳坡林内。

【功能主治】 祛风活血、止痛利尿、补气益肾。治头晕头痛、耳鸣眼花、肺痨咳嗽、小儿疳积、四肢抽筋、呕吐、风湿关节炎、跌打损伤。

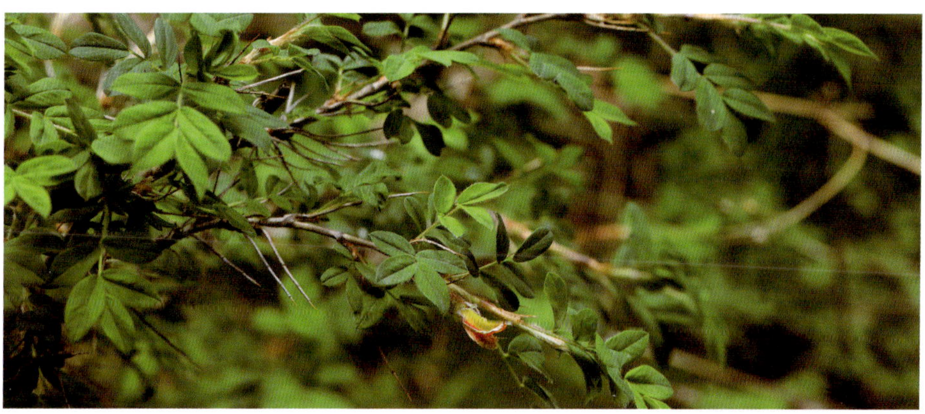

青甘锦鸡儿

紫云英岩黄芪

། སྲད་དམར། །

【藏药名译音】 塞玛

【来　　源】 豆科植物锡金岩黄耆 *Hedysarum sikkimense* Benth. ex Baker 的全草或花。

【植物形态】 多年生草本，高 5 ～ 15cm。根为直根系，肥厚，粗达 1 ～ 2cm，外皮暗褐色，淡甘甜；根颈向上分枝，形成仰卧的地上茎。茎被短柔毛和深沟纹，无明显的分枝。托叶宽披针形，棕褐色干膜质，6 ～ 8mm 长，合生至上部，外被疏柔毛；小叶通常 17 ～ 23，具长约 1mm 的短柄；小叶片长圆形或卵状长圆形，长 7 ～ 12mm，宽 3 ～ 5mm，先端钝，具短尖头或有时具缺刻，基部圆楔形，上面无毛，下面沿主脉和边缘被疏柔毛。总状花序腋生，明显超出叶，花序轴和总花梗被短柔毛；花一般 7 ～ 15，长 12 ～ 14mm，外展，常偏于一侧着生，具 1 ～ 3mm 长的花梗；苞片披针状卵形，先端渐尖，外被柔毛；花萼钟状，长 4 ～ 6（8）mm，萼筒暗污紫色，半透明，萼齿绿色，狭披针形，近等长或有时下萼齿稍长，等于或稍长于萼筒，外被柔毛；花冠紫红色或后期变为蓝紫色，旗瓣倒长卵形，长约 12 ～ 13mm，先端圆形，微凹，翼瓣线形，长约等于旗瓣，常被短柔毛，龙骨瓣长于旗瓣 1 ～ 2mm 或初花时几相等，沿前下角有时被短柔毛；子房线形，扁平，初花时仅沿腹缝线被短柔毛，花后期被密的伏贴柔毛。荚果 1 ～ 2 节，节荚近圆形、椭圆形或倒卵形，长 8 ～ 9mm，宽 6 ～ 7mm，被短柔毛，边缘常具不规则齿。种子圆肾形，黄褐色，长约 2mm，宽约 1.5mm。花期 7 ～ 8 月，果期 8 ～ 9 月。染色体 $2n=14$。

【生　　境】 生长于高山干燥阳坡的高山草甸和高寒草原、疏灌丛以及各种砂砾质干燥山坡。

【采收加工】 7 ～ 8 月采集全草或花期采花。

【功能主治】 止痛、收敛、续脉。治“木保”病疼痛、血痢、筋脉伤。

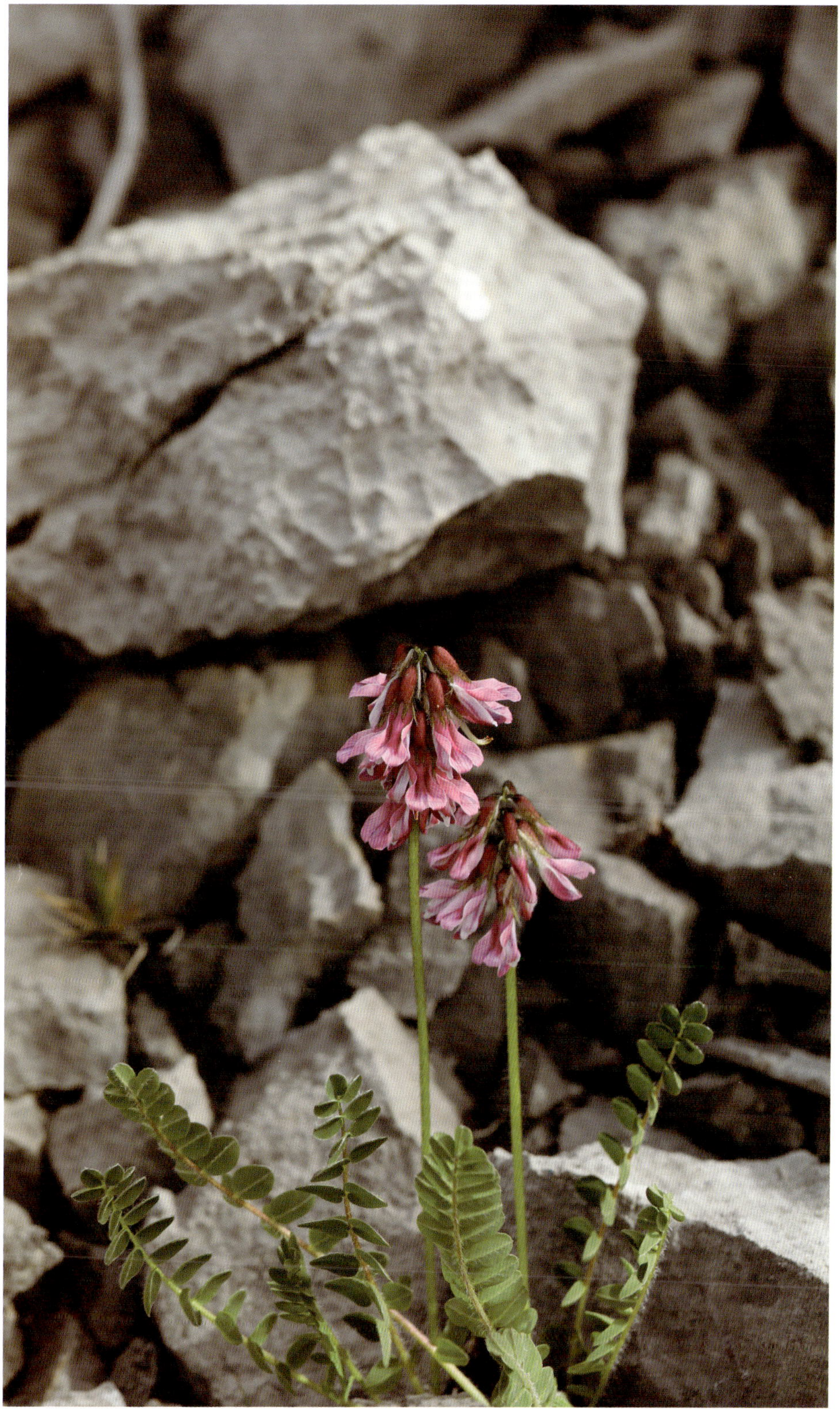

锡金岩黄耆

苜蓿

།འབི་སུ་ཉང་།、ཀྱ་སྤོས་།

【藏药名译音】布苏夯、加布

【来　　源】豆科植物天蓝苜蓿 *Medicago lupulina* L.、紫苜蓿 *Medicago sativa* L. 的全草。

【植物形态】1. 天蓝苜蓿　一二年生或多年生草本，高 15 ～ 60cm，全株被柔毛或有腺毛。主根浅，须根发达。茎平卧或上升，多分枝，叶茂盛。羽状三出复叶；托叶卵状披针形，长可达 1cm，先端渐尖，基部圆或戟状，常齿裂；下部叶柄较长，长 1 ～ 2cm，上部叶柄比小叶短；小叶倒卵形、阔倒卵形或倒心形，长 5 ～ 20mm，宽 4 ～ 16mm，纸质，先端多少截平或微凹，具细尖，基部楔形，边缘在上半部具不明显尖齿，两面均被毛，侧脉近 10 对，平行达叶边，几不分叉，上下均平坦；顶生小叶较大，小叶柄长 2 ～ 6mm，侧生小叶柄甚短。花序小头状，具花 10 ～ 20 朵；总花梗细，挺直，比叶长，密被贴伏柔毛；苞片刺毛状，甚小；花长 2 ～ 2.2mm；花梗短，长不到 1mm；萼钟形，长约 2mm，密被毛，萼齿线状披针形，稍不等长，比萼筒略长或等长；花冠黄色，旗瓣近圆形，顶端微凹，翼瓣和龙骨瓣近等长，均比旗瓣短：子房阔卵形，被毛，花柱弯曲，胚珠 1 粒。荚果肾形，长 3mm，宽 2mm，表面具同心弧形脉纹，被稀疏毛，熟时变黑；有种子 1 粒。种子卵形，褐色，平滑。花期 7 ～ 9 月，果期 8 ～ 10 月。

2. 紫苜蓿　多年生草本，高 30 ～ 100cm。根粗壮，深入土层，

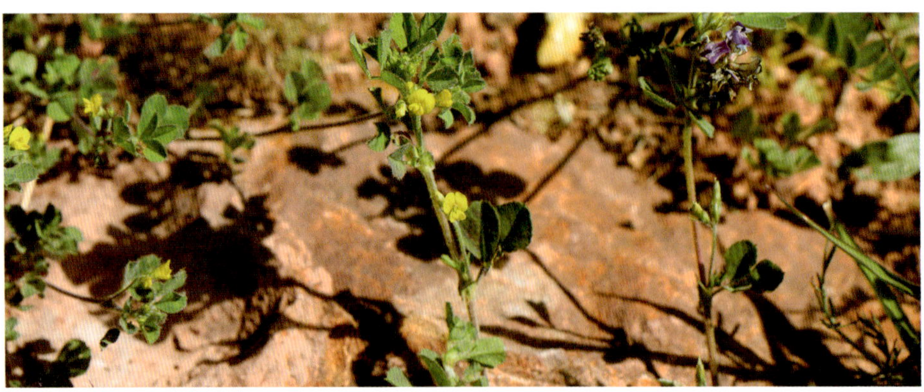

天蓝苜蓿

根茎发达。茎直立、丛生以至平卧，四棱形，无毛或微被柔毛，枝叶茂盛。羽状三出复叶；托叶大，卵状披针形，先端锐尖，基部全缘或具 1 ～ 2 齿裂，脉纹清晰；叶柄比小叶短；小叶长卵形、倒长卵形至线状卵形，等大，或顶生小叶稍大，长 (5) 10 ～ 25 (40) mm，宽 3 ～ 10mm，纸质，先端钝圆，具由中脉伸出的长齿尖，基部狭窄，楔形，边缘 1/3 以上具锯齿，上面无毛，深绿色，下面被贴伏柔毛，侧脉 8 ～ 10 对，与中脉成锐角，在近叶边处略有分叉；顶生小叶柄比侧生小叶柄略长。花序总状或头状，长 1 ～ 2.5cm，具花 5 ～ 30 朵；总花梗挺直，比叶长；苞片线状锥形，比花梗长或等长；花长 6 ～ 12mm；花梗短，长约 2mm；萼钟形，长 3 ～ 5mm，萼齿线状锥形，比萼筒长，被贴伏柔毛；花冠各色：淡黄、深蓝至暗紫色，花瓣均具长瓣柄，旗瓣长圆形，先端微凹，明显较翼瓣和龙骨瓣长，翼瓣较龙骨瓣稍长；子房线形，具柔毛，花柱短阔，上端细尖，柱头点状，胚珠多数。荚果螺旋状紧卷 2 ～ 4 (6) 圈，中央无孔或近无孔，径 5 ～ 9mm，被柔毛或渐脱落，脉纹细，不清晰，熟时棕色；有种子 10 ～ 20 粒。种子卵形，长 1 ～ 2.5mm，平滑，黄色或棕色。花期 5 ～ 7 月，果期 6 ～ 8 月。

【生　　境】天蓝苜蓿：适于凉爽气候及水份良好土壤，但在各种条件下都有野生，常见于河岸、路边、田野及林缘；紫苜蓿：生长于山坡林间草地或农田或水沟旁，海拔 3400 ～ 3900m。

【采收加工】6 ～ 7 月采集全草，洗去泥土，除去残叶根须，晾干。如外用时，煎熬，浓缩成膏。

【功能主治】清热、消炎、止血。治肺热、咳嗽、创伤、赤痢；外用消炎止血。

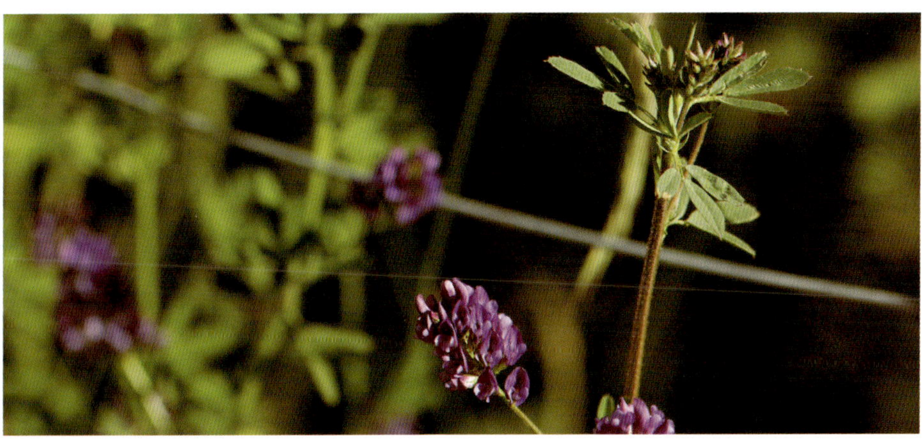

紫苜蓿

甘肃棘豆

དུག་སྲེད།

【藏药名译音】度色

【来　　源】豆科植物甘肃棘豆 *Oxytropis kansuensis* Bunge 的花。

【植物形态】多年生草本，高（8）10～20cm，茎细弱，铺散或直立，基部的分枝斜伸而扩展，绿色或淡灰色，疏被黑色短毛和白色糙伏毛。羽状复叶长（4）5～10（13）cm；托叶草质，卵状披针形，长约5mm，先端渐尖，与叶柄分离，彼此合生至中部，疏被黑色和白色糙伏毛；叶柄与叶轴上面有沟，于小叶之间被淡褐色腺点。疏被白色间黑色糙伏毛；小叶17～23（29），卵状长圆形、披针形，长（5）7～13mm，宽3～6mm，先端急尖，基部圆形，两面疏被贴伏白色短柔毛，幼时毛较密。多花组成头形总状花序；总花梗长7～12（15）mm，直立，具沟纹，疏被白色间黑色短柔毛，花序下部密被卷曲黑色柔毛；苞片膜质，线形，长约6mm，疏被黑色的白色柔毛；花长约12mm；花萼筒状，长8～9mm，宽约3mm，密被贴伏黑色间有白色长柔毛，萼齿线形，较萼筒短或与之等长；花冠黄色，旗瓣长约12mm瓣片宽卵形，长8mm，宽8mm，先端微缺或圆，基部下延成短瓣柄，翼瓣长约11mm，瓣片长圆形，长7mm，宽约3mm，先端圆形，瓣片柄5mm，龙骨瓣长约10mm，喙短三角形，长不足1mm；子房疏被黑色短柔毛，具短柄，胚珠9～12。荚果纸质，长圆形或长圆状卵形，膨胀，长8～12mm，宽约4mm，密被贴伏黑色短柔毛，隔膜宽约0.3mm，1室；果梗长1mm。种子11～12颗，淡褐色，扁圆肾形，长约1mm。花期6～9月，果期8～10月。

【生　　境】生长于山坡草地、河边草地、灌丛下、山坡砾石地，海拔3400～5300m。

【采收加工】6～8月采花，晾干。

【功能主治】利水、清脾、肺热。治腹水、体虚水肿、“培根”病、脾热、肺热、腹痛。

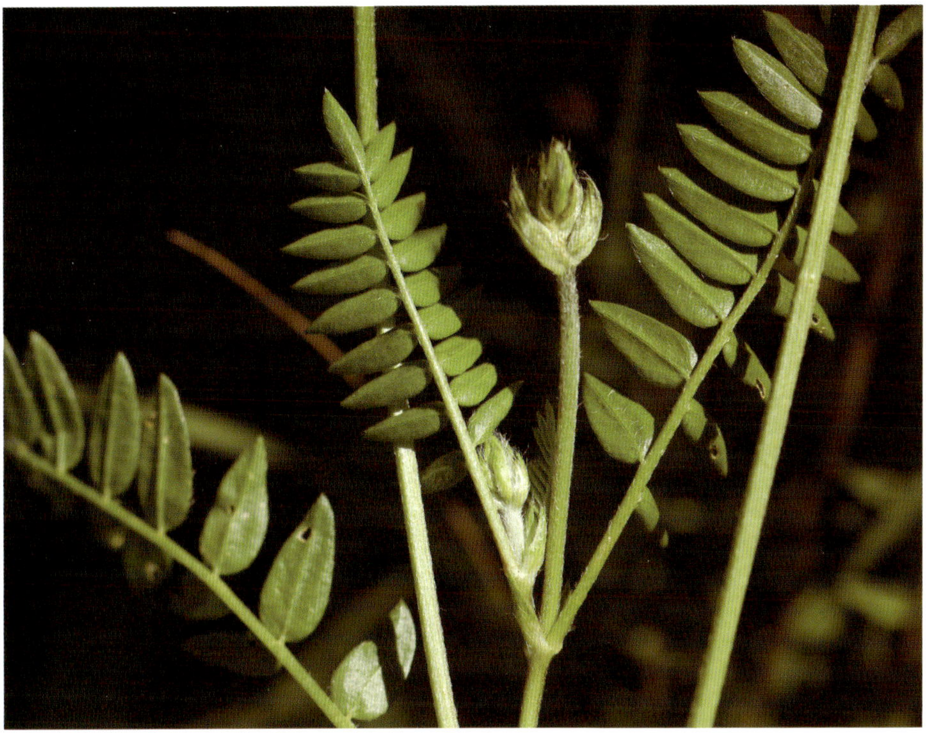

甘肃棘豆（一）

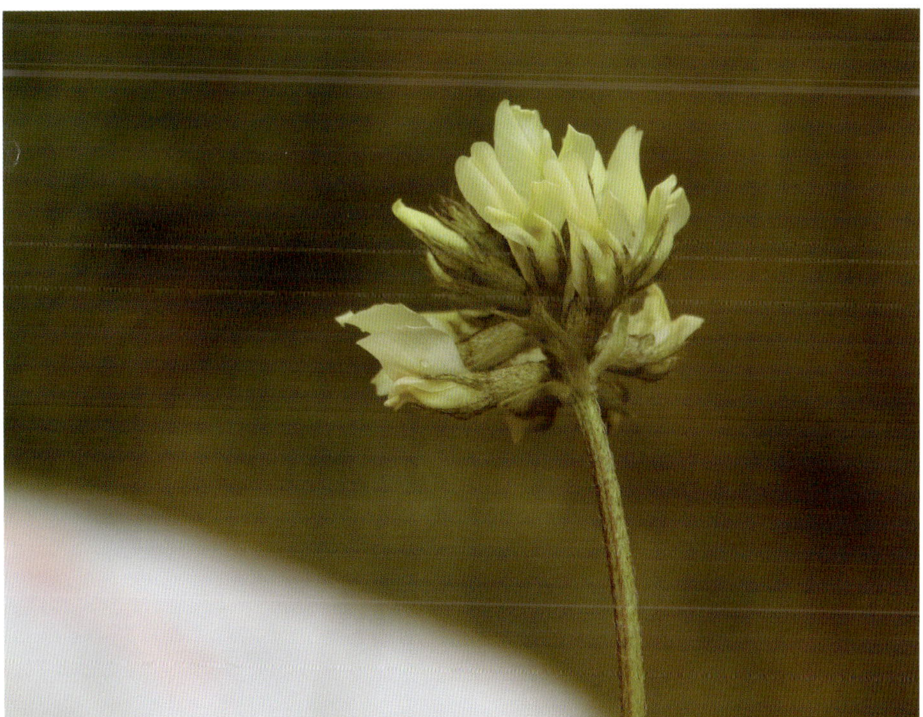

甘肃棘豆（二）

紫花黄华

| སྣ་བ་སྲད་མ། |

【藏药名译音】 纳哇色玛

【来　　源】 豆科植物紫花野决明 *Thermopsis barbata* Benth. 的根及根茎、叶、花和种子。

【植物形态】 多年生草本，高 8 ～ 30cm。根状茎甚粗壮。径达 2cm，木质化。茎直立，分枝，具纵槽纹，花期全株密被白色或棕色伸展长柔毛，具丝质光泽，果期渐稀疏，茎下部叶 4 ～ 7 枚轮生，包括叶片和托叶，连合成鞘状，茎上部叶片和托叶渐分离。三出复叶；具短柄；托叶叶片状，稍窄于小叶，两者颇难区别；小叶长圆形或披针形至倒披针形，长 1 ～ 2（3）cm，宽 3 ～ 5（10）mm，先端锐尖，侧小叶不等大，边缘渐下延成翅状叶柄，两面密被白色长柔毛。总状花序顶生，疏松，长 4 ～ 19cm；花长约 2.7cm；具花梗；苞片椭圆形或卵形，先端锐尖，基部连合鞘状，长 1 ～ 1.5cm，宽 5 ～ 7mm，密被伸展长柔毛；萼近二唇形，长 1.4 ～ 2（2.3）cm，密被贴伏绢毛，基部渐狭至花梗，上方 2 齿连合较高，下方 3 齿披针形，长 8 ～ 14mm；花冠紫色，干后有时呈蓝色，旗瓣近圆形，长 2.4 ～ 2.8cm，宽 1.8 ～ 2.2cm，瓣柄长 5 ～ 6mm，先端凹缺，基部截形或近心形，翼瓣和龙骨瓣近等长，宽约为 7 ～ 10mm；子房具长柄，柄长 4 ～ 8mm，密被长柔毛，胚珠 4 ～ 13 粒。荚果长椭圆形，先端和基部急尖，扁平，褐色，长 2 ～ 4.5cm，宽 1 ～ 1.8cm，被长伸展毛。种子大，肾形，微扁，长 7 ～ 8mm，宽 4 ～ 5mm，黄褐色，种脐白色，点状。花期 6 ～ 7 月，果期 8 ～ 9 月。

【生　　境】 生长于河谷和山坡，海拔 3400 ～ 4500m。

【采收加工】 秋季采挖根及根茎，洗净晾干；6 ～ 7 月采花、叶，洗净晾干；8 ～ 9 月采种子，晾干。

【功能主治】 根及根茎、花、叶、种子：清热化痰、降压、镇静、杀虫、消肿止痛、抗疟。根及根茎治高血压、咳嗽、疟疾。花、叶及种子治狂犬病、癫痫、头痛、痈疽、瘙痒。

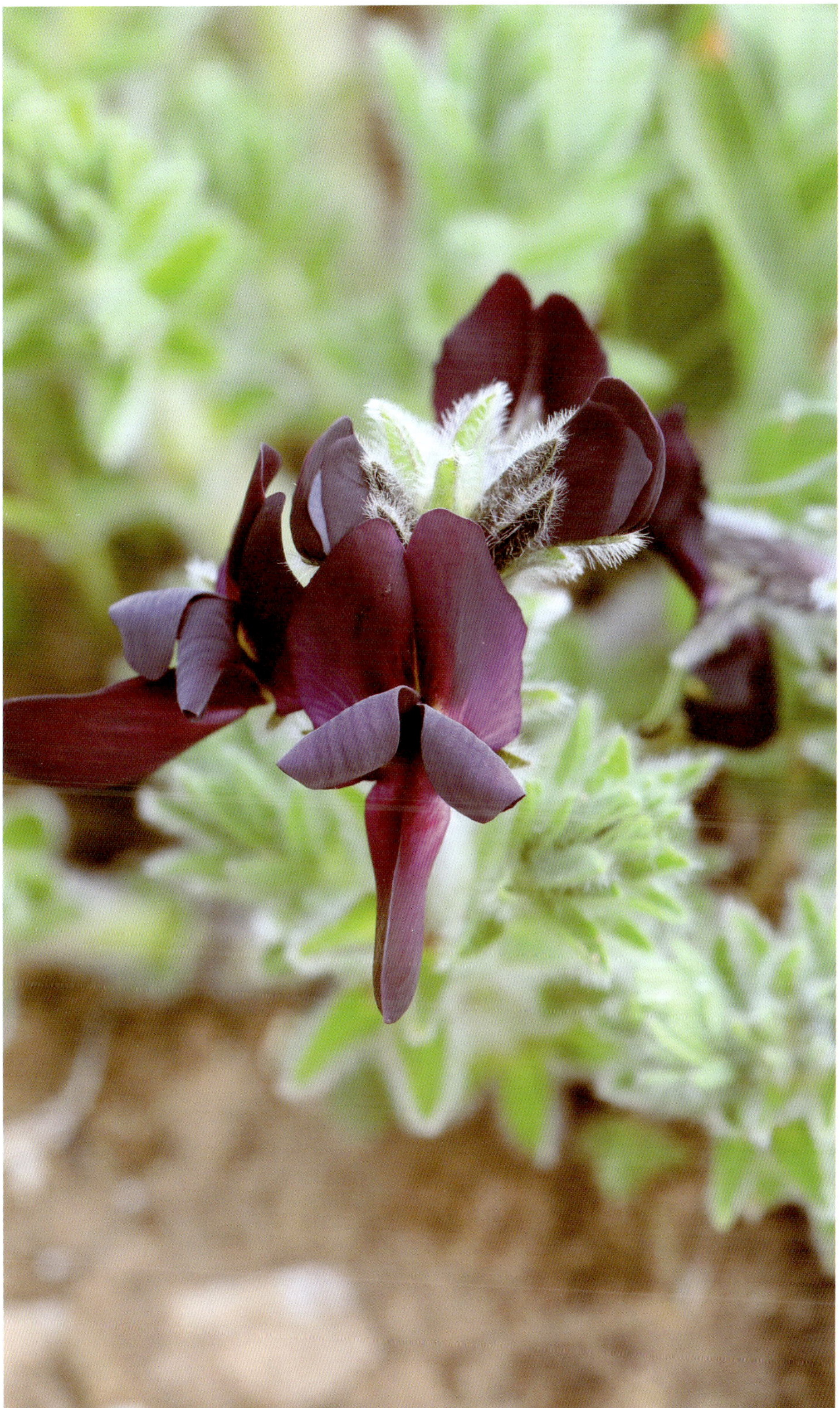

紫花野决明

高山米口袋

སྲད་སྨུག

【藏药名译音】色姆

【来　　源】豆科植物高山豆 *Tibetia himalaica* (Baker) H. P. Tsui 的全草。

【植物形态】多年生草本，主根直下，上部增粗，分茎明显。叶长 2 ～ 7cm，叶柄被稀疏长柔毛；托叶大，卵形，长达 7mm，密被贴伏长柔毛；小叶 9 ～ 13，圆形至椭圆形、宽倒卵形至卵形，长 1 ～ 9mm，宽 1 ～ 8mm，顶端微缺至深缺，被贴伏长柔毛；伞形花序具 1 ～ 3 朵花，稀 4 朵；总花梗与叶等长或较叶长，具稀疏长柔毛；苞片长三角形。花萼钟状，长 3.5 ～ 5mm，被长柔毛，上 2 萼齿较大，长 1.5 ～ 2mm，基部合生至一 1/2 处，下 3 萼齿较狭而短；花冠深蓝紫色；旗瓣卵状扁圆形，长 6.5 ～ 8mm，宽 4.5 ～ 7.5mm，顶端微缺至深缺，瓣柄长 2mm；翼瓣宽楔形具斜截头，长 6 ～ 7mm，宽 2 ～ 3mm，线形瓣柄长 1.5mm，龙骨瓣近长方形。长 3 ～ 4mm，宽 1 ～ 2mm，瓣柄长约 1.5mm；子房被长柔毛，花柱折曲成直角。荚果圆筒形或有时稍扁，被稀疏柔毛或近无毛。种子肾形，光滑。花期 5 ～ 6 月，果期 7 ～ 8 月。

【生　　境】生长于山区，海拔 3400 ～ 5000m。

【功能主治】散肿、利尿、解毒、托疮、愈创伤。治由内脏引起的水肿和由血管引起的水肿，肉食中毒、疯狗咬伤中毒、疖疮；外敷治创伤、疔毒和淋巴结核。

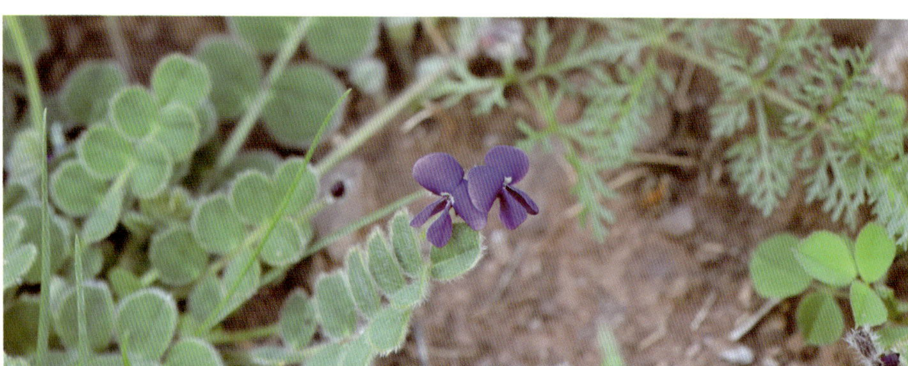

高山豆（一）

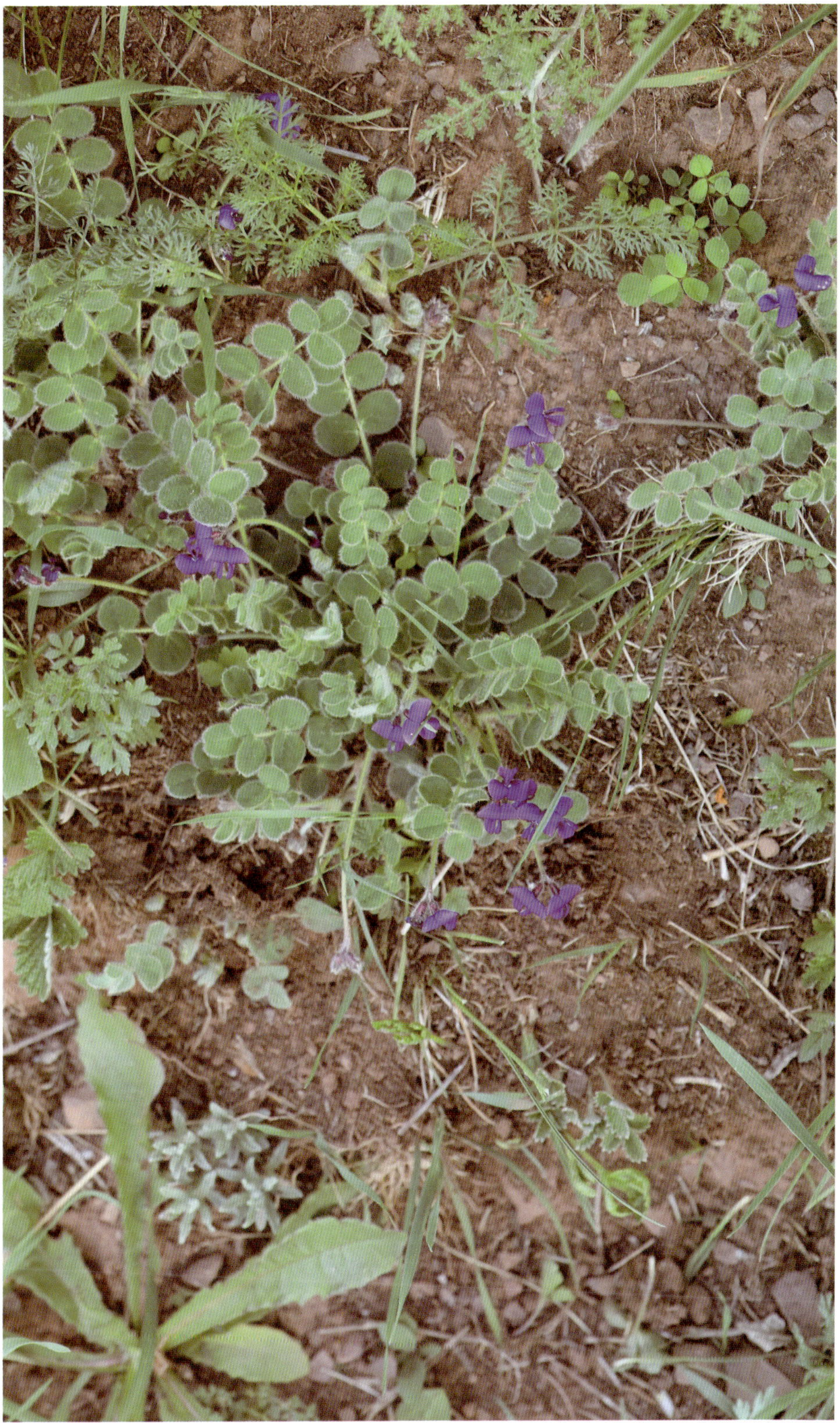

高山豆（二）

山野豌豆

།རི་སྐྱེས་སྲན་མ།

【藏药名译音】 热吉色玛

【来　　源】 豆科植物山野豌豆 *Vicia amoena* Fisch. ex DC. 的全草。

【植物形态】 多年生草本，高 30 ～ 100cm，植株被疏柔毛，稀近无毛。主根粗壮，须根发达。茎具棱，多分枝，细软，斜升或攀援。偶数羽状复叶，长 5 ～ 12cm，几无柄，顶端卷须有 2 ～ 3 分支；托叶半箭头形，长 0.8 ～ 2cm，边缘有 3 ～ 4 裂齿；小叶 4 ～ 7 对，互生或近对生，椭圆形至卵披针形，长 1.3 ～ 4cm，宽 0.5 ～ 1.8cm；先端圆，微凹，基部近圆形，上面被贴伏长柔毛，下面粉白色；沿中脉毛被较密，侧脉扇状展开直达叶缘。总状花序通常长于叶；花 10 ～ 20（30）密集着生于花序轴上部；花冠红紫色、蓝紫色或蓝色花期颜色多变；花萼斜钟状，萼齿近三角形，上萼齿长 0.3 ～ 0.4cm，明显短于下萼齿；旗瓣倒卵圆形，长 1 ～ 1.6cm，宽 0.5 ～ 0.6cm，先端微凹，瓣柄较宽，翼瓣与旗瓣近等长，瓣片斜倒卵形，瓣柄长 0.4 ～ 0.5cm，龙骨瓣短于翼瓣，长 1.1 ～ 1.2cm；子房无毛，胚珠 6，花柱上部四周被毛，子房柄长约 0.4cm。荚果长圆形，长 1.8 ～ 2.8cm，宽 0.4 ～ 0.6cm。两端渐尖，无毛。种子 1 ～ 6，圆形，直径 0.35 ～ 0.4cm；种皮革质，深褐色，具花斑；种脐内凹，黄褐色，长相当于种子周长的 1/3。花期 4 ～ 6 月，果期 7 ～ 10 月。

【生　　境】 生长于草甸、山坡、灌丛或杂木林中，海拔 3400 ～ 3600m。

【采收加工】 7 ～ 8 月采集全草，洗净晒干。

【功效主治】 清热解毒。治风湿性关节炎。

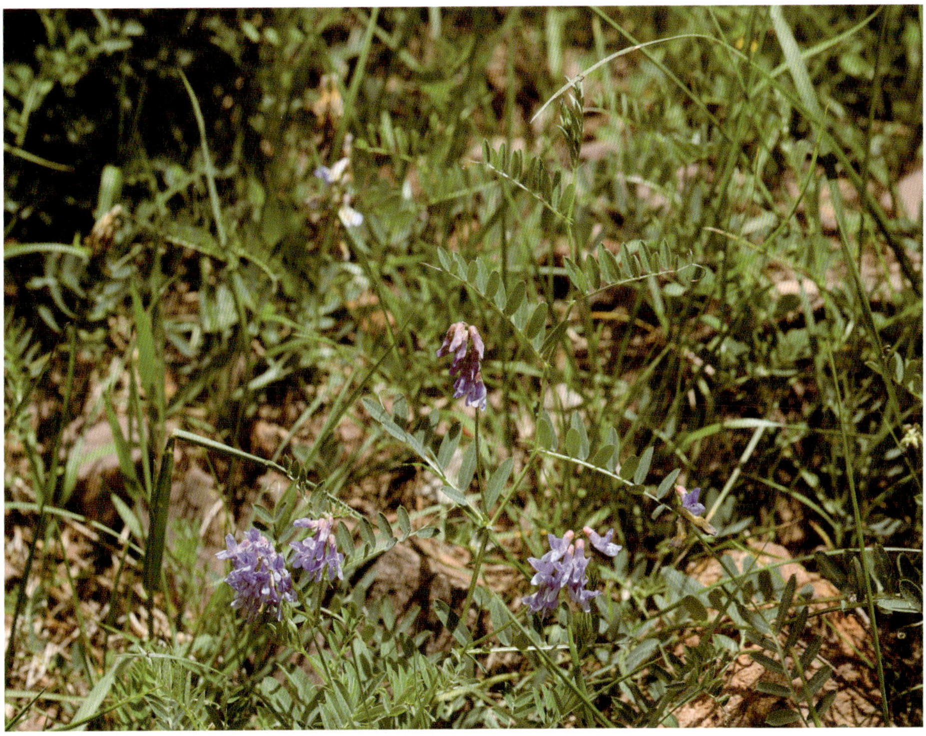

山野豌豆（一）

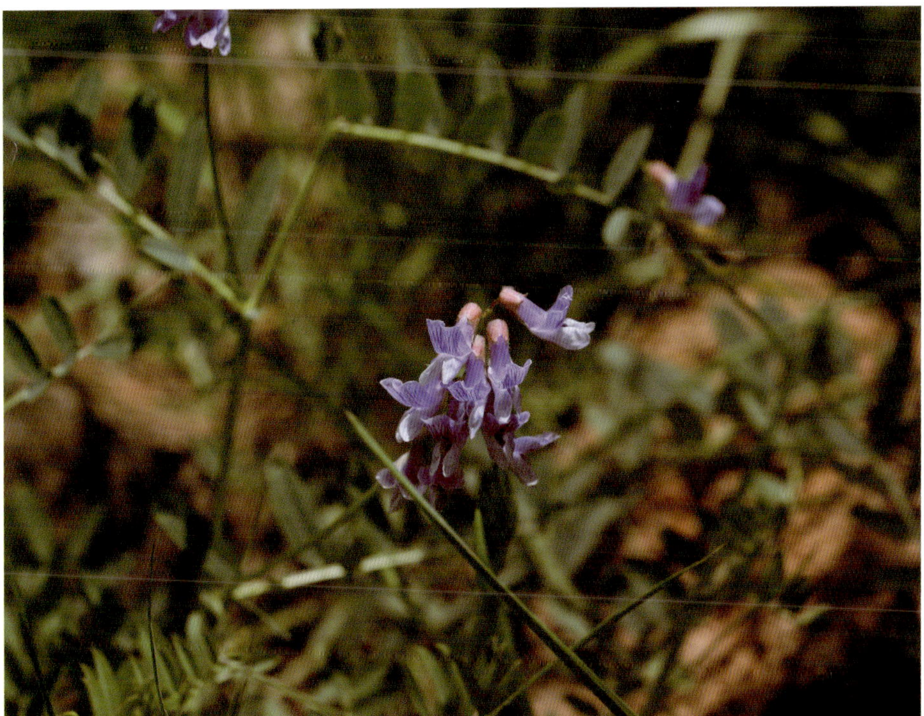

山野豌豆（二）

牻牛儿苗

མིག་སྨན་སངས་རྒྱས།

【藏药名译音】米秘桑杰

【来　　源】牻牛儿苗科植物牻牛儿苗 *Erodium stephanianum* Willd. 的全草和种子。

【植物形态】多年生草本，高通常 15 ～ 50cm，根为直根，较粗壮，少分枝。茎多数，仰卧或蔓生，具节，被柔毛。叶对生；托叶三角状披针形，分离，被疏柔毛，边缘具缘毛；基生叶和茎下部叶具长柄，柄长为叶片的 1.5 ～ 2 倍，被开展的长柔毛和倒向短柔毛；叶片轮廓卵形或三角状卵形，基部心形，长 5 ～ 10cm，宽 3 ～ 5cm，二回羽状深裂，小裂片卵状条形，全缘或具疏齿，表面被疏伏毛，背面被疏柔毛，沿脉被毛较密。伞形花序腋生，明显长于叶，总花梗被开展长柔毛和倒向短柔毛，每梗具 2 ～ 5 花；苞片狭披针形，分离；花梗与总花梗相似，等于或稍长于花，花期直立，果期开展，上部向上弯曲；萼片矩圆状卵形，长 6 ～ 8mm，宽 2 ～ 3mm，先端具长芒，被长糙毛，花瓣紫红色，倒卵形，等于或稍长于萼片，先端圆形或微凹；雄蕊稍长于萼片，花丝紫色，中部以下扩展，被柔毛；雌蕊被糙毛，花柱紫红色。蒴果长约 4cm，密被短糙毛。种子褐色，具斑点。花期 6 ～ 8 月，果期 8 ～ 9 月。

【生　　境】生长于干山坡、农田边、沙质河滩地和草原凹地等。

【采收加工】7 ～ 8 月采集全草。9 月采集成熟果实，晒干打取种子。

【功能主治】全草：清热、利胆。治热性病、胆病。种子：清热明目、退翳。治眼疾、云翳。

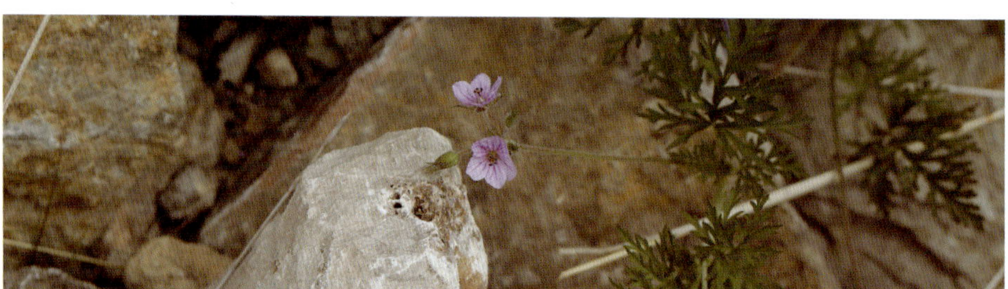

牻牛儿苗（一）

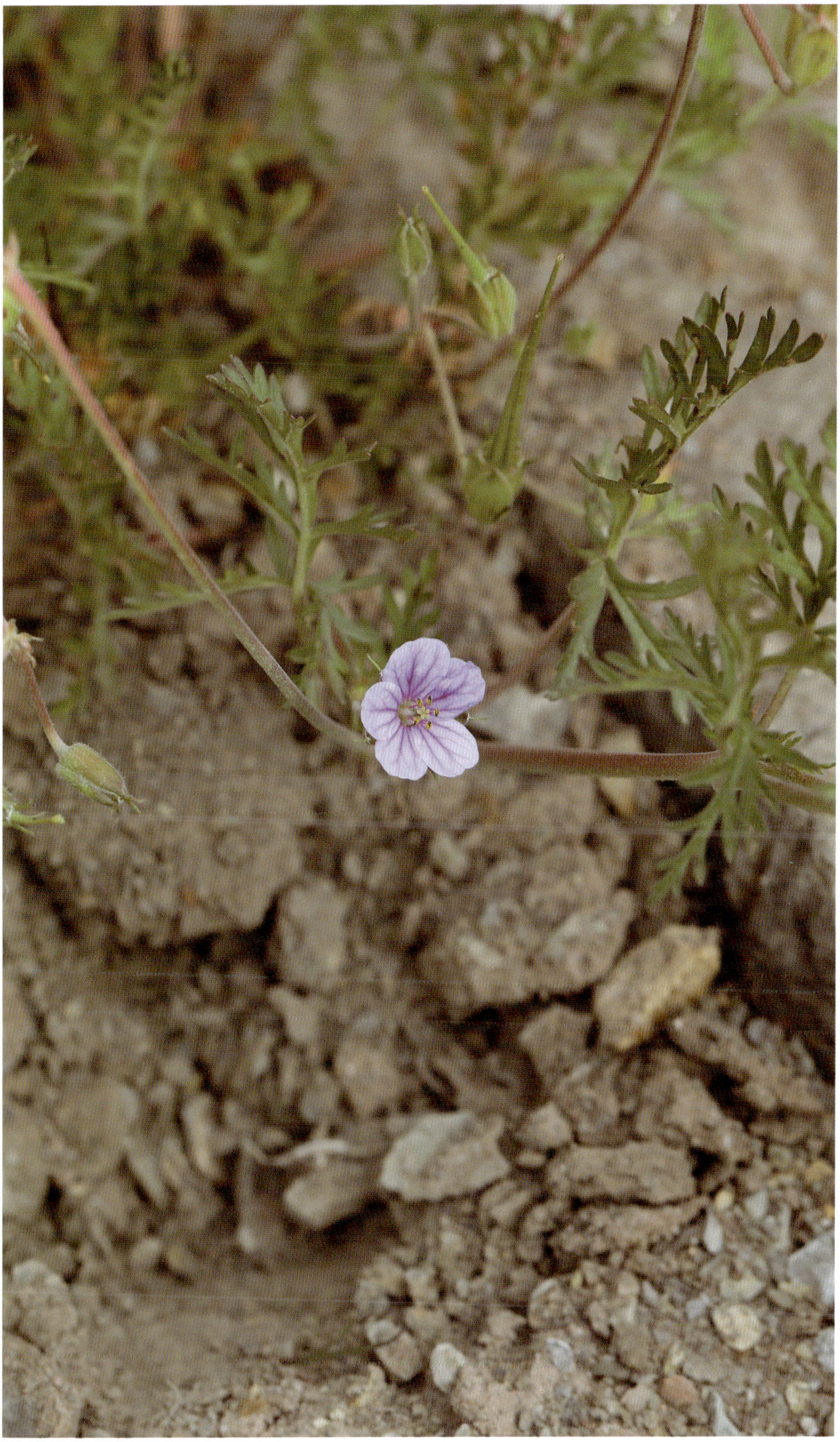

牻牛儿苗（二）

老鹳草

། གཡུང་བ་ལྷ་སྒང་།།

【藏药名译音】雍哇拉冈

【来　　源】牻牛儿苗科植物甘青老鹳草 *Geranium pylzowianum* Maxim. 的全草或块根。

【植物形态】多年生草本，高 10 ～ 20cm。根茎细长，横生，节部常念珠状膨大，膨大处生有不定根和常发育有地上茎。茎直立，细弱，被倒向短柔毛或下部近无毛，具 1 ～ 2 分枝。叶互生；托叶披针形，长 4 ～ 5mm，宽 1.5 ～ 2mm，基部合生；基生叶和茎下部叶具长柄，柄长为叶片的 4 ～ 6 倍，密被倒向短柔毛；叶片肾圆形，长 2 ～ 3.5cm，宽 2.5 ～ 4cm，掌状 5 ～ 7 深裂至基部，裂片倒卵形，1 ～ 2 次羽状深裂，小裂片矩圆形或宽条形，先端急尖，表面被疏伏柔毛，背面仅沿脉被伏毛。花序腋生和顶生，明显长于叶，每梗具 2 花或为 4 花的二歧聚伞状；总花梗密被倒向短柔毛；苞片披针形，长 5 ～ 8mm，宽 2 ～ 3mm，边缘被长柔毛；花梗与总花梗相似，长为花的 1.5 ～ 2 倍，下垂；萼片披针形或披针状矩圆形，长 8 ～ 10mm，宽 4 ～ 5（6）mm，外被长柔毛；花瓣紫红色，倒卵圆形，长为萼片的 2 倍，先端截平，基部骤狭，背面基部被长毛；雄蕊与萼片近等长，花丝淡棕色，下部扩展，被疏柔毛，花药深紫色；子房被伏毛，花柱分枝暗紫色。蒴果长 2 ～ 3cm，被疏短柔毛。花期 7 ～ 8 月，果期 9 ～ 10 月。

【生　　境】生长于云杉林下、高山栎林下、草坡或山谷湿润地方，海拔 3500 ～ 4200m。

【采收加工】7 ～ 8 月采集全草，洗净根部泥土，稍搓揉至茎微破，晒干。

【功能主治】清肺热、止热痢、消炎、托脓。治“培根”病、时疫、肺炎、喉炎、肠炎、腹泻、伤寒、咳嗽、音哑。

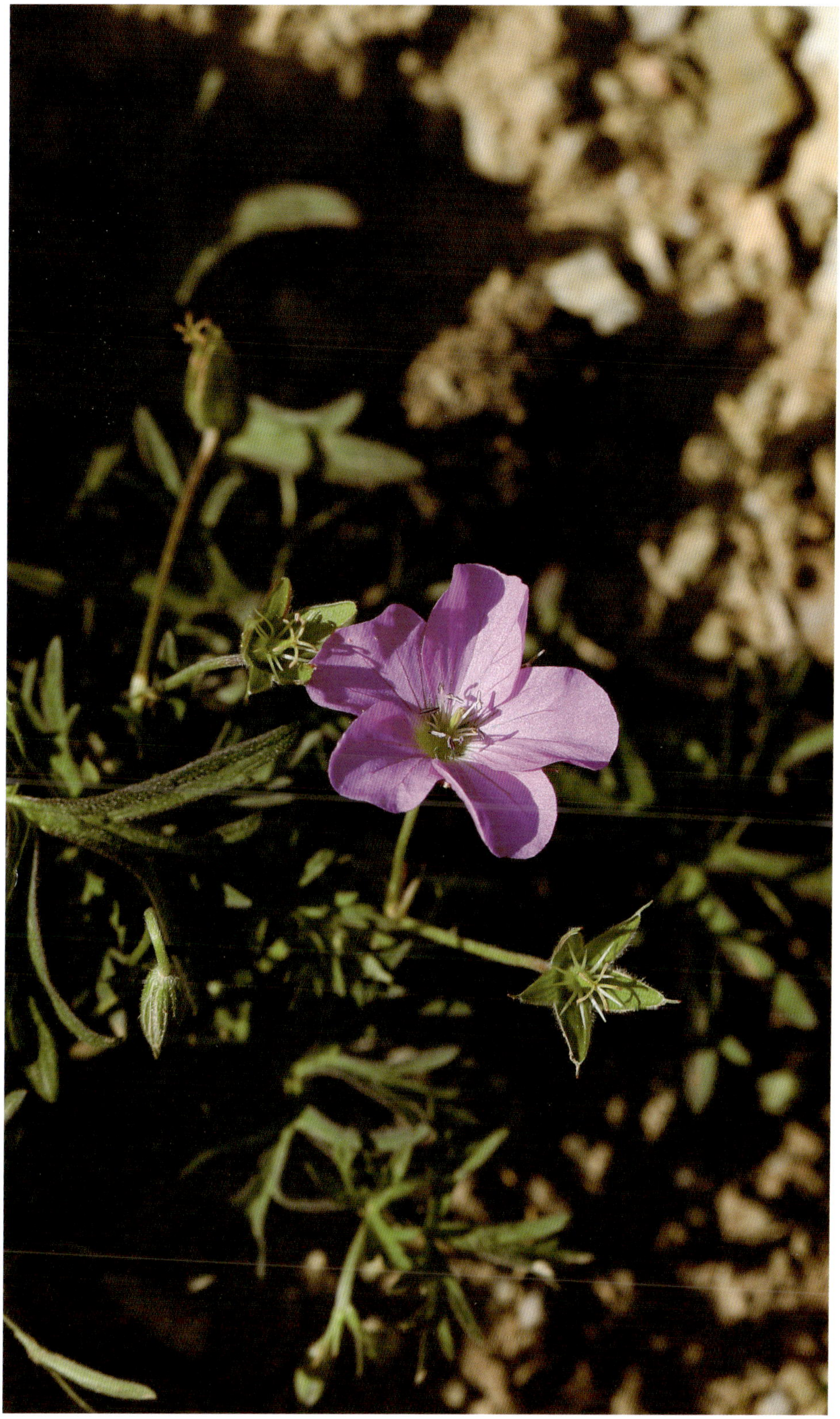

甘青老鹳草

紫萼老鹳草

ཕུར།

【藏药名译音】布

【来　　源】牻牛儿苗科植物反瓣老鹳草 *Geranium refractum* Edgew. et Hook. 的根。

【植物形态】多年生草本，高约 30～40cm。根茎粗壮，斜生。茎多数，直立，被倒向开展的糙毛和腺毛。叶对生；托叶卵状披针形，长 15～20mm，外被疏柔毛；基生叶和茎下部叶具长柄，柄长为叶片 2～3 倍；叶片五角状，长约 4cm，宽约 5cm，掌状 5 深裂近基部，裂片菱形或倒卵状菱形，下部全缘，表面被短伏毛，背面被疏柔毛。总花梗腋生和顶生，长于叶，被倒向短柔毛和开展腺毛；花梗与总花梗相似，等于或长于花，花后下折；萼片长卵形或椭圆状卵形，长 7～8mm，宽 2～3mm，先端具短尖头；花瓣白色，倒长卵形，反折，长约为萼片的 1.5 倍，先端圆形，基部楔形；雌蕊被短柔毛。花期 7～8 月，果期 8～9 月。

【生　　境】生长于草丛中或栎林中，海拔 3400～4100m。

【采收加工】9～10 月采挖根，洗净，晒干。

【功能主治】清热解毒。治热性病、劳损发烧、食物中毒。

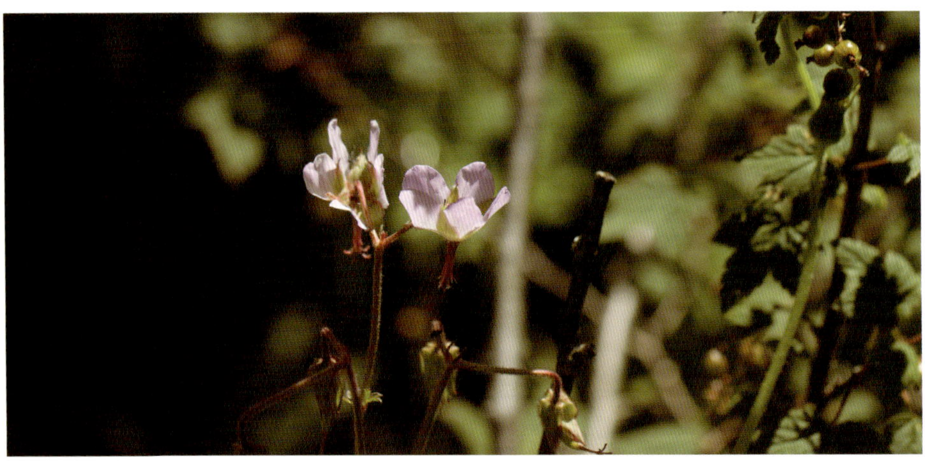

反瓣老鹳草（一）

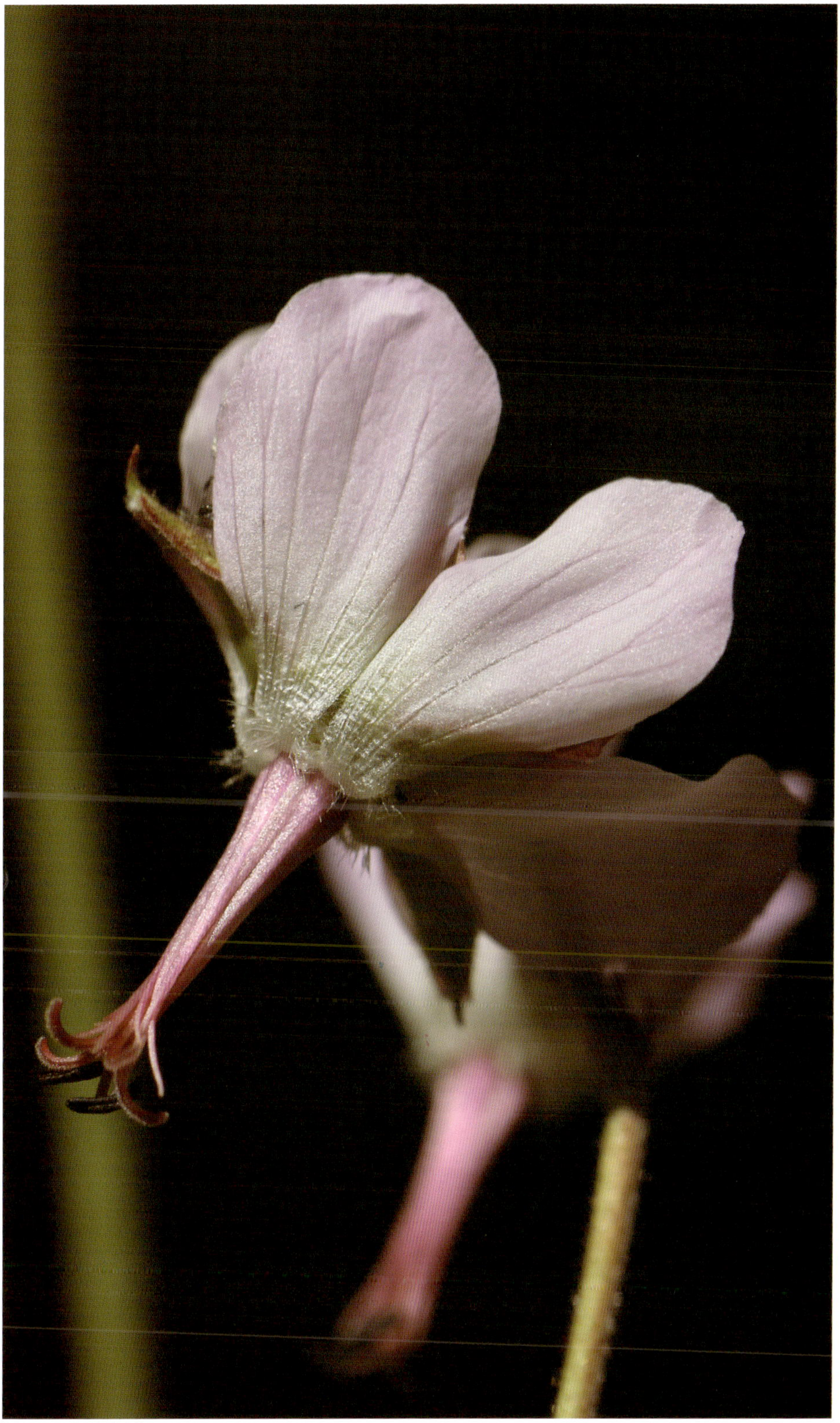

反瓣老鹳草（二）

垂果亚麻

སྐར་མ།

【藏药名译音】嘎玛

【来　　源】亚麻科植物宿根亚麻 *Linum perenne* L. 的花、果实。

【植物形态】多年生草本，高 20 ～ 90cm。根为直根，粗壮，根茎头木质化。茎多数，直立或仰卧，中部以上多分枝，基部木质化，具密集狭条形叶的不育枝。叶互生；叶片狭条形或条状披针形，长 8 ～ 25mm，宽 8 ～ 3（4）mm，全缘内卷，先端锐尖，基部渐狭，1 ～ 3 脉（实际上由于侧脉不明显而为 1 脉）。花多数，组成聚伞花序，蓝色、蓝紫色、淡蓝色，直径约 2cm；花梗细长，长 1 ～ 2.5cm，直立或稍向一侧弯曲。萼片 5，卵形，长 3.5 ～ 5mm，外面 3 片先端急尖，内面 2 片先端钝，全缘，5 ～ 7 脉，稍凸起；花瓣 5，倒卵形，长 1 ～ 1.8cm，顶端圆形，基部楔形；雄蕊 5，长于或短于雌蕊，或与雌蕊近等长，花丝中部以下稍宽，基部合生；退化雄蕊 5，与雄蕊互生；子房 5 室，花柱 5，分离，柱头头状。蒴果近球形，直径 3.5 ～ 7（8）mm，草黄色，开裂。种子椭圆形，褐色，长 4mm，宽约 2mm。花期 6 ～ 7 月，果期 8 ～ 9 月。

【生　　境】生长于干旱草原、沙砾质干河滩和干旱的山地阳坡疏灌丛或草地，海拔高度达 4100m。

【采收加工】6 ～ 7 月采花，阴干。8 ～ 9 月采果，晒干。

【功能主治】痛经活血、止痛。治子宫淤血、经闭痛经、身体虚弱、神经性头痛。外用治皮肤瘙痒、湿疹、伤口红肿。

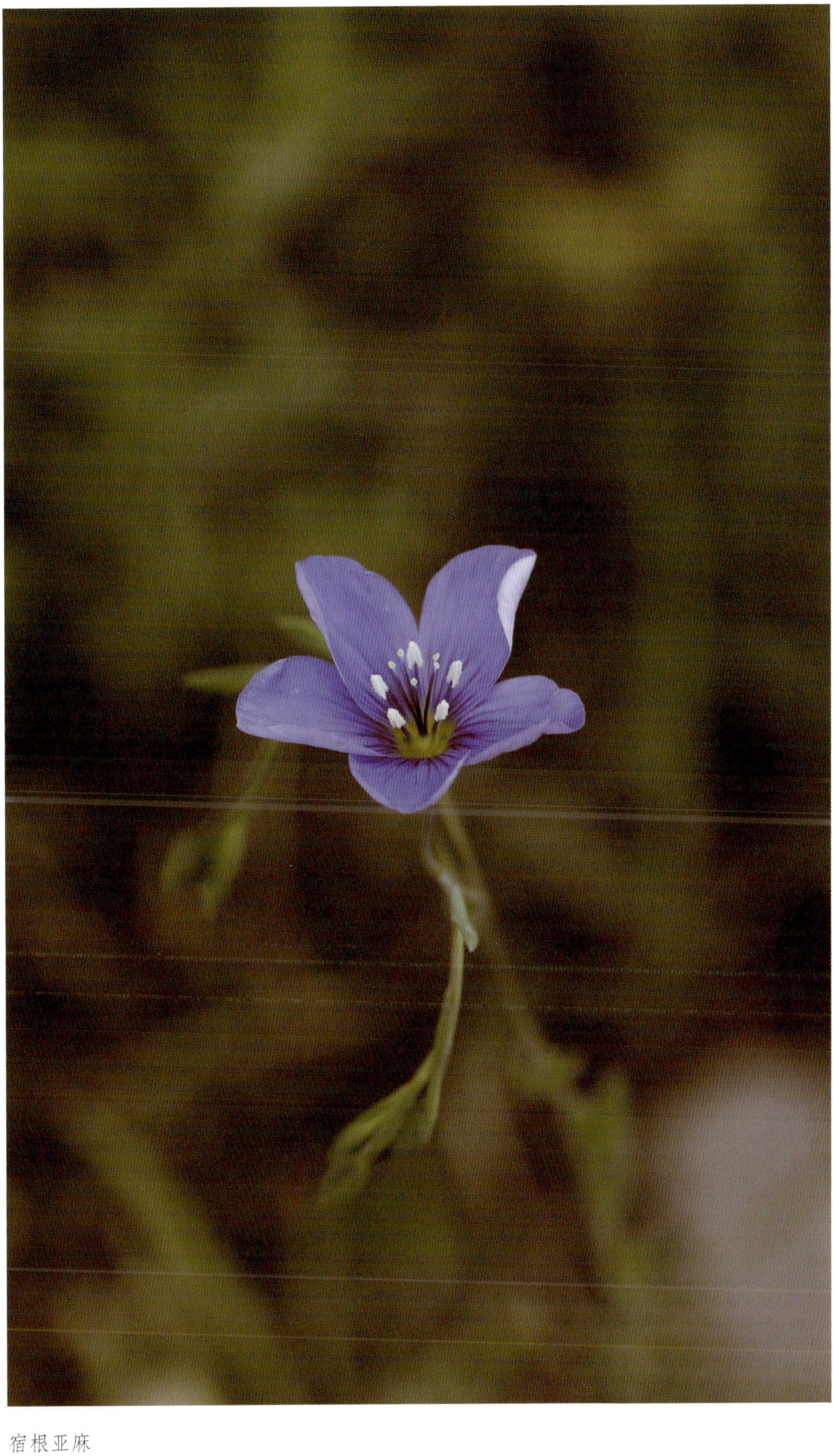

宿根亚麻

狼 毒

|ཚོན་བུ|

【藏药名译音】春布

【来　　源】大戟科植物甘青大戟 *Euphorbia micractina* Boiss. 的全草。

【植物形态】多年生草本。根圆柱状，长 10 ～ 12cm，直径 6 ～ 9mm。茎自基部 3 ～ 4 分枝，每个分枝向上不再分枝，高 20 ～ 50cm，直径 3 ～ 6mm。叶互生，长椭圆形至卵状长椭圆形，长 1 ～ 3cm，宽 5 ～ 7mm，先端钝，中部以下略宽或渐狭，变异较大，基部楔形或近楔形，两面无毛，全缘；侧脉羽状，不明显至清晰可见；总苞叶 5 ～ 8 枚，与茎生叶同形；伞幅 5 ～ 8，长 2 ～ 4cm；苞叶常 3 枚，卵圆形，长约 6mm，宽 4 ～ 5mm，先端圆，基部渐狭。花序单生于二歧分枝顶端，基部近无柄；总苞杯状，高约 2mm，直径约 1.5mm，边缘 4 裂，裂片三角形或近舌状三角形；腺体 4，半圆形，淡黄褐色。雄花多枚，伸出总苞；雌花 1 枚，明显伸出总苞之外；子房被稀疏的刺状或瘤状突起，变异幅度较大；花柱 3，基部合生；柱头微 2 裂。蒴果球状，长与直径均约 3.5mm，果脊上被稀疏的刺状或瘤状突起；花柱宿存，成熟时分裂为 3 个分果爿。种子卵状，长约 2mm，宽约 1.5mm，灰褐色，腹面具淡白色条纹；种阜盾状，具极短的柄。花果期 6 ～ 7 月。

【生　　境】生长于山坡、草甸、林缘及沙石砾地区，海拔 3400 ～ 4600m。

【功能主治】解毒、托引黄水。治瘟病时疫、皮肤炭疽病、疮疖、皮肤顽癣、湿疹。

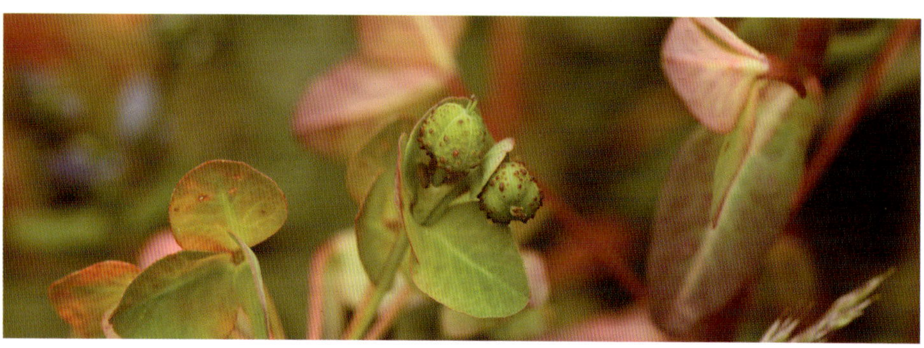

甘青大戟（一）

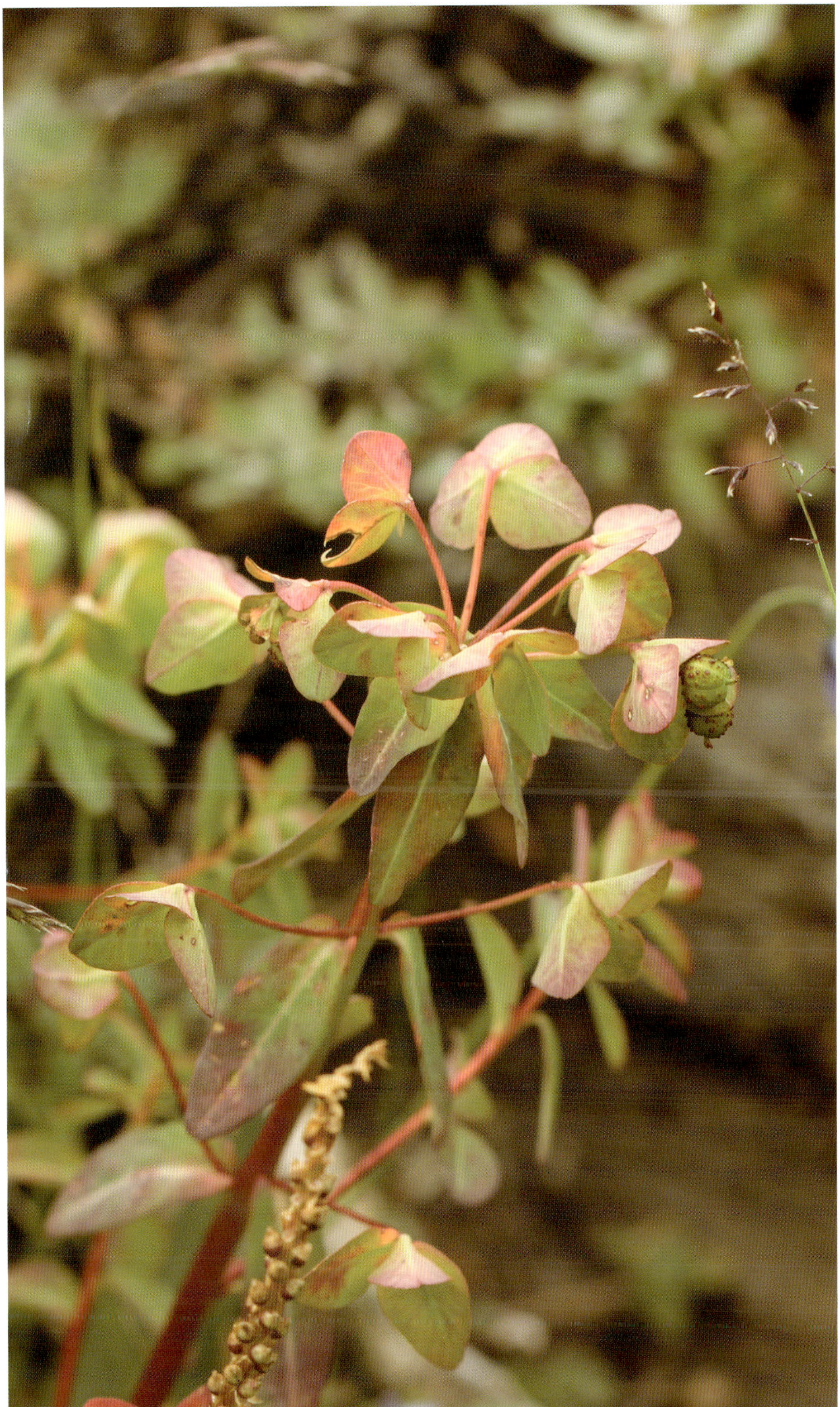

甘青大戟（二）

钩腺大戟

། ཁྲོན་བུ་ཆུང་བ། །

【藏药名译音】 春布琼阿

【来　　源】 大戟科植物高山大戟 *Euphorbia stracheyi* Boiss. 的全草。

【植物形态】 多年生草本。根状茎细长，达 10 ～ 20cm，直径 3 ～ 5mm，末端具块根，纺锤形，长 7 ～ 13cm，直径 2 ～ 4cm，最末端常具多数分枝。茎常匍匐状直立或直立，自基部多分枝并于上部多分枝，高 10 ～ 60cm，体态变化较大，幼时常呈红色或淡红色，老时颜色变淡至正常绿色。叶互生，倒卵形至长椭圆形，长 8 ～ 27mm，宽 4 ～ 9mm，先端圆形或渐尖，基部半圆形或渐狭，边缘全缘；主脉不明显；无叶柄；总苞叶 5 ～ 8 枚，长卵形至椭圆形，基部常具叶柄，长约 3mm，有时极短，似无柄；伞幅 5 ～ 8 枚，长 1 ～ 5cm；次级总苞叶与总苞叶相同；苞叶 2 枚，倒卵形，长约 8mm，宽 5 ～ 6mm，先端近圆，基部楔形，无柄。花序单生于二歧分枝顶端，无柄；总苞钟状，高约 3.5mm，直径 3 ～ 4mm，外部常具褐色短毛；边缘 4 裂，裂片舌状，先端具不规则的细齿，内侧具柔毛或无；腺体 4，肾状圆形，淡褐色，背部具短柔毛。雄花多枚，常不伸出总苞外卜雌花 1 枚，子房柄微伸出总苞外；子房光滑，幼时被少许柔毛，老时光滑；花往 3，近合生或分离；柱头不裂。蒴果卵圆状，长与直径均 5 ～ 6mm，无毛。种子圆柱状，长约 4mm，直径约 2.5mm，灰褐色或淡灰色；种阜盾状，无柄。花果期 5 ～ 8 月。

【生　　境】 生长于高山草甸、灌丛、林缘或杂木林下，海拔 3400 ～ 4900m。

【功能主治】 祛寒、破瘀、排脓、利胆、催吐。治胃肠实热、胆热。

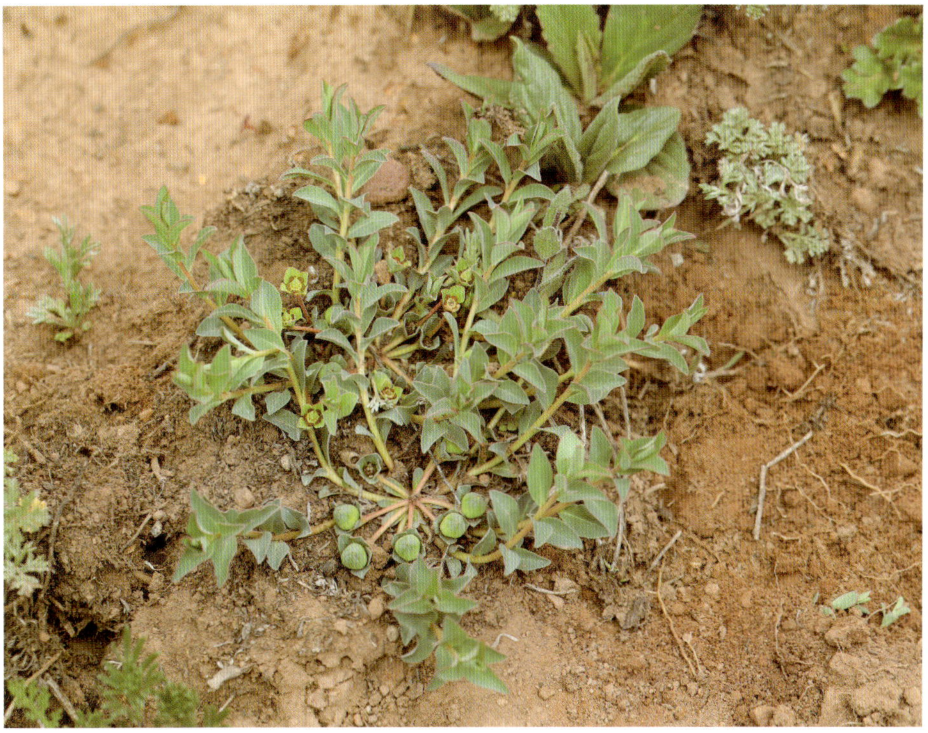

高山大戟（一）

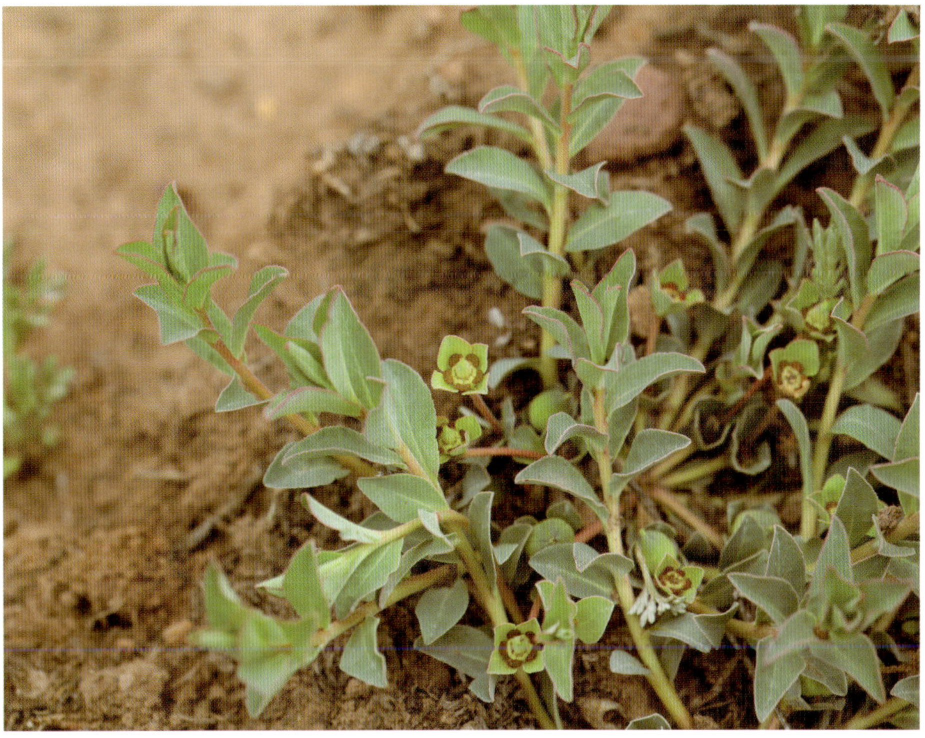

高山大戟（二）

猫 乳

ཙན་དན་སེང་ལྡེང་།།

【藏药名译音】赞登森等

【来　　源】鼠李科植物甘青鼠李 *Rhamnus tangutica* J. Vass. 的木质部和枝条及边材煎膏。

【植物形态】灌木，稀乔木，高 2 ～ 6m；小枝红褐色或黑褐色，平滑有光泽，对生或近对生，枝端和分叉处有针刺；短枝较长，幼枝绿色，无毛或近无毛。叶纸质或厚纸质，对生或近对生，或在短枝上簇生，椭圆形、倒卵状椭圆形或倒卵形，长 2.5 ～ 6cm，宽 1 ～ 3.5cm，顶端短渐尖或锐尖，稀近圆形，基部楔形，边缘具钝或细圆齿，上面深绿色，有白色疏短毛或近无毛，下面浅绿色，干时变黄色，无毛或仅脉腋窝孔内有疏短毛，稀沿脉被疏短柔，侧脉每边 4 ～ 5 条，下面凸起，脉腋常有小窝孔；叶柄长 5 ～ 10mm，有疏短柔毛；托叶线形，常宿存。花单性，雌雄异株，4 基数，有花瓣；花梗长 4 ～ 6mm，无毛或近无毛；雄花数个至 10 余个；雌花 3 ～ 9 个簇生于短枝端，花柱 2 浅裂。核果倒卵状球形，长 5 ～ 6mm，径 4 ～ 5mm，基部有宿存的萼筒，具 2 分核，成熟时黑色；果梗长 6 ～ 8mm，无毛；种子红褐色，背侧具长为种子 4/5 ～ 3/4 的纵沟。花期 5 ～ 6 月，果期 6 ～ 9 月。

【生　　境】生长于山谷灌丛或林下，海拔 3400 ～ 3700m。

【功能主治】清热凉血、燥湿、敛黄水、消肿止痛。治血热症、高山多血症、黄水病、风寒湿痹、麻风病。

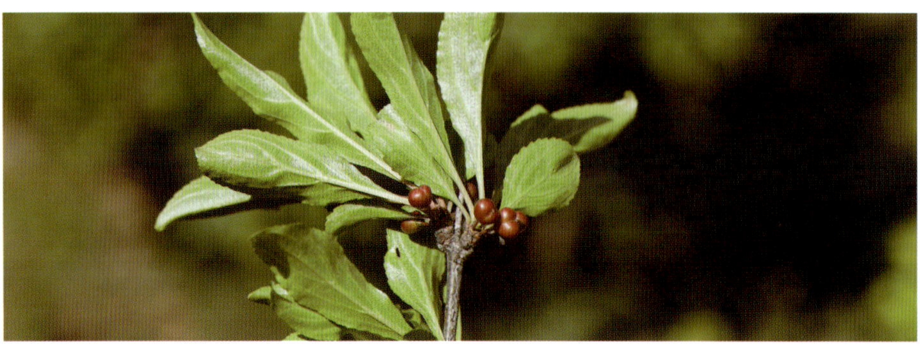

甘青鼠李

冬　葵

། ལྕམ་པ། །

【藏药名译音】锦巴

【来　　源】锦葵科植物野葵 *Malva verticillata* Linn. 的果实及全草。

【植物形态】二年生草本，高 50 ～ 100cm，茎干被星状长柔毛。叶肾形或圆形，直径 5 ～ 11cm，通常为掌状 5 ～ 7 裂，裂片三角形，具钝尖头，边缘具钝齿，两面被极疏糙伏毛或近无毛；叶柄长 2 ～ 8cm，近无毛，上面槽内被绒毛；托叶卵状披针形，被星状柔毛。花 3 至多朵簇生于叶腋，具极短柄至近无柄；小苞片 3，线状披针形，长 5 ～ 6mm，被纤毛；萼杯状，直径 5 ～ 8mm，萼裂 5，广三角形，疏被星状长硬毛；花冠长稍微超过萼片，淡白色至淡红色，花瓣 5，长 6 ～ 8mm，先端凹入，爪无毛或具少数细毛；雄蕊柱长约 4mm，被毛；花柱分枝 10 ～ 11。果扁球形，径约 5 ～ 7mm；分果爿 10 ～ 11，背面平滑，厚 1mm，两侧具网纹；种子肾形，径约 1.5mm，无毛，紫褐色。花期 3 ～ 11 月。

【生　　境】平原和山野，均有野生。

【采收加工】8 ～ 9 月采全草，洗净，晒干。果期采果实，晒干。

【功能主治】果实强肾、利尿、止渴、止泻、排疮脓。治肾衰遗精、尿涩、热性尿闭、烦渴引饮、脓疮。

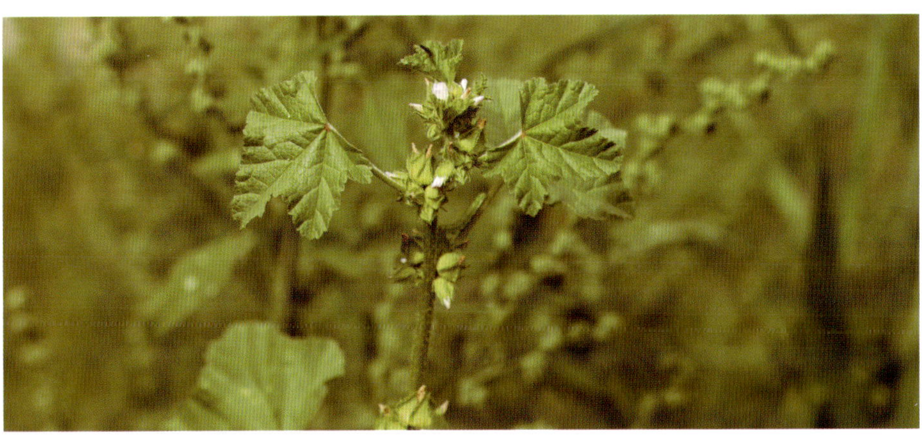

野葵

双花堇菜

། ཏ་མིག །

【藏药名译音】大莫

【来　　源】堇菜科植物双花堇菜 *Viola biflora* L. 的全草。

【植物形态】多年生草本。根状茎细或稍粗壮，垂直或斜生，具结节，有多数细根。地上茎较细弱，高 10 ～ 25cm，2 或数条簇生，直立或斜升，具 3 ～ 5 节，通常无毛或幼茎上被疏柔毛。基生叶 2 至数枚，具长 4 ～ 8cm 的长柄，叶片肾形、宽卵形或近圆形，长 1 ～ 3cm，宽 1 ～ 4.5cm，先端钝圆，基部深心形或心形，边缘具钝齿，上面散生短毛，下面无毛，有时两面被柔毛；茎生叶具短柄，叶柄无毛至被短毛，叶片较小；托叶与叶柄离生，卵形或卵状披针形，长 3 ～ 6mm，先端尖，全缘或疏生细齿。花黄色或淡黄色，在开花末期有时变淡白色；花梗细弱，长 1 ～ 6cm，上部有 2 枚披针形小苞片；萼片线状披针形或披针形，长 3 ～ 4mm，先端急尖，基部附属物极短，具膜质缘，无毛或中下部具短缘毛；花瓣长圆状倒卵形，长 6 ～ 8mm，具紫色脉纹，侧方花瓣里面无须毛，下方花瓣连距长约 1cm；距短筒状，长 2 ～ 2.5mm；下方雄蕊之距呈短角状；子房无毛，花柱棍棒状，基部微膝曲，上半部 2 深裂，裂片斜展，其间具明显的柱头孔。蒴果长圆状卵形，长 4 ～ 7mm，无毛。花果期 5 ～ 9 月。

【生　　境】生长于草坡、林缘、灌丛等处，海拔 3400 ～ 4100m。

【采收加工】6 ～ 7 月采收全草，洗净晾干。

【功能主治】愈创伤，接骨。

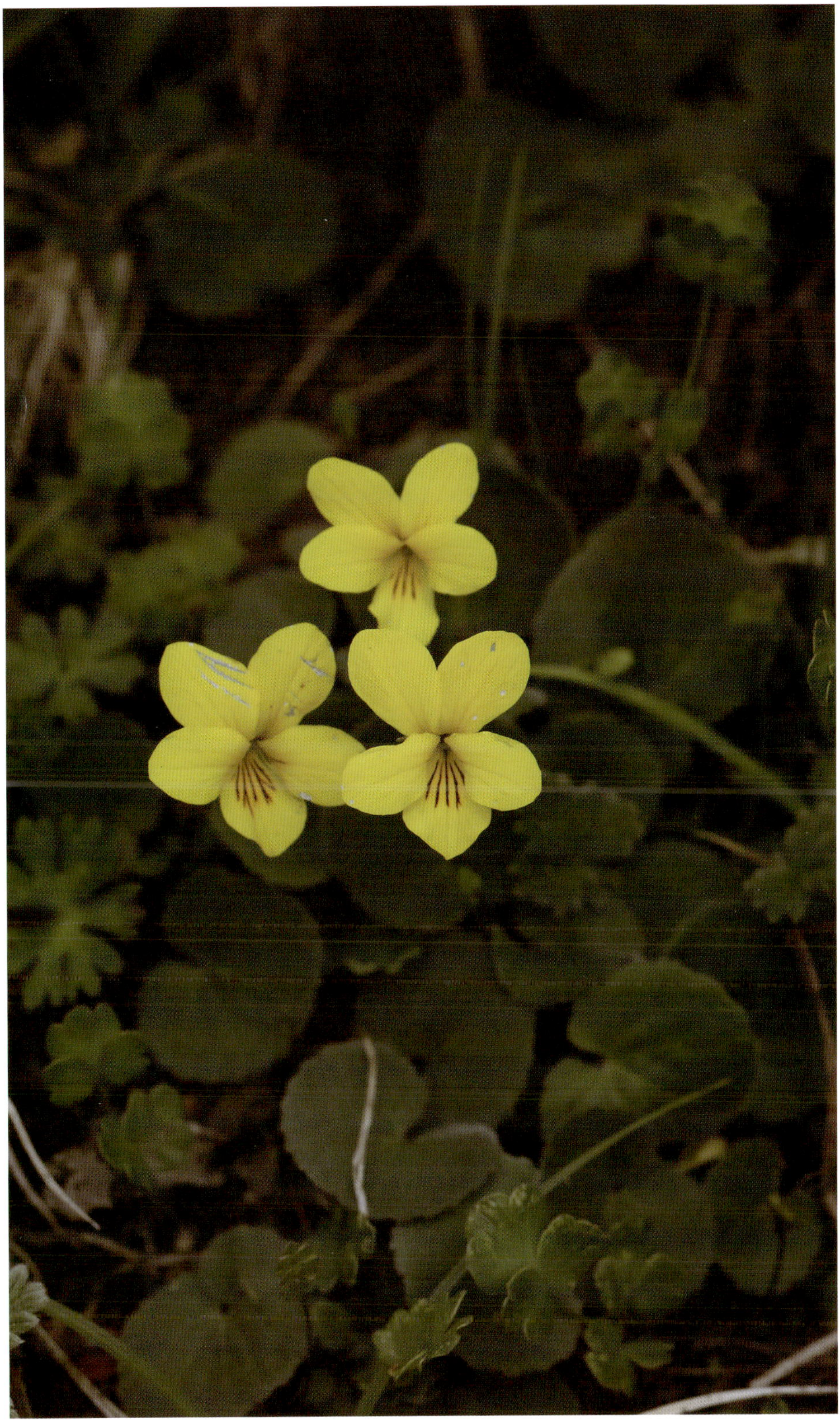

双花堇菜

黄瑞香

སེན་ཤིང་སྣ་མ།

【藏药名译音】森星那玛

【来　　源】瑞香科植物唐古特瑞香 *Daphne tangutica* Maxim 的根、皮、花、果实。

【植物形态】常绿灌木，高 0.5 ～ 2.5m，不规则多分枝；枝肉质，较粗壮，幼枝灰黄色，分枝短，较密，几无毛或散生黄褐色粗柔毛，老枝淡灰色或灰黄色，微具光泽，叶迹较小。叶互生，革质或亚革质，披针形至长圆状披针形或倒披针形，长 2 ～ 8cm，宽 0.51 ～ 7cm，先端钝形，尖头通常钝形；稀凹下，幼时具一束白色柔毛，基部下延于叶柄，楔形，边缘全缘，反卷，上面深绿色，下面淡绿色，干燥后茶褐色，有时上面具皱纹，两面无毛或幼时下面微被淡白色细柔毛，中脉在上面凹下，下面稍隆起，侧脉不甚显著或下面稍明显；叶柄短或几无叶柄，长约 1mm，无毛。花外面紫色或紫红色，内面白色，头状花序生于小枝顶端；苞片早落，卵形或卵状披针形，长 5 ～ 6mm，宽 3 ～ 4mm，顶端钝尖，具 1 束白色柔毛，边缘具白色丝状纤毛，其余两面无毛；花序梗长 2 ～ 3mm，有黄色细柔毛，花梗极短或几无花梗，具淡黄色柔毛；花萼筒圆筒形，长 9 ～ 13mm，宽 2mm，无毛，具显著的纵棱，裂片 4，卵形或卵状椭圆形，长 5 ～ 8mm，宽 4 ～ 5mm，开展，先端钝形，脉纹显著；雄蕊 8，2 轮，下轮着生于花萼筒的中部稍上面，上轮着生于花萼筒的喉部稍下面，花丝极短，花药橙黄色，长圆形，长 1 ～ 1.2mm，略伸出于喉部；花盘环状，小，长不到 1mm，边缘为不规则浅裂；子房长圆状倒卵形，长 2 ～ 3mm，无毛，花柱粗短。果实卵形或近球形，无毛，长 6 ～ 8mm，直径 6 ～ 7mm，幼时绿色，成熟时红色，干燥后紫黑色；种子卵形。花期 4 ～ 5 月，果期 5 ～ 7 月。

【生　　境】生长于润湿林中，海拔 3400 ～ 3800m。

【采收加工】6 月采花，晒干；9 ～ 10 月采果、皮、叶、根，晒干。

【功能主治】 果、叶、皮熬膏可驱虫。治梅毒性鼻炎及下疳；花治脓肿；根、皮治骨痛、关节积黄水。

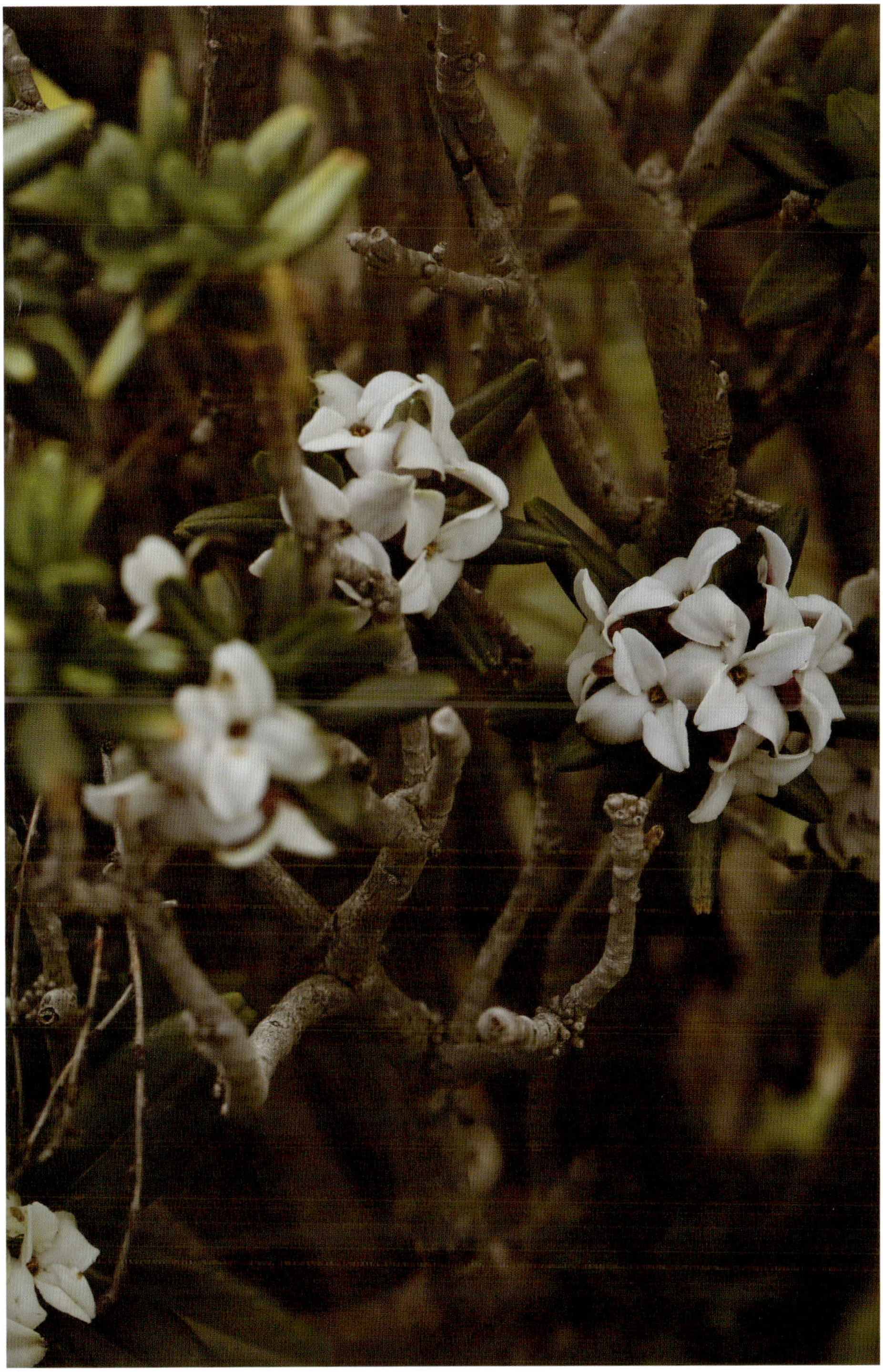

唐古特瑞香

瑞香狼毒

། རེ་ལྕག་པ། །

【藏药名译音】 热加巴

【来　　源】 瑞香科植物狼毒 *Stellera chamaejasme* Linn. 的根。

【植物形态】 多年生草本，高 20 ～ 50cm；根茎木质，粗壮，圆柱形，不分枝或分枝，表面棕色，内面淡黄色；茎直立，丛生，不分枝，纤细，绿色，有时带紫色，无毛，草质，基部木质化，有时具棕色鳞片。叶散生，稀对生或近轮生，薄纸质，披针形或长圆状披针形，稀长圆形，长 12 ～ 28mm，宽 3 ～ 10mm，先端渐尖或急尖，稀钝形，基部圆形至钝形或楔形，上面绿色，下面淡绿色至灰绿色，边缘全缘，不反卷或微反卷，中脉在上面扁平，下面隆起，侧脉 4 ～ 6 对，第 2 对直伸直达叶片的 2/3，两面均明显；叶柄短，长约 1.1mm，基部具关节，上面扁平或微具浅沟。花白色、黄色至带紫色，芳香，多花的头状花序，顶生，圆球形；具绿色叶状总苞片；无花梗；花萼筒细瘦，长 9 ～ 11mm，具明显纵脉，基部略膨大，无毛，裂片 5，卵状长圆形，长 2 ～ 4mm，宽约 2mm，顶端圆形，稀截形，常具紫红色的网状脉纹；雄蕊 10，2 轮，下轮着生花萼筒的中部以上，上轮着生于花萼筒的喉部，花药微伸出，花丝极短，花药黄色，线状椭圆形，长约 1.5mm；花盘一侧发达，线形，长约 1.8mm，宽约 0.2mm，顶端微 2 裂；子房椭圆形，几无柄，长约 2mm，直径 1.2mm，上部被淡黄色丝状柔毛，花柱短，柱头头状，顶端微被黄色柔毛。果实圆锥形，长 5mm，直径约 2mm，上部或顶部有灰白色柔毛，为宿存的花萼筒所包围；种皮膜质，淡紫色。花期 4 ～ 6 月，果期 7 ～ 9 月。

【生　　境】 生长于干燥而向阳的高山草坡、草坪或河滩台地，海拔 3400 ～ 4200m。

【采收加工】 秋末采挖，去茎，洗净泥土，晒干。

【功能主治】 消炎、泻疫疠、愈疮疡、除顽癣、消肿、去腐生肌。熬膏内服，治内脏肿病、疫疠；外用治各种炎症、无名肿毒、疮疖痈肿、痔漏、皮肤病、顽癣。内服宜慎。

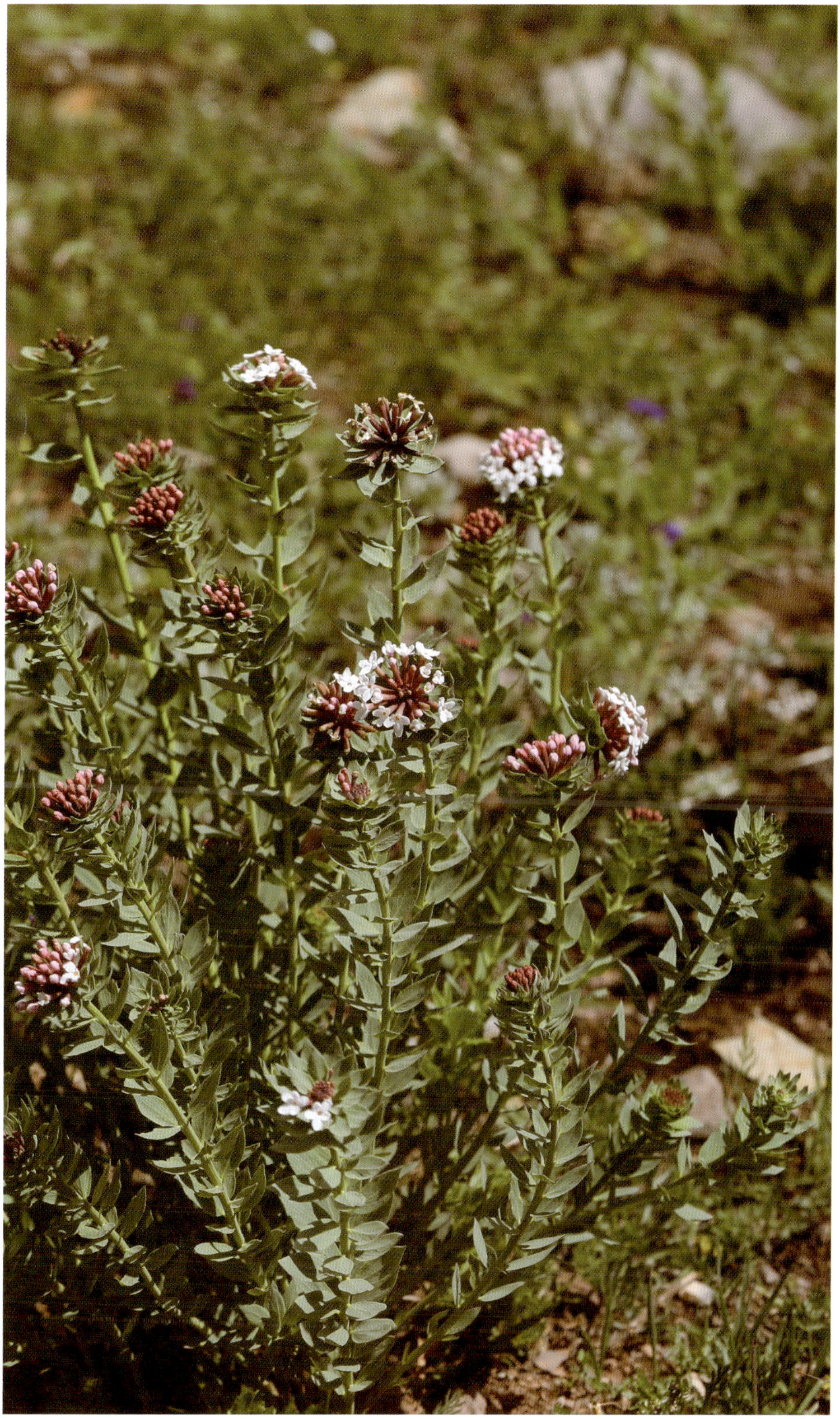

狼毒

沙棘果

། སྟར་བུ།

【藏药名译音】 达布

【来　　源】 胡颓子科植物肋果沙棘*Hippophae neurocarpa* S. W. Liu et T. N. He 的果实和果膏。

【植物形态】 落叶灌木或小乔木，高 0.6 ～ 5m；幼枝黄褐色，密被银白色或淡褐色鳞片和星状柔毛，老枝变光滑，灰棕色，先端刺状，呈灰白色；冬芽紫褐色，小，卵圆形，被深褐色鳞片。叶互生，线形至线状披针形，长 2 ～ 6（8）cm，宽 1.5 ～ 5mm，顶端急尖，基部楔形或近圆形，上面幼时密被银白色鳞片或灰绿色星状柔毛，后星状毛多脱落，蓝绿色，下面密被银白色鳞片和星状毛，呈灰白色，或混生褐色鳞片，而呈黄褐色。花序生于幼枝基部，簇生成短总状，花小，黄绿色，雌雄异株，先叶开放；雄花黄绿色，花萼 2 深裂，雄蕊 4，2 枚与花萼裂片对生，2 枚与花萼裂片互生，雌花花萼上部 2 浅裂，裂片近圆形，长约 1mm，具银白色与褐色鳞片，花柱圆柱形，褐色，稍弯，伸出花萼裂片外。果实为宿存的萼管所包围，圆柱形，弯曲，具 5 ～ 7 纵肋（通常 6 纵肋），长 6 ～ 8(9)mm，直径 3 ～ 4mm，成熟时褐色，肉质，密被银白色鳞片，果皮质薄，与种子易分离；种子圆柱形，长 4 ～ 6mm，黄褐色。

【生　　境】 生长于河谷、阶地、河漫滩，常形成灌木林，高海拔地区常作燃料，海拔 3400 ～ 4300m。

【功能主治】 祛痰止咳、活血散瘀、消食化滞、愈溃疡。治培根病、肺病、咽喉疾病、咳嗽痰多、胸闷不畅、消化不良、胃痛、经闭。

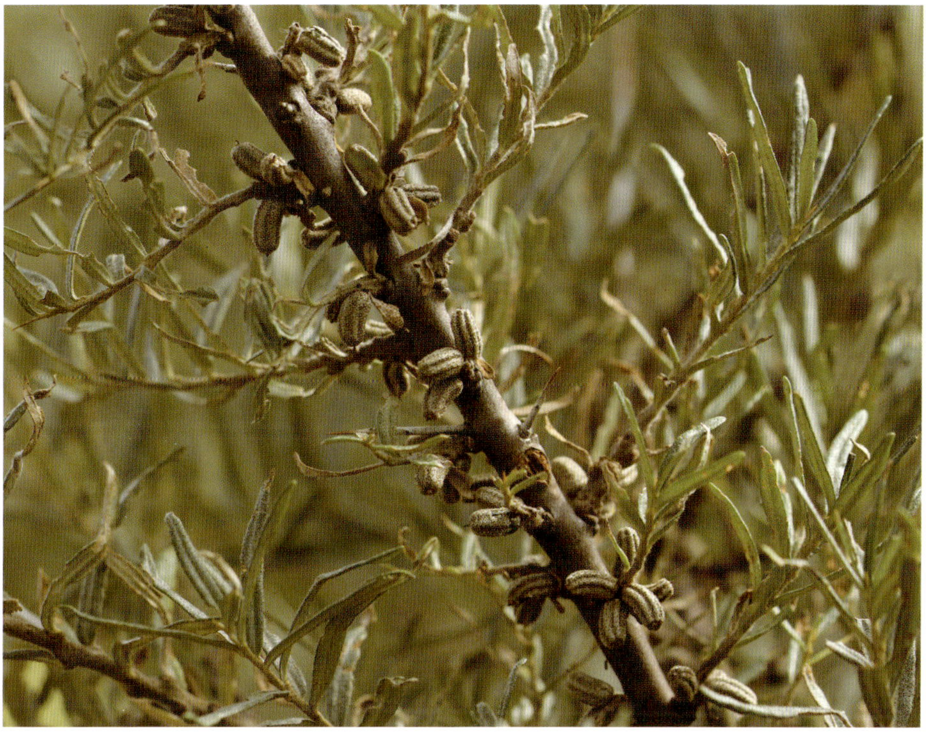

肋果沙棘（一）

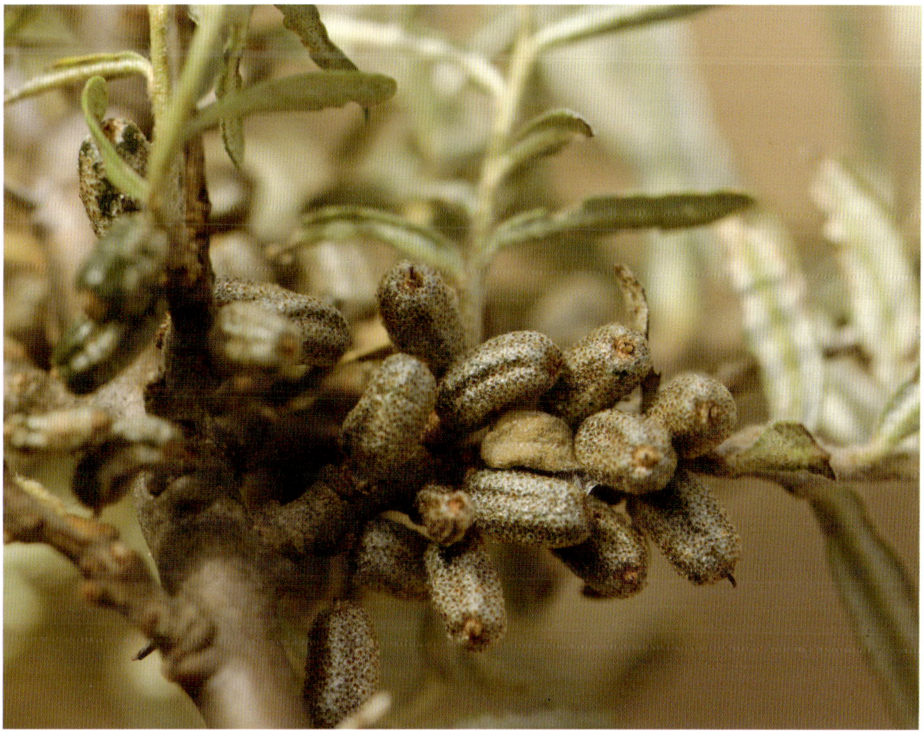

肋果沙棘（二）

柳　兰

། དུག་མོ་ཉུང་དམར་པོ། །

【藏药名译音】德姆弄玛布

【来　　源】柳叶菜科植物柳兰 *Epilobium angustifolium* L. 的全草。

【植物形态】多年粗壮草本，直立，丛生；根状茎广泛匍匐于表土层，长达 2m，粗达 2cm，木质化，自茎基部生出强壮的越冬根出条。茎高 20 ~ 130cm，粗 2 ~ 10mm，不分枝或上部分枝，圆柱状，无毛，下部多少木质化，表皮撕裂状脱落。叶螺旋状互生，稀近基部对生，无柄，茎下部的近膜至，披针状长圆形至倒卵形，长 0.5 ~ 2cm，常枯萎，褐色，中上部的叶近革质，线状披针形或狭披针形，长 (3) 7 ~ 14 (19)cm，宽 (0.3) 0.7 ~ 1.3(2.5)cm，先端渐狭，基部钝圆或有时宽楔形，上面绿色或淡绿，两面无毛，边缘近全缘或稀疏浅小齿，稍微反卷，侧脉常不明显，每侧 10 ~ 25 条，近平展或稍上斜出至近边缘处网结。花序总状，直立，长 5 ~ 40cm，无毛；苞片下部的叶状，长 2 ~ 4cm，上部的很小，三角状披针形，长不及 1cm。花在芽时下垂，到开放时直立展开；花蕾倒卵状，长 6 ~ 12mm，径 4 ~ 6mm；子房淡红色或紫红色，长 0.6 ~ 2cm，被贴生灰白色柔毛；花梗长 0.5 ~ 1.8cm；花管缺，花盘深 0.5 ~ 1mm，径 2 ~ 4mm；萼片紫红色，长圆状披针形，长 6 ~ 15mm，宽 1.5 ~ 2.5mm，先端渐狭渐尖，被灰白柔毛；粉红至紫红色，稀白色，稍不等大，上面 2 枚较长大，倒卵形或狭倒卵形，长 9 ~ 15 (19)mm，宽 3 ~ 9 (11) mm，全缘或先端具浅凹缺；花药长圆形，长 2 ~ 2.5mm，初期红色，开裂时变紫红色，产生带蓝色的花粉，花粉粒常 3 孔，径平均 67.7um，花丝长 7 ~ 14mm；花柱 8 ~ 14mm，开放时强烈反折，后恢复直立，下部被长柔毛；柱头白色，深 4 裂，裂片长圆状披针形，长 3 ~ 6mm，宽 0.6 ~ 1mm，上面密生小乳突。蒴果长 4 ~ 8cm，密被贴生的白灰色柔毛；果梗长 0.5 ~ 1.9cm。种子狭倒卵状，长 0.9 ~ 1mm，径 0.35 ~ 0.45mm，先端短渐尖，具短喙，褐色，表面近光滑但具不规则的细网纹；种缨丰富长 10 ~ 17mm，灰白色，不易脱落。花期 6 ~ 9 月，果期 8 ~ 10 月。染色体数 n=18。

【生　　境】生长于山区半开旷或开旷较湿润草坡灌丛、火烧迹地、高山草甸、河滩、砾石坡，海拔 3400 ～ 4700m。

【采收加工】7 ～ 8 月采集全草，搓揉至茎破，晾干。

【功能主治】清热解毒、祛风除湿、止痒。治风寒湿热、疮疖疹毒、皮肤瘙痒。

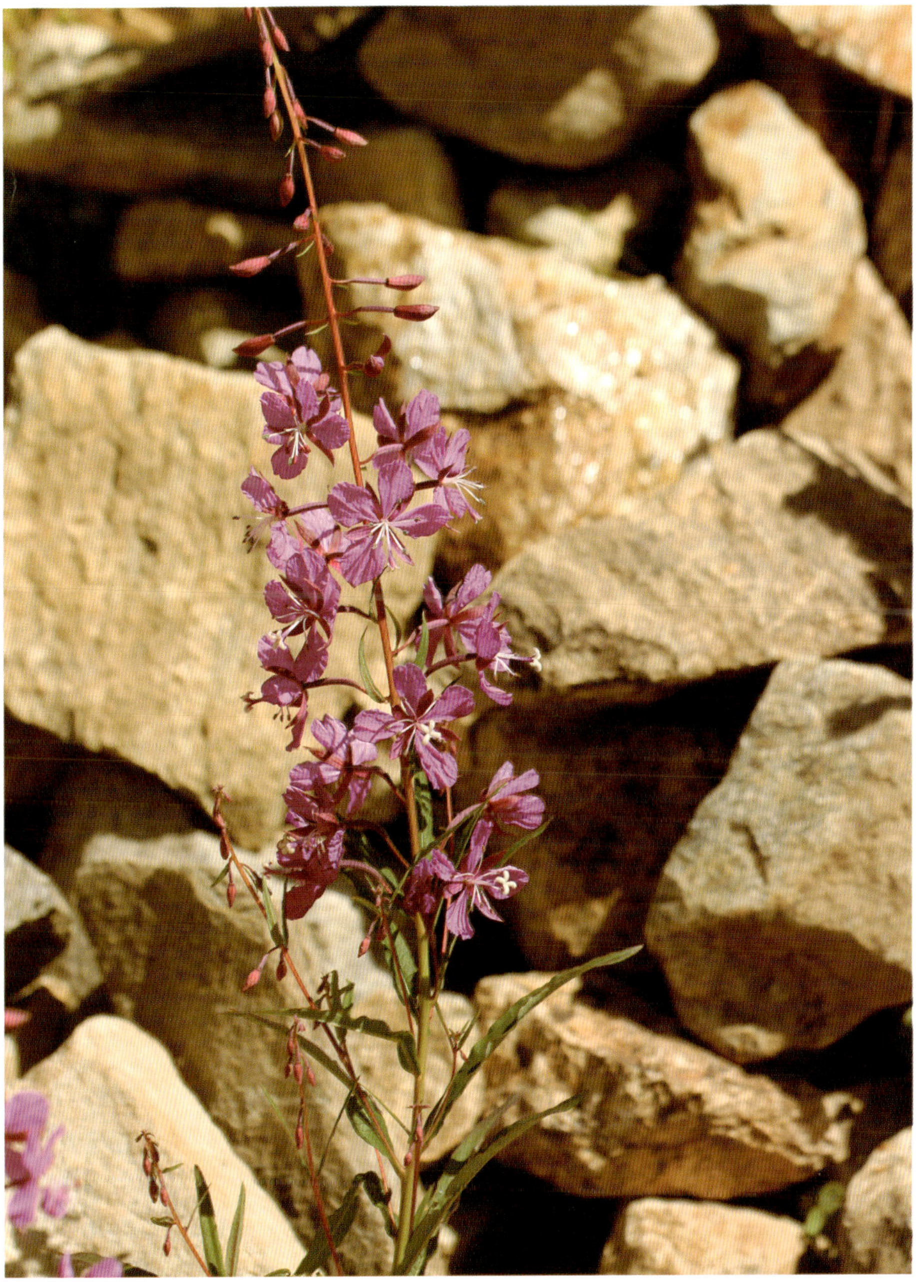

柳兰

杉叶藻

། འདམ་བུ་ཀ་ར་།།

【藏药名译音】旦布嘎热

【来　　源】杉叶藻科植物杉叶藻 *Hippuris vulgaris* L. 的全草。

【植物形态】多年生水生草本，全株光滑无毛。茎直立，多节，常带紫红色，高 8 ～ 150cm，上部不分枝，下部合轴分枝，有匍匐白色或棕色肉质根茎，节上生多数纤细棕色须根，生于泥中。叶条形，轮生，两型，无柄，(4) 8 ～ 10 (12) 片轮生。沉水中的根茎粗大，圆柱形，径 3 ～ 5mm，茎中具多孔隙贮气组织，白色或棕色，节上生多数须根；叶线状披针形，长 1.5 ～ 2.5cm，宽 1 ～ 1.5mm，全缘，较弯曲细长，柔软脆弱，茎中部叶最长，向上或向下渐短；露出水面的根茎较沉水叶根茎细小，节间亦短，节间长 5 ～ 15mm，径 3 ～ 5mm，表面平滑，茎中空隙少而小；叶条形或狭长圆形，长 1.5 ～ 2.5（6）cm，宽 1 ～ 1.5cm，无柄、全缘，与深水叶相比稍短而挺直，羽状脉不明显，先端有一半透明，易断离成二叉状扩大的短锐尖。花细小，两性，稀单性，无梗，单生叶腋；萼与子房大部分合生成卵状椭圆形，萼全缘，常带紫色；无花盘；雄蕊 1，生于子房上略偏一侧；花丝细，常短于花柱，被疏毛或无毛，花药红色，椭圆形，个字着生，顶端常靠在花药背部两药室之间，两裂，长约 1mm；子房下位，椭圆形，长不到 1mm，1 室，内有 1 倒生胚珠，胚珠有一单层珠被，珠孔完全闭合，有珠柄，花柱宿存，针状，稍长于花丝，被疏毛，雌蕊先熟，主要为风媒传粉。果为小坚果状，卵状椭圆形，长约 1.2 ～ 1.5mm，直径约 1mm，表面平滑无毛，外果皮薄，内果皮厚而硬，不开裂，内有 1 种子，外种皮具胚乳。花期 4 ～ 9 月，果期 5 ～ 10 月。

【生　　境】生长于沼泽、水塘、湖滨、溪流渠沟中，在水深 10 ～ 30cm 的情况下多成片生长，海拔 3400 ～ 4950m。

【采收加工】7 ～ 8 月采集全草，晒干。

【功能主治】清肺、肝脉之热，祛瘀血。治肺炎、肝炎、骨热“木保”病及肺外伤。

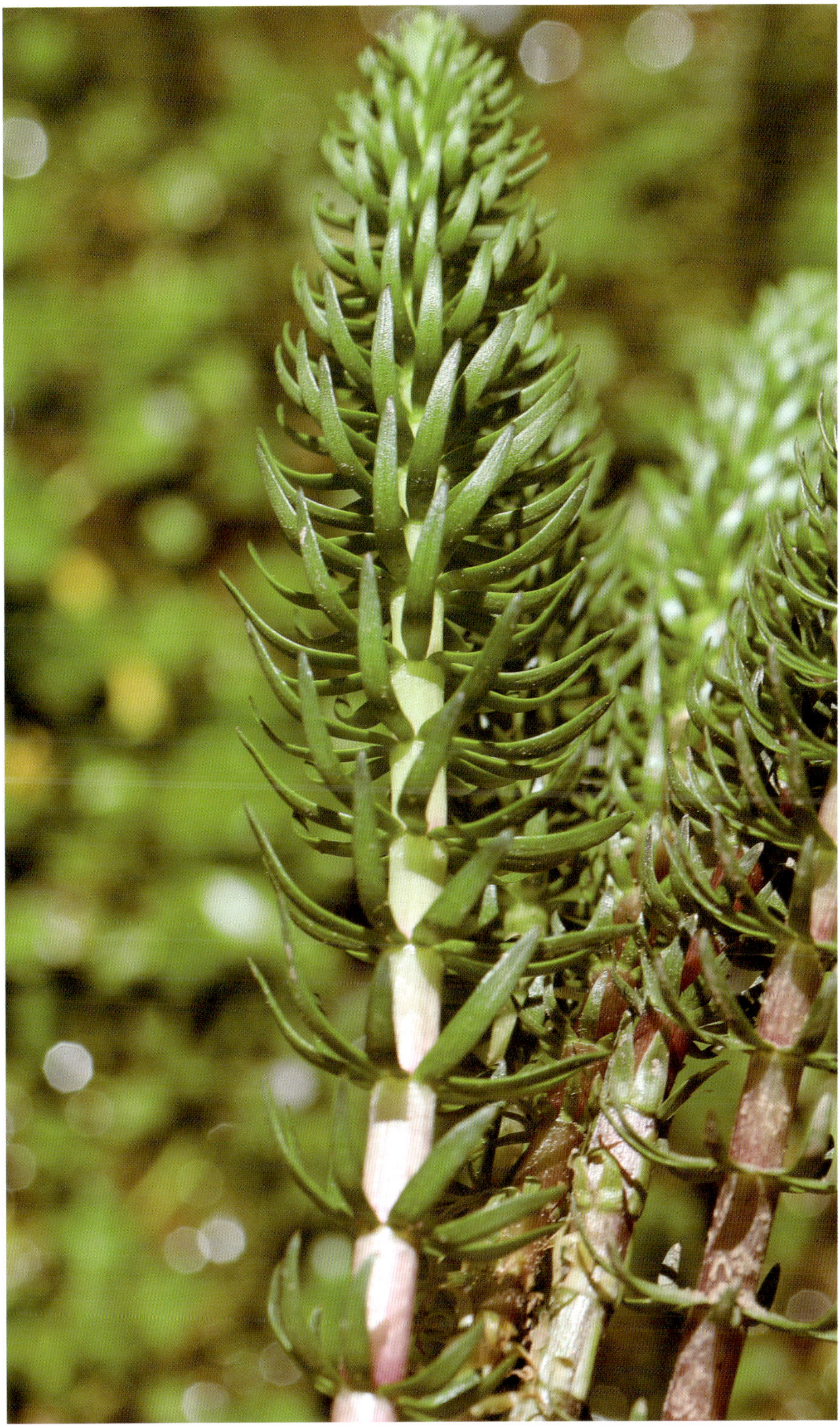

杉叶藻

藏茴香

ཀོ་སྙོད།

【藏药名译音】郭女

【来　　源】伞形科植物葛缕子 *Carum carvi* L. 的果实。

【植物形态】多年生草本，高 30～70cm，根圆柱形，长 4～25cm，径 5～10mm，表皮棕褐色。茎通常单生，稀 2～8。基生叶及茎下部叶的叶柄与叶片近等长，或略短于叶片，叶片轮廓长圆状披针形，长 5～10cm，宽 2～3cm，2～3 回羽状分裂，末回裂片线形或线状披针形，长 3～5mm，宽约 1mm，茎中、上部叶与基生叶同形，较小，无柄或有短柄。无总苞片，稀 1～3，线形；伞辐 5～10，极不等长，长 1～4cm，无小总苞或偶有 1～3 片，线形；小伞形花序有花 5～15，花杂性，无萼齿，花瓣白色，或带淡红色，花柄不等长，花柱长约为花柱基的 2 倍。果实长卵形，长 4～5mm，宽约 2mm，成熟后黄褐色，果棱明显，每棱槽内油管 1，合生面油管 2。花果期 5～8 月。

【生　　境】生长于河滩草丛中、林下或高山草甸。

【采收加工】果成熟时采割地上部分，晒干，打取果实，除净杂质。

【功能主治】理气、止痛、健胃、镇咳。治“龙”病、“培根”病、寒气腹胀、胃腹疼痛、食欲不振、咳嗽、夜盲症。

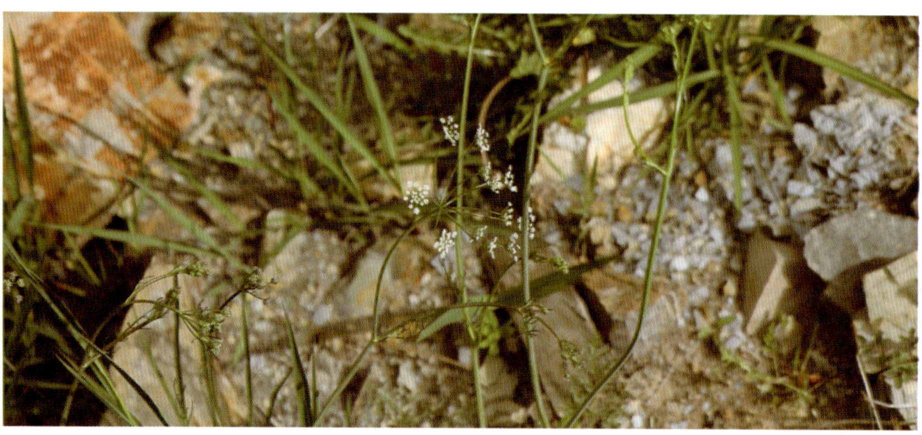

葛缕子（一）

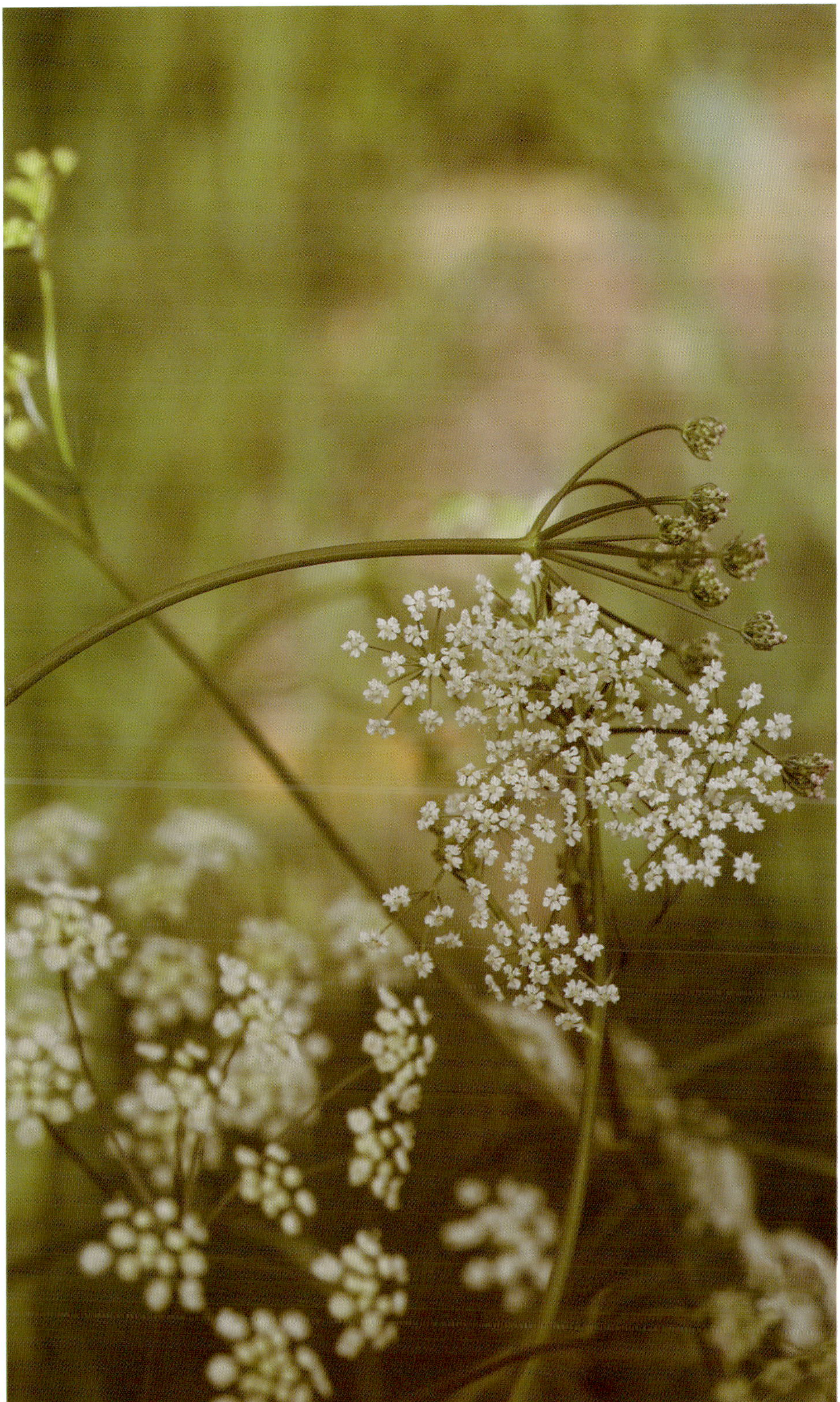

葛缕子（二）

白亮独活

སྤྲུ་དཀར།

【藏药名译音】朱嘎

【来　　源】伞形科植物白亮独活 *Heracleum candicans* Wall. ex DC. 的根。

【植物形态】多年生草本，高达 1m。植物体被有白色柔毛或绒毛。根圆柱形，下部分枝。茎直立，圆筒形，中空、有棱槽，上部多分枝。茎下部叶的叶柄长 10 ～ 15cm，叶片轮廓为宽卵形或长椭圆形，长 20 ～ 30cm，羽状分裂，末回裂片长卵形，长 5 ～ 7cm，呈不规则羽状浅裂，裂片先端钝圆，下表面密被灰白色软毛或绒毛；茎上部叶有宽展的叶鞘。复伞形花序顶生或侧生，花序梗长 15 ～ 30cm，有柔毛；总苞片 1 ～ 3，线形；伞辐 17 ～ 23cm，不等长，长 3 ～ 7cm，具有白色柔毛；小总苞片少数，线形，长约 4mm；每小伞形花序有花约 25 朵，花白色；花瓣二型；萼齿线形细小；花柱基短圆锥形。果实倒卵形，背部极扁平，长 5 ～ 6mm，未成熟时被有柔毛，成熟时光滑；分生果的棱槽中各具 1 条油管，其长度为分生果长度的 2/3，合生面油管 2；胚乳腹面平直。花期 5 ～ 6 月，果期 9 ～ 10 月。

【生　　境】生长于山坡林下及路旁，海拔 3400 ～ 4200m。

【采收加工】9 ～ 10 月挖根，洗净，晒干。

【功能主治】治各种炎症、麻风、丹毒等。

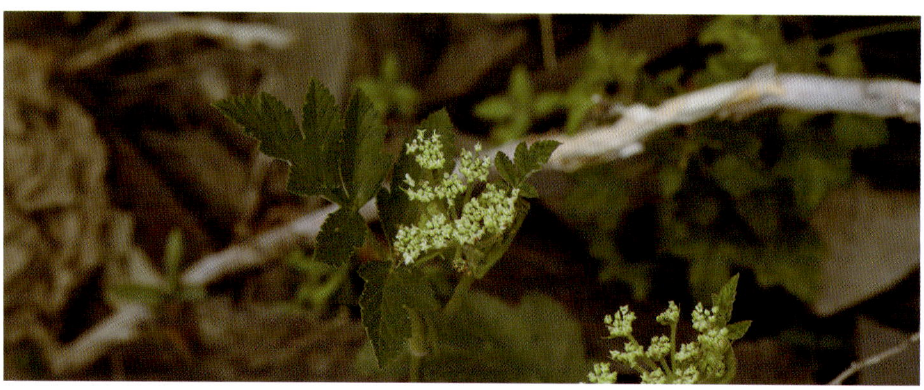

白亮独活（一）

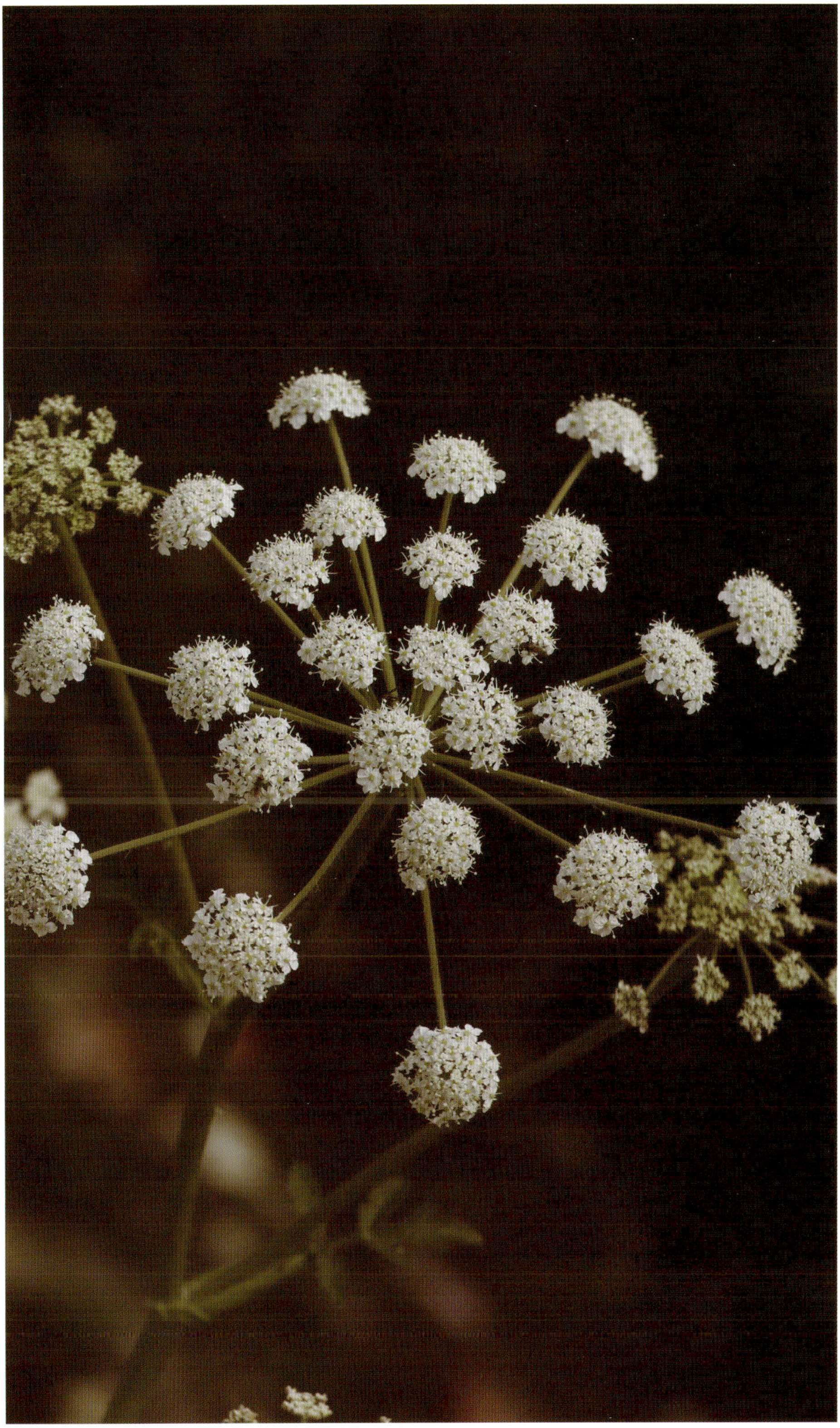

白亮独活（二）

羌活

། ཟྙུ་སེར། །

【藏药名译音】 朱色

【来　　源】 伞形科植物羌活 *Notopterygium incisum* Ting ex H. T. Chang 的根及根状茎。

【植物形态】 多年生草本，高 60 ～ 120cm，根茎粗壮，伸长呈竹节状。根颈部有枯萎叶鞘。茎直立，圆柱形，中空，有纵直细条纹，带紫色。基生叶及茎下部叶有柄，柄长 1 ～ 22cm，下部有长 2 ～ 7cm 的膜质叶鞘；叶为三出式三回羽状复叶，末回裂片长圆状卵形至披针形，长 2 ～ 5cm，宽 0.5 ～ 2cm，边缘缺刻状浅裂至羽状深裂；茎上部叶常简化，无柄，叶鞘膜质，长而抱茎。复伞形花序直径 3 ～ 13cm，侧生者常不育；总苞片 3 ～ 6，线形，长 4 ～ 7mm，早落；伞辐 7 ～ 18（39），长 2 ～ 10cm；小伞形花序直径 1 ～ 2cm；小总苞片 6 ～ 10，线形，长 3 ～ 5mm；花多数，花柄长 0.5 ～ 1cm；萼齿卵状三角形，长约 0.5mm；花瓣白色，卵形至长圆状卵形，长 1 ～ 2.5mm，顶端钝，内折；雄蕊的花丝内弯，花药黄色，椭圆形，长约 1mm；花柱 2，很短，花柱基平压稍隆起。分生果长圆状，长 5mm，宽 3mm，背腹稍压扁，主棱扩展成宽约 1mm 的翅，但发展不均匀；油管明显，每棱槽 3，合生面 6；胚乳腹面内凹成沟槽。花期 7 月，果期 8 ～ 9 月。

【生　　境】 生长于林缘及灌丛内，海拔 3400 ～ 4000m。

【采收加工】 春秋两季均可采挖，除去泥土及须根，晒干或烘干。

【功能主治】 发表祛寒、祛湿止痛。治太阳穴头痛、鼻窦炎、痰症、热症、麻风、癫痫、感冒风寒、头痛身疼。幼茎晒干，熏烟可以预防传染病。

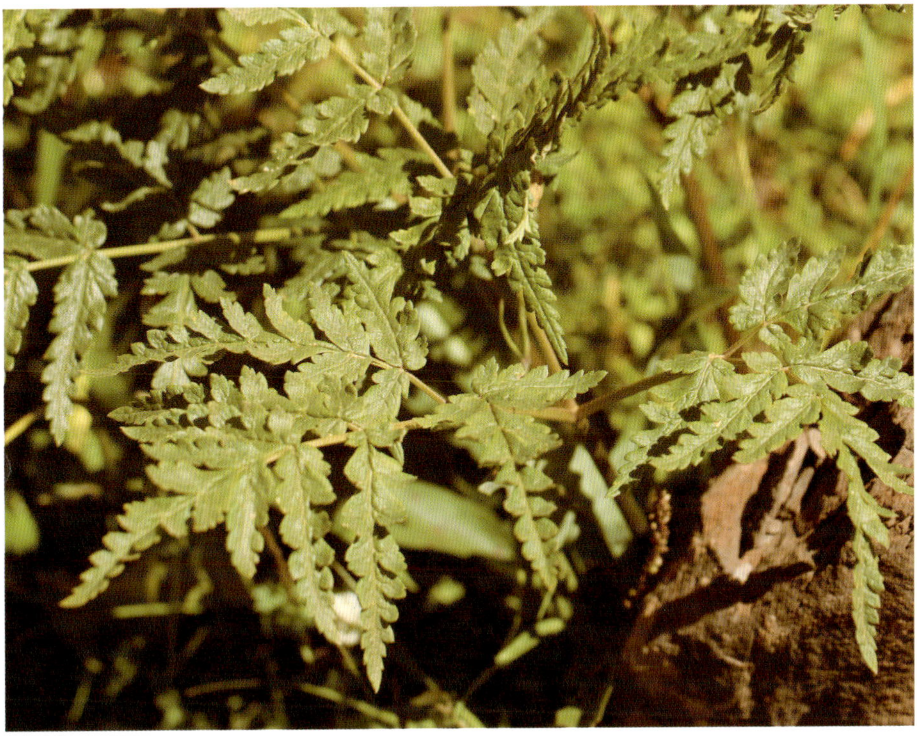

羌活（一）

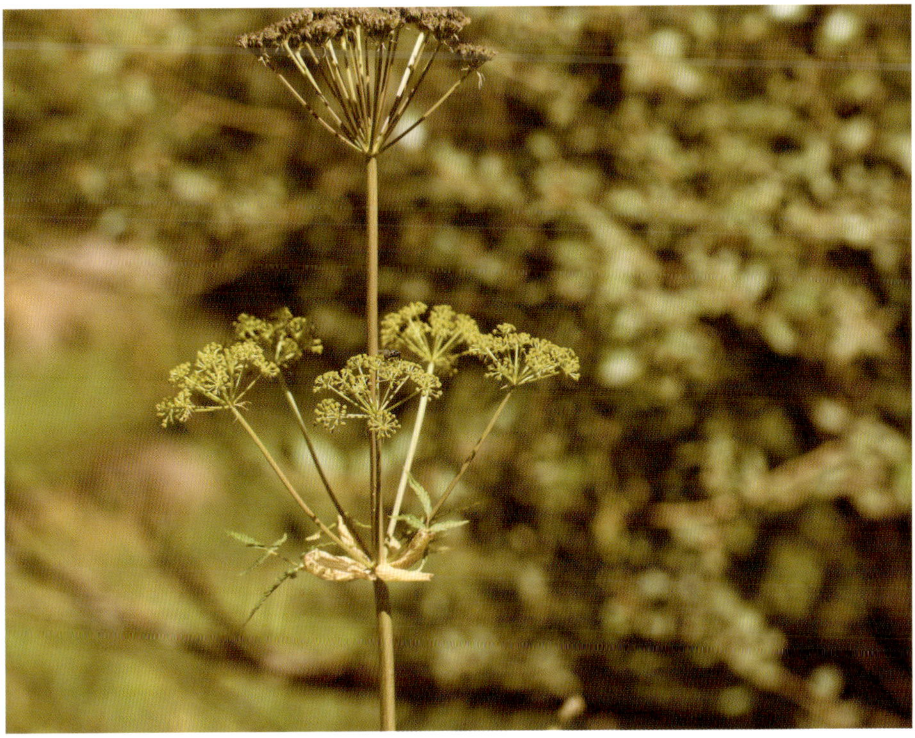

羌活（二）

棱子芹

རྩི།

【藏药名译音】紫

【来　　源】伞形科植物西藏棱子芹 *Pleurospermum hookeri* C. B. Clarke var. *thomsonii* C. B. Clarke 的根。

【植物形态】多年生草本，高 20 ～ 40cm，全体无毛。根较粗壮，暗褐色，直径 4 ～ 6mm。茎直立，单一或数茎丛生，圆柱形，有条棱。基生叶多数，连柄长 10 ～ 20cm，叶柄基部扩展呈鞘状抱茎；叶片轮廓三角形，2 ～ 3 回羽状分裂，羽片 7 ～ 9 对，一回羽片披针形或卵状披针形，最下一对羽片有明显的柄，向上逐渐变短，羽片长达 3 ～ 5cm，宽 1.5 ～ 2.5cm，末回裂片宽楔形，长宽各 5mm 左右，羽状深裂呈线形小裂片；茎上部的叶少数，简化，叶柄常常只有膜质的鞘状部分。复伞形花序顶生，直径 5 ～ 7cm；总苞片 5 ～ 7，披针形或线状披针形，长 1.5 ～ 2.5cm，顶端尾状分裂，边缘淡褐色透明膜质；伞辐 6 ～ 12，长 2 ～ 4cm，有条棱；小总苞片 7 ～ 9，与总苞片同形，略比花长；花多数，花柄长约 5mm，扁平；花白色，花瓣近圆形，直径 1 ～ 1.2mm，顶端有内折的小舌片，基部有短爪；萼齿明显，狭三角形，长约 1mm；花药暗紫色。果实卵圆形，长 3 ～ 4mm，果棱有狭翅，每棱槽有油管 3，合生面 6。花期 8 月，果期 9 ～ 10 月。

【生　　境】生长于山梁草坡上，海拔 3500 ～ 4500m。

【采收加工】9 ～ 10 月挖根，洗净，晒干。

【功能主治】滋补健肾、干黄水。治肾炎、腰痛、消化不良、黄水病、虫蛇咬伤“培根”“木布”“龙”病等。

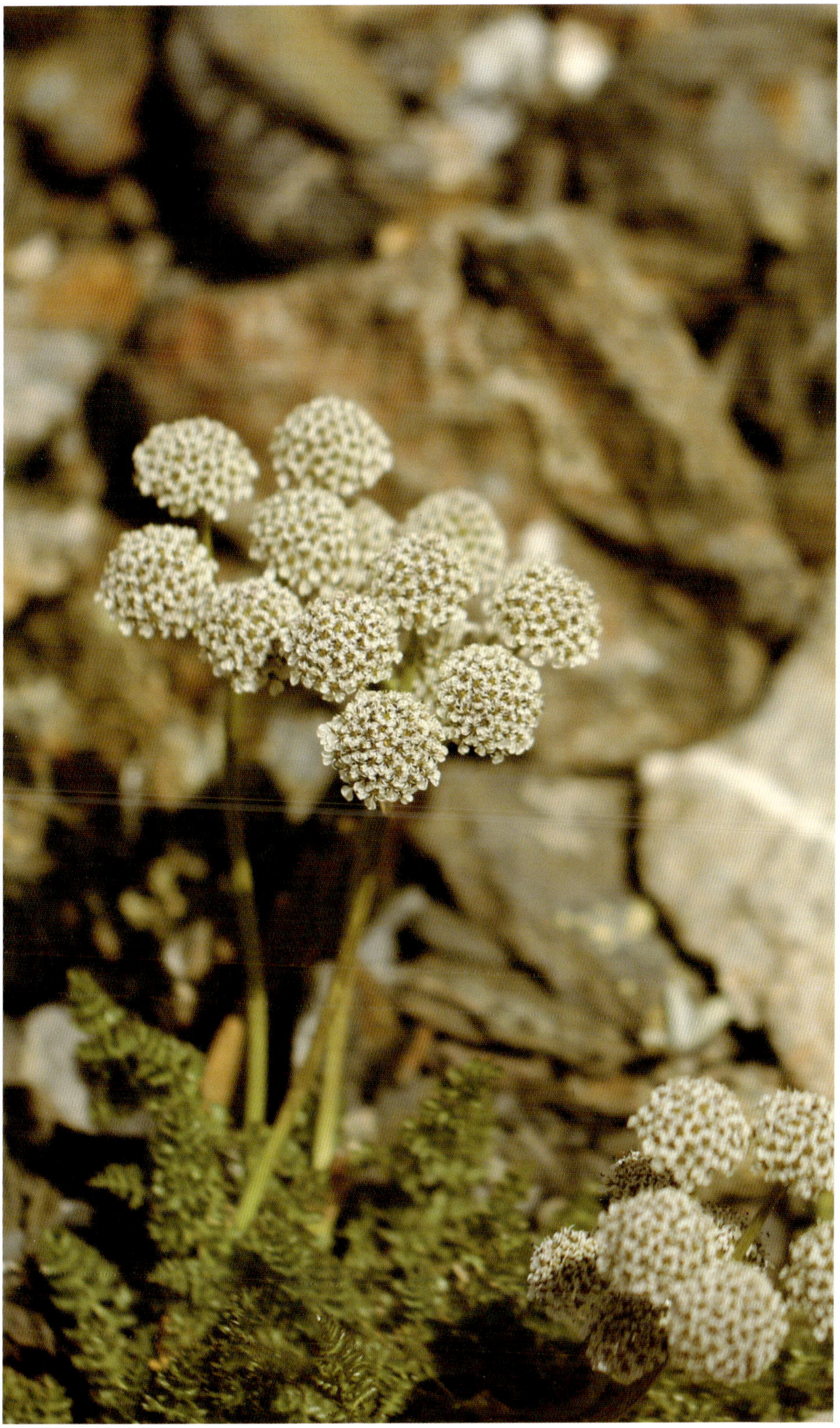

西藏棱子芹

黑色杜鹃

། ད་ལིས་ནག་པོ། །

【藏药名译音】 塔里那保

【来　　源】 杜鹃花科植物雪层杜鹃*Rhododendron nivale* Hook. f.的嫩枝、叶、花。

【植物形态】 常绿小灌木，分枝多而稠密，常平卧成垫状，高（30）60～90（120）cm。幼枝褐色，密被黑锈色鳞片。叶芽鳞早落。叶簇生于小枝顶端或散生，革质，椭圆形，卵形或近圆形，长3.5～9（12）mm，宽（1.5）2～5（5）mm，顶端钝或圆形，常无短尖头，基部宽楔形，边缘稍反卷，中脉在上面稍下陷，在下面稍突起，上面暗灰绿色，被灰白色或金黄色的鳞片，下面绿黄色至淡黄褐色，被淡金黄色和深褐色两色鳞片，相混生、邻接或稍不邻接，淡色鳞片常较多；叶柄短，长0.5～2（3）mm，被鳞片。花序顶生，有1～2（3）朵；花梗长0.5～1.5mm，被鳞片，偶有毛；花萼发达，裂片长圆形或带状，长2～（4.5）mm，外面通常被一中央鳞片带，在淡色鳞片间偶杂有少数深色鳞片，边缘被鳞片；花冠宽漏斗状，长（7）9～14（16）mm，粉红，丁香紫至鲜紫色，花管较裂片约短1～2倍，长（2.5）3～4（6）mm，内面被柔毛，外面也常被毛，裂片开展，雄蕊8～10，约与花冠等长，花丝近基部被毛；子房长1～2mm，被鳞片，花柱通常长于雄蕊，偶较短，上部稍弯斜，无毛或基部稍有毛。蒴果圆形至卵圆形，长3～5mm，被鳞片。花期5～8月，果期8～9月。

【生　　境】 生长于高山灌丛、冰川谷地、草甸，常为杜鹃灌丛的优势种，海拔3400～5800m。

【功能主治】 驱胃寒、升胃温、止咳平喘。治寒性培根病、胃寒症、胃寒腹痛、咽喉肿痛、咳嗽痰喘。

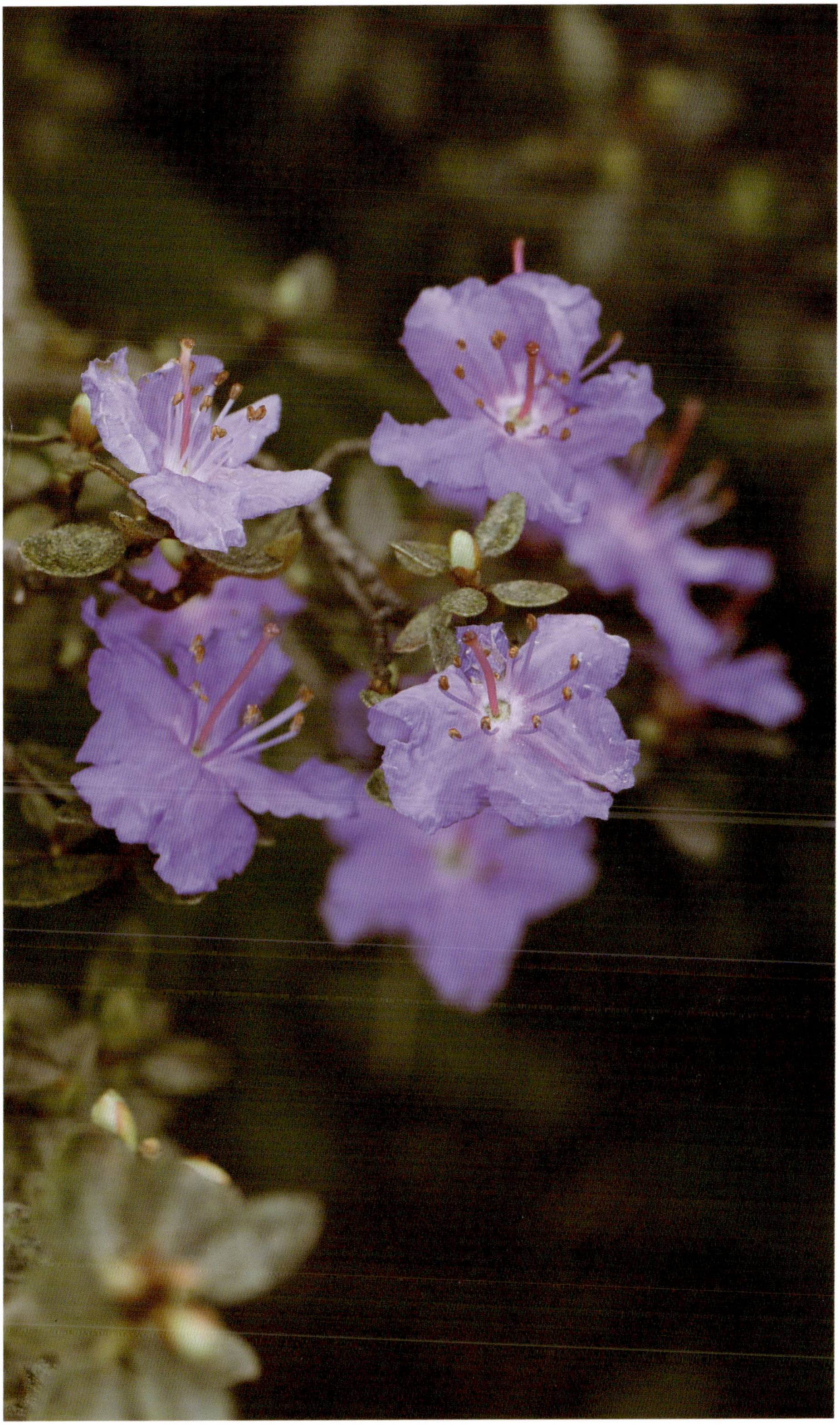

雪层杜鹃

黄花杜鹃

། ད་ལིས། །

【藏药名译音】 塔里

【来　　源】 杜鹃花科植物樱草杜鹃 *Rhododendron primuliflorum* Bur. et Franch. 的叶、带叶的嫩枝和花、茎枝。

【植物形态】 常绿小灌木，高 0.36 ～ 1（2.5）m。茎灰棕色，表皮常薄片状脱落，幼枝短而细，灰褐色，密被鳞片和短刚毛；叶芽鳞早落。叶革质，芳香，长圆形、长圆状椭圆形、至卵状长圆形，长（0.8）2 ～ 2.5（3.5）cm，宽（5）8 ～ 10（15）mm，先端钝，有小突尖，基部渐狭，上面暗绿色，光滑，有光泽，具网脉，下面密被重叠成 2 ～ 3 层、淡黄褐色、黄褐色或灰褐色屑状鳞片；叶柄长 2 ～ 5mm，密被鳞片。花序顶生，头状，5 ～ 8 花，花芽鳞早落；花梗长 2 ～ 4mm，被鳞片；无毛；花萼长 3 ～ 6mm，外面疏被鳞片，裂片长圆形、披针形至长圆状卵形，边缘有或无缘毛；花冠狭筒状漏斗形，长 1.2 ～ 1.9cm，白色具黄色的管部，罕全部为粉红或蔷薇色，花管长 6 ～ 10（12）mm，内面喉部被长柔毛，外面无毛，或有时疏被鳞片，裂片近圆形，长 3 ～ 6mm；雄蕊 5 或 6，内藏于花管，基部有短柔毛或光滑；子房有鳞片或无，花柱粗短，约与子房等长，光滑。蒴果卵状椭圆形，长约 4 ～ 5mm，密被鳞片。花期 5 ～ 6 月，果期 7 ～ 9 月。

【生　　境】 生长于山坡灌丛、高山草甸、岩坡或沼泽草甸，海拔 3700 ～ 4100（5100）m。

【采收加工】 花盛期分别采集叶和花。叶和带叶的嫩枝趁鲜时熬膏，保存备用，或蒸馏挥发油备用，亦可晾干；花阴干。

【功能主治】 叶：清热、消炎、止咳平喘。治咽喉疾病、肺部疾病、气管炎、消化道疾病、消化不良、胃下垂、胃扩张、胃癌、肝癌、肝肿大。花：强身抗老、滋补。治体虚气弱、浮肿、水肿、体乏无力、精神倦怠。茎枝治风湿关节疼痛。

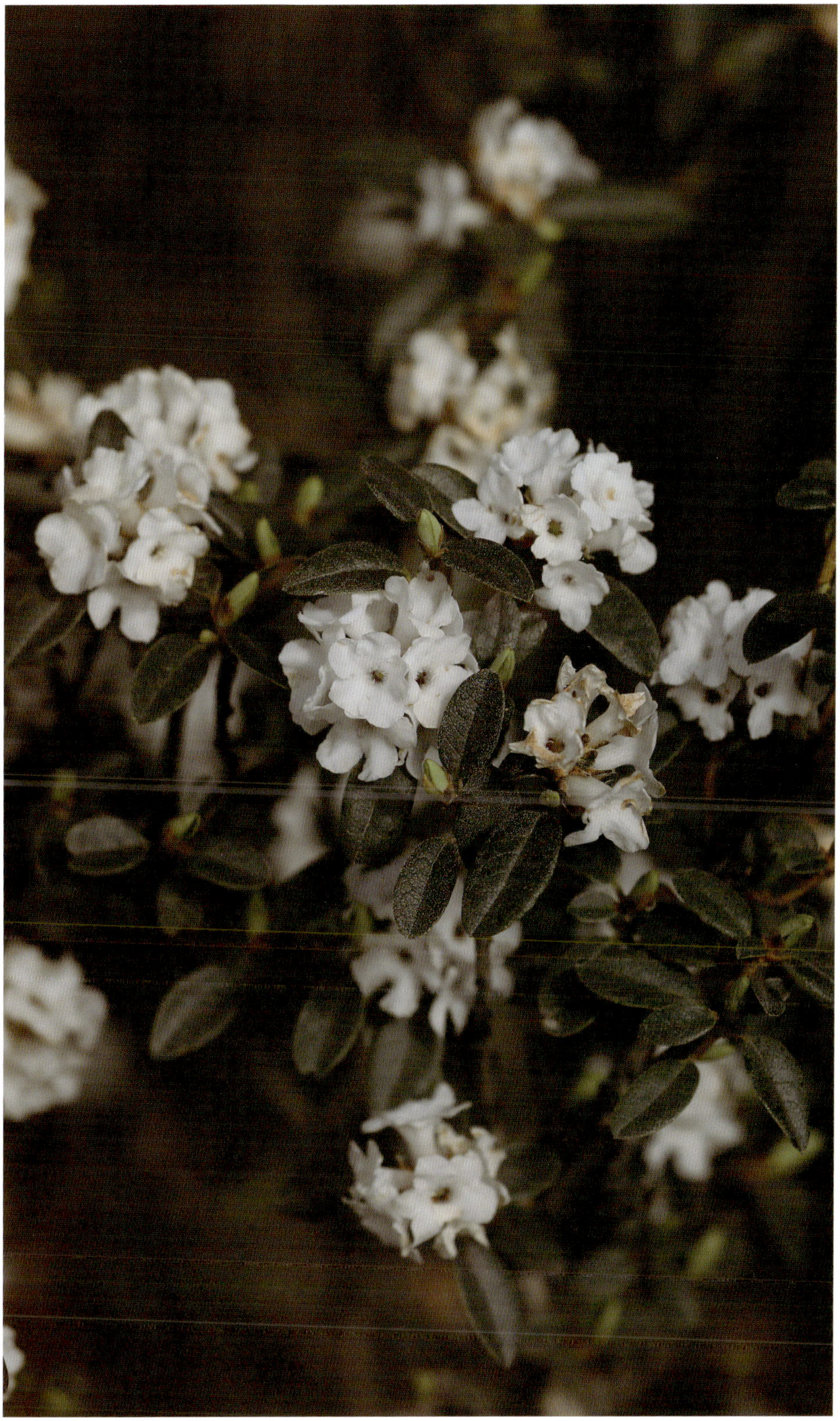

樱草杜鹃

点地梅

སྣ་ཏིག་སྨུག་པོ།

【藏药名译音】嘎蒂莫保

【来　　源】报春花科植物西藏点地梅 *Androsace mariae* Kanitz 的全草或花。

【植物形态】多年生草本。主根木质，具少数支根。根出条短，叶丛叠生其上，形成密丛；有时根出条伸长，叶丛间有明显的间距，成为疏丛。莲座状叶丛直径 1 ～ 3（4）cm；叶两型，外层叶舌形或匙形，长 3 ～ 5mm，宽 1 ～ 1.5mm，先端锐尖，两面无毛至被疏柔毛，边缘具白色缘毛；内层叶匙形至倒卵状椭圆形，长 7 ～ 15mm，先端锐尖或近圆形而具骤尖头，基部渐狭，两面无毛至密被白色多细胞柔毛，具无柄腺体，边缘软骨质，具缘毛。花葶单一，高 2 ～ 8cm，被白色开展的多细胞毛和短柄腺体；伞形花序 2 ～ 7（10）花；苞片披针形至线形，长 3 ～ 4mm，与花梗、花萼同被白色多细胞毛；花梗在花期稍长于苞片，长 5 ～ 7mm，花后伸长，果期长可达 18mm；花萼钟状，长约 3mm，分裂达中部，裂片卵状三角形；花冠粉红色，直径 5 ～ 7mm，裂片楔状倒卵形，先端略呈波状。蒴果稍长于宿存花萼。花期 6 月。

【生　　境】生长于山坡草地、林缘和砂石地上，海拔 3400 ～ 4000m。

【采收加工】6 ～ 7 月采集全草，洗净，晒干。

【功能主治】解热、干黄水、利水。治热性水肿、心脏病水肿、“黄水”病、溃疡、炭疽。

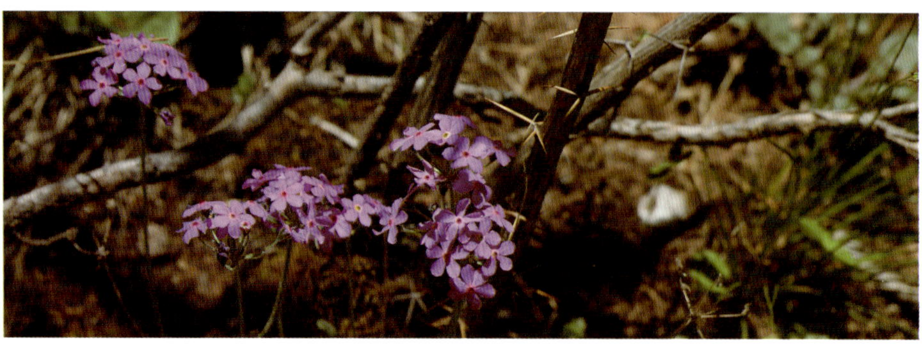

西藏点地梅（一）

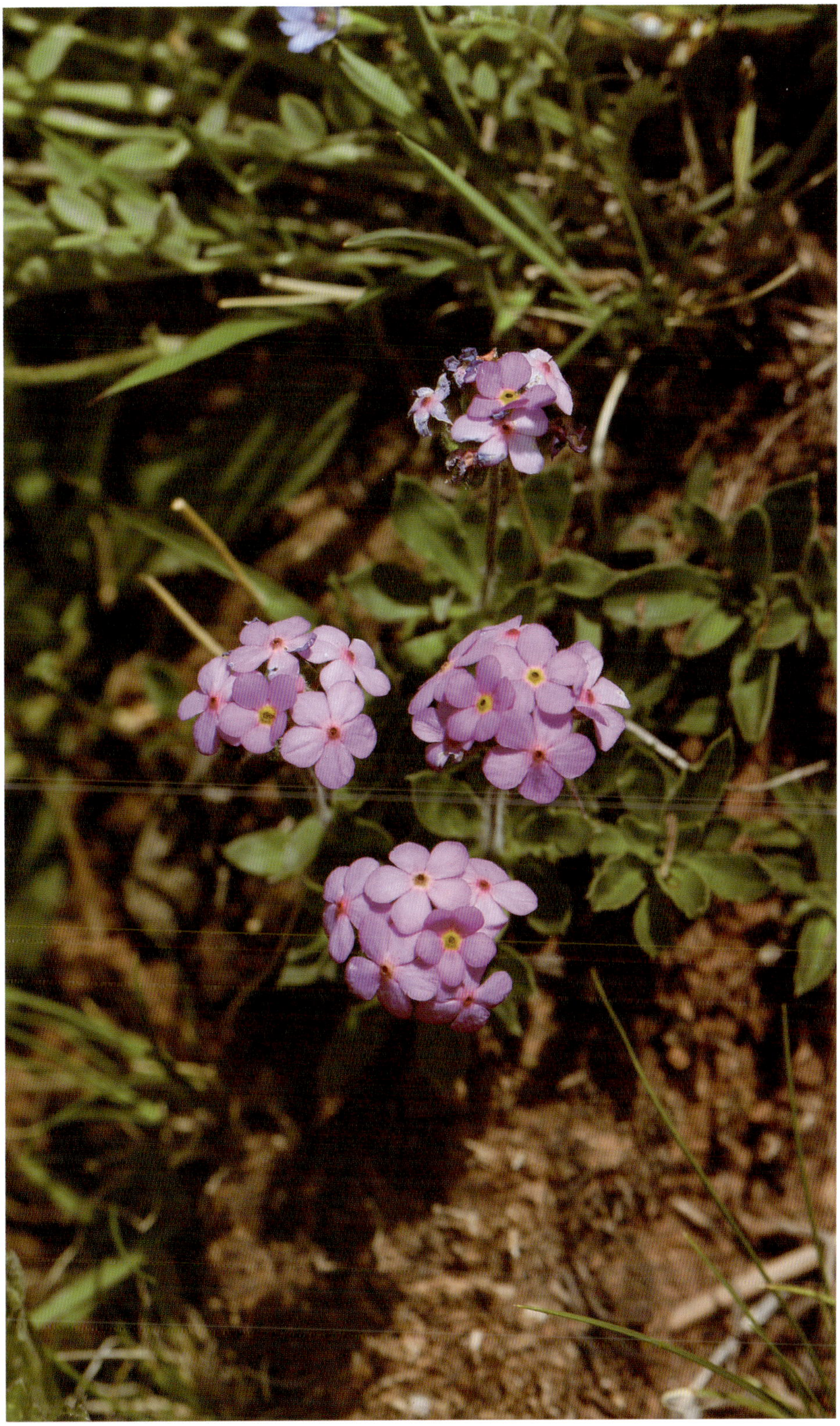

西藏点地梅（二）

束花报春

གཡར་མོ་ཐང་།

【藏药名译音】 亚玛唐

【来　　源】 报春花科植物束花粉报春 *Primula fasciculata* Balf. f. et Ward 的花。

【植物形态】 多年生小草本，常多数聚生成丛。根状茎粗短，具多数须根。叶丛基部外围有褐色膜质枯叶柄；叶片矩圆形、椭圆形或近圆形，长 4 ～ 15mm，宽 2.5 ～ 7mm，先端圆形，基部圆形或阔楔形，全缘，鲜时稍带肉质，两面秃净，无粉，中肋稍宽，侧脉隐蔽或不显著；叶柄纤细，具狭翅，比叶片长 1 ～ 4 倍。花葶高可达 2.5cm，花 1 ～ 6 朵生于花葶端；苞片线形，长 5 ～ 10mm，基部不膨大；花梗长 1.5 ～ 3cm；有时花葶不发育，花 1 至数朵自叶丛中抽出，无苞片，花梗长可达 10cm，花萼筒状，长 4 ～ 6.5mm，明显具 5 棱，分裂深达全长的 1/3 ～ 1/2，裂片狭长圆形或三角形，先端稍钝；花冠淡红色或鲜红色，冠筒口周围黄色，冠筒长 4.5 ～ 8mm，仅稍长于花萼，冠檐开展，直径 1 ～ 1.5cm，裂片阔倒卵形，先端深 2 裂；长花柱花：雄蕊着生于冠筒中部，花柱长达冠筒口；短花柱花：雄蕊着生于冠筒上部，花药顶端微露出筒口，花柱长约 2mm。蒴果筒状，长 5 ～ 10mm。花期 6 月，果期 7 ～ 8 月。

【生　　境】 生长于沼泽草甸和水边、池边草地，海拔 3400 ～ 4800m。

【功能主治】 清热、消肿、愈疮。治疮疖痈肿、疮疡溃烂。

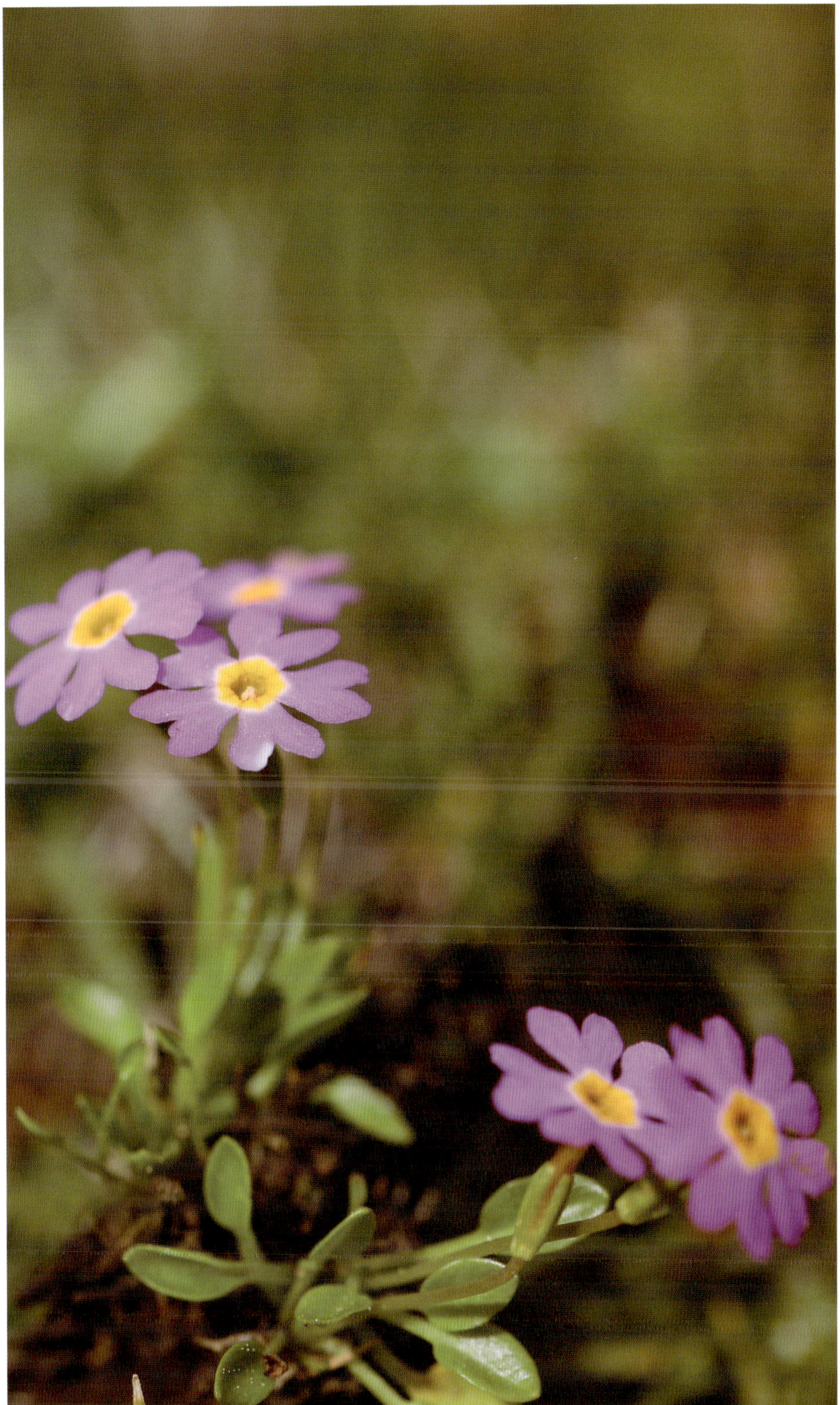

束花粉报春

锡金报春

།ཤང་དྲིལ་སྨུག་ཆུང་།།

【藏药名译音】象治姆琼

【来　　源】报春花科植物苞芽粉报春 *Primula gemmifera* Batal. 的花、全草。

【植物形态】多年生草本。根状茎极短，具多数须根，常自顶端发出 1 至数个侧芽。叶矩圆形、卵形或阔匙形，连柄长 1 ～ 7cm，宽 0.5 ～ 2cm，先端钝或圆形，基部渐狭窄，边缘具不整齐的稀疏小牙齿，两面秃净或仅下面散布少数小腺体，中肋稍宽扁，侧脉 3 ～ 4 对，极纤细；叶柄甚短至长于叶片 1 ～ 2 倍，但通常与叶片近等长，具狭翅。花葶稍粗壮，高 8 ～ 30cm，无粉或顶端被白粉；伞形花序 3 ～ 10 花，顶生；苞片狭披针形至矩圆状披针形，长 3 ～ 10mm，基部稍膨大，常染紫色，微被粉；花梗长 6 ～ 35mm，被粉质腺体；花萼狭钟状，长 (5)6 ～ 10mm，绿色或染紫色，外面被粉质腺体，边缘和内面被白粉，分裂达中部，裂片披针形至三角形，边缘具小腺毛；花冠淡红色至紫红色，极少白色，冠筒长 8 ～ 13mm，冠檐直径 1.5 ～ 2.5cm，裂片阔倒卵形，先端具深凹缺；长花柱花：雄蕊着生于冠筒中部，花柱长达冠筒口；短花柱花：雄蕊着生于冠筒上部，靠近喉部环状附属物，花柱长约达冠筒中部。蒴果长圆形，略长于宿存花萼。花期 5 ～ 8 月，果期 8 ～ 9 月。

【生　　境】生长于湿草地、溪边和林缘，海拔 3400 ～ 4300m。

【功能主治】清血热、脉热、止痢、干黄水。治血热病、脉热病、血机紊乱、流感、肺病、赤痢、黄水病、各种热性病。

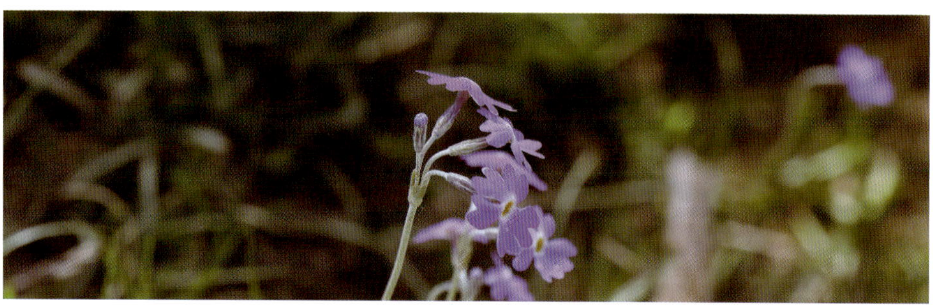

苞芽粉报春（一）

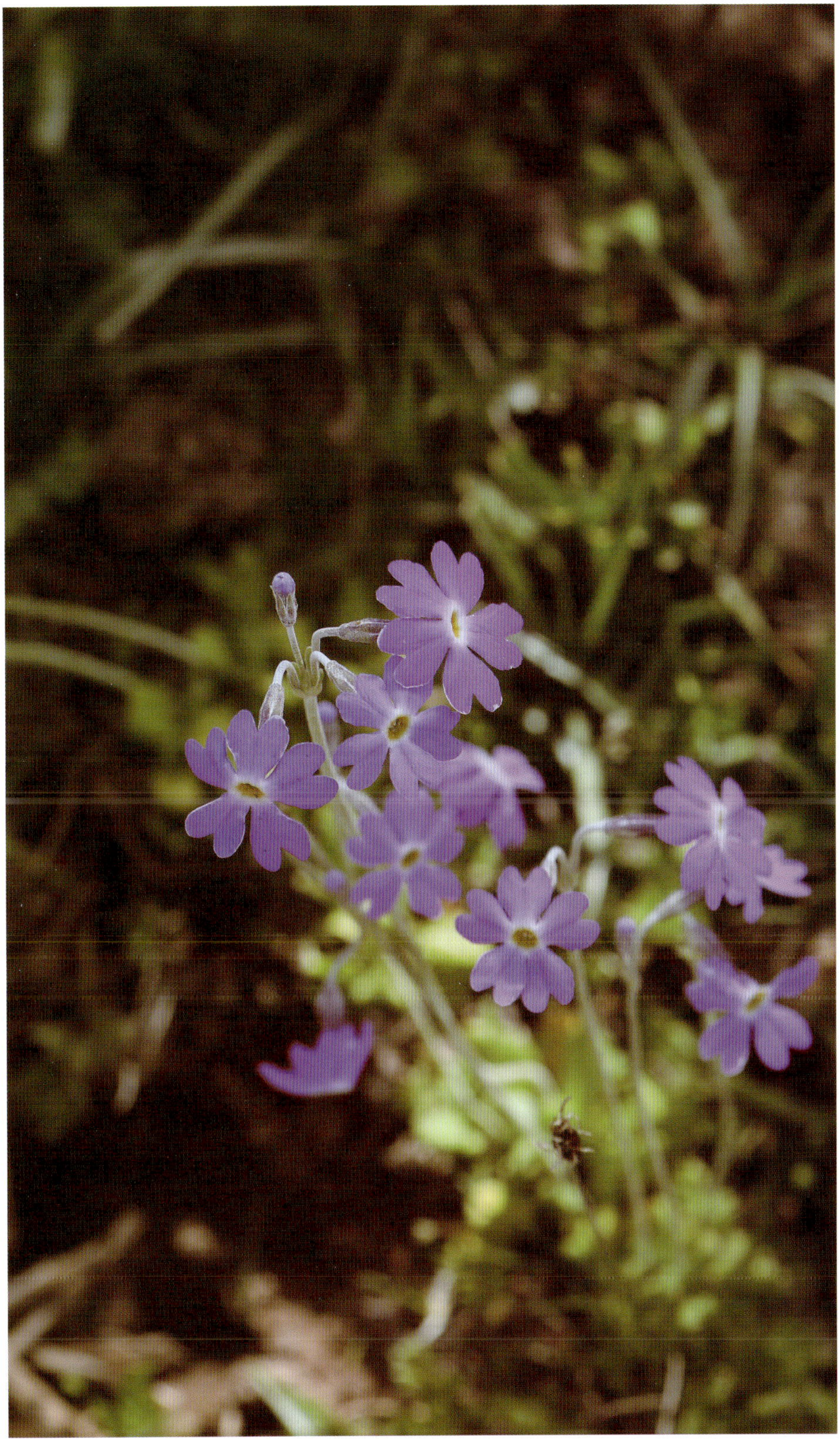

苞芽粉报春（二）

报春花

།ཤང་དྲིལ་དམར་པོ།、ཤང་དྲིལ།

【藏药名译音】 象治玛保、象治

【来　　源】 报春花科植物偏花报春 *Primula secundliflora* Franch. 和钟花报春 *Primula sikkimensis* Hook. f. 的花。

【植物形态】 1. 偏花报春　多年生草本。根状茎粗短，具多数肉质长根。叶通常多枚丛生；叶片矩圆形、狭椭圆形或倒披针形，连柄长 5 ～ 15cm，宽 1 ～ 3cm，先端钝圆或稍锐尖，基部渐狭窄，边缘具三角形小牙齿，齿端具胼胝质尖头，两面均疏被小腺体，中肋宽扁，侧脉纤细，有时不明显；叶柄甚短或有时与叶片近等长，具阔翅。花葶高 10 ～ 60(90) cm，顶端被白色粉（干后常呈乳黄色）；伞形花序 5 ～ 10 花，有时出现第 2 轮花序；苞片披针形，长 5 ～ 10mm；

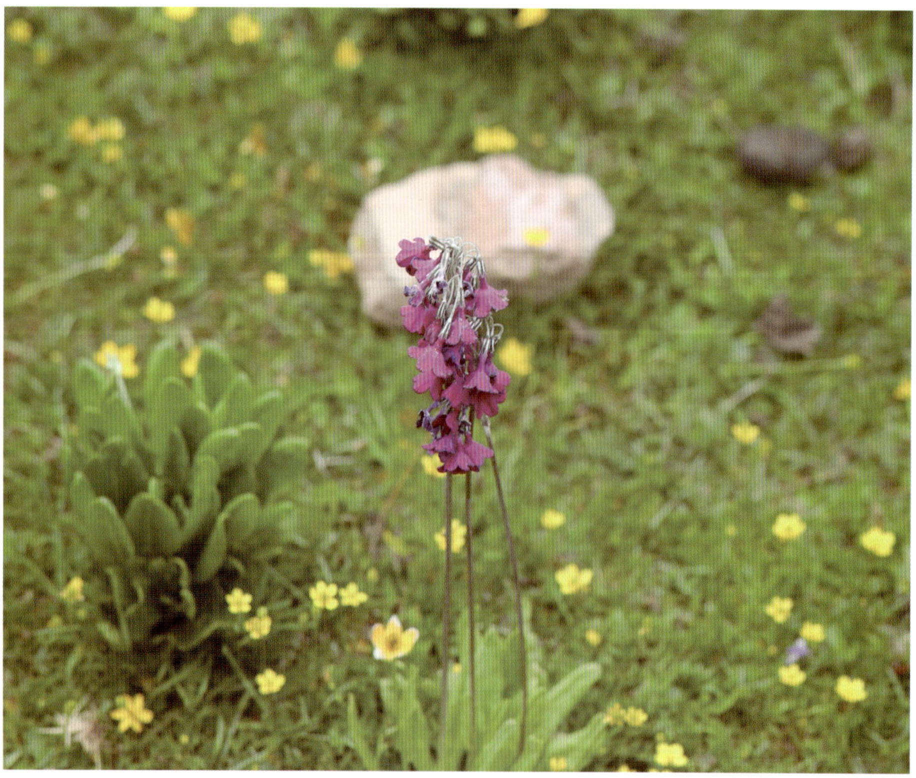

偏花报春（一）

花梗长 1 ～ 5cm，多少被粉，开花时下弯，果时直立；花萼窄钟状，长 10mm，上半部分裂成披针形或三角状披针形裂片，沿裂片背面下延至基部一线无粉，染紫色，沿每 2 裂片的边缘下延至基部密被白粉，因而整个花萼形成紫白相间的 10 条纵带；花冠红紫色至深玫瑰红色，长 1.5 ～ 2.5cm，喉部无环状附属物，冠檐直径 1.5 ～ 2.5cm，裂片倒卵状矩圆形；先端圆形或微具凹缺；长花柱花：冠筒长 9 ～ 10mm，雄蕊着生处略低于冠筒中部，花在与自冠尚等长或微露出筒口；短花柱花；雄蕊近冠筒口着生，花柱长 2 ～ 3mm。蒴果稍长于宿存花萼。花期 6 ～ 7 月，果期 8 ～ 9 月。

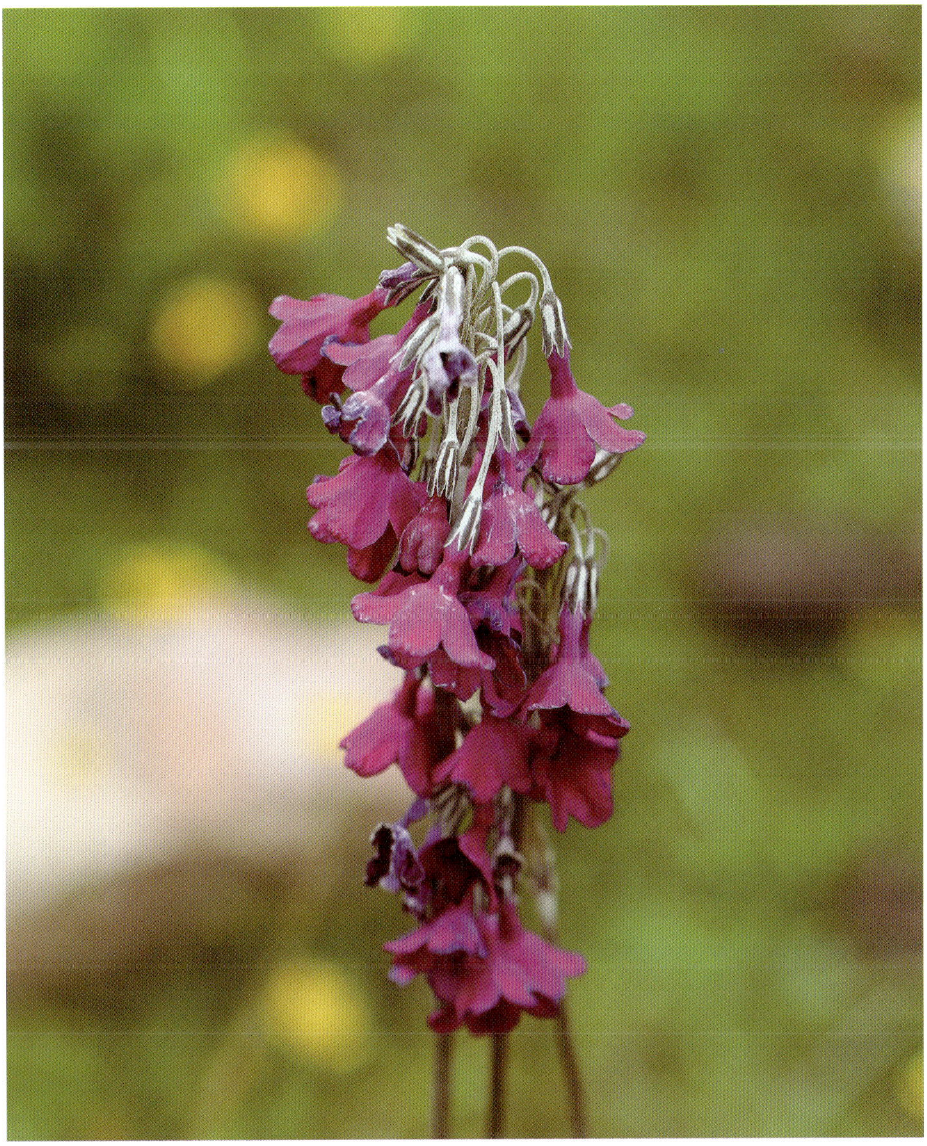

偏花报春（二）

2. 钟花报春 多年生草本，具粗短的根状茎和多数纤维状须根。叶丛高 7 ～ 30cm；叶片椭圆形至矩圆形或倒披针形，先端圆形或有时稍锐尖，基部通常渐狭窄，很少钝形以至近圆形，边缘具锐尖或稍钝的锯齿或牙齿，上面深绿色，鲜时有光泽，下面淡绿色，被稀疏小腺体，中肋宽扁，侧脉 10 ～ 18 对，在下面显著，网脉极纤细；叶柄甚短至稍长于叶片。花葶稍粗壮，高 15 ～ 90cm，顶端被黄粉；伞形花序通常 1 轮，2 至多花，有时亦出现第 2 轮花序；苞片披针形或线状披针形，长 0.5 ～ 2cm，先端渐尖，基部常稍膨大，多少被粉；花梗长 1 ～ 6（10）cm，被黄粉，开花时下弯，果时直立；花萼钟状或狭钟状，长 7 ～ 10（12）mm，具明显的 5 脉，内外两面均被黄粉，分裂约达中部，裂片披针形或三角状披针形，先端锐尖，微向外反卷；花冠黄色，稀为乳白色，干后常变为绿色，长 1.5 ～ 2.5(3)cm，筒部稍长于花萼，喉部无环状附属物，筒口周围被黄粉，冠檐直径（1）1.5 ～ 3cm，裂片倒卵形或倒卵状矩圆形，全缘或先端具凹缺；长花柱花：雄蕊距冠筒基部 2 ～ 3mm 着生，花柱长达冠筒口；短花柱花：雄蕊近冠筒口着生，花柱长约 2mm。蒴果长圆体状，约与宿存花萼等长。花期 6 月，果期 9 ～ 10 月。

【生　　境】 偏花报春：生长于水沟边、河滩地、高山沼泽和湿草地，海拔 3400 ～ 4800m；钟花报春：生长于林缘湿地、沼泽草甸和水沟边，海拔 3400 ～ 4400m。

【采收加工】 7 ～ 8 月采花，晾干。

【功能主治】 清热燥湿、泻肝胆之火、止血、敛毒。治小儿高热抽风、急性胃肠炎、痢疾、便血、血热及肺热、毒扩散等。

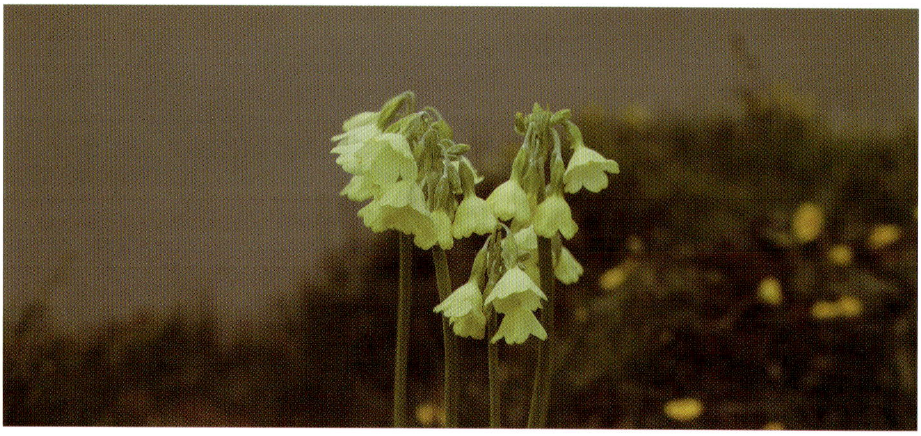

钟花报春（一）

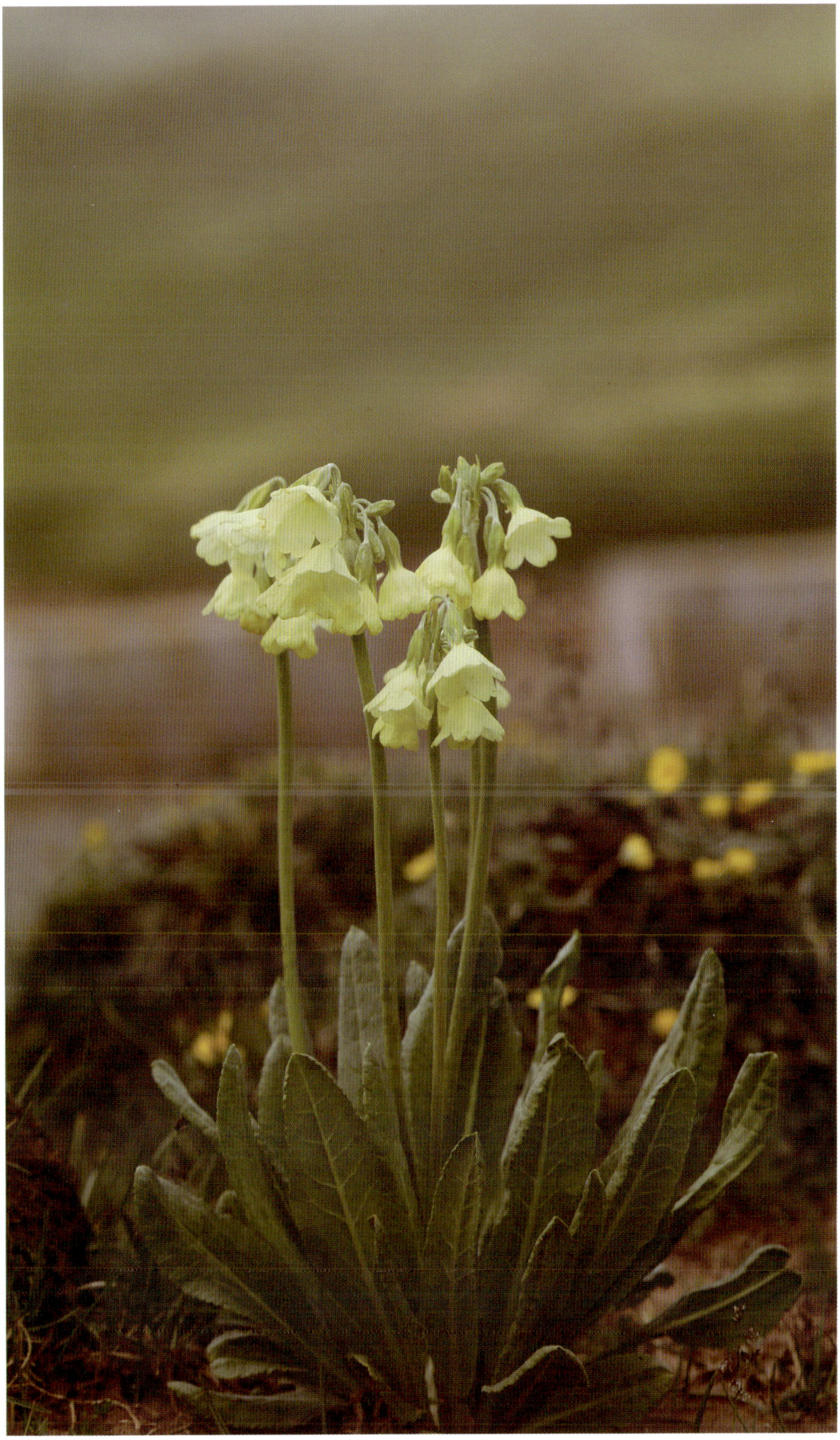

钟花报春（二）

紫报春花

ཤང་དྲིལ་སྨུག་པོ།

【藏药名译音】象治莫保

【来　　源】报春花科植物狭萼报春 *Primula stenocalyx* Maxim. 的花。

【植物形态】多年生草本，根状茎粗短，具多数须根。叶丛紧密或疏松，基部无鳞片，有少数枯叶柄；叶片倒卵形，倒披针形或匙形，连柄长 1 ～ 5cm，宽 0.5 ～ 1.5cm，先端圆形或钝，基部楔状下延，边缘全缘或具小圆齿或钝齿，两面无粉，仅具小腺体或下面被白粉或黄粉，中肋明显；叶柄通常甚短，具翅，有时伸长，仅稍短于叶片。花葶直立，高 1 ～ 15cm，顶端具小腺体或有时被粉；伞形花序 4 ～ 16 花；苞片狭披针形，长 5 ～ 10（15）mm，基部稍膨大；花梗通常长 3 ～ 15mm，多少被小腺体；花萼筒状，长 6 ～ 10mm，具 5 棱，外面多少被小腺体，分裂达全长的 1/3 或近 1/2，裂片矩圆形或披针形，先端锐尖或钝，边缘具小腺毛；花冠紫红色或蓝紫色，冠筒长 9 ～ 15mm，冠檐直径 1.5 ～ 2cm，裂片阔倒卵形，先端深 2 裂；长花柱花：雄蕊着生处距冠筒基部约 2mm，花柱约与花萼等长；短花柱花：雄蕊着生处略高于冠筒中部，花柱长 1.5 ～ 3mm。蒴果长圆形，与花萼近等长。花期 5 ～ 7 月，果期 8 ～ 9 月。

【生　　境】生长于阳坡草地、林下、沟边和河漫滩石缝中，海拔 3400 ～ 4300m。

【功能主治】清热、消肿、止泻、敛脓、愈疮。治诸热病、血热病、脉病、小儿热痢、肺脓肿、腹泻、水肿、疮疖久溃不愈。

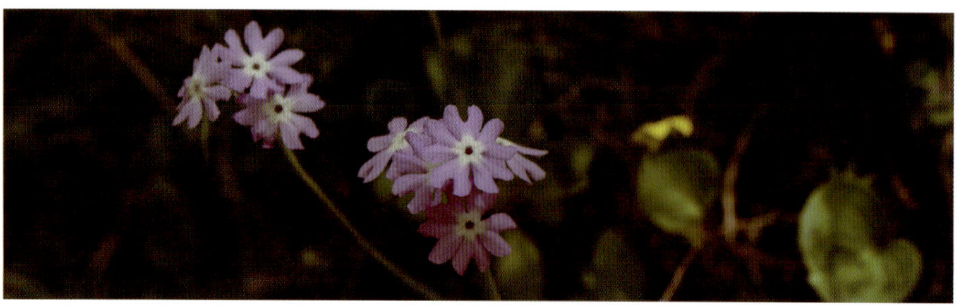

狭萼报春（一）

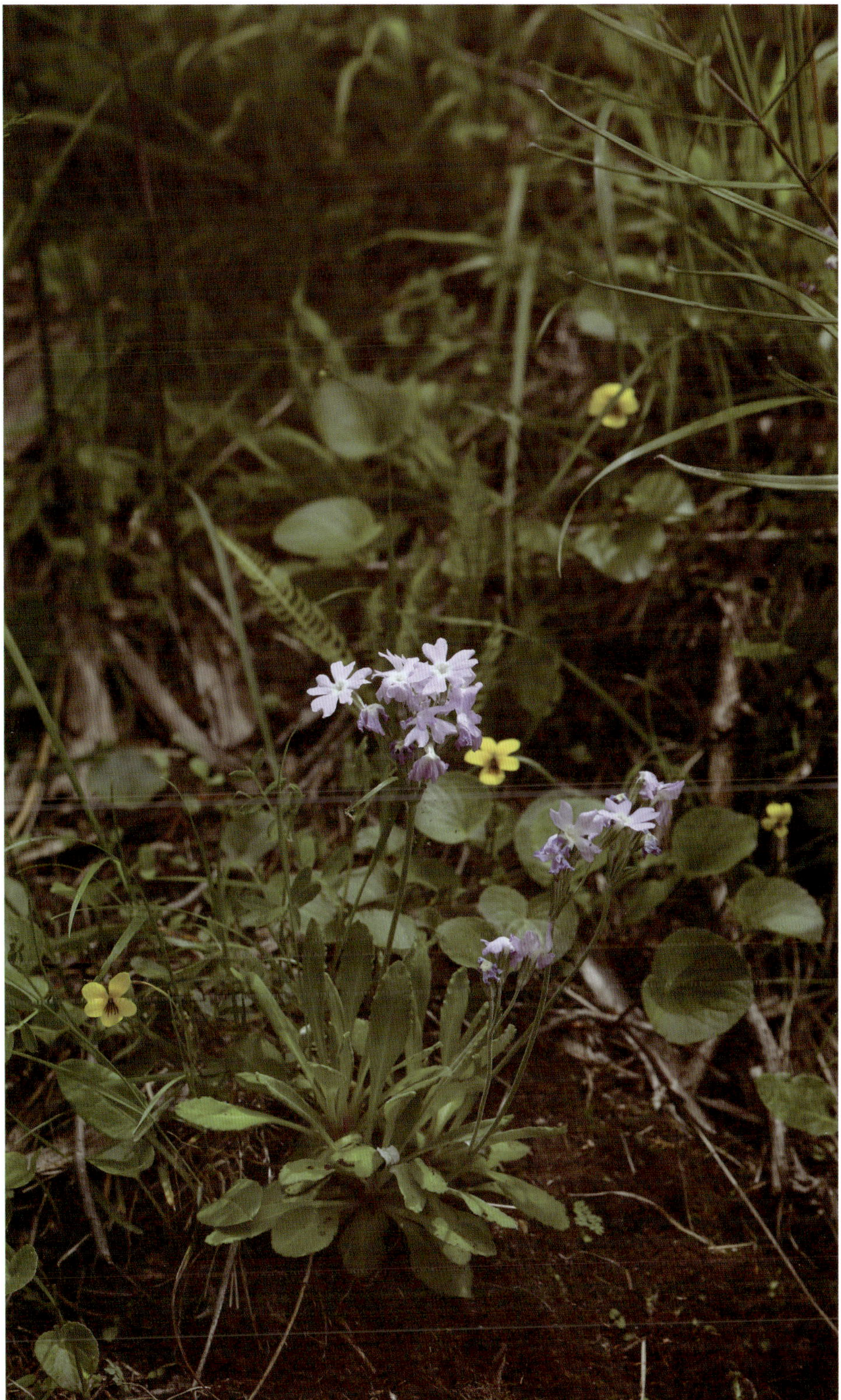

狭萼报春（二）

喉毛花

ལྕགས་ཏིག་ལྕགས་སྡིག

【藏药名译音】贾底贾札

【来　　源】龙胆科植物喉毛花 *Comastoma pulmonarium* (Turcz.) Toyokuni 的全草。

【植物形态】一年生草本，高 5 ～ 30cm。茎直立，单生，草黄色，近四棱形，具分枝，稀不分枝。基生叶少数，无柄，矩圆形或矩圆状匙形，长 1.5 ～ 2.2cm，宽 0.45 ～ 0.7cm，先端圆形，基部渐狭，中脉明显；茎生叶无柄，卵状披针形，长 0.6 ～ 2.8cm，宽 0.3 ～ 1cm，茎上部及分枝上叶变小，叶脉 1 ～ 3 条，仅在下面明显，先端钝或急尖，基部钝，半抱茎。聚伞花序或单花顶生；花梗斜伸，不等长，长至 4cm；花 5 数；花萼开张，一般长为花冠的 1/4，深裂近基部，裂片卵状三角形，披针形或狭椭圆形，通常长 6 ～ 8mm，先端急尖，边缘粗糙，有糙毛，背面有细而不明显的 1 ～ 3 脉；花冠淡蓝色，具深蓝色纵脉纹，筒形或宽筒形，直径 6 ～ 7mm，稀达 10mm，长 9 ～ 23mm，通常长 15 ～ 20mm，浅裂，裂片直立，椭圆状三角形、卵状椭圆形或卵状三角形，长 5 ～ 6mm，先端急尖或钝，喉部具一圈白色副冠，副冠 5 束，长 3 ～ 4mm，上部流苏状条裂，裂片先端急尖，冠筒基部具 10 个小腺体；雄蕊着生于冠筒中上部，花丝白色，线形，长约 3mm，疏被柔毛，并下延冠筒上成狭翅，花药黄色，狭矩圆形，长 1mm；子房无柄，狭矩圆形，无花柱，柱头 2 裂。蒴果无柄，椭圆状披针形，通常长 2 ～ 2.7cm；种子淡褐色，近圆球形或宽矩圆形，直径 0.8 ～ 1mm，光亮。花果期 7 ～ 11 月。

【生　　境】生长于河滩、山坡草地、林下、灌丛及高山草甸，海拔 3400 ～ 4800m。

【采收加工】7 ～ 8 月采集全草，洗净泥土，晒干。

【功能主治】清热、疏肝、利胆。治肝热、胆热、瘟病时疫发烧。

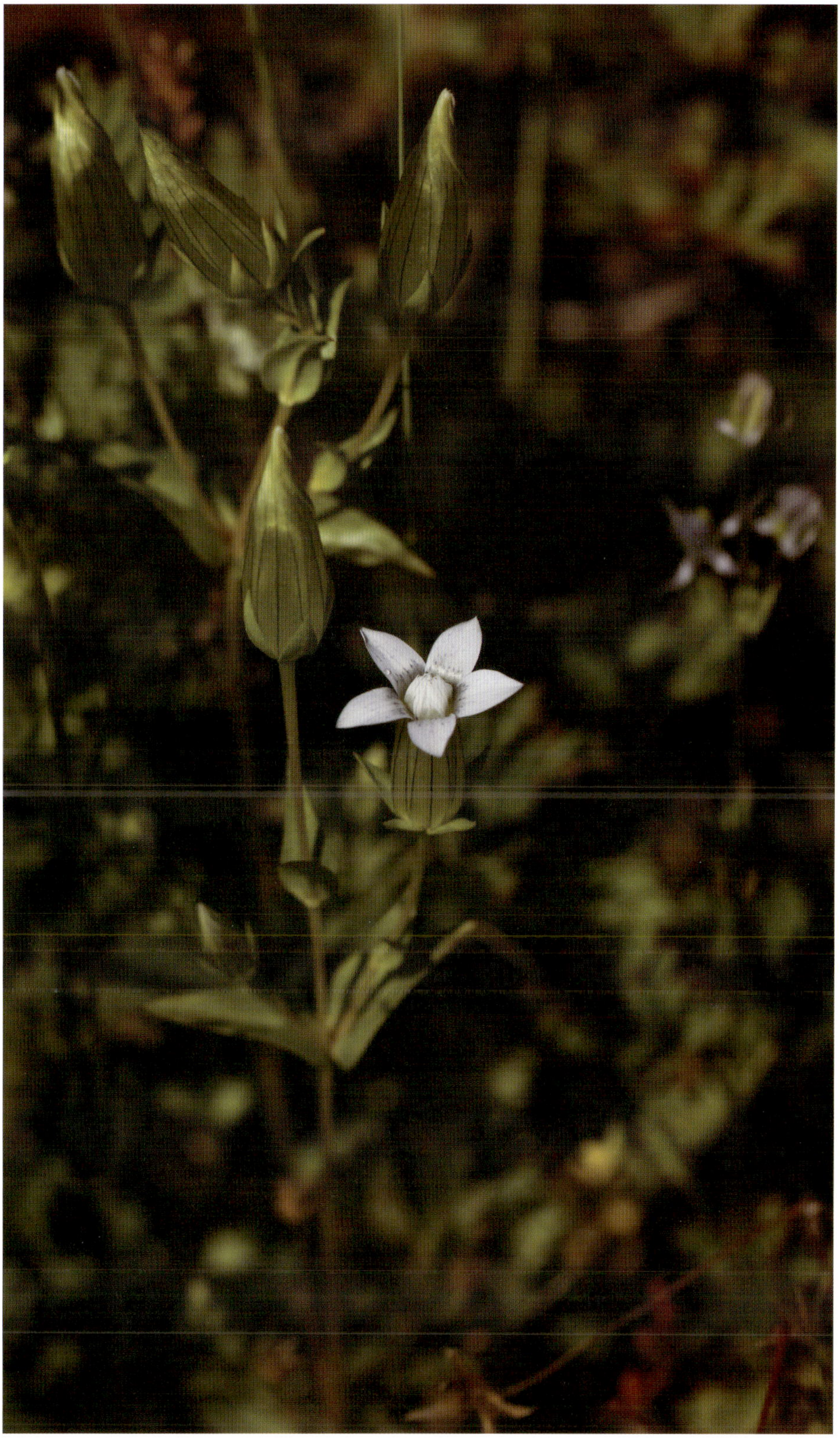

喉毛花

黄管秦艽

། སྤང་རྒྱན་ཁ་བོ། །

【藏药名译音】榜间茶保

【来　　源】龙胆科植物全萼秦艽 *Gentiana lhassica* Burk. 的花或带花全草。

【植物形态】多年生草本，高 7 ~ 9cm，全株光滑无毛，基部被枯存的纤维状叶鞘包裹。须根数条，粘结成一个较细瘦、圆柱形的根。枝少数丛生，斜升，紫红色或黄绿色，近圆形。莲座丛叶狭椭圆形或线状披针形，长 4 ~ 10cm，宽 0.5 ~ 0.8cm，先端钝或渐尖，基部渐狭，边缘平滑或微粗糙，叶脉 1 ~ 3 条，在两面均明显，并在下面突起，叶柄膜质，长 0.5 ~ 2cm，包被于枯存的纤维状叶鞘中；茎生叶椭圆形或椭圆状披针形，长 1.5 ~ 3cm，宽 0.4 ~ 0.6cm，两端钝，边缘平滑或微粗糙，中脉在下面突起，叶柄短，长 0.5 ~ 1cm。单花顶生，稀 2 ~ 3 朵呈聚伞花序；无花梗或花梗紫红色，长至 2.5cm；花萼筒膜质，紫红色或黄绿色，倒锥状筒形，长 8 ~ 10mm，不开裂，裂片 5 个，近整齐，绿色，狭椭圆形，长 6 ~ 9mm，先端钝，基部狭缩，边缘平滑或微粗糙，中脉在背面明显，弯缺圆形；花冠蓝色或内面淡蓝色，外面紫褐色，宽筒形或漏斗形，长 2.4 ~ 2.8cm，裂片卵圆形，长 4 ~ 5.5mm，先端钝圆，全缘，褶整齐，狭三角形，长 2 ~ 2.5mm，先端急尖，边缘具不整齐锯齿；雄蕊着生于冠筒中下部，整齐，花丝线状钻形，长 5 ~ 8mm，花药狭矩圆形，长 2 ~ 2.5mm；子房无柄，披针形，长 7 ~ 8mm，先端渐尖，花柱线形，连柱头长 1 ~ 2mm，柱头 2 裂，裂片矩圆形。蒴果无柄，椭圆状披针形，长 12 ~ 15mm，先端渐尖；种子褐色，有光泽，矩圆形，长 1.4 ~ 1.6mm，表面具细网纹。花果期 8 ~ 9 月。

【生　　境】生长于高山草甸，海拔 4200 ~ 4900m。

【采收加工】7 ~ 8 月采花，阴干。亦可采根、叶或全草，晒干。

【功能主治】清热解毒、疏肝利胆、祛风除湿。治风湿痹痛、黄水病、白喉喉闭、四肢关节积黄水、四肢肿胀、肝炎、肠胃炎、气管炎、黄疸病。

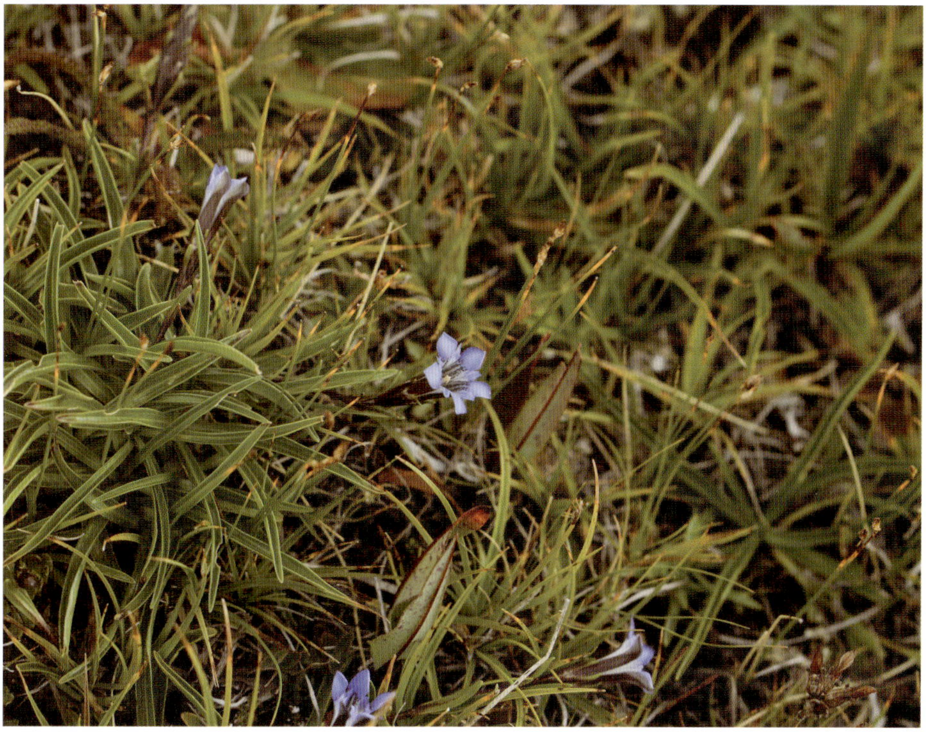

全萼秦艽（一）

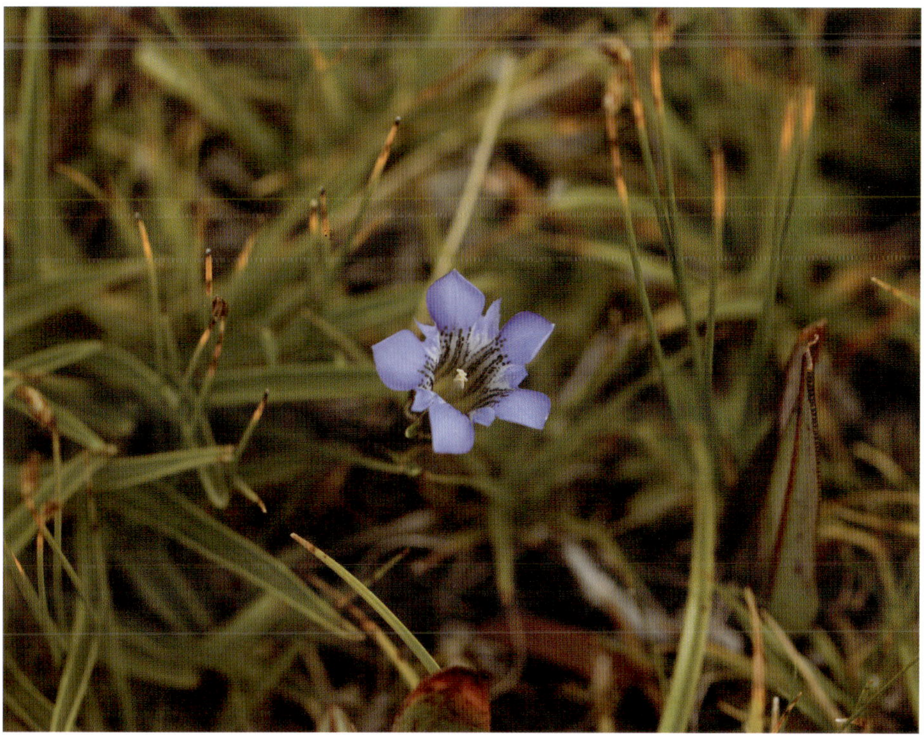

全萼秦艽（二）

刺芒龙胆

སྤང་རྒྱན་དཀར་པོ་ཆུང་བ།

【藏药名译音】 邦见嘎布琼阿

【来　　源】 龙胆科植物钻叶龙胆 *Gentiana haynaldii* Kanitz 的全草。

【植物形态】 一年生草本，高 3 ～ 10cm。茎黄绿色，光滑，在基部多分枝，枝直立或斜上升。叶革质，坚硬，发亮，先端急尖，具小尖头，中部以下边缘疏生短睫毛，其余边缘光滑，茎基部及下部叶边缘软骨质，中、上部叶仅基部边缘膜质，其余软骨质，两面光滑，中脉在下面突起，光滑；基生叶小，在花期枯萎，宿存，卵形或宽披针形，长 2.5 ～ 7mm，宽 1.5 ～ 2.5mm，叶柄膜质，光滑，连合成长 0.5mm 的筒；茎生叶大，对折，密集，长于节间，线状钻形，长 7 ～ 15（50）mm，宽 1.5 ～ 2mm，愈向茎上部叶愈长，叶柄膜质，背面具乳突，稀光滑，连合成长 1 ～ 2mm 的筒。花单生于小枝顶端，下部藏于上部叶中；近无花梗；花萼倒锥状筒形，长 13 ～ 17mm，萼筒膜质，裂片革质，坚硬，发亮，绿色，线状钻形，长 7 ～ 9mm，先端急尖，具短小尖头，仅基部边缘膜质，具乳突或光滑，其余边缘软骨质，平滑，两面光滑，中脉软骨质，在背面呈脊状突起，并向萼筒下延，弯缺窄，截形；花冠淡蓝色，喉部具蓝灰色斑纹，筒形，长（16）20 ～ 30mm，裂片卵形，长 3 ～ 5mm，先端钝或渐尖，具短小尖头，全缘或有不明显圆齿，褶卵形，长 2.5 ～ 4mm，先端啮蚀形或全缘；雄蕊着生于冠筒中部，整齐，花丝丝状钻形，长 2.5 ～ 4mm，花药直立，狭矩圆形，长 1.2 ～ 2mm；子房线状椭圆形，长 6 ～ 7mm，两端渐狭，柄长 2 ～ 3mm，花柱圆柱形，连柱头长 1.5 ～ 2mm，柱头 2 裂，裂片卵圆形。蒴果外露，狭矩圆形，长 11 ～ 13mm，两端钝，边缘具狭翅，柄细，直立，长达 40mm；种子淡褐色，有光泽，椭圆形或卵状椭圆形，长 0.5 ～ 0.7mm，表面有细网纹。花果期 7 ～ 11 月。

【生　　境】 生长于山坡草地、高山草甸及阴坡林下，海拔 3400 ～ 4200m。

【功能主治】 清热除湿、利胆。治黄水病、肺病、黄疸病、水肿病。

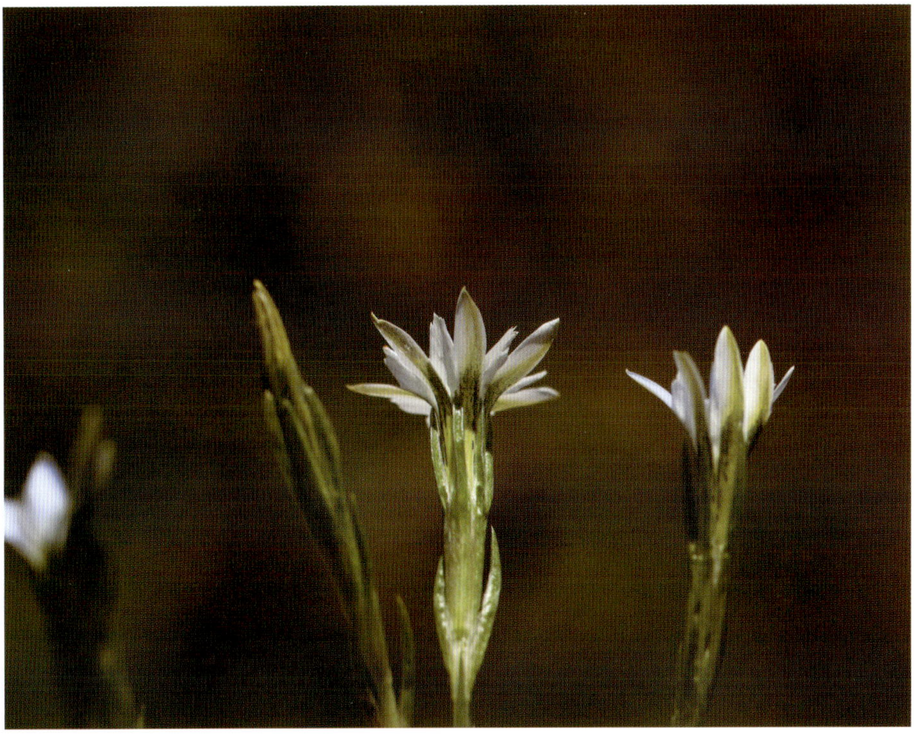

钻叶龙胆（一）

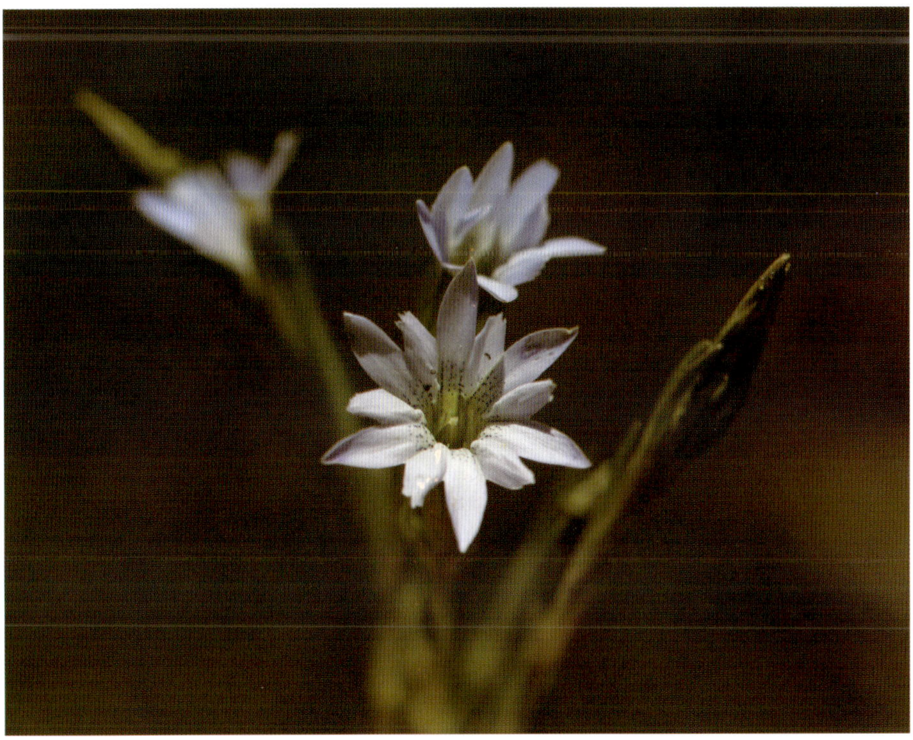

钻叶龙胆（二）

云雾龙胆

སྤང་རྒྱན་དཀར་པོ།

【藏药名译音】邦见嘎布

【来　　源】龙胆科植物岷县龙胆 *Gentiana purdomii* Marq. 的花。

【植物形态】多年生草本，高 4 ～ 25cm，基部被黑褐色枯老膜质叶柄包围。根茎短缩，直立，具多数略肉质的须根。枝 2 ～ 4 个丛生，其中只有 1 ～ 3 个营养枝及 1 个花枝，花枝直立，低矮或较高，黄绿色，中空，近圆形，光滑。叶大部分基生，常对折，线状椭圆形，稀狭矩圆形，长 2 ～ 6cm，宽 0.2 ～ 0.9cm，先端钝，基部渐狭，中脉在两面明显，并在下面突起，叶柄膜质，长 2 ～ 3.5cm；茎生叶 1 ～ 2 对，狭矩圆形，长 1 ～ 3cm，宽 0.3 ～ 0.6cm，先端钝，叶柄短，长至 6mm。花 1 ～ 8 朵，顶生和腋生；无花梗至具长达 4cm 的花梗；花萼倒锥形，长 1.4 ～ 1.7cm，萼筒叶质，不开裂，裂片直立，稍不整齐，狭矩圆形或披针形，长 2.5 ～ 8mm，先端钝，背面脉不明显，弯缺截形或圆形；花冠淡黄色，具蓝灰色宽条纹和细短条纹，筒状钟形或漏斗形，长 3 ～ 4.5cm，裂片宽卵形，长 3 ～ 3.5mm，先端钝圆，边缘有不整齐细齿，褶偏斜，截形，边缘有不明显波状齿；雄蕊着生于冠筒中部，整齐，花丝丝状钻形，长 9 ～ 11mm，花药狭矩圆形，长 3 ～ 3.5mm；子房线状披针形，长 1.3 ～ 1.5mm，两端渐狭，柄长 10 ～ 12mm，花柱线形，长 3 ～ 4mm，柱头 2 裂，裂片外反，线形。蒴果内藏，椭圆状披针形，长 1.8 ～ 2.5cm，先端急尖，基部钝，柄长至 2cm；种子黄褐色，有光泽，宽矩圆形或近圆形，长 1.5 ～ 2mm，表面具海绵状网隙。花果期 7 ～ 10 月。

【生　　境】生长于高山草甸、山顶流石滩，海拔 3400 ～ 5300m。

【采收加工】7 ～ 8 月采花，阴干。

【功能主治】清热、解毒、利喉。治毒热病、肺热、时疫热病、喉炎热闭、热性咳嗽。

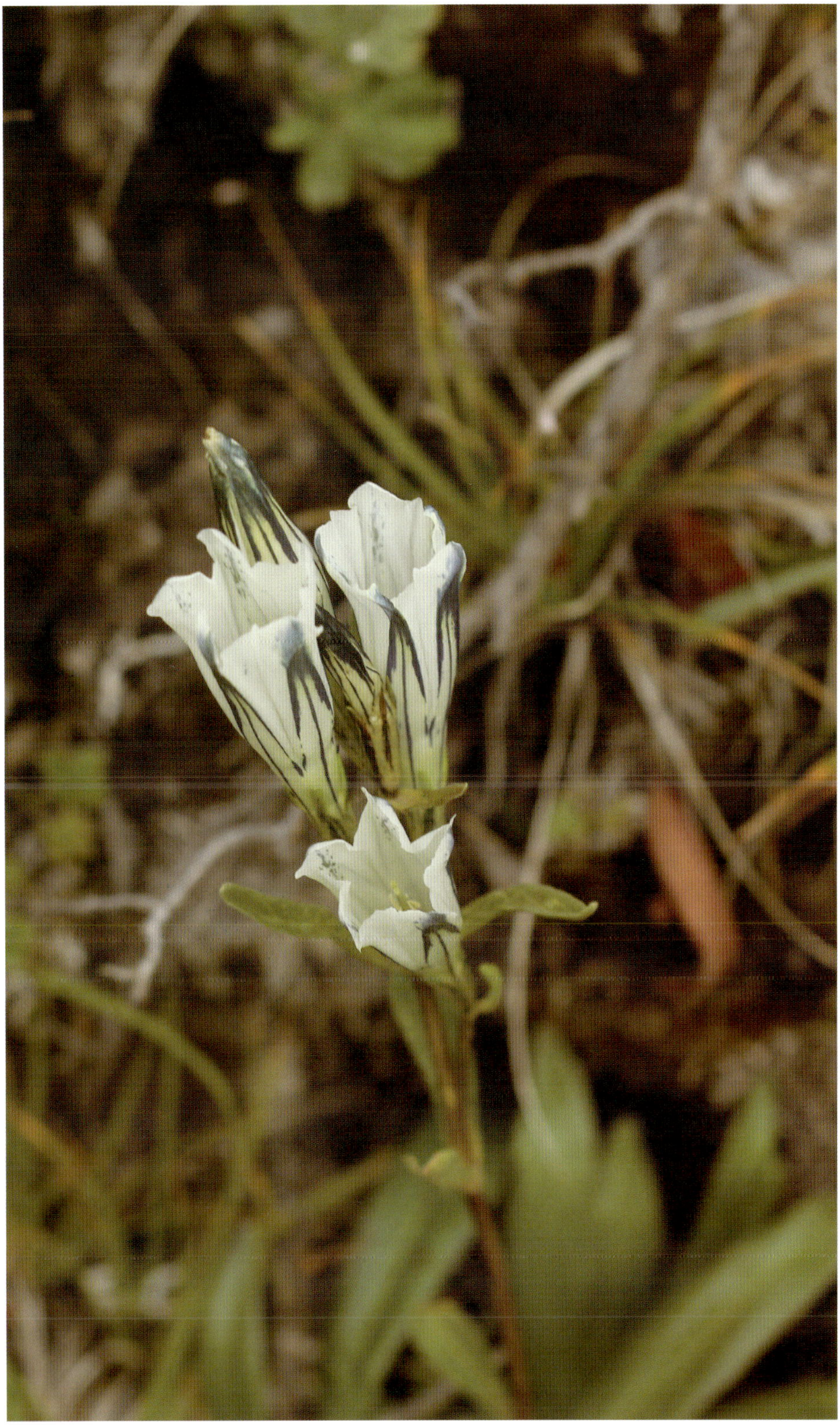

岷县龙胆

无茎龙胆

སྤང་རྒྱན་ཆུང་བ།

【藏药名译音】邦见琼阿

【来　　源】龙胆科植物短柄龙胆 *Gentiana stipitata* Edgew. 的花、全草。

【植物形态】多年生草本，高 4 ～ 10cm，基部被多数枯存残茎包围。主根粗大，短缩，圆柱形，具多数略肉质的须根。花枝多数丛生，斜升，黄绿色，光滑或具乳突。叶常对折，先端钝圆或渐尖，边缘白色软骨质，具乳突，中脉白色软骨质，在两面均明显，并在下面突起，具乳突，叶柄白色膜质，光滑；莲座丛叶发达，卵状披针形或卵形，长 1.5 ～ 2cm，宽 0.4 ～ 0.55cm；茎生叶多对，中下部叶疏离，卵形或椭圆形，长 4 ～ 7mm，宽 2.5 ～ 4mm，上部叶较大，密集，椭圆形、椭圆状披针形或倒卵状匙形，长 10 ～ 16mm，宽 4 ～ 8mm。花单生枝顶，基部包于上部叶丛中；无花梗；花萼筒白色膜质，倒锥状筒形，长 8 ～ 12mm，裂片绿色，叶状，略不整齐，倒披针形，长 5 ～ 10mm，宽 2 ～ 4.5mm，先端钝，基部狭缩，边缘白色软骨质，具乳突，中脉白色软骨质，在背面突起，光滑或具乳突，弯缺截形；花冠浅蓝灰色，稀白色，具深蓝灰色宽条纹，有时具斑点，宽筒形，长（2.5）3 ～ 4.5cm，裂片卵形，长 4 ～ 4.5mm，先端钝，具短小尖头，全缘，褶整齐，卵形，长 2 ～ 2.5mm，先端钝，全缘；雄蕊着生于冠筒中部，花丝线状钻形，长 8 ～ 12mm，花药线形，长 4 ～ 4.5mm；子房线状披针形，长 1 ～ 2cm，先端渐尖，基部钝，柄长 2.5 ～ 3.5mm，花柱线形，连柱头长 1 ～ 1.5cm，柱头 2 裂，裂片狭三角形。蒴果内藏，披针形，长 1.5 ～ 1.7cm，先端渐尖，基部钝，柄长至 6mm；种子深褐色，矩圆形，长 1.3 ～ 1.5mm，表面具浅蜂窝状网隙。花果期 6 ～ 11 月。

【生　　境】生长于河滩、沼泽草甸、高山灌丛草甸、高山草甸、阳坡石隙内，海拔 3400 ～ 4600m。

【功能主治】解毒、消炎、止咳、治天花、黑色痘疹、气管炎、咳喘、炭疽病、风湿关节炎。

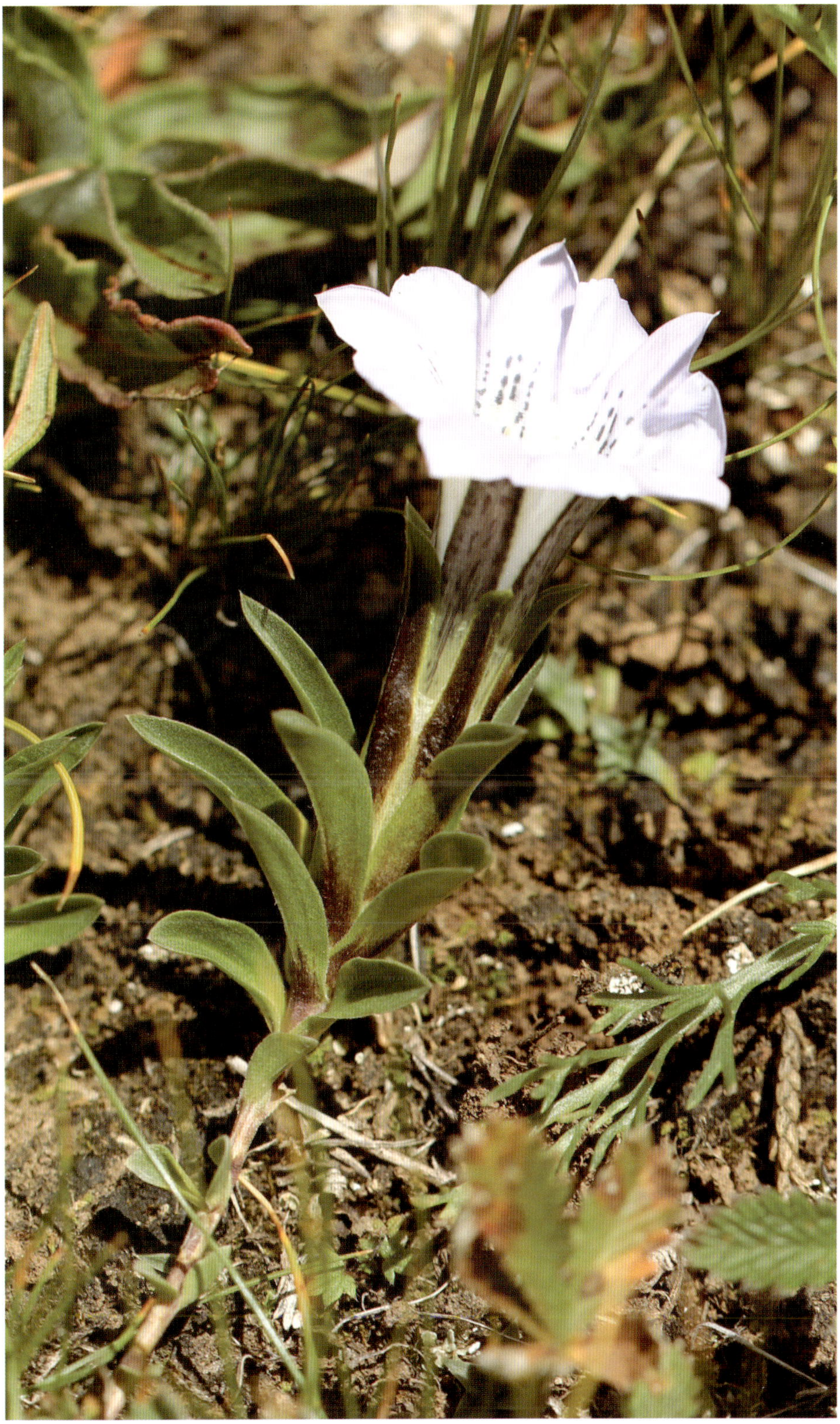

短柄龙胆

麻花秦艽

ཀྱི་ལྕེ་དཀར་པོ།

【藏药名译音】吉解嘎保

【来　　源】龙胆科植物麻花艽 *Gentiana straminea* Maxim. 的花。

【植物形态】多年生草本，高 10 ～ 35cm，全株光滑无毛，基部被枯存的纤维状叶鞘包裹。须根多数，扭结成一个粗大、圆锥形的根。枝多数丛生，斜升，黄绿色，稀带紫红色，近圆形。莲座丛叶宽披针形或卵状椭圆形，长 6 ～ 20cm，宽 0.8 ～ 4cm，两端渐狭，边缘平滑或微粗糙，叶脉 3 ～ 5 条，在两面均明显，并在下面突起，叶柄宽，膜质，长 2 ～ 4cm，包被于枯存的纤维状叶鞘中；茎生叶小，线状披针形至线形，长 2.5 ～ 8cm，宽 0.5 ～ 1cm，两端渐狭，边缘平滑或微粗糙，叶柄宽，长 0.5 ～ 2.5cm，愈向茎上部叶愈小，柄愈短。聚伞花序顶生及腋生，排列成疏松的花序；花梗斜伸，黄绿色，稀带紫红色，不等长，总花梗长达 9cm，小花梗长达 4cm；花萼筒膜质，黄绿色，长 1.5 ～ 2.8cm，一侧开裂呈佛焰苞状，萼齿 2 ～ 5 个，甚小，钻形，长 0.5 ～ 1mm，稀线形，不等长，长 3 ～ 10mm；花冠黄绿色，喉部具多数绿色斑点，有时外面带紫色或蓝灰色，漏斗形，长（3） 3.5 ～ 4.5cm，裂片卵形或卵状三角形，长 5 ～ 6mm，先端钝，全缘，褶偏斜，三角形，长 2 ～ 3mm，先端钝，全缘或边缘啮蚀形；雄蕊着生于冠筒中下部，整齐，花丝线状钻形，长 11 ～ 15mm，花药狭矩圆形，长 2 ～ 3mm；子房披针形或线形，长 12 ～ 20mm，两端渐狭，柄长 5 ～ 8mm，花柱线形，连柱头长 3 ～ 5mm，柱头 2 裂。蒴果内藏，椭圆状披针形，长 2.5 ～ 3cm，先端渐狭，基部钝，柄长 7 ～ 12mm；种子褐色，有光泽，狭矩圆形，长 1.1 ～ 1.3mm，表面有细网纹。染色体 $2n=52$. 花果期 7 ～ 10 月。

【生　　境】生长于高山草甸、灌丛、林下、林间空地、山沟、多石干山坡及河滩等地，海拔 3400 ～ 4950m。

【采收加工】7 月采花，阴干。

【功能主治】清胆热、腑热、“赤巴”热、止血、消肿。治肝胆热症、“赤巴”热病、肺病发烧、黄疸病、炭疽病、麻风病、小便赤黄、大便秘结、疮疖痈肿。根、叶煎膏，效同。

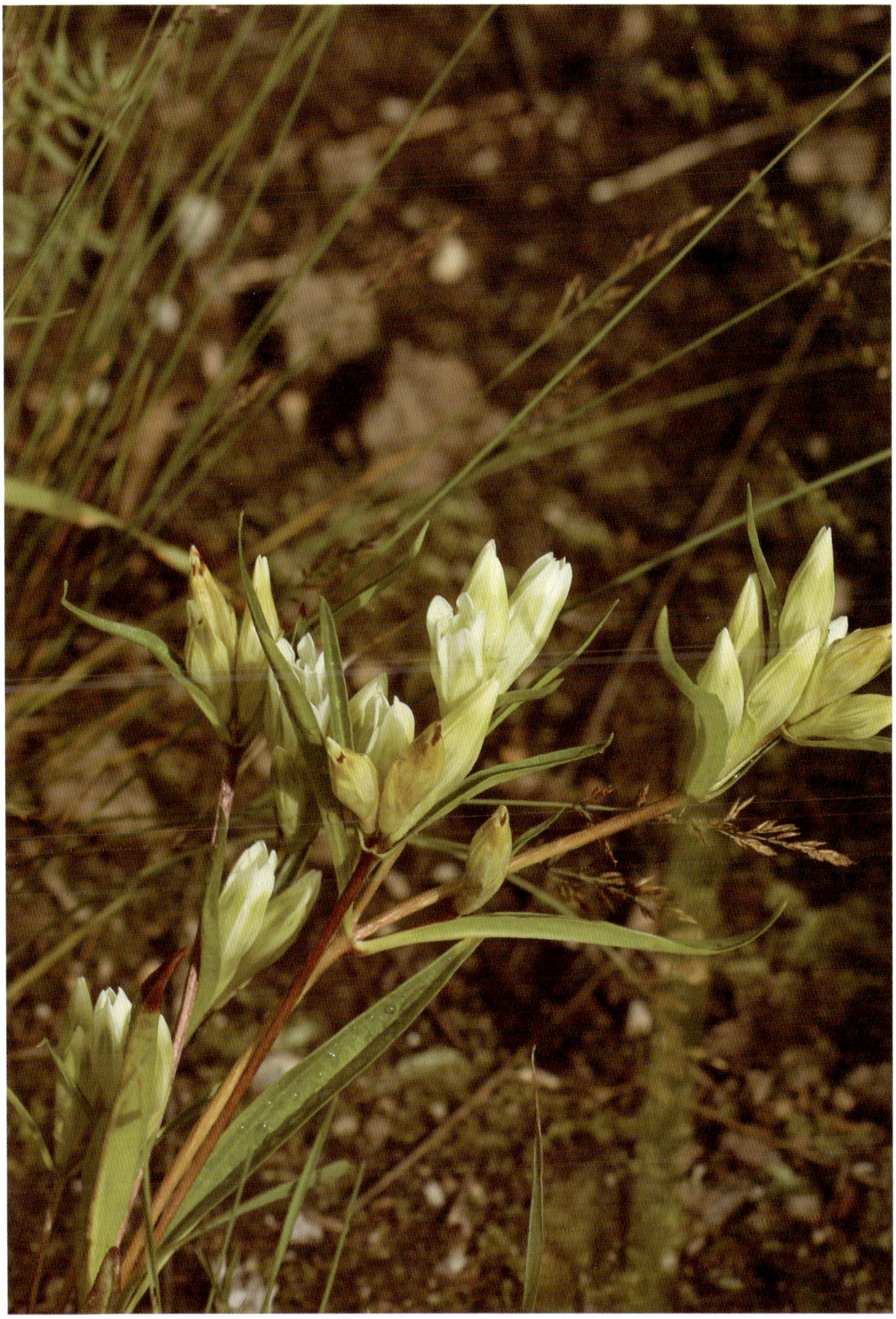

麻花艽

大花龙胆

སྤང་རྒྱན་ནག་པོ།

【藏药名译音】邦见莫保

【来　　源】龙胆科植物蓝玉簪龙胆 *Gentiana veitchiorum* Hemsl. 的花。

【植物形态】多年生草本，高 5 ～ 10cm。根略肉质，须状。花枝多数丛生，铺散，斜升，黄绿色，具乳突。叶先端急尖，边缘粗糙，叶脉在两面均不明显或仅中脉在下面明显，叶柄背面具乳突；莲座丛叶发达，线状披针形，长 30 ～ 55mm，宽 2 ～ 5mm；茎生叶多对，愈向茎上部叶愈密、愈长，下部叶卵形，长 2.5 ～ 7mm，宽 2 ～ 4mm，中部叶狭椭圆形或椭圆状披针形，长 7 ～ 13mm，宽 3 ～ 4.5mm，上部叶宽线形或线状披针形，长 10 ～ 15mm，宽 2 ～ 4mm。花单生枝顶，下部包围于上部叶丛中；无花梗；花萼长为花冠的 1/3 ～ 1/2，萼筒常带紫红色，筒形，长 1.2 ～ 1.4cm，裂片与上部叶同形，长 6 ～ 11mm，宽 2 ～ 3.5mm，弯缺截形；花冠上部深蓝色，下部黄绿色，具深蓝色条纹和斑点，稀淡黄色至白色，狭漏斗形或漏斗形，长 4 ～ 6cm，裂片卵状三角形，长 4 ～ 7mm，先端急尖，全缘，褶整齐，宽卵形，长 2.5 ～ 3.5mm，先端钝，全缘或截形，边缘啮蚀形；雄蕊着生于冠筒中下部，整齐，花丝钻形，长 9 ～ 13mm，基部连合成短筒包围子房，花药狭矩圆形，长 3 ～ 3.5mm；子房线状椭圆形，长 10 ～ 12mm，两端渐狭，柄长 15 ～ 20mm，花柱线形，连柱头长 5 ～ 6mm，柱头 2 裂，裂片线形。蒴果内藏，椭圆形或卵状椭圆形，长 1.5 ～ 1.7cm，先端渐狭，基部钝，柄细，长至 3cm；种子黄褐色，有光泽，矩圆形，长 1 ～ 1.3mm，表面具蜂窝状网隙。花果期 6 ～ 10 月。

【生　　境】生长于山坡草地、河滩、高山草甸、灌丛及林下，海拔 3400 ～ 4800m。

【采收加工】7 ～ 8 月采花或全草，阴干。

【功能主治】清热解毒。治肺热、时疫热、毒热病、咽喉肿痛。

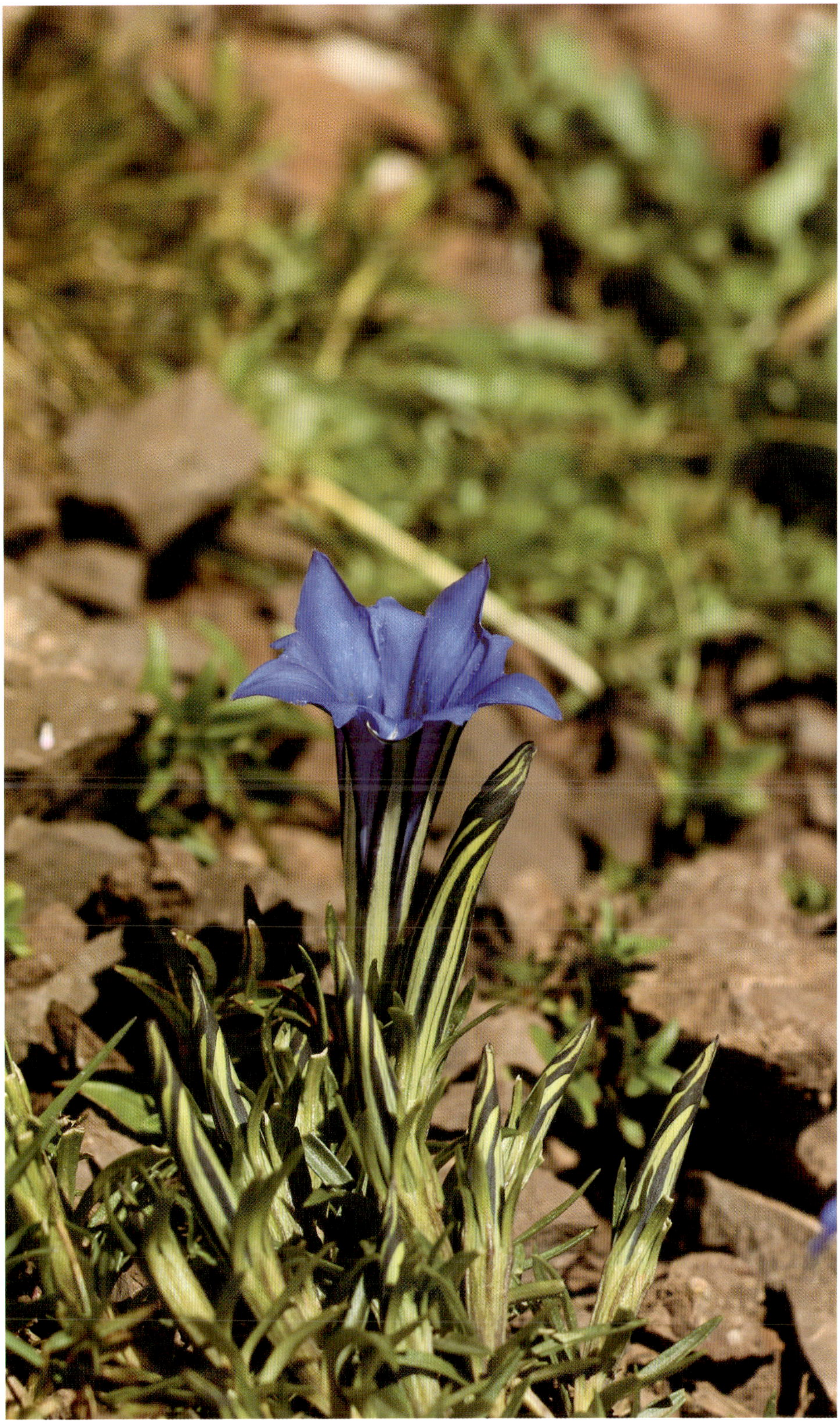

蓝玉簪龙胆

湿生扁蕾

། ལྕགས་ཏིག་དཀར་པོ། །

【藏药名译音】 甲蒂嘎布

【来　　源】 龙胆科植物湿生扁蕾*Gentianopsis paludosa* (Hook. f.) Ma的全草。

【植物形态】 一年生草本，高 3.5 ～ 40cm。茎单生，直立或斜升，近圆形，在基部分枝或不分枝。基生叶 3 ～ 5 对，匙形，长 0.4 ～ 3cm，宽 2 ～ 9mm，先端圆形，边缘具乳突，微粗糙，基部狭缩成柄，叶脉 1 ～ 3 条，不甚明显，叶柄扁平，长达 6mm；茎生叶 1 ～ 4 对，无柄，矩圆形或椭圆状披针形，长 0.5 ～ 5.5cm，宽 2 ～ 14mm，先端钝，边缘具乳突，微粗糙，基部钝，离生。花单生茎及分枝顶端；花梗直立，长 1.5 ～ 20cm，果期略伸长；花萼筒形，长为花冠之半，长 1 ～ 3.5cm，裂片近等长，外对狭三角形，长 5 ～ 12mm，内对卵形，长 4 ～ 10mm，全部裂片先端急尖，有白色膜质边缘，背面中脉明显，并向萼筒下延成翅；花冠蓝色，或下部黄白色，上部蓝色，宽筒形，长 1.6 ～ 6.5cm，裂片宽矩圆形，长 1.2 ～ 1.7cm，先端圆形，有微齿，下部两侧边缘有细条裂齿；腺体近球形，下垂；花丝线形，长 1 ～ 1.5cm，花药黄色，矩圆形，长 2 ～ 3mm；子房具柄，线状椭圆形，长 2 ～ 3.5cm，花柱长 3 ～ 4mm。蒴果具长柄，椭圆形，与花冠等长或超出；种子黑褐色，矩圆形至近圆形，直径 0.8 ～ 1mm。花果期 7 ～ 10 月。

【生　　境】 生长于河滩、山坡草地、林下，海拔 3400 ～ 4900m。

【采收加工】 花期采集，去净枯叶、须根，洗净泥土，搓揉晾干。

【功能主治】 清肺热、肝热、胆热，止泻。治肝胆热症、肝炎、肺炎、胆病、小儿腹泻、流行性感冒、瘟病时疫等。

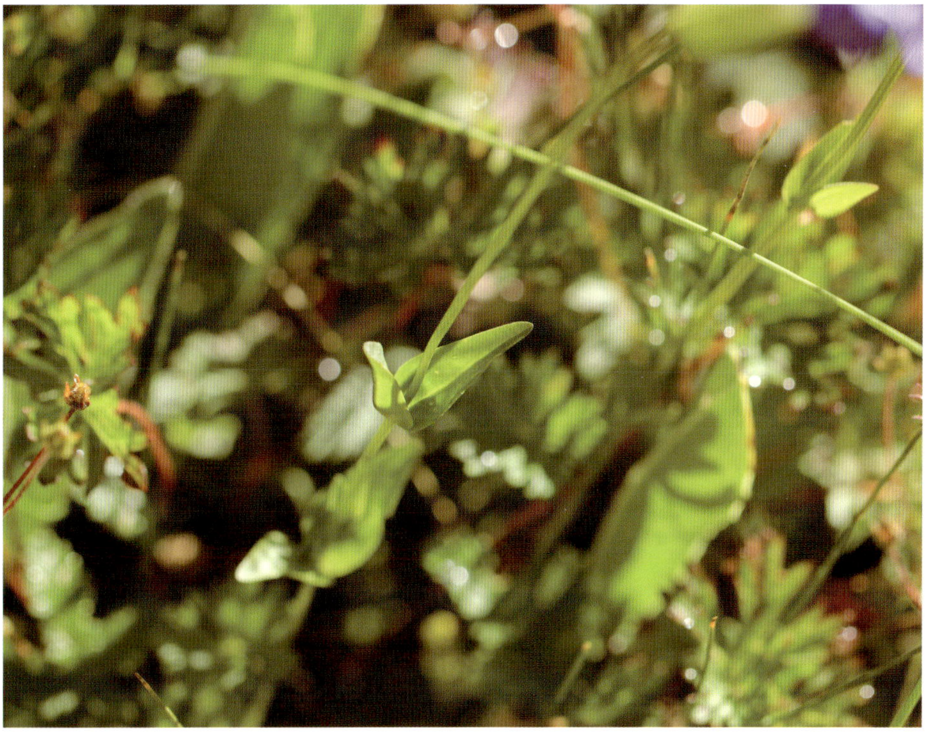

湿生扁蕾（一）

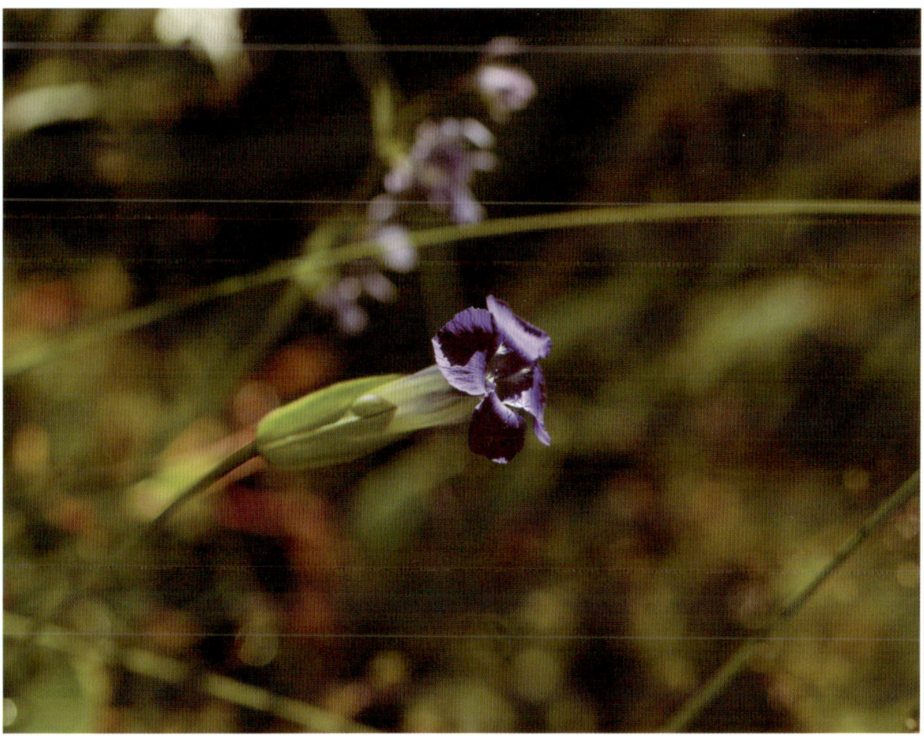

湿生扁蕾（二）

花锚

། ལྕགས་ཏིག །

【藏药名译音】 甲蒂

【来　　源】 龙胆科植物卵萼花锚 *Halenia elliptica* D. Don 的全草。

【植物形态】 一年生草本，高 15 ～ 60cm。根具分枝，黄褐色。茎直立，无毛、四棱形，上部具分枝。基生叶椭圆形，有时略呈圆形，长 2 ～ 3cm，宽 5 ～ 15mm，先端圆形或急尖呈钝头，基部渐狭呈宽楔形，全缘，具宽扁的柄，柄长 1 ～ 1.5cm，叶脉 3 条；茎生叶卵形、椭圆形、长椭圆形或卵状披针形，长 1.5 ～ 7cm，宽 0.5 ～ 2（3.5）cm，先端圆钝或急尖，基部圆形或宽楔形，全缘，叶脉 5 条，无柄或茎下部叶具极短而宽扁的柄，抱茎。聚伞花序腋生和顶生；花梗长短不相等，长 0.5 ～ 3.5cm；花 4 数，直径 1 ～ 1.5cm；花萼裂片椭圆形或卵形，长（3）4 ～ 6mm，宽 2 ～ 3mm，先端通常渐尖，常具小尖头，具 3 脉；花冠蓝色或紫色，花冠筒长约 2mm，裂片卵圆形或椭圆形，长约 6mm，宽 4 ～ 5mm，先端具小尖头，距长 5 ～ 6mm，向外水平开展；雄蕊内藏，花丝长 3 ～ 5mm，花药卵圆形，长约 1mm；子房卵形，长约 5mm，花柱极短，长约 1mm，柱头 2 裂。蒴果宽卵形，长约 10mm，直径 3 ～ 4mm，上部渐狭，淡褐色；种子褐色，椭圆形或近圆形，长约 2mm，宽约 1mm。花果期 7 ～ 9 月。

【生　　境】 生长于高山林下及林缘、山坡草地、灌丛中、山谷水沟边，海拔 3400 ～ 4100m。

【采收加工】 开花盛期采集，去掉根叶，洗净泥土，搓揉至茎破裂，晾干。

【功能主治】 清热、疏肝、利胆、祛湿。治急性黄疸型肝炎、乙型肝炎、胆囊炎、风湿疼痛、头晕头痛、牙痛。

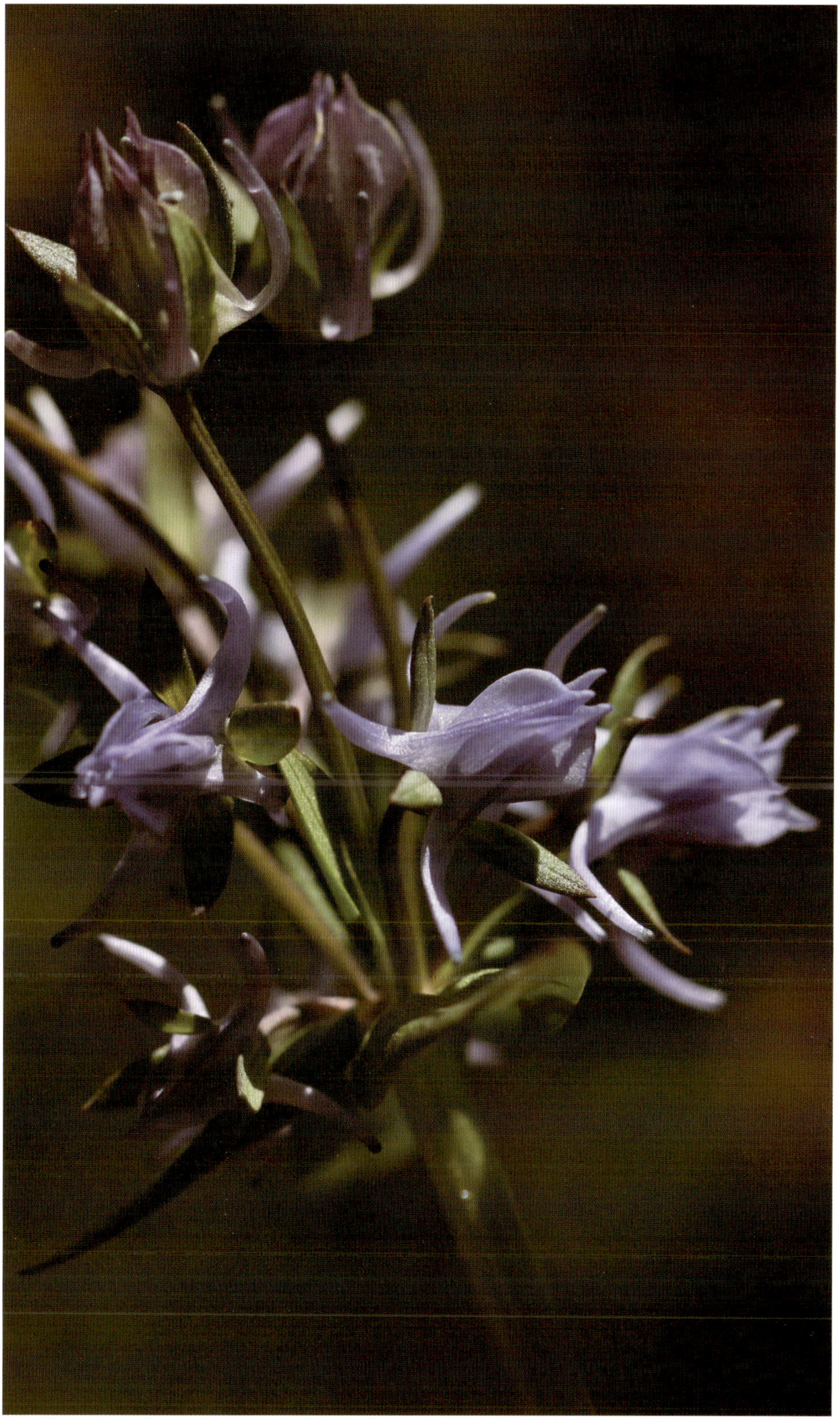

卵萼花锚

獐牙菜

དངུལ་ཏིག

【藏药名译音】 蒂达

【来　　源】 龙胆科植物抱茎獐牙菜 *Swertia franchetiana* H. Smith 的全草。

【植物形态】 一年生草本，高 15 ～ 40cm。主根明显。茎直立，四棱形，棱上具窄翅，下部常带紫色，直径 1.5 ～ 3mm，从基部起分枝，枝细弱，斜升。基生叶在花期枯存，具长柄，叶片匙形，长 1 ～ 1.5cm，先端钝，基部渐狭，下面具 1 脉；茎生叶无柄，披针形或卵状披针形，长至 37mm，宽 1.5 ～ 8mm，茎上部及枝上的叶较小，先端锐尖，基部耳形，半抱茎，并向茎下延成窄翅，叶脉 1 ～ 3 条，在下面较明显。圆锥状复聚伞花序几乎占据了整个植株，多花；花梗粗，直立，四棱形，长至 4cm；花 5 数，直径 1.5 ～ 2.5cm；花萼绿色，稍短于花冠，裂片线状披针形，长 7 ～ 12mm，先端锐尖，具小尖头，背面中脉突起；花冠淡蓝色，裂片披针形至卵状披针形，长 9 ～ 15mm，先端渐尖，具芒尖，基部有 2 个腺窝，腺窝囊状，矩圆形，边缘具长柔毛状流苏；花丝线形，长 5 ～ 7mm，花药深蓝灰色，线形，长 2 ～ 2.5mm；子房无柄，窄椭圆形，花柱短，不明显，柱头 2 裂，裂片半圆形。蒴果椭圆状披针形，长 1.2 ～ 1.6cm；种子近圆形，直径 0.5mm，表面具细网状突起。花果期 8 ～ 11 月。

【生　　境】 生长于沟边、山坡、林缘、灌丛，海拔 3400 ～ 3600m。

【采收加工】 7 ～ 8 月采集，稍揉搓至茎破、有清香气为度，晾干。

【功能主治】 清热利胆。治肝炎、急性黄疸型肝炎、肝胆疾病、“赤巴”病、血病、尿路感染、胃火过盛。

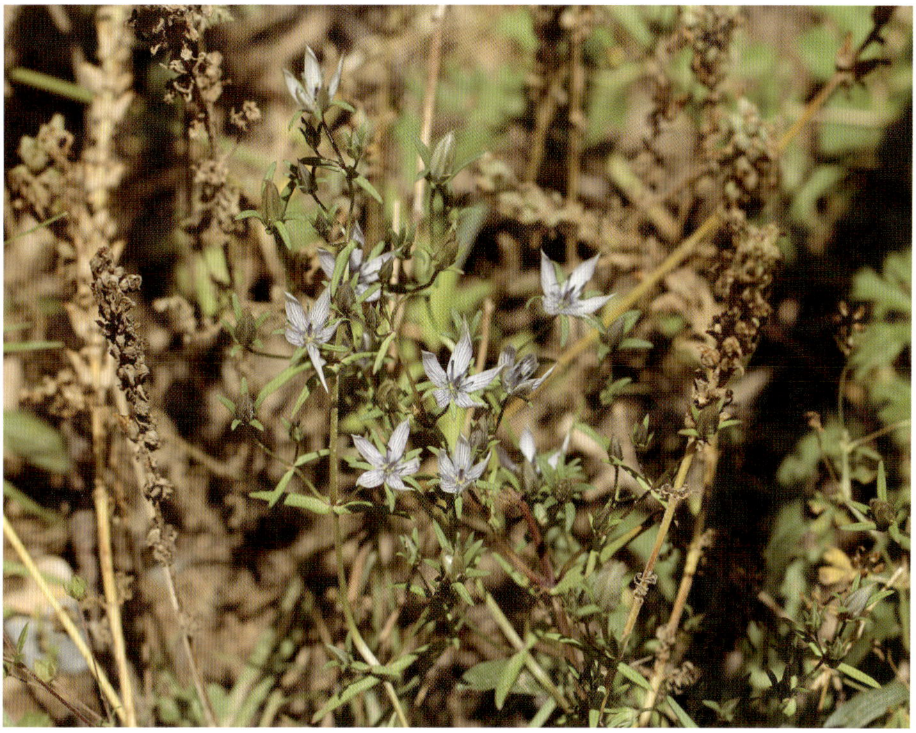

抱茎獐牙菜（一）

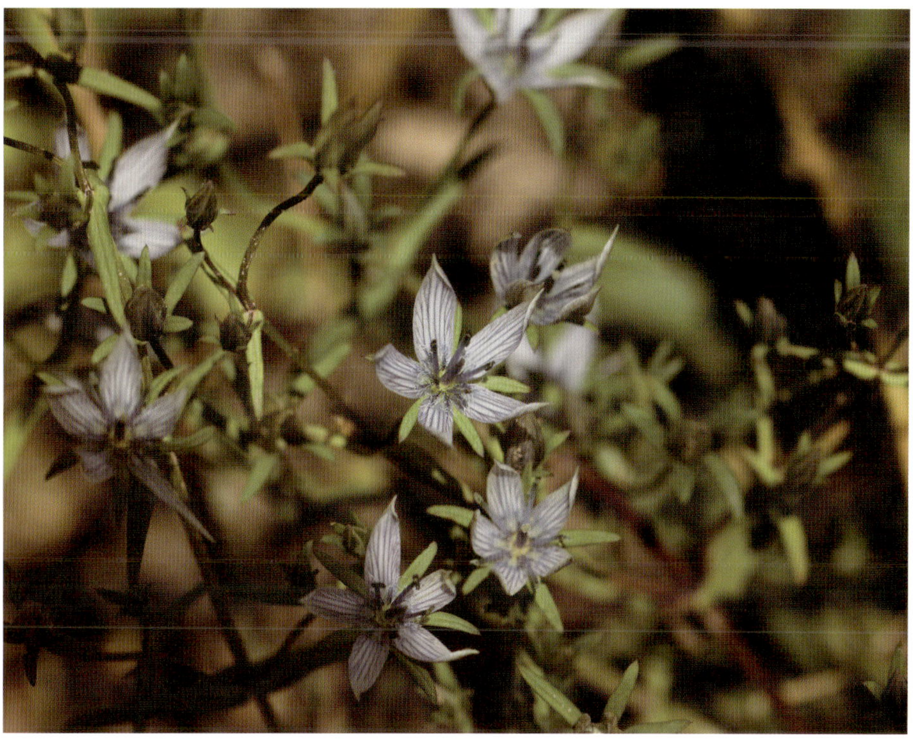

抱茎獐牙菜（二）

膜边獐牙菜

ལྡུམ་ཏུ་ཀུ་དྲུས།

【藏药名译音】东布格珠

【来　　源】龙胆科植物华北獐牙菜 *Swertia wolfangiana* Grun. 的花。

【植物形态】多年生草本，高 8 ～ 55cm，具短根茎。茎直生，中空，近圆形，有细条棱，不分枝，基部直径 1 ～ 2.5mm，被黑褐色枯老叶柄。基生叶 1 ～ 2 对，具长柄，叶片矩圆形或椭圆形，长 2 ～ 9cm，宽 1 ～ 3cm，先端钝或圆形，基部渐狭成柄，叶脉 3 ～ 5 条，在下面突起，叶柄扁平，长 2.5 ～ 6cm；茎中部裸露无叶，上部具 1 ～ 2 对极小的、苞叶状的叶，卵状矩圆形，长 1.5 ～ 3cm，宽 0.5 ～ 1cm，先端钝，基部无柄，离生，半抱茎，叶脉 1 ～ 3 条，在下面细而明显。聚伞花序具 2 ～ 7 花或单花顶生；花梗黄绿色，直立和斜伸，不整齐，长 2 ～ 5cm；花萼绿色，长为花冠的 1/2 ～ 2/3，裂片卵状披针形，长 8 ～ 13mm，宽 3 ～ 5mm，先端急尖，具明显的白色膜质边缘，脉不明显；花冠黄绿色，背面中央蓝色，裂片矩圆形或椭圆形，长 15 ～ 20mm，先端钝或圆形，稍呈啮蚀状，基部具 2 个腺窝，腺窝下部囊状，边缘具长 3 ～ 4mm 的柔毛状流苏；花丝线形，长 8 ～ 12mm，基部背面具流苏状短毛，花药蓝色，矩圆形，长 3 ～ 4mm；子房无柄，椭圆形，长 8 ～ 15mm，花柱不明显，柱头小，2 裂，裂片半圆形。蒴果无柄，椭圆形，与宿存花冠等长；种子深褐色，矩圆形，长 1 ～ 1.2mm，具纵的皱折。花果期 7 ～ 9 月。

【生　　境】生长于高山草甸、沼泽草甸、灌丛中及潮湿地，海拔 3400 ～ 5260m。

【采收加工】7 ～ 8 月采花，阴干。

【功能主治】清热、利胆。治胆囊炎、肝炎、流行性感冒。

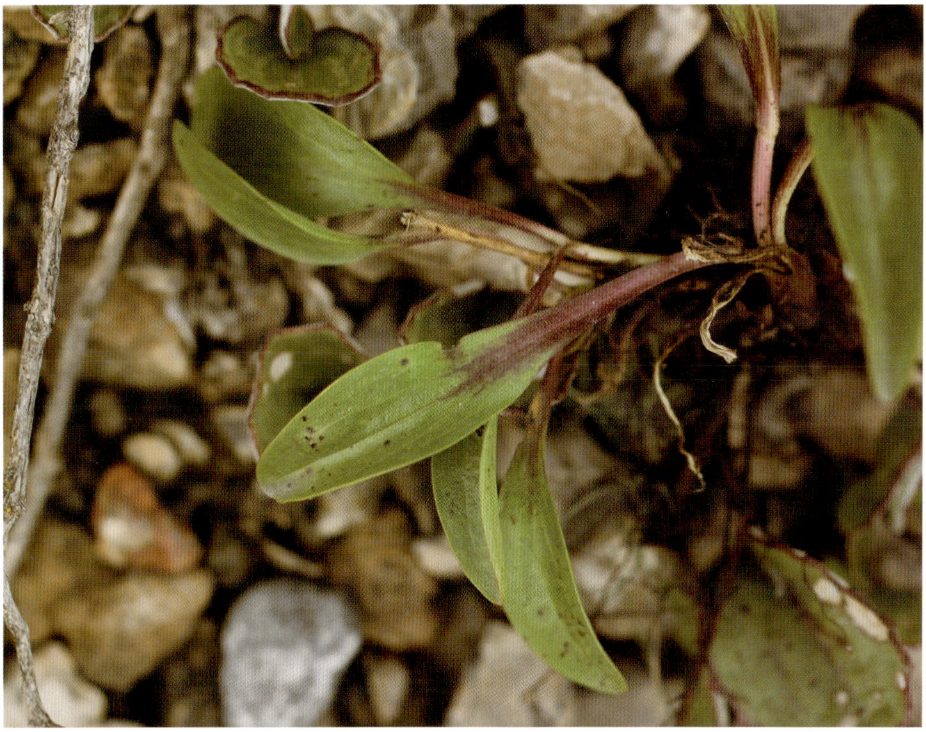

华北獐牙菜（一）

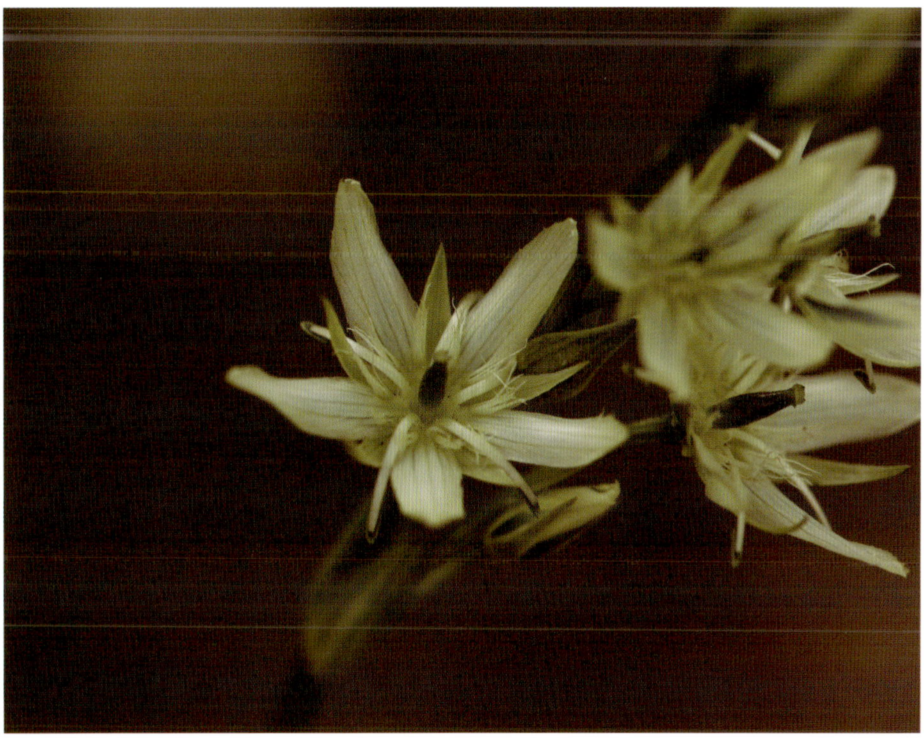

华北獐牙菜（二）

琉璃草

། ནད་མ་གཡུ་ལོ། །

【藏药名译音】劣玛玉罗

【来　　源】龙胆科植物倒提壶 *Cynoglossum amabile* Stapf et Drumm. 的地上部分。

【植物形态】多年生草本，高 15 ～ 60cm。茎单一或数条丛生，密生贴伏短柔毛。基生叶具长柄，长圆状披针形或披针形，长 5 ～ 20cm（包括叶柄），宽 1.5 ～ 4cm，稀 5cm，两面密生短柔毛；茎生叶长圆形或披针形，无柄，长 2 ～ 7cm，侧脉极明显。花序锐角分枝，分枝紧密，向上直伸，集为圆锥状，无苞片；花梗长 2 ～ 3mm，果期稍增长；花萼长 2.5 ～ 3.5mm，外面密生柔毛，裂片卵形或长圆形，先端尖；花冠通常蓝色，稀白色，长 5 ～ 6mm，檐部直径 8 ～ 10mm，裂片圆形，长约 2.5mm，有明显的网脉，喉部具 5 个梯形附属物，附属物长约 1mm；花丝长约 0.5mm，着生花冠筒中部，花药长圆形，长约 1mm；花柱线状圆柱形，与花萼近等长或较短。小坚果卵形，长 3 ～ 4mm，背面微凹，密生锚状刺，边缘锚状刺基部连合，成狭或宽的翅状边，腹面中部以上有三角形着生面。花果期 5 ～ 9 月。

【生　　境】生长于山坡草地、山地灌丛、干旱路边及针叶林缘，海拔 3400 ～ 4565m。

【采收加工】7 月采集地上部分，稍搓揉至茎破裂，晒干。

【功能主治】接骨、消肿。治骨折、脱臼、四肢水肿、疮疡痈肿。

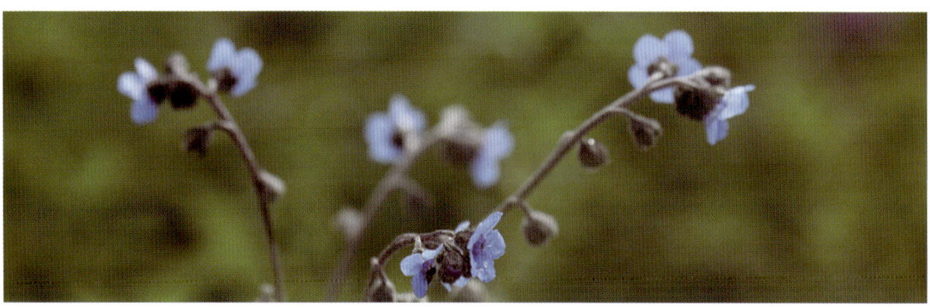

倒提壶（一）

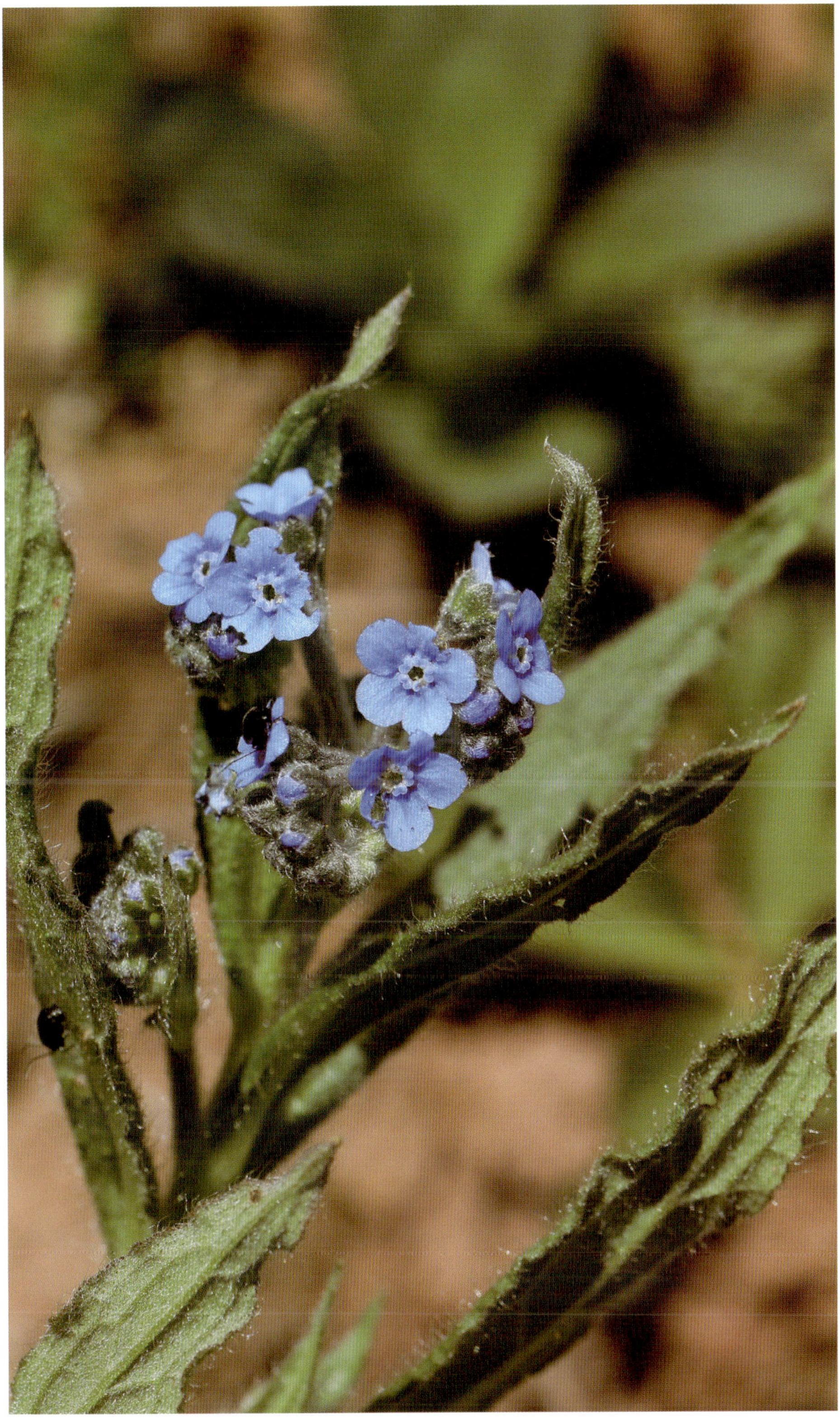

倒提壶(二)

筋骨草

ཟེན་ཏིག

【藏药名译音】 森蒂

【来　　源】 唇形科植物白苞筋骨草 *Ajuga lupulina* Maxim. 的全草。

【植物形态】 多年生草本，具地下走茎。茎粗壮，直立，高 18 ～ 25cm，四棱形，具槽，沿棱及节上被白色具节长柔毛。叶柄具狭翅，基部抱茎，边缘具缘毛；叶片纸质，披针状长圆形，长 5 ～ 11cm，宽 1.8 ～ 3cm，先端钝或稍圆，基部楔形，下延，边缘疏生波状圆齿或几全缘，具缘毛，上面无毛或被极少的疏柔毛，下面仅叶脉被长柔毛或仅近顶端有星散疏柔毛。穗状聚伞花序由多数轮伞花序组成；苞叶大，向上渐小，白黄、白或绿紫色，卵形或阔卵形，长 3.5 ～ 5cm，宽 1.8 ～ 2.7cm，先端渐尖，基部圆形，抱轴，全缘，上面被长柔毛，下面仅叶脉或有时仅顶端被疏柔毛；花梗短，被长柔毛。花萼钟状或略呈漏斗状，长 7 ～ 9mm，基部前方略膨大，具 10 脉，其中 5 脉不甚明显，萼齿 5，狭三角形，长为花萼之半或较长，整齐，先端渐尖，边缘具缘毛。花冠白、白绿或白黄色，具紫色斑纹，狭漏斗状，长 1.8 ～ 2.5cm，外面被疏长柔毛，冠筒基部前方略膨大，内面具毛环，从前方向下弯，冠檐二唇形，上唇小，直立，2 裂，裂片近圆形，下唇延伸，3 裂，中裂片狭扇形，长约 6.5mm，顶端微缺，侧裂片长圆形，长约 3mm。雄蕊 4，二强，着生于冠筒中部，伸出，花丝细，挺直，被长柔毛或疏柔毛，花药肾形，1 室。花柱无毛，伸出，较雄蕊略短，先端 2 浅裂，裂片细尖。花盘杯状，裂片近相等，不明显，前方微膨大。子房 4 裂，被长柔毛。小坚果倒卵状或倒卵长圆状三棱形，背部具网状皱纹，腹部中间微微隆起，具 1 大果脐，而果脐几达腹面之半。花期 7 ～ 9 月，果期 8 ～ 10 月。

【生　　境】 生长于河滩沙地、高山草地或陡坡石缝中，海拔通常 3400 ～ 3600m。

【采收加工】 7 ～ 8 月采集全草。稍搓至有清香气为度。晾干。

【功能主治】清热解毒、降压、利尿、镇痉。治高血压、中毒性肝损伤、肝胃并发症、咽喉炎、气管炎、热性病、脑膜炎、癫痫、炭疽病、尿路结石、淋病、痈疖肿毒、跌打损伤。

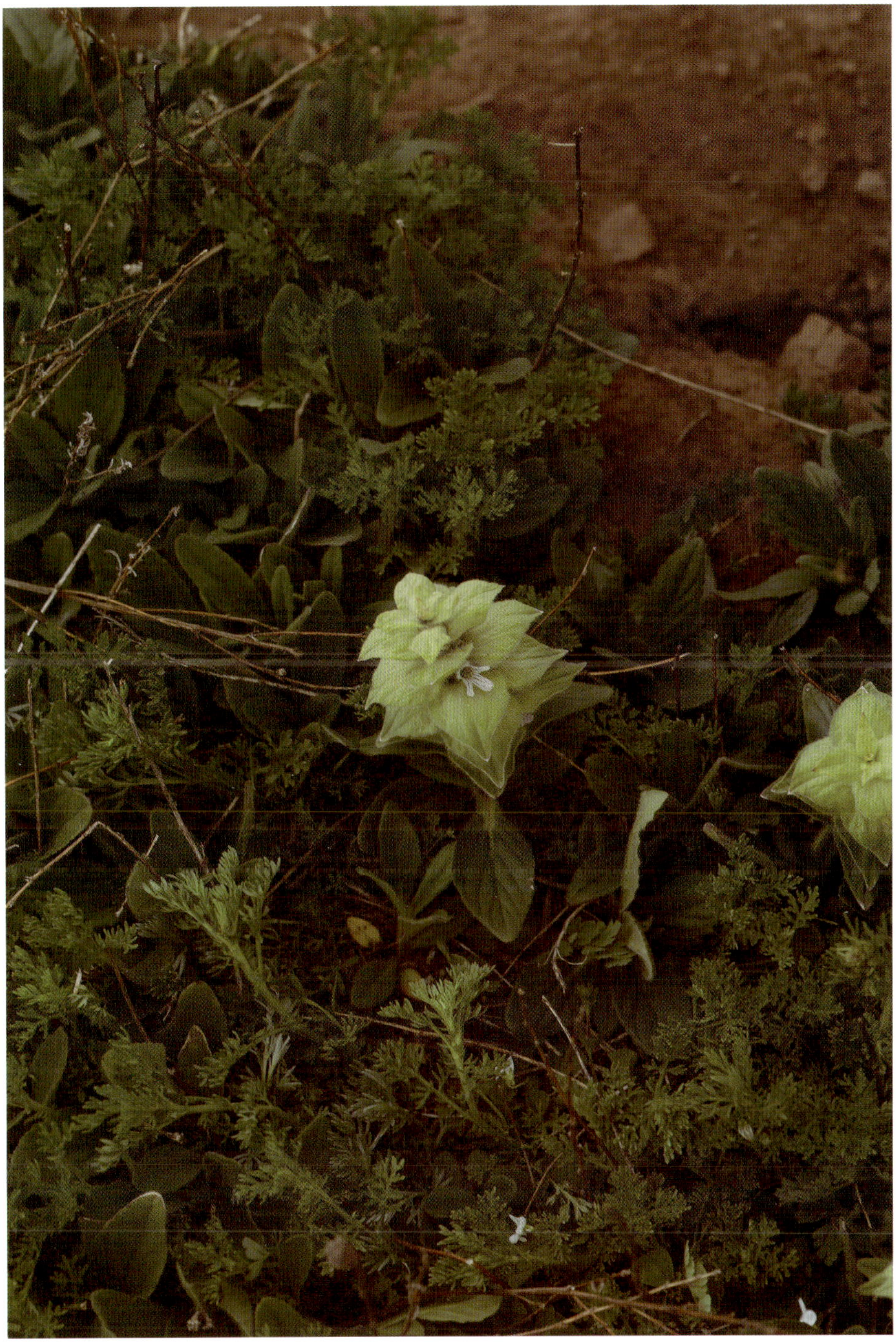

白苞筋骨草

异叶青蓝

འཛིབ་དཀར།

【藏药名译音】吉嘎

【来　　源】唇形科植物白花枝子花 *Dracocephalum heterophyllum* Benth. 的全草。

【植物形态】茎在中部以下具长的分枝，高 10 ～ 15cm，有时高达 30cm，四棱形或钝四棱形，密被倒向的小毛。茎下部叶具超过或等于叶片的长柄，柄长 2.5 ～ 6cm，叶片宽卵形至长卵形，长 1.3 ～ 4cm，宽 0.8 ～ 2.3cm，先端钝或圆形，基部心形，下面疏被短柔毛或几无毛，边缘被短睫毛及浅圆齿；茎中部叶与基生叶同形，具与叶片等长或较短的叶柄，边缘具浅圆齿或尖锯齿；茎上部叶变小，叶柄变短，锯齿常具刺而与苞片相似。轮伞花序生于茎上部叶腋，占长度 4.8 ～ 11.5cm，具 4 ～ 8 花，因上部节间变短而花又长过节间，故各轮花密集；花具短梗；苞片较萼稍短或为其之 1/2，倒卵状匙形或倒披针形，疏被小毛及短睫毛，边缘每侧具 3 ～ 8 个小齿，齿具长刺，刺长 2 ～ 4mm。花萼长 15 ～ 17mm，浅绿色，外面疏被短柔毛，下部较密，边缘被短睫毛，2 裂几至中部，上唇 3 裂至本身长度的 1/3 或 1/4，齿几等大，三角状卵形，先端具刺，刺长约 15mm，下唇 2 裂至本身长度的 2/3 处，齿披针形，先端具刺。花冠白色，长（1.8）2.2 ～ 3.4（3.7）cm，外面密被白色或淡黄色短柔毛，二唇近等长。雄蕊无毛。花期 6 ～ 8 月。

【生　　境】生长于高山草地或洪积扇上，河滩沙地上，海拔 3900 ～ 5100m。

【采收加工】开花盛期采集，去掉枯枝败叶，洗净泥土，搓揉至茎微破裂，晾干。

【功能主治】清肝热、利胆、祛翳明目。治黄疸性肝炎、肝热病、黄疸性发烧、热性病、口腔溃疡、头痛、眼翳、牙痛。

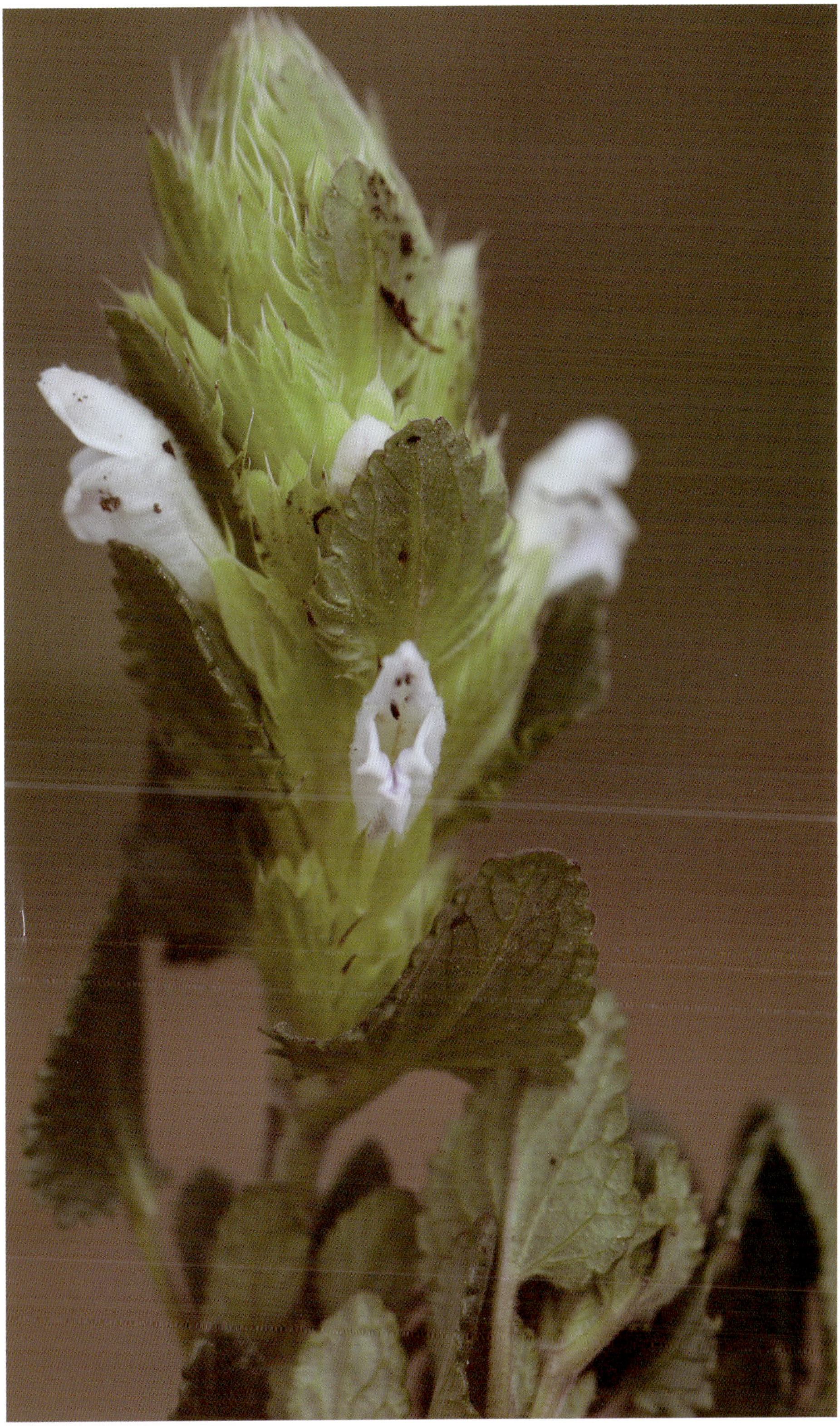

白花枝子花

甘青青兰

པྲི་ཡང་ཀུ།

【藏药名译音】知羊故

【来　　源】唇形科植物甘青青兰 *Dracocephalum tanguticum* Maxim. 的地上部分。

【植物形态】多年生草本，有臭味。茎直立，高 35 ～ 55cm，钝四棱形，上部被倒向小毛，中部以下几无毛，节多，节间长 2.5 ～ 6cm，在叶腋中生有短枝。叶具柄，柄长 3 ～ 8mm，叶片轮廓椭圆状卵形或椭圆形，基部宽楔形，长 2.6 ～ 4（7.5）cm，宽 1.4 ～ 2.5（4.2）cm，羽状全裂，裂片 2 ～ 3 对，与中脉成钝角斜展，线形，长 7 ～ 19（30）mm，宽 1 ～ 2（3）mm，顶生裂片长 14 ～ 28（44）mm，上面无毛，下面密被灰白色短柔毛，边缘全缘，内卷。轮伞花序生于茎顶部 5 ～ 9 节上，通常具 4 ～ 6 花，形成间断的穗状花序；苞片似叶，但极小，只有一对裂片，两面被短毛及睫毛，长约为萼长的 1/2 ～ 1/3。花萼长约 1 ～ 1.4cm，外面中部以下密被伸展的短毛及金黄色腺点，常带紫色，2 裂至 1/3 处，齿被睫毛，先端锐尖，上唇 3 裂至本身 2/3 稍下处，中齿与侧齿近等大，均为宽披针形，下唇 2 裂至本身基部，齿披针形。花冠紫蓝色至暗紫色，长 2.0 ～ 2.7cm，外面被短毛，下唇长为上唇之二倍。花丝被短毛。花期 6 ～ 8 月或 8 ～ 9 月（南部）。

【生　　境】生长于干燥河谷的河岸、田野、草滩或松林边缘，海拔 3400 ～ 4000m。

【采收加工】开花盛期采集全草，除去枯枝败叶，洗净泥土，搓揉至茎破裂为度，晾干。

【功能主治】清肝热、舒肝、止血、愈疮、干黄水。治胃炎、肝炎、“黄水”病、月经不调、疮疡不愈。幼苗用于腹水、浮肿。

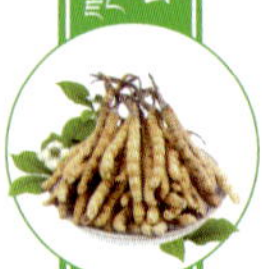

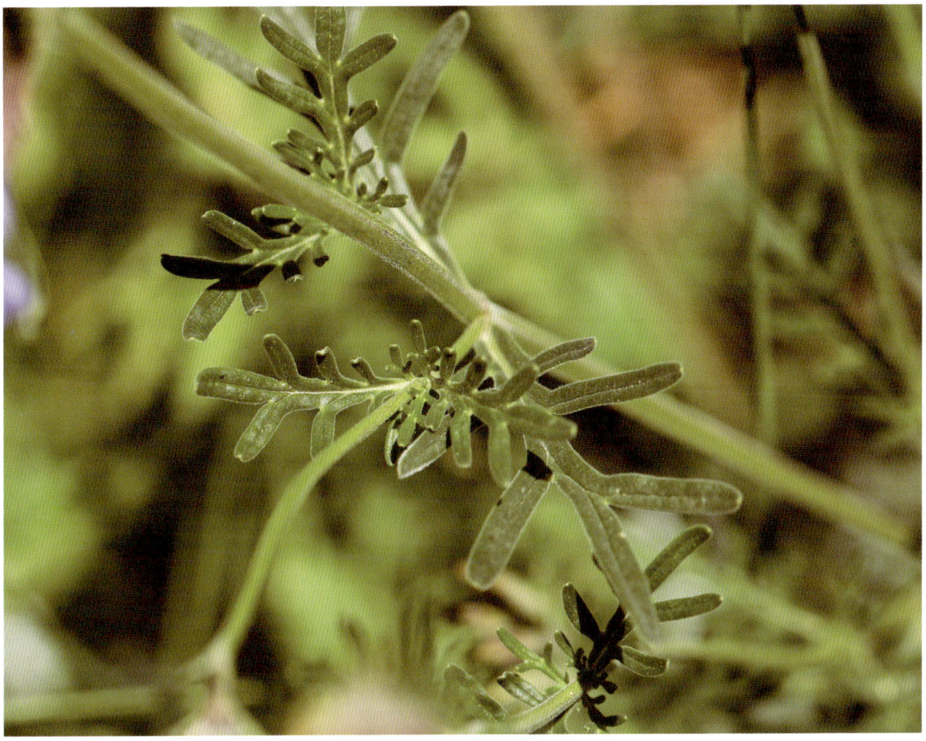

甘青青兰（一）

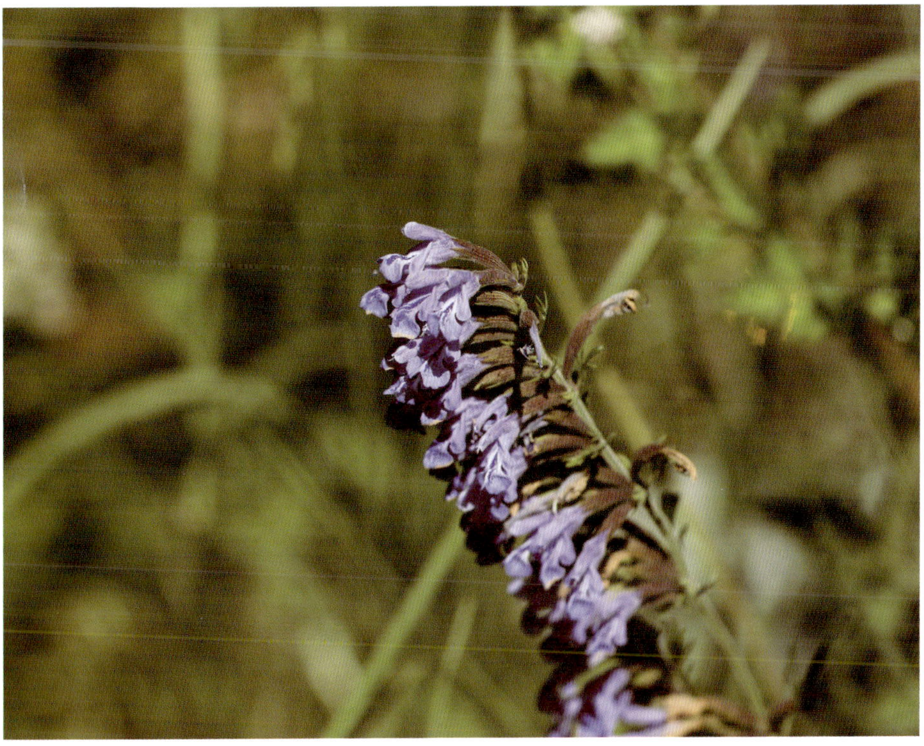

甘青青兰（二）

球穗香薷

བྱི་རུག་སྔོན་པོ།

【藏药名译音】齐如恩布

【来　　源】唇形科植物密花香薷 *Elsholtzia densa* Benth. 的地上部分。

【植物形态】草本，高 20 ～ 60cm，密生须根。茎直立，自基部多分枝，分枝细长，茎及枝均四棱形，具槽，被短柔毛。叶长圆状披针形至椭圆形，长 1 ～ 4cm，宽 0.5 ～ 1.5cm，先端急尖或微钝，基部宽楔形或近圆形，边缘在基部以上具锯齿，草质，上面绿色下面较淡，两面被短柔毛，侧脉 6 ～ 9 对，与中脉在上面下陷下面明显；叶柄长 0.3 ～ 1.3cm，背腹扁平，被短柔毛。穗状花序长圆形或近圆形，长 2 ～ 6cm，宽 1cm，密被紫色串珠状长柔毛，由密集的轮伞花序组成；最下的一对苞叶与叶同形，向上呈苞片状，卵圆状圆形，长约 1.5mm，先端圆，外面及边缘被具节长柔毛。花萼钟状，长约 1mm，外面及边缘密被紫色串珠状长柔毛，萼齿 5，后 3 齿稍长，近三角形，果时花萼膨大，近球形，长 4mm，宽达 3mm，外面极密被串珠状紫色长柔毛。花冠小，淡紫色，长约 2.5mm，外面及边缘密被紫色串珠状长柔毛，内面在花丝基部具不明显的小疏柔毛环，冠筒向上渐宽大，冠檐二唇形，上唇直立，先端微缺，下唇稍开展，3 裂，中裂片较侧裂片短。雄蕊 4，前对较长，微露出，花药近圆形。花柱微伸出，先端近相等 2 裂。小坚果卵珠形，长 2mm，宽 1.2mm，暗褐色，被极细微柔毛，腹面略具棱，顶端具小疣突起。花、果期 7 ～ 10 月。

【生　　境】生长于林缘、高山草甸、林下、河边及山坡荒地，海拔 3400 ～ 4100m。

【采收加工】7 ～ 8 月采集地上部分，晾干。

【功能主治】消炎、生肌、止血、止痒、去腐生新。治“培根”病、胃病、梅毒性鼻炎、喉炎、疮疡、疮疖痈肿、皮肤瘙痒。

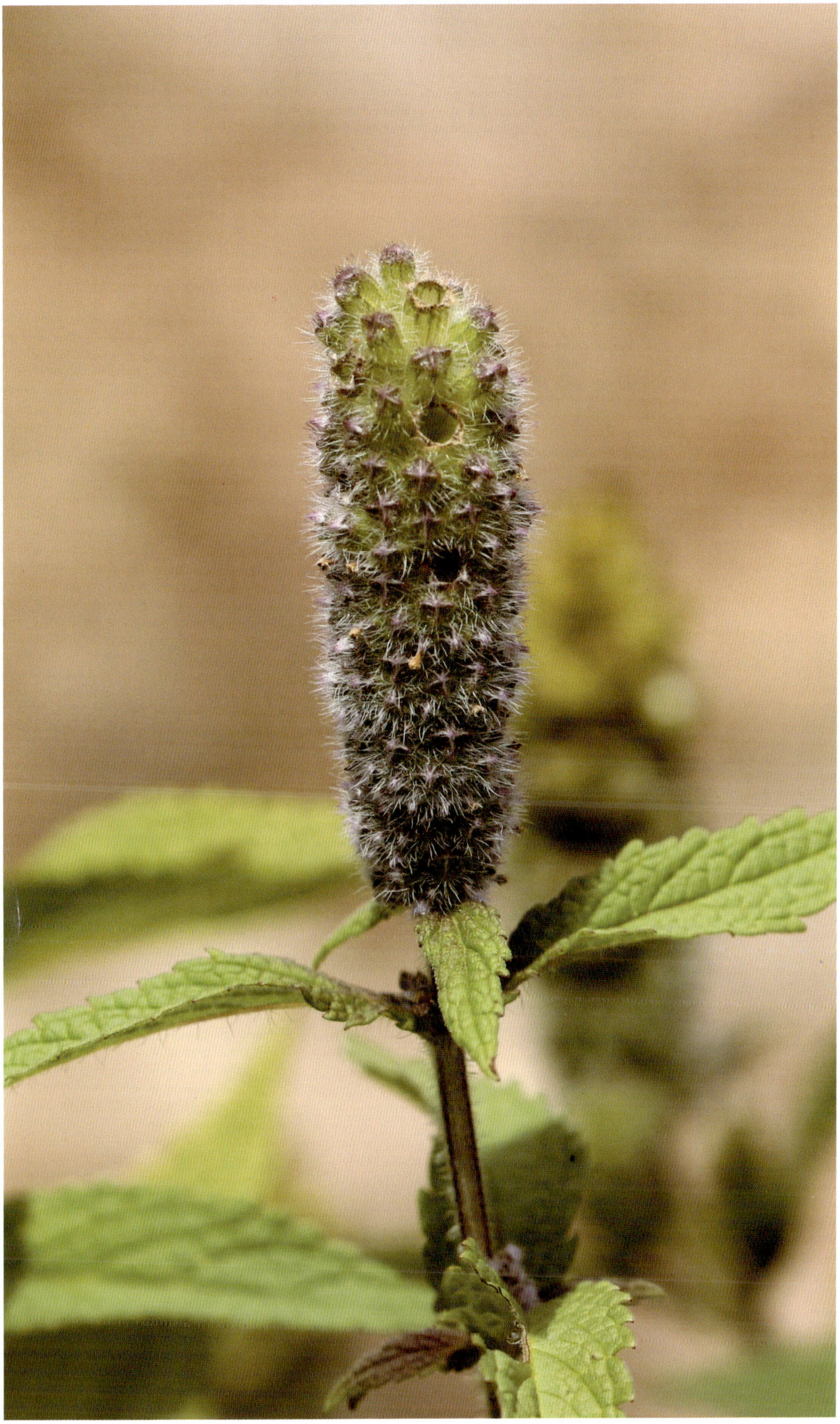

密花香薷

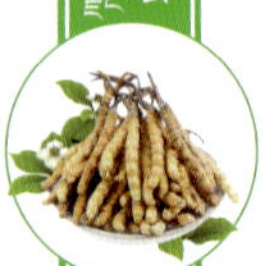

鸡骨柴

ཕུར་སྨུག

【藏药名译音】 普姆

【来　　源】 唇形科植物鸡骨柴 *Elsholtzia fruticosa* (D. Don) Rehd. 的花序和带叶嫩枝。

【植物形态】 直立灌木，高 0.8 ～ 2m，多分枝。茎、枝钝四棱形，具浅槽，黄褐色或紫褐色，老时皮层剥落，变无毛，幼时被白色蜷曲疏柔毛。叶披针形或椭圆状披针形，通常长 6 ～ 13cm，宽 2 ～ 3.5cm，先端渐尖，基部狭楔形，边缘在基部以上具粗锯齿，近基部全缘，上面榄绿色，被糙伏毛，下面淡绿色，被弯曲的短柔毛，两面密布黄色腺点，侧脉约 6 ～ 8 对，与中脉在上面凹陷下面明显隆起，平行细脉在下面清晰可见；叶柄极短或近于无。穗状花序圆柱状，长 6 ～ 20cm，花时径达 1.3cm，顶生或腋生，由具短梗多花的轮伞花序所组成，位于穗状花序下部 2 ～ 3 个轮伞花序稍疏离而多少间断，上部者均聚集而连续；苞叶位于穗状花序下部者多少叶状，超过轮伞花序，向上渐呈苞片状，披针形至狭披针形或钻形，均较轮伞花序短；花梗长 0.5 ～ 2mm，与总梗、序轴密被短柔毛。花萼钟形，长约 1.5mm，外面被灰色短柔毛，萼齿 5，三角状钻形，长约 0.5mm，近相等，果时花萼圆筒状，长约 3mm，宽约 1mm，脉纹明显。花冠白色至淡黄色，长约 5mm，外面被蜷曲柔毛，间夹有金黄色腺点，内面近基部具不明显斜向毛环，冠筒长约 4mm，基部宽约 1mm，至喉部宽达 2mm，冠檐二唇形，上唇直立，长约 0.5mm，先端微缺，边缘具长柔毛，下唇开展，3 裂，中裂片圆形，长约 1mm，侧裂片半圆形。雄蕊 4，前对较长，伸出，花丝丝状，无毛，花药卵圆形，2 室。花柱超出或短于雄蕊，但均伸出花冠，先端近相等 2 深裂，裂片线形，外卷。小坚果长圆形，长 1.5mm，径 0.5mm，腹面具棱，顶端钝，褐色，无毛。花期 7 ～ 9 月，果期 10 ～ 11 月。

【生　　境】 生长于山坡、谷侧、开旷草地，海拔 3400 ～ 3900m。

【采收加工】7～8月采集花序，6～7月采集带叶嫩枝，分别晾干。

【功效主治】治风寒感冒、咳嗽、头痛、腹痛、腹泻。

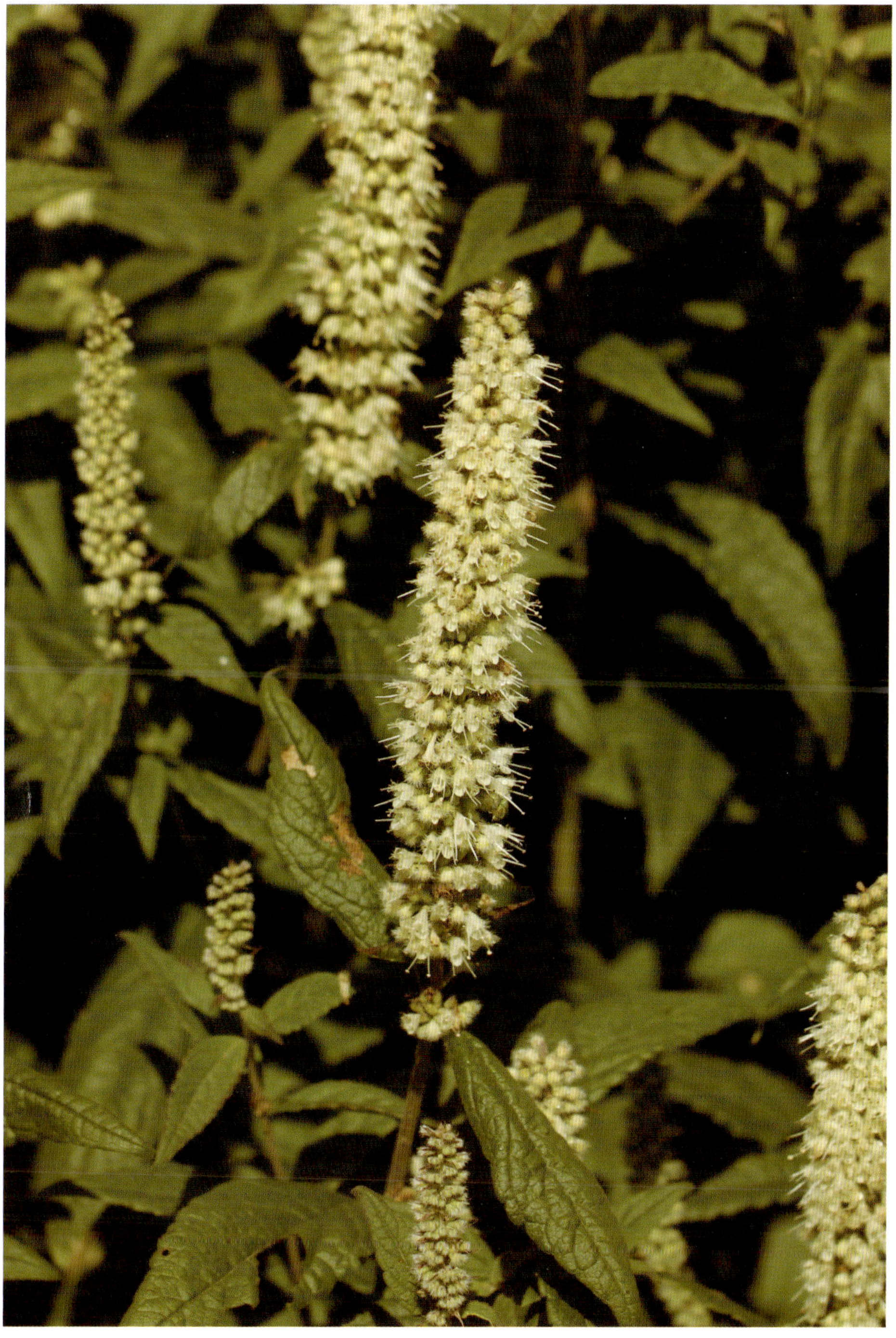

鸡骨柴

绵 参

ཤང་ལིན་སྨུག་པོ།

【藏药名译音】向林恩布

【来　　源】唇形科植物绵参 *Eriophyton wallichii* Benth. 的全草或根。

【植物形态】多年生草本；根肥厚，圆柱形，先端常分叉，有细长的侧根。茎直立，高 10 ～ 20cm，不分枝，钝四棱形，下部通常生于乱石堆中，多少变肉质，带白色，无毛，上部坚硬，直立，被绵毛。叶变异很大，茎下部叶细小，苞片状，通常无色，无毛，茎上部叶大，两两交互对生，菱形或圆形，长宽约 3 ～ 4cm，最顶端的叶渐变小，先端急尖，基部宽楔形，边缘在中部以上具圆齿或圆齿状锯齿，两面均密被绵毛，尤以上面为甚，侧脉约 3 ～ 4 对，均近基部生出，几成掌状，在上面下陷，下面突出，细脉明显；叶柄甚短或近于无柄。轮伞花序通常 6 花，下承以小苞片；小苞片刺状，长达 1.2cm，密被绵毛；花梗无。花萼宽钟形，不连齿长 8mm，隐藏于叶丛中，膜质，外面密被绵毛，内面在萼齿先端及边缘上被绵毛，余部无毛，10 脉，其间由网脉连接，由于毛被密集而不显露，齿 5，近等大，三角形，长约 7mm，与萼筒近等长，先端长渐尖。花冠长 2.2 ～ 2.8cm，淡紫至粉红色，冠筒略下弯，长约为花冠长之半，冠檐二唇形，上唇宽大，盔状扁合，向下弯曲，覆盖下唇，外面密被绵毛，下唇小，3 裂，中裂片略大，先端微缺。小坚果长约 3mm，黄褐色。花期 7 ～ 9 月，果期 9 ～ 10 月。

【生　　境】生长于高山强度风化坍积形成的乱石堆中，海拔 3400 ～ 4700m。

【采收加工】花果期采集，去净枯叶、泥土，稍搓揉至有清香气，用纸遮盖、晒干。

【功能主治】调气和血、提升中气、滋补、利肺。治气虚体弱、气血亏损、肺脓肿、肺结核、肺热咳嗽、咳血、胸痛。

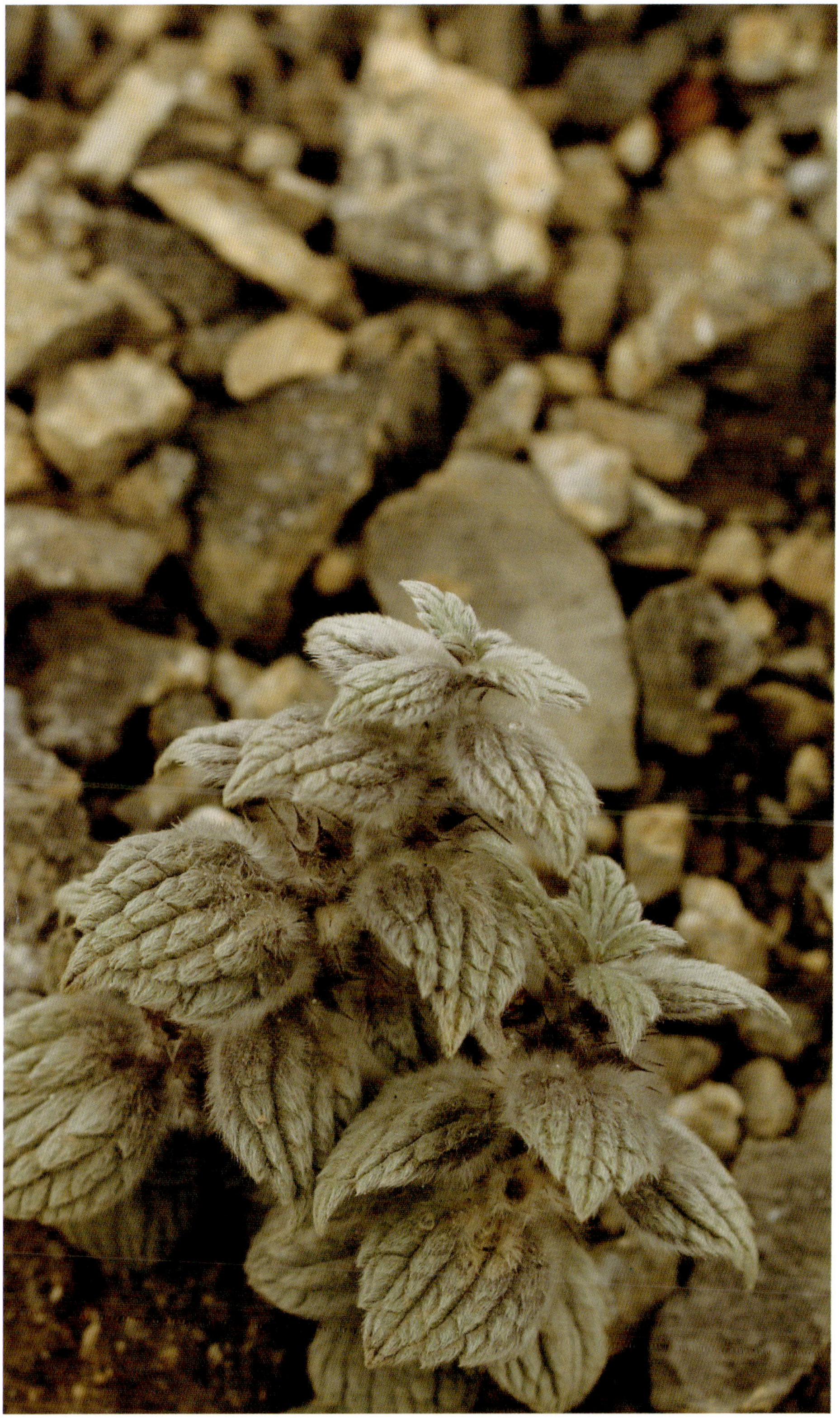

绵参

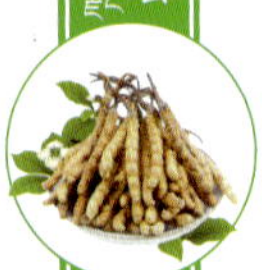

独一味

ཏ་ལྦགས།

【藏药名译音】达巴

【来　　源】唇形科植物独一味 *Lamiophlomis rotata* (Benth.) Kudo 的全草。

【植物形态】草本，高 2.5 ～ 10cm；根茎伸长，粗厚，径达 1cm。叶片常 4 枚，辐状两两相对，菱状圆形、菱形、扇形、横肾形以至三角形，长（4）6 ～ 13cm，宽（4.4）7 ～ 12cm，先端钝、圆形或急尖，基部浅心形或宽楔形，下延至叶柄，边缘具圆齿，上面绿色，密被白色疏柔毛，具皱，下面较淡，仅沿脉上疏被短柔毛，侧脉 3 ～ 5 对，在叶片中部以下生出，其上再一侧分枝，因而呈扇形，与中肋均两面凸起；下部叶柄伸长，长可达 8cm，上部者变短，几至无柄，密被短柔毛。轮伞花序密集排列成有短葶的头状或短穗状花序，有时下部具分枝而呈短圆锥状，长 3.5 ～ 7cm，序轴密被短柔毛；苞片披针形、倒披针形或线形，长 1 ～ 4cm，宽 1.5 ～ 6mm，下部者最大，向上渐小，先端渐尖，基部下延，全缘，具缘毛，上面被疏柔毛，小苞片针刺状，长约 8mm，宽约 0.5mm。花萼管状，长约 10mm，宽约 2.5mm，干时带紫褐色，外面沿脉上被疏柔毛，萼齿 5，短三角形，先端具长约 2mm 的刺尖，自内面被丛毛。花冠长约 1.2cm，外被微柔毛，内面在冠筒中部密被微柔毛，冠筒管状，基部宽约 1.25mm，向上近等宽，至喉部略增大，宽达 2mm，冠檐二唇形，上唇近圆形，直径约 5mm，边缘具齿牙，自内面密被柔毛，下唇外面除边缘全缘外被微柔毛，内面在中裂片中部被髯毛，余部无毛，3 裂，裂片椭圆形，长约 4mm，宽约 3mm，侧裂片较小，长约 2.5mm，宽约 2mm。花期 6 ～ 7 月，果期 8 ～ 9 月。

【生　　境】生长于高原或高山上强度风化的碎石滩中或石质高山草甸、河滩地，海拔 3400 ～ 4500m。

【采收加工】7 ～ 8 月采集全草，洗净泥土，晒干。

【功能主治】养骨、补髓、止血、接骨、止痛、引流黄水。治骨折、头伤、扭伤、骨松质发炎、关节积黄水、筋骨疼痛、跌打瘀痛。

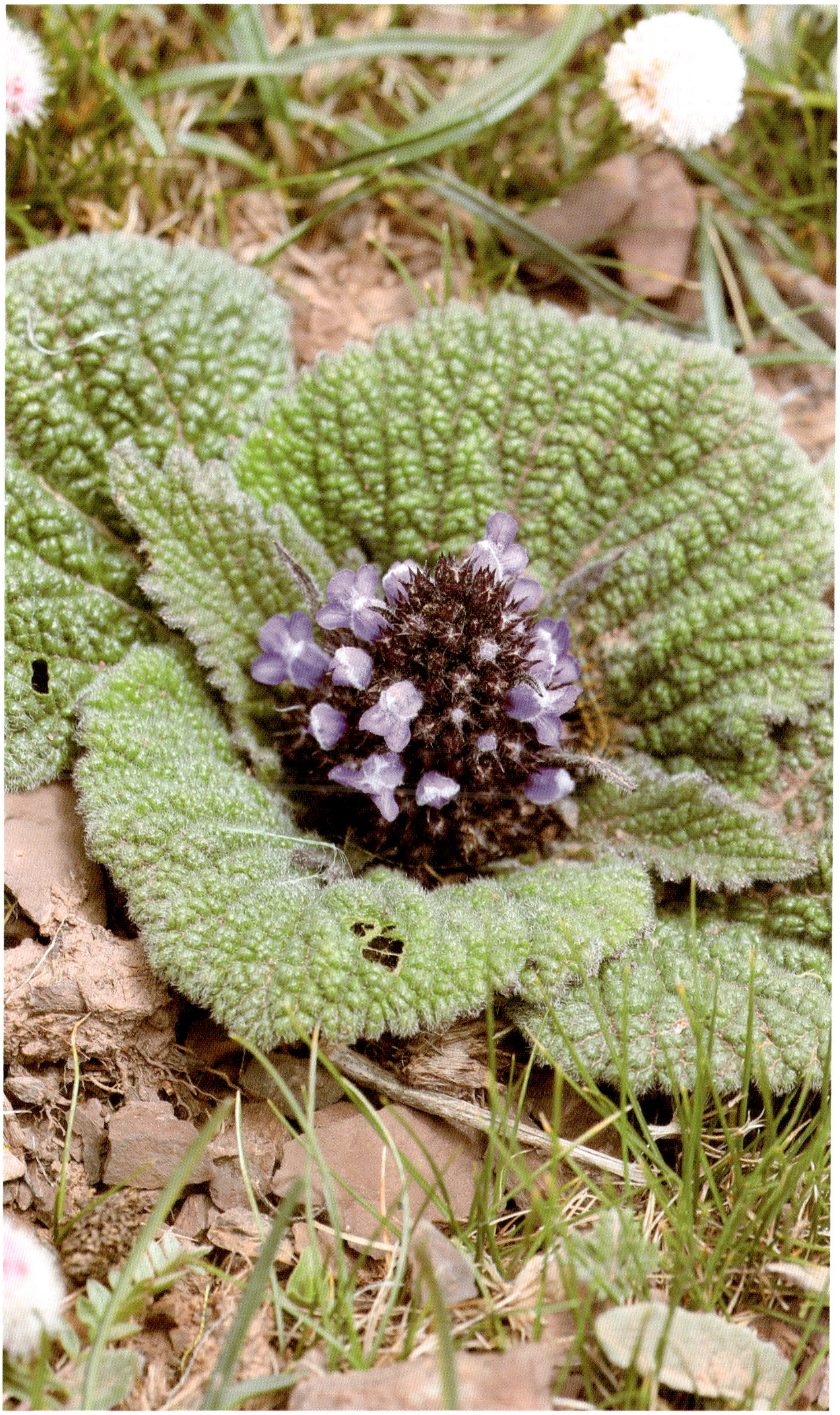

独一味

黄花鼠尾草

། ཞིམ་ཐིག་སེར་པོ། །

【藏药名译音】 西地色博

【来　　源】 唇形科植物粘毛鼠尾草 *Salvia roborowskii* Maxim. 的全草。

【植物形态】 一年生或二年生草本；根长锥形，长 10 ～ 15cm，径 3 ～ 7mm，褐色。茎直立，高 30 ～ 90cm，多分枝，钝四棱形，具四槽，密被有粘腺的长硬毛。叶片戟形或戟状三角形，长 3 ～ 8cm，宽 2.5 ～ 5.5cm，先端变锐尖或钝，基部浅心形或截形，边缘具圆齿，两面被粗伏毛，下面尚被有浅黄色腺点；叶柄长 2 ～ 6cm，下部者较长，向茎顶渐变短，毛被与茎同。轮伞花序 4 ～ 6 花，上部密集下部疏离组成顶生或腋生的总状花序；下部苞片与叶相同，上部苞片披针形或卵圆形，长 5 ～ 15mm，边缘波状或全缘，被长柔毛及腺毛，有浅黄褐色腺点；花梗长约 3mm，与花序轴被粘腺硬毛。花萼钟形，开花时长 6 ～ 8mm，花后增大，外被长硬毛及腺短柔毛，其间混生浅黄褐色腺点，内面被微硬伏毛，二唇形，唇裂至花萼长 1/3，上唇三角状半圆形，长约 3.5mm，宽约 5mm，先端具三个短尖头，下唇与上唇近等长，浅裂成 2 齿，齿三角形，先端锐尖，具长约 1mm 的刺尖尖头。花冠黄色，短小，长 1 ～ 1.3(1.6)cm，外被疏柔毛或近无毛，内面离冠筒基部

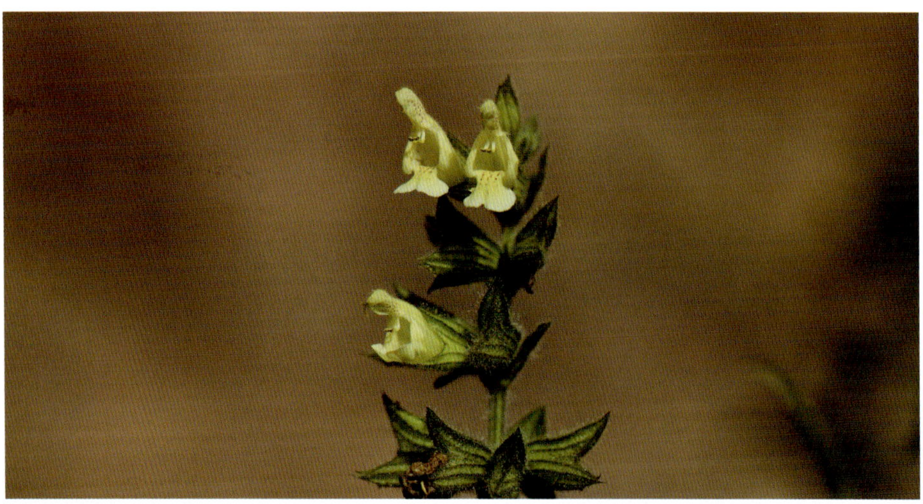

粘毛鼠尾草（一）

2～2.5mm 有不完全的疏柔毛毛环，冠筒稍外伸，在中部以下稍缢缩，出萼后膨大，至喉部宽约 5mm，冠檐二唇形，上唇直伸，长圆形，长约 4.5mm，宽约 2.7mm，全缘，下唇比上唇大，长约 3.5mm，宽约 7mm，3 裂，中裂片倒心形，长 1.5mm，宽 3mm，先端微缺，基部收缩，侧裂片斜半圆形，宽约 2mm。能育雄蕊 2，伸至上唇，内藏或近外伸，花丝长约 4mm，药隔弯成弧形，长约 4mm，上下臂近等长，二下臂药室联合。花柱伸出，先端不相等 2 浅裂，后裂片较短。花盘前方略膨大。小坚果倒卵圆形，长 2.8mm，直径 1.9mm，暗褐色，光滑。花期 6～8 月，果期 9～10 月。

【生　　境】 生长于山坡草地、沟边荫处、山脚山腰，海拔 3400～3900m。

【采收加工】 花盛期采集全草，去净枯叶，稍揉搓，晾干。

【功能主治】 止血、消炎、止痛。治肝炎、肺炎、肺结核、咳血、风火牙痛。

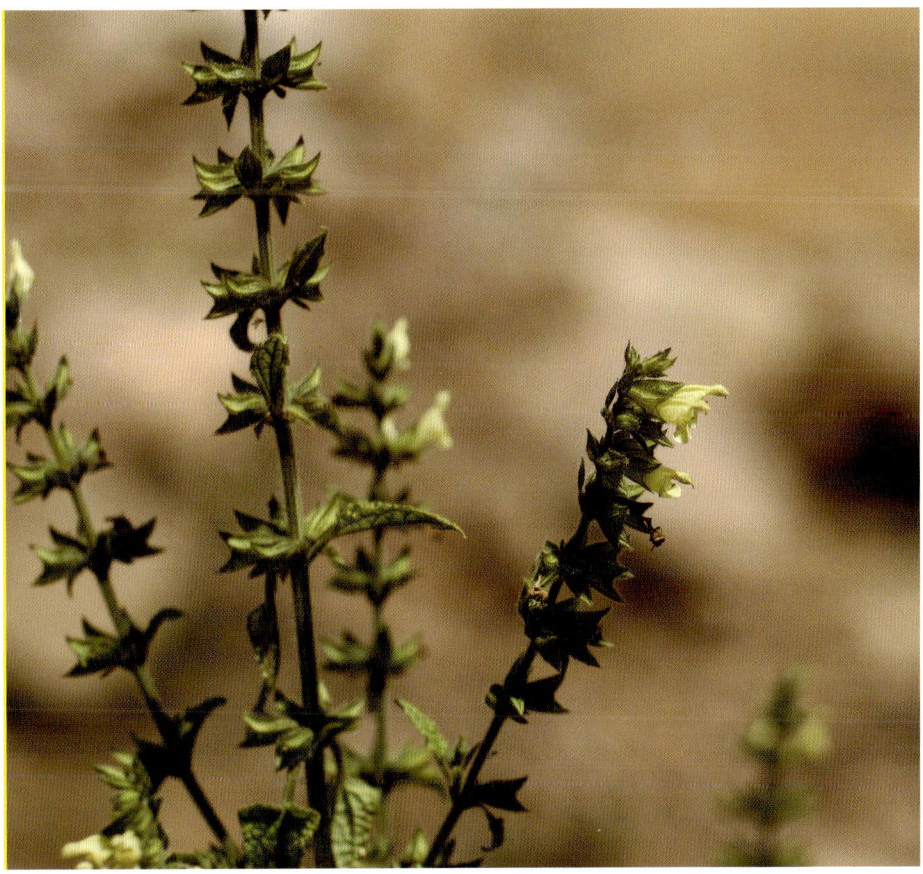

粘毛鼠尾草（二）

婆婆纳

།ཞིམ་ཐིག་、ལྡུམ་ནག་དོམ་མཁྲིས།

【藏药名译音】西地、东那东哲

【来　　源】唇形科植物甘露子 *Stachys sieboldii* Miq. 和玄参科植物毛果婆婆纳 *Veronica eriogyne* H. Winkl. 的全草。

【植物形态】1. 甘露子　多年生草本，高 30 ～ 120cm，在茎基部数节上生有密集的须根及多数横走的根茎；根茎白色，在节上有鳞状叶及须根，顶端有念珠状或螺狮形的肥大块茎。茎直立或基部倾斜，单一，或多分枝，四棱形，具槽，在棱及节上有平展的或疏或密的硬毛。茎生叶卵圆形或长椭圆状卵圆形，长 3 ～ 12cm，宽 1.5 ～ 6cm，先端微锐尖或渐尖，基部平截至浅心形，有时宽楔形或近圆形，边缘有规则的圆齿状锯齿，内面被或疏或密的贴生硬毛，但沿脉上仅疏生硬毛，侧脉 4 ～ 5 对，上面不明显，下面显著，叶柄长 1 ～ 3cm，腹凹背平，被硬毛；苞叶向上渐变小，呈苞片状，通常反折（尤其栽培型），下部者无柄，卵圆状披针形，长约 3cm，比轮伞花序长，先端渐尖，基部近圆形，上部者短小，无柄，披针形，比花萼短，近全缘。轮伞花序通常 6 花，多数远离组成长 5 ～ 15cm 顶生穗状花序；小苞片线形，长约 1mm，被微柔毛；花梗短，长约 1mm，被微柔毛。花萼狭钟形，连齿长 9mm，外被具腺柔毛，内面无毛，10 脉，多少明显，齿 5，正三角形至长三角形，长约 4mm，先端具刺尖头，微反折。花冠粉红至紫红色，下唇有紫斑，长约 1.3cm，冠筒筒状，长约 9mm，近等粗，前面在毛环上方略呈囊状膨大，外面在伸出萼筒部分被微柔毛，内面在下部 1/3 被微柔毛毛环，冠檐二唇形，上唇长圆形，长 4mm，宽 2mm，直伸而略反折，外面被柔毛，内面无毛，下唇长宽约 7mm，外面在中部疏被柔毛，内面无毛，3 裂，中裂片较大，近圆形，径约 3.5mm，侧裂片卵圆形，较短小。雄蕊 4，前对较长，均上升至上唇片之下，花丝丝状，扁平，先端略膨大，被微柔毛，花药卵圆形，2 室，室纵裂，极叉开。花柱丝状，略超出雄蕊，先端近相等 2 浅裂。小坚果卵珠形，径约 1.5cm，黑褐色，具小瘤。花期 7 ～ 8 月，果期 9 月。

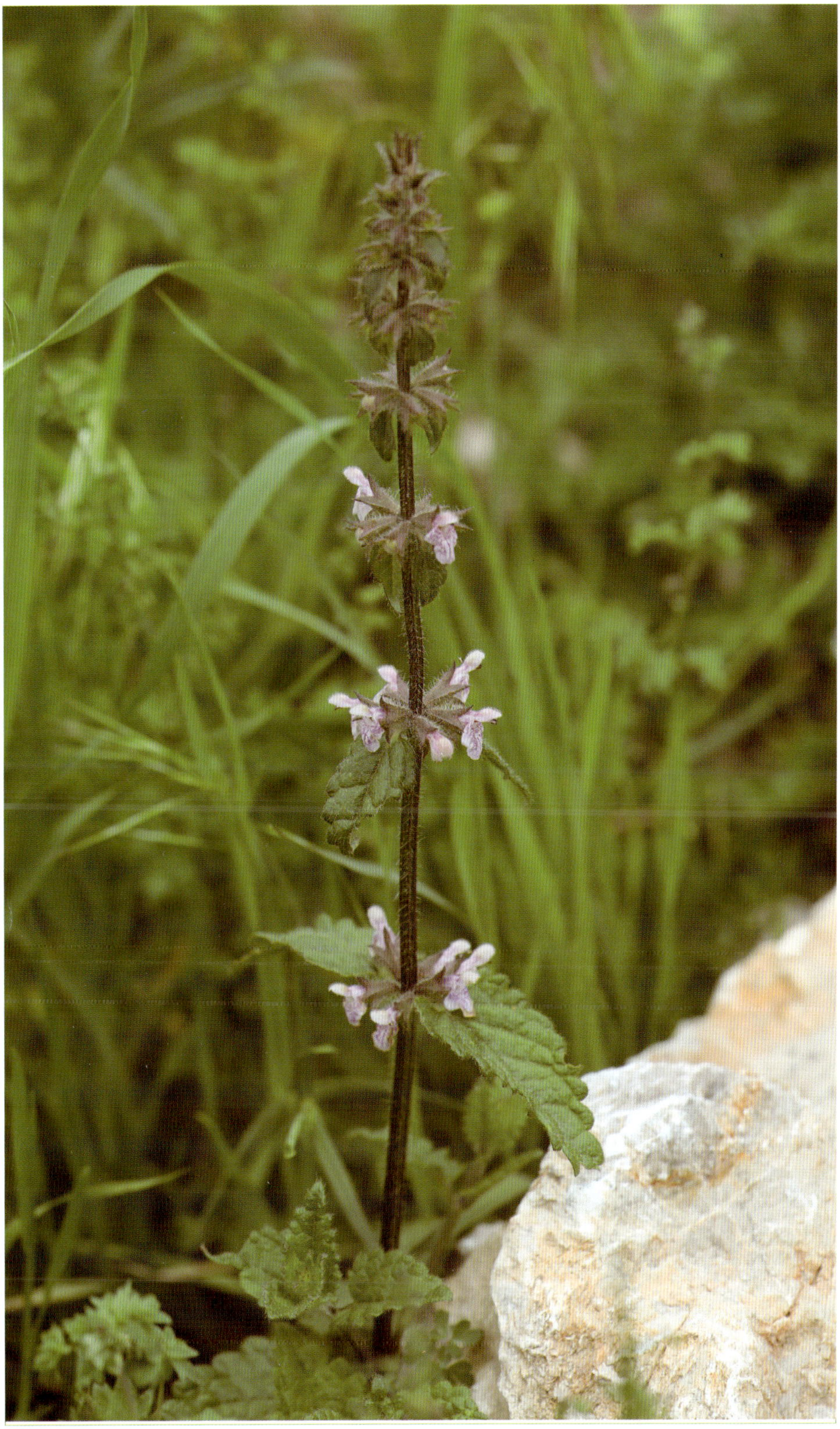

甘露子

2. 毛果婆婆纳　植株高 20 ～ 50cm。茎直立，不分枝或有时基部分枝，通常有两列多细胞白色柔毛。叶无柄，披针形至条状披针形，长 2 ～ 5cm，宽 4 ～ 15mm，边缘有整齐的浅刻锯齿，两面脉上生多细胞长柔毛。总状花序 2 ～ 4 支，侧生于茎近顶端叶腋，花期长 2 ～ 7cm，花密集，穗状，果期伸长，达 20cm，具长 3 ～ 10cm 的总梗，花序各部分被多细胞长柔毛；苞片宽条形，远长于花梗；花萼裂片宽条形或条状披针形，长 3 ～ 4mm；花冠紫色或蓝色，长约 4mm，筒部长，占全长的 1/2 ～ 2/3，筒内微被毛或否，裂片倒卵圆形至长矩圆形；花丝大部分贴生于花冠上。蒴果长卵形，上部渐狭，顶端钝，被毛，长 5 ～ 7mm，宽 2 ～ 3.5mm，花柱长 2 ～ 3.5mm。种子卵状矩圆形，长 0.6mm。花期 7 月。

【生　　境】甘露子：生长于湿润地及积水处，海拔 3500m；毛果婆婆纳：生长于高山草地，海拔 3400 ～ 4500m。

【功能主治】清热、愈疮、生肌、止血、降压。治高血压、肝炎、疮疡、创伤。

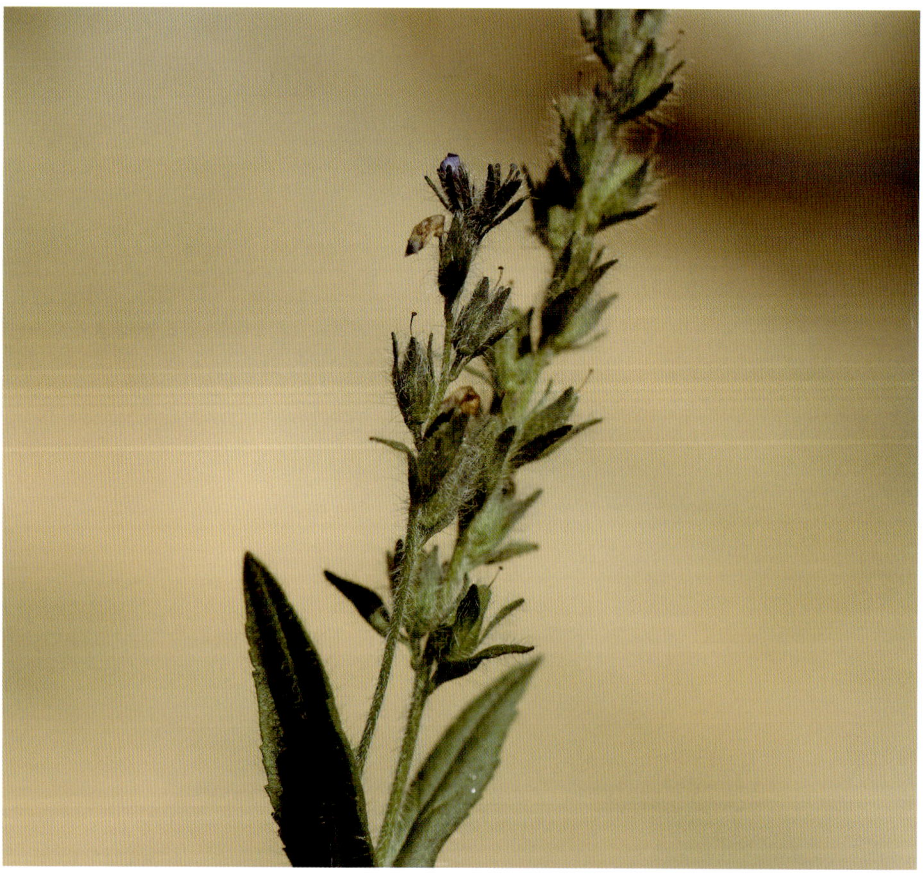

毛果婆婆纳（一）

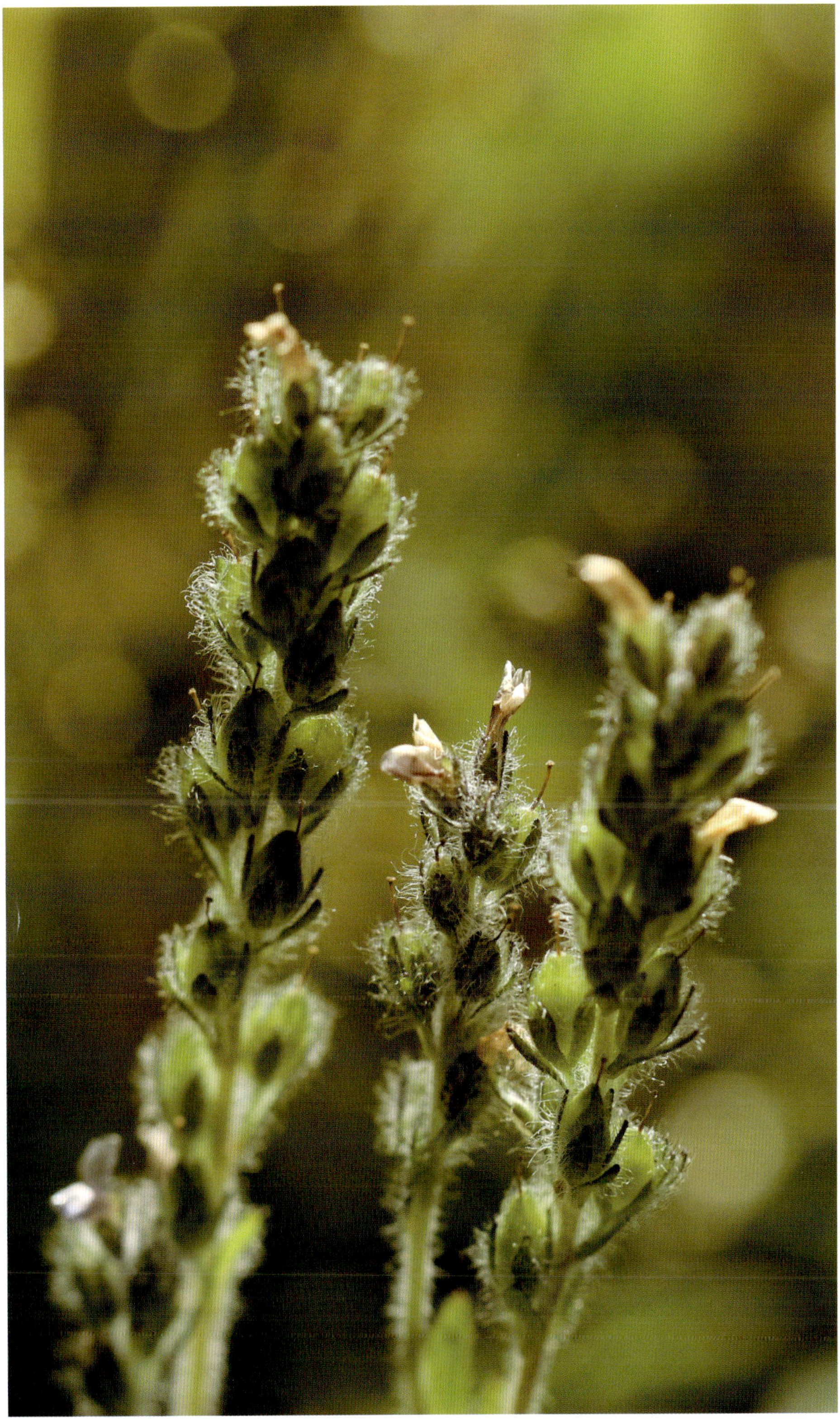

毛果婆婆纳（二）

山莨菪

ཐང་ཕྲོམ་ནག་པོ།

【藏药名译音】唐冲那博

【来　　源】茄科植物山莨菪 *Anisodus tanguticus* (Maxim.) Pascher 的根、根茎和种子。

【植物形态】多年生宿根草本，高 40 ～ 80cm，有时达 1m，茎无毛或被微柔毛；根粗大，近肉质。叶片纸质或近坚纸质，矩圆形至狭矩圆状卵形，长 8 ～ 11cm，宽 2.5 ～ 4.5cm，稀长 14cm，宽 4cm，顶端急尖或渐尖，基部楔形或下延，全缘或具 1 ～ 3 对粗齿，具啮蚀状细齿，两面无毛；叶柄长 1 ～ 3.5cm，两侧略具翅。花俯垂或有时直立，花梗长 2 ～ 4cm，有时生茎上部者长约 1.5cm，茎下部者长达 8cm，常被微柔毛或无毛；花萼钟状或漏斗状钟形，坚纸质，长 2.5 ～ 4cm，外面被微柔毛或几无毛，脉劲直，裂片宽三角形，顶端急尖或钝，其中有 1 ～ 2 枚较大且略长；花冠钟状或漏斗状钟形，紫色或暗紫色，长 2.5 ～ 3.5cm，内藏或仅檐部露出萼外，花冠筒里面被柔毛，裂片半圆形；雄蕊长为花冠长的 1/2 左右；雌蕊较雄蕊略长；花盘浅黄色。果实球状或近卵状，直径约 2cm，果萼长约 6cm，肋和网脉明显隆起；果梗长达 8cm，挺直。花期 5 ～ 6 月，果期 7 ～ 8 月。

【生　　境】生长于山坡、草坡阳处，海拔 3400 ～ 4200m。

【采收加工】9 ～ 10 月采挖根及根茎，同时采集果实。根及根茎洗净，纵剖成块，晒干。果实晒干，打取种子。

【功能主治】根及根茎：镇静镇惊、止痛解痉、止咳平喘。治热性传染病、白喉、痉挛性腹痛、胃腹疼痛、炭疽病、狂躁病。外用治皮肤病、痈疖肿痛。种子治牙痛。

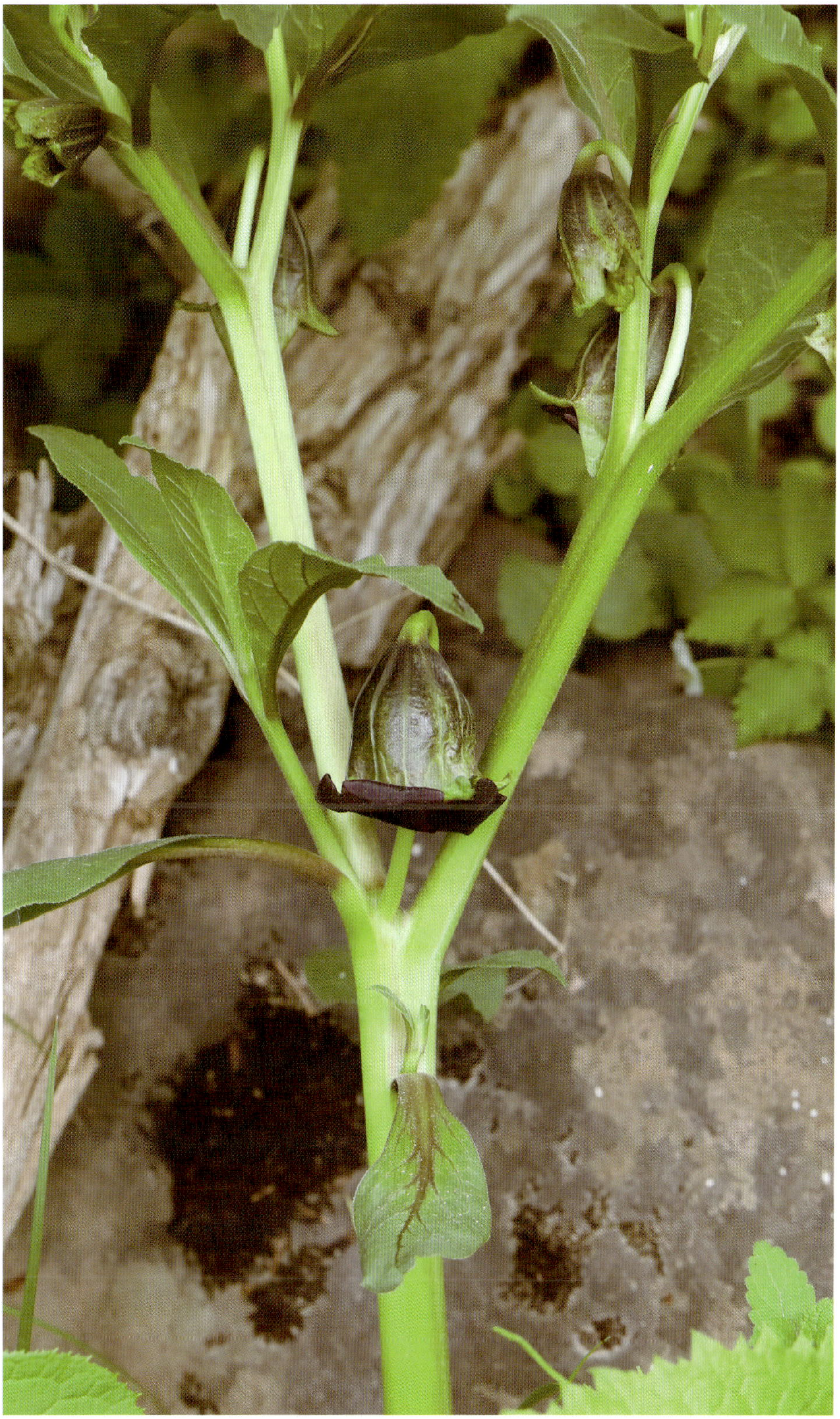

山莨菪

矮莨菪

ཐང་ཁྲོམ་དཀར་པོ།

【藏药名译音】唐冲嘎博

【来　　源】茄科植物马尿泡 *Przewalskia tangutica* Maxim. 的根、根茎、种子。

【植物形态】全体生腺毛；根粗壮，肉质；根茎短缩，有多数休眠芽。茎高 4 ～ 30cm，常至少部分埋于地下。叶生于茎下部者鳞片状，常埋于地下，生于茎顶端者密集生，铲形、长椭圆状卵形至长椭圆状倒卵形，通常连叶柄长 10 ～ 15cm，宽 3 ～ 4cm，顶端圆钝，基部渐狭，边缘全缘或微波状，有短缘毛，下上两面幼时有腺毛，后来渐脱落而近秃净。总花梗腋生，长 2 ～ 3mm，有 1 ～ 3 朵花；花梗长约 5mm，被短腺毛。花萼筒状钟形，长约 14mm，径约 5mm，外面密生短腺毛，萼齿圆钝，生腺质缘毛；花冠檐部黄色，筒部紫色，筒状漏斗形，长约 25mm，外面生短腺毛，檐部 5 浅裂，裂片卵形，长约 4mm；雄蕊插生于花冠喉部，花丝极短；花柱显著伸出于花冠，柱头膨大，紫色。蒴果球状，直径 1 ～ 2cm，果萼椭圆状或卵状，长可达 8 ～ 13cm，近革质，网纹凸起，顶端平截，不闭合。种子黑褐色，长 3mm，宽约 2.5mm。花期 6 ～ 7 月。

【生　　境】生长于高山砂砾地及干旱草原，海拔 3400 ～ 5000m。

【采收加工】果实成熟时采摘晒干，打取种子；同时采挖根及根茎，洗净泥土，整体或纵切成块，晒干。

【功能主治】根及根茎：镇静、止痛、解毒、消肿。治炭疽病、热性传染病、白喉、痉挛性腹痛、胃腹疼痛；外敷治痈疖肿毒、皮肤病。种子：杀虫、止痛；内服治虫病引起的胃痛，外用治虫牙痛、风火牙痛，细研取少许塞于痛牙牙缝处。

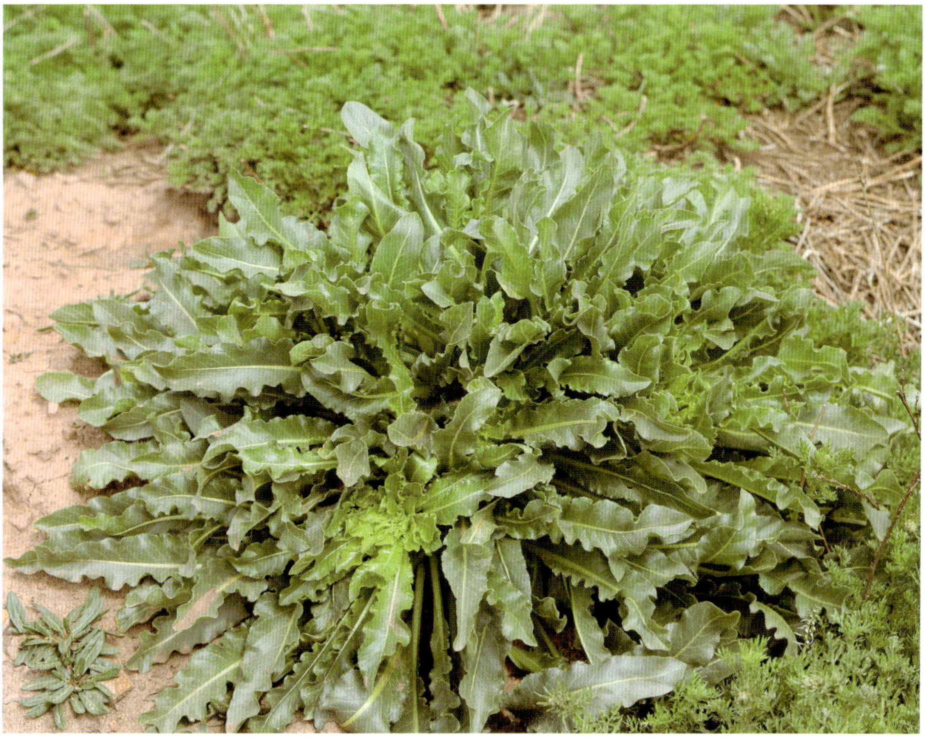

马尿泡（一）

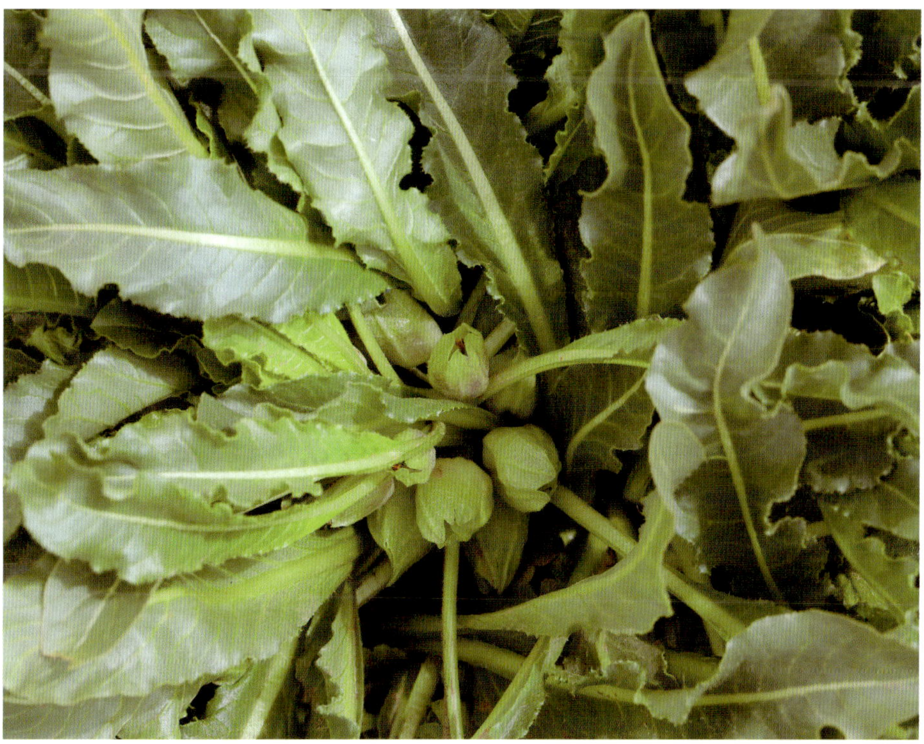

马尿泡（二）

小米草

ཞིམ་ཐིག་ཆུ་འཛིབ།

【藏药名译音】西地曲吉

【来　　源】玄参科植物短腺小米草川藏亚种 *Euphrasia regelii* Wettst. subsp. *kangtiensis* Hong 的全草。

【植物形态】植株干时不变黑，绿黄色。茎直立，高 5 ～ 20（35）cm，分枝或不分枝，被白色柔毛。叶和苞叶无柄，下部的楔状卵形，顶端钝，每边有 2 ～ 3 枚钝齿，中部的稍大，卵圆形至圆形，基部近于平截形，长 5 ～ 15mm，宽 3 ～ 13mm，每边有 3 ～ 6 枚锯齿，边缘锯齿钝或急尖，同时被刚毛和顶端为头状的短腺毛，腺毛的柄仅 1 个细胞，少有 2 个细胞。花序通常在花期短，果期伸长可达 15cm；花萼管状，与叶被同类毛，长 4 ～ 5mm，果期长达 8mm，裂片披针状渐尖至钻状渐尖，长达 3 ～ 5mm；花冠白色，上唇常带紫色，背面长 6 ～ 8mm，外面多少被白色柔毛，背部最密，下唇比上唇长，裂片顶端明显凹缺，中裂片宽至 3mm。蒴果长矩圆状，长 4 ～ 9mm，宽 2 ～ 3mm。花期 5 ～ 9 月。

【生　　境】生长于草地，海拔 3400 ～ 4000m。

【采收加工】8 月采集全草，去净泥土，晒干。

【功能主治】清热、除烦、利肺、愈疮。治咽喉肿痛、肺热咳嗽、烦热不安、口渴、口疮、头痛、小便不利。

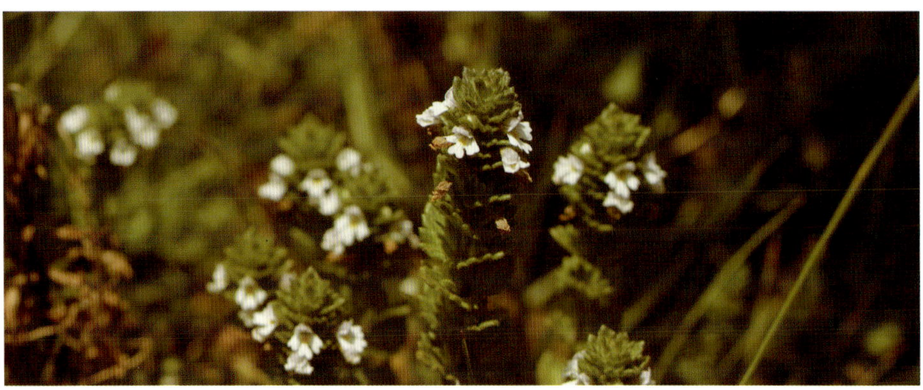

短腺小米草川藏亚种

短穗兔耳草

འབྲི་ཏ་ས་འཛིན།

【藏药名译音】直打洒曾

【来　　源】玄参科植物短穗兔耳草 *Lagotis brachystachya* Maxim. 的全草。

【植物形态】多年生矮小草本，高约 4 ～ 8cm。根状茎短，不超过 3cm；根多数，簇生，条形，肉质，长可达 10cm，根茎外面为多数残留的老叶柄所形成的棕褐色纤维状鞘包裹。匍匐走茎带紫红色，长可达 30cm 以上，直径约 1 ～ 2mm。叶全部基出，莲座状；叶柄长 1 ～ 3(5)cm，扁平，翅宽；叶片宽条形至披针形，长 2 ～ 7cm，顶端渐尖，基部渐窄成柄，边全缘。花葶数条，纤细，倾卧或直立，高度不超过叶；穗状花序卵圆形，长 1 ～ 1.5cm，花密集；苞片卵状披针形，长约 4 ～ 6mm，下部的可达 8mm，纸质；花萼成两裂片状，约与花冠筒等长或稍短，后方开裂至 1/3 以下，除脉外均膜质透明，被长缘毛；花冠白色或微带粉红或紫色，长约 5 ～ 6mm，花冠筒伸直较唇部长，上唇全缘，卵形或卵状矩圆形，宽约 1.5 ～ 2mm，下唇 2 裂，裂片矩圆形，宽约 1 ～ 1.2mm；雄蕊贴生于上唇基部，较花冠稍短；花柱伸出花冠外，柱头头状；花盘 4 裂。果实红色，卵圆形，顶端大而微凹，光滑无毛。花果期 5 ～ 8 月。

【生　　境】生长于高山草原、河滩、湖边砂质草地，海拔 3400 ～ 4500m。

【采收加工】7 ～ 8 月采集全草，洗净，晒干。

【功能主治】清肺胃瘀血、排脓。治“赤巴”病、“培根”病、肺脓疡。

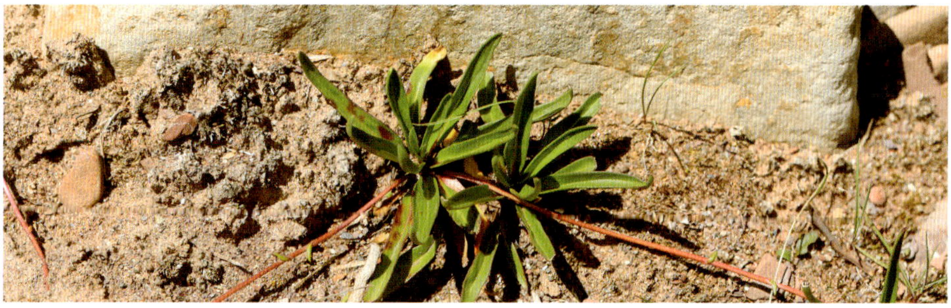

短穗兔耳草

兔耳草

ཧོང་ལེན།

【藏药名译音】 洪连

【来　　源】 玄参科植物圆穗兔耳草 *Lagotis ramalana* Batalin 的全草。

【植物形态】 多年生矮小草本，高约 5 ～ 8cm。根状茎斜走，长达 5cm；根多数，条形，肉质，长可达 15cm 以上。叶 3 ～ 6 片，全部基生；叶柄长 1 ～ 3(5)cm，扁平，翅宽，基部鞘状扩张；叶片卵形，与叶柄近等长，顶端圆钝，基部宽楔形，边缘具圆齿。花葶通常 2 至数条，直立或斜卧，较叶稍长，或偶有短于叶的；穗状花序卵球状，长约 1.5 ～ 2cm；苞片倒卵形至匙形，下部的长约 8mm，纸质；萼裂片 2 枚，分生，披针形，薄膜质，边缘有细缘毛，比花冠短 2.5 倍；花冠蓝紫色，长约 6 ～ 7mm，花冠筒伸直，比唇部约长 1 倍，上唇卵形至矩圆形，宽约 1.5 ～ 2mm，顶端微凹或平截，下唇 2 裂，裂片长椭圆形；雄蕊 2，伸出于花冠外；花柱较花冠稍短，柱头小，头状。果实椭圆形，长约 7mm，含种子 1 颗。花果期 5 ～ 8 月。

【生　　境】 生长于高山草地，海拔 4000 ～ 5300m。

【采收加工】 8 ～ 9 月采集全草，去净泥沙，晒干。

【功能主治】 清血热、赤巴烦热、五脏热、降压续筋络、行血调经。治血壬、肝热、脉热、高血压、五脏热、赤巴热症、肝炎、肾炎、绞肠痧、炭疽、筋络损伤、月经不调、阴道流黄黑色液物。

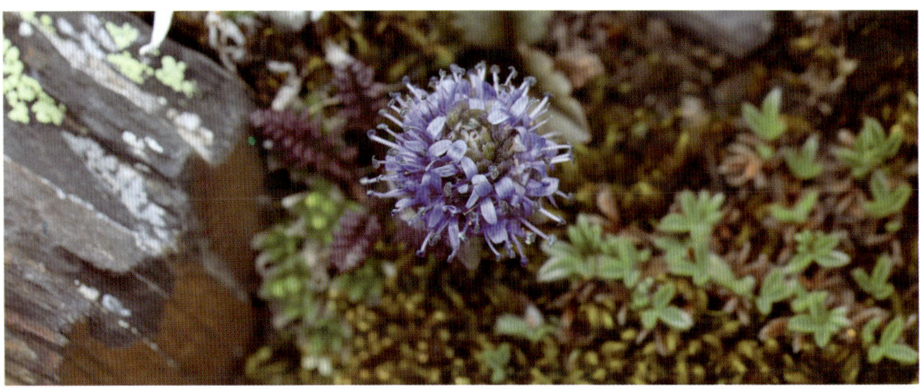

圆穗兔耳草（一）

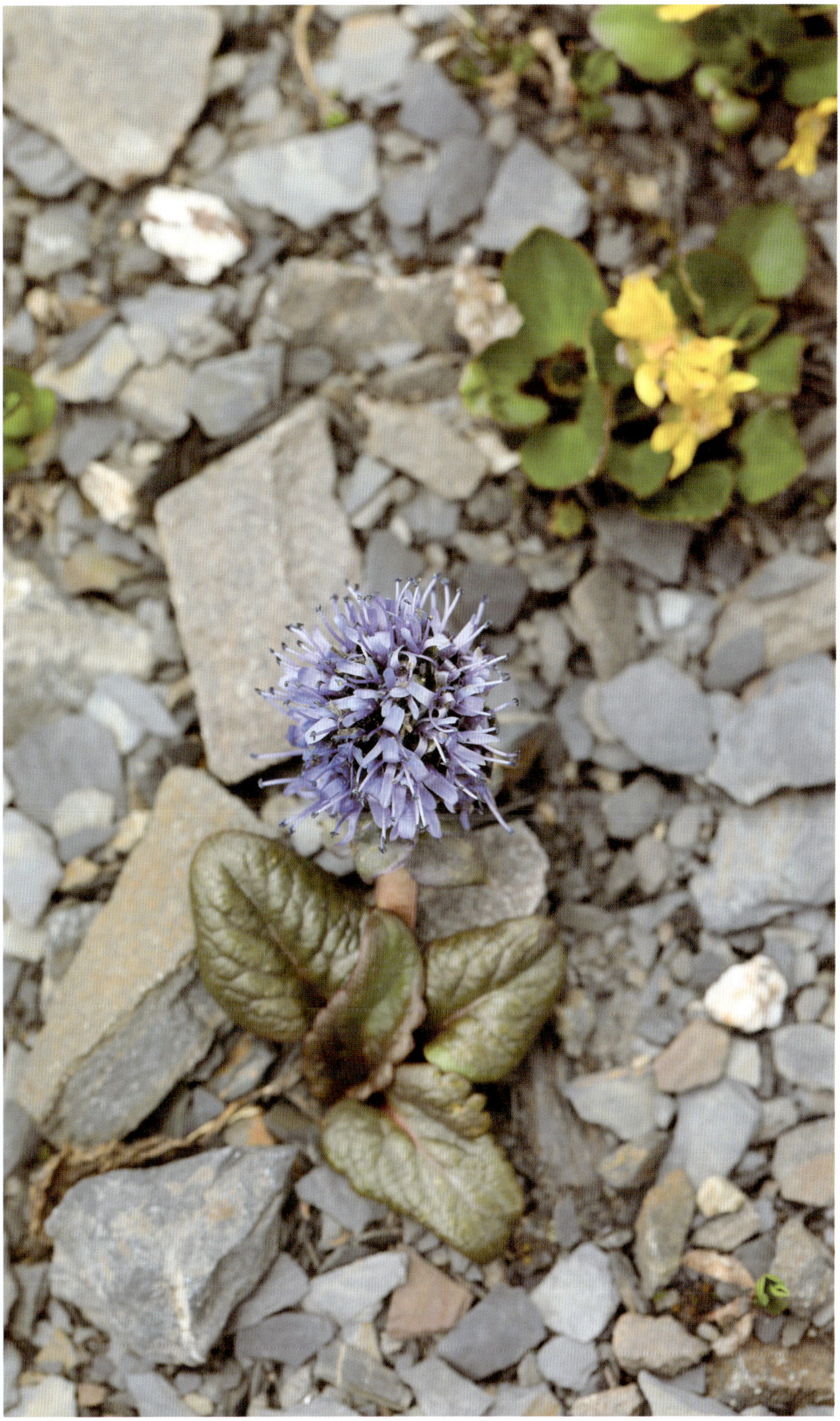

圆穗兔耳草（二）

肉果草

པ་ཡག་པ།

【藏药名译音】巴亚巴

【来　　源】玄参科植物肉果草 *Lancea tibetica* Hook. f. et Hsuan 的全草、花及果实。

【植物形态】多年生矮小草本，高约 3 ～ 7cm，最高不超过 15cm，除叶柄有毛外其余无毛。根状茎细长，可达 10cm，直径约 2 ～ 3mm，横走或斜下，节上有一对膜质鳞片。叶 6 ～ 10 片，几成莲座状，倒卵形至倒卵状矩圆形或匙形，近革质，长 2 ～ 7cm，顶端钝，常有小凸尖，边全缘或有很不明显的疏齿，基部渐狭成有翅的短柄。花 3 ～ 5 朵簇生或伸长成总状花序，苞片钻状披针形；花萼钟状，革质，长约 1cm，萼齿钻状三角形；花冠深蓝色或紫色，喉部稍带黄色或紫色斑点，长 1.5 ～ 2.5cm，花冠筒长 8 ～ 13mm，上唇直立，2 深裂，偶有几全裂，下唇开展，中裂片全缘；雄蕊着生近花冠筒中部，花丝无毛；柱头扇状。果实卵状球形，长约 1cm，红色至深紫色，被包于宿存的花萼内；种子多数，矩圆形，长约 1mm，棕黄色。花期 5 ～ 7 月，果期 7 ～ 9 月。

【生　　境】生长于草地，疏林中或沟谷旁，海拔 3400 ～ 4500m。

【采收加工】开花盛期分别采集根、叶和花或采集全草；果实成熟时采果或带果全草，去掉枯叶，洗净泥土，晾干；或将植株、花、果实分别晒干。

【功能主治】全草：清热止咳、涩脉止血、愈合脉管、祛风除湿、滋阴养肺。治肺炎、肺脓肿、哮喘、咳血、咳嗽失音、痈肿疮疡。花、果：治心脏病、血热病、妇女闭经、风湿关节炎。根：托引肺脓。叶：愈疮。

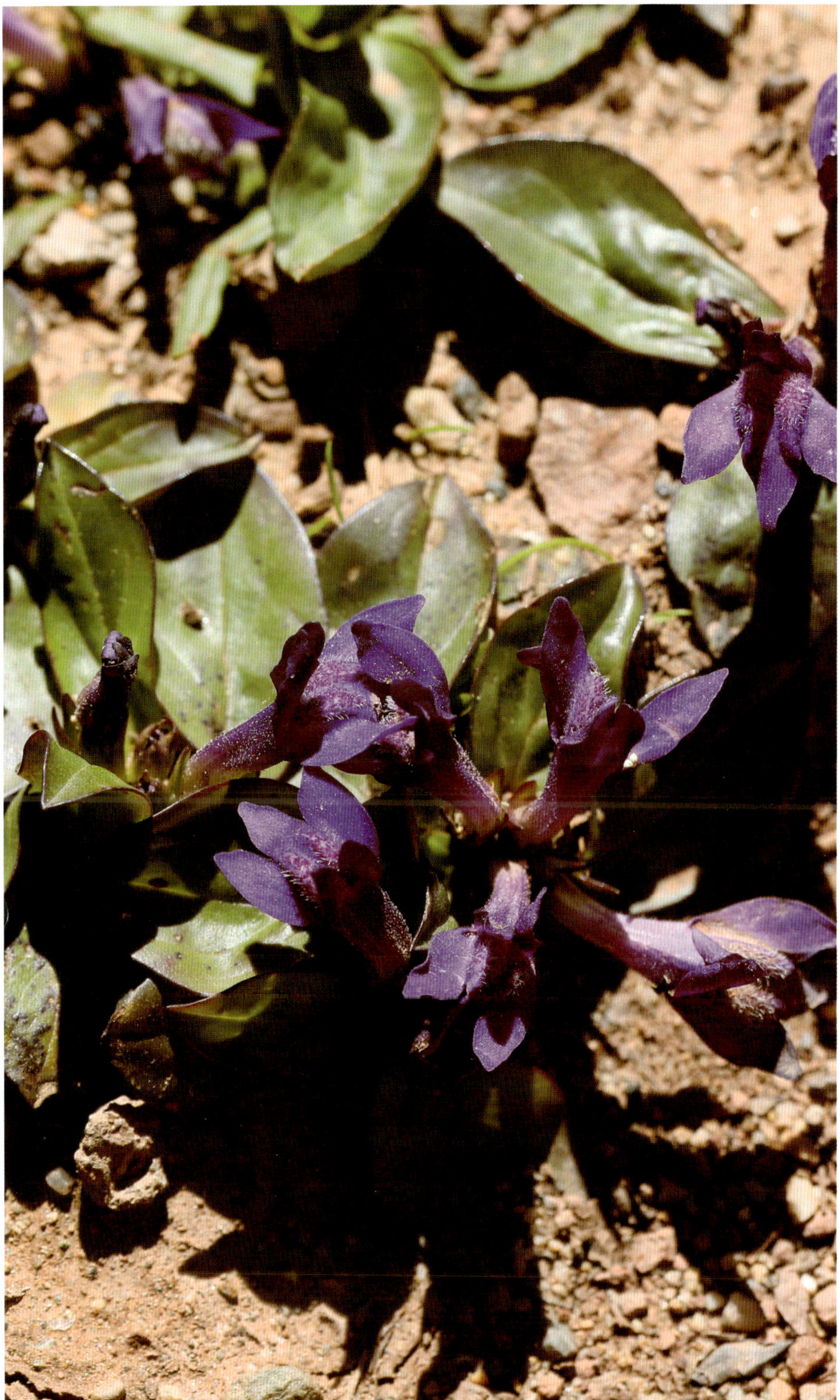

肉果草

长花马先蒿

ལུག་རུ་སེར་པོ།

【藏药名译音】鲁茹色布

【来　　源】玄参科植物长花马先蒿管状变种 *Pedicularis longiflora* Rudolph var. *tulaiformis* (Klotz.) Tsoong 的花。

【植物形态】低矮草本，仅偶然升高，全身少毛。根束生，几不增粗，长者可达 15cm，下端渐细成须状。茎多短，很少伸长。叶基出与茎出，常成密丛，有长柄，柄在基叶中较长，1 ～ 2cm，在茎叶中较短，下半部常多少膜质膨大，时有疏长缘毛，叶片羽状浅裂至深裂，有时最下方之叶几为全缘，披针形至狭长圆形，两面无毛，背面网脉显明而细，常有疏散的白色肤屑状物，裂片 5 ～ 9 对，有重锯齿，齿常有胼胝而反卷。花均腋生，花一般较小。有短梗，萼管状，长 11 ～ 15mm，前方开裂约至 2/5，裂口多少膨膨，无毛，仅有极微的缘毛，脉约 15 条，其中仅 2 条较粗，然亦细弱，仅近管端处略有网结，齿 2 枚，有短柄，多少掌状开裂，裂片有少数之锯齿；花冠黄色，长达 5 ～ 8cm，管外面有毛，盔直立部分稍向后仰，前缘高仅 2 ～ 3mm，上端转向前上方成为多少膨大的含有雄蕊部分，长约 4 ～ 5mm，宽达 3mm，其前端很快狭细为一半环状卷曲的细喙，长约 6mm，其端指向花喉，下唇有长缘毛，宽过于长，宽达 20mm，长仅 11 ～ 12mm，中裂较小，近于倒心脏形，约向前凸出一半，长约 5 ～ 6mm，宽约相等，端明显凹入，侧裂为斜宽卵形，凹头，外侧明显耳形，约为中裂的两倍；在下唇近喉处有棕红色的斑点两个。花丝两对均有密毛，着生于花管之端；花柱明显伸出于喙端。蒴果披针形，长达 22mm，宽达 6mm，约自萼中伸出 3/5，基部有伸长的梗，长可达 2cm；种子狭卵圆形，有明显的黑色种阜，具纵条纹，长约 2mm。花期 5 ～ 10 月。

【生　　境】生长于高山草甸及溪流两旁等处，海拔 3400 ～ 5300m。

【采收加工】6 ～ 7 月采花，晾干或以纸遮盖，晒干。

【功能主治】清热、舒肝、利胆、固精。治肝炎、胆囊炎、风热症、遗精、筋骨损伤、水肿、小便带血。

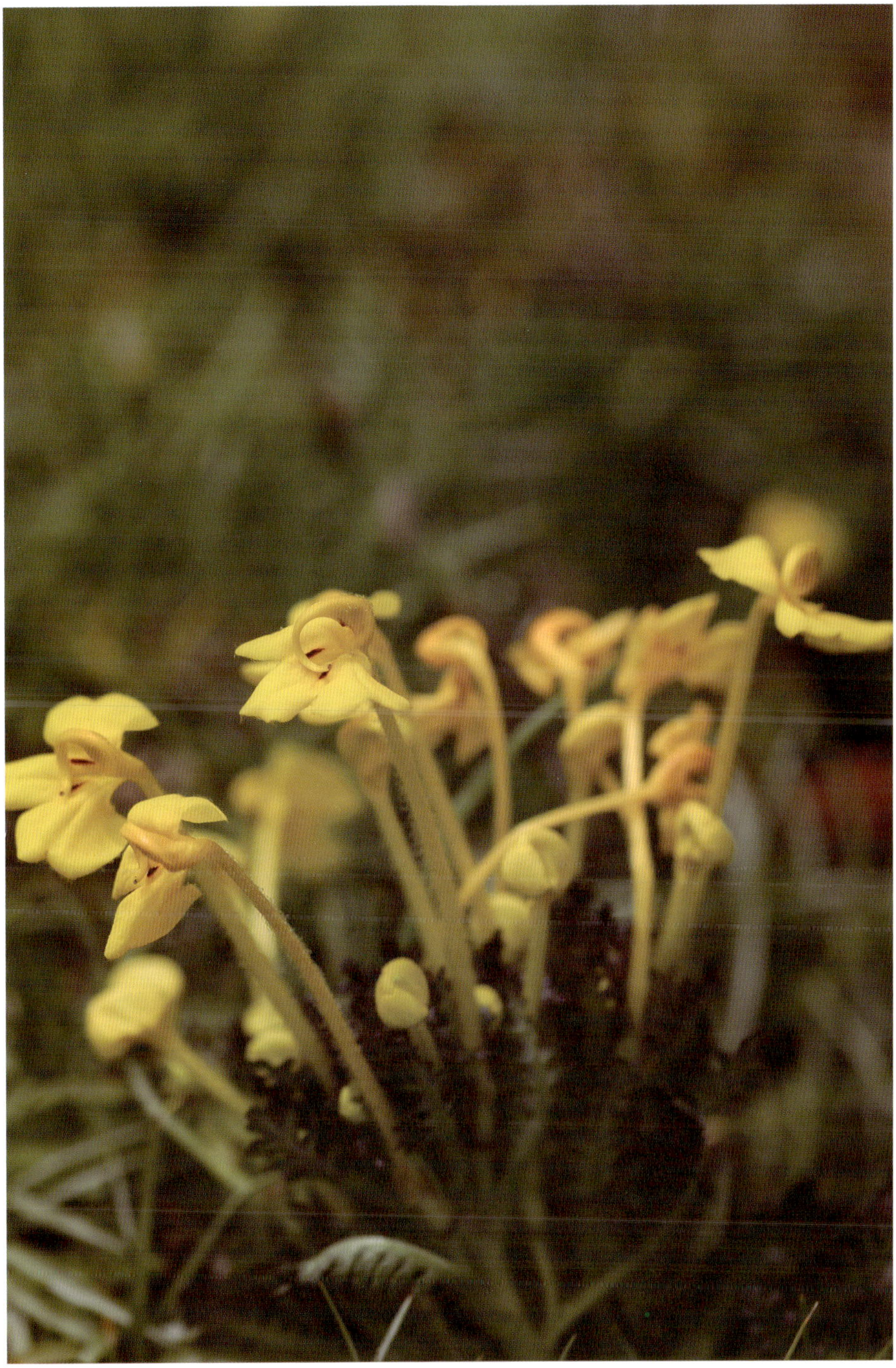

长花马先蒿管状变种

甘肃马先蒿

འདེ་སྤྲང་།

【藏药名译音】支郎

【来　　源】玄参科植物甘肃马先蒿 *Pedicularis kansuensis* Maxim. 的花序。

【植物形态】一年或两年生草本，干时不变黑，体多毛，高可达 40cm 以上。根垂直向下，不变粗，或在极偶然的情况下多少变粗而肉质，有时有纺锤形分枝，有少数横展侧根。茎常多条自基部发出，中空，多少方形，草质，径达 3.5mm，有 4 条成行之毛。叶基出者常长久宿存，有长柄达 25mm，有密毛，茎叶柄较短，4 枚较生，叶片长圆形，锐头，长达 3cm，宽 14mm，偶有卵形而宽达 20mm 以上者，羽状全裂，裂片约 10 对，披针形，长者达 14cm，羽状深裂，小裂片具少数锯齿，齿常有胼胝而反卷。花序长者达 25cm 或更多，花轮极多而均疏距，多者达 20 余轮，仅顶端者较密；苞片下部者叶状，余者亚掌状 3 裂而有锯齿；萼下有短梗，膨大而为亚球形，前方不裂，膜质，主脉明显，有 5 齿，齿不等，三角形而有锯齿；花冠长约 15mm，其管在基部以上向前膝曲，再由于花梗与萼的向前倾弯，故全部花冠几置于地平的位置上，其长为萼的两倍，向上渐扩大，至下唇的水平上宽达 3～4mm，下唇长于盔，裂片圆形，中裂较小，基部狭缩，其两侧与侧裂所组成之缺刻清晰可见，盔长约 6mm，多少镰状弓曲，基部仅稍宽于其他部分，中下部有一最狭部分，额高凸，常有具波状齿的鸡冠状凸起，端的下缘尖锐但无凸出的小尖；花丝 1 对有毛；柱头略伸出。蒴果斜卵形，略自萼中伸出，长锐尖头。花期 6～8 月。

【生　　境】生长于草坡和有石砾处，而田埂旁尤多，海拔 3400～4000m。

【采收加工】7～8 月采集花序，晾干。

【功能主治】清热、调经活血、舒肝。治肝炎、月经不调、热性病。

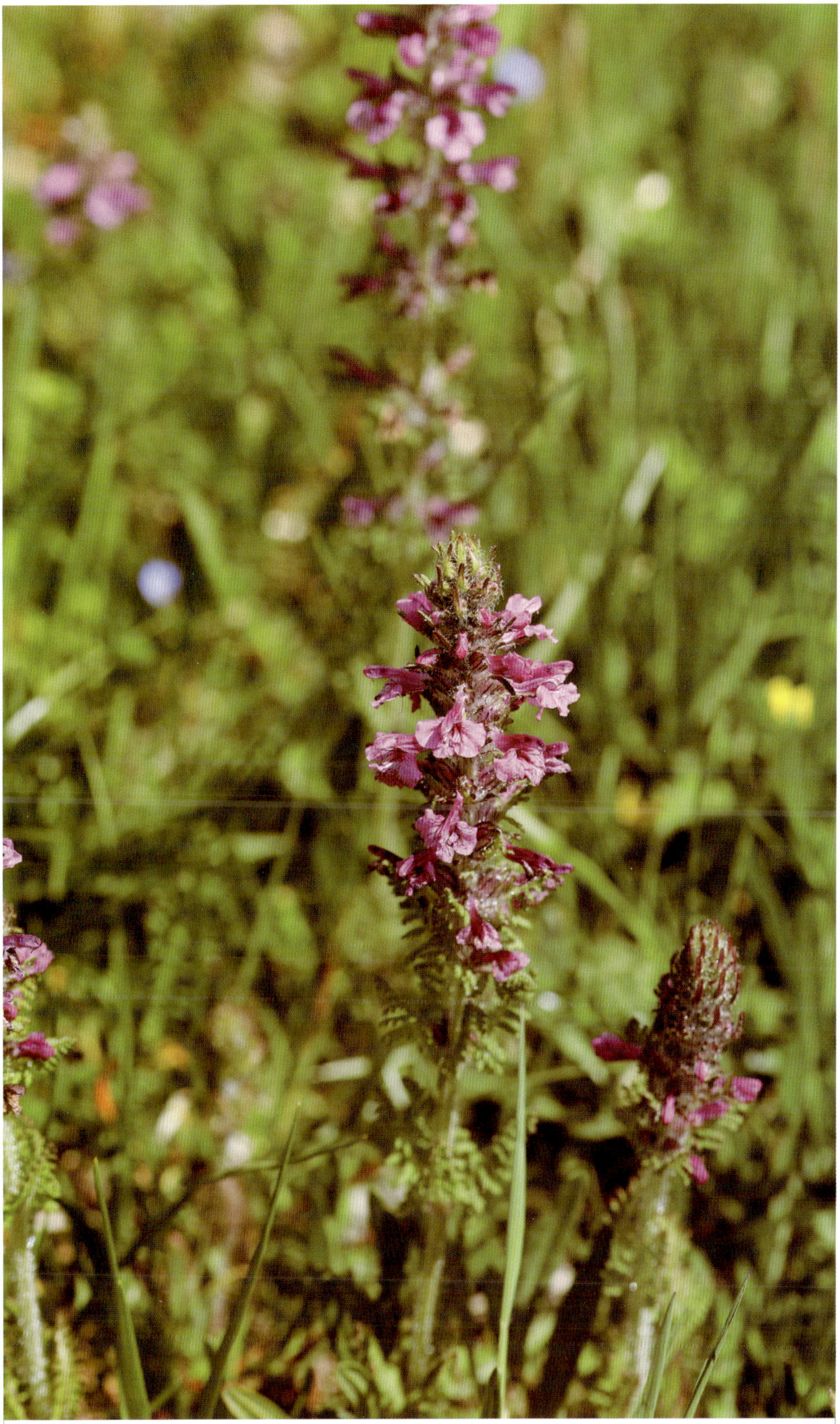

甘肃马先蒿

广布马先蒿

འཇིབ་རྩི་སེར་པོ།

【藏药名译音】吉孜色布

【来　　源】玄参科植物欧氏马先蒿 *Pedicularis oederi* Vahl 的全草或根和花。

【植物形态】多年生草本，体低矮，高 5 ～ 10cm，极少有达 15cm 以上者，于时变为黑色。根多数，多少纺锤形，粗者径可达 1cm 左右，肉质；根颈粗，顶端常生有少数卵形至披针状长圆形的宿存膜质鳞片。茎草质多汁，常为花葶状，其大部长度均为花序所占，多少有绵毛，有时几变光滑，有时很密。叶多基生，宿存成丛，有长柄，柄长者达 5cm，一般较短，毛被亦多变，叶片长 1.5 ～ 7cm，线状披针形至线形，羽状全裂，在芽中为拳卷，而其羽片则垂直相迭而作鱼鳃状排列，此种特征有时在叶子舒放后很久尚留存，裂片多数，常紧密排列，其间的距离一般小于羽片本身，其数每边 10 ～ 20，多少卵形至长圆形，长达 5mm，一般较短，锐头至钝头，缘有锯齿，齿常有胼胝而多反卷，面常无毛，背面有时脉上有毛，茎叶常极少，仅 1 ～ 2 枚，与基叶同而较小。花序顶生，变化极多，常占茎的大部长度，仅在茎相当高升的情况中较短，长者可达 10cm 以上，一般仅 5cm 左右，其花开次序显然离心；苞片多少披针形至线状披针形，短于花或等长，几全缘或上部有齿，常被棉毛，有时颇密；萼狭而圆筒形，长 9 ～ 12mm，主脉 5 条，次脉很多，多纵行而少网结，齿 5 枚，竟披针形，锐头，几相等；花冠多二色，盔端紫黑色，其余黄白色，有时下唇及盔的下部亦有紫斑，管长 12 ～ 16mm，在近端处多少向前膝屈使花前俯，盔与管的上段同其指向，几伸直，长约 9mm，宽 3.5mm，额圆形，前缘之端稍稍作三角形凸出，下唇大小很多变化，竟甚过于长，长 5 ～ 7mm，7 ～ 14mm，侧裂斜椭圆形，甚大于多少圆形的中裂，后者几完全不向前方伸出；雄蕊花丝前方 1 对被毛，后方 1 对光滑；花柱不伸出于盔端。蒴果因花序离心，故在顶上者生长常最良好，而下部之花往往不实，长达 18mm，宽可达 7mm，一般较小，长卵形至卵状披针形，两室强烈不等，但轮廓则不甚偏斜，端锐头而有细凸尖；种子灰色，狭卵形锐头，有细网纹，长 1.8mm，宽 0.7mm。花期 6 月底至 9 月初。

【生　　境】生长于高山沼泽草甸和阴湿的林下，海拔 3400 ～ 4000m。

【采收加工】7 月采集全草，洗净泥土，晒干。

【功能主治】健胃、解毒、舒肝、固齿。治胃病、肉食中毒、牙齿松动、肝炎。

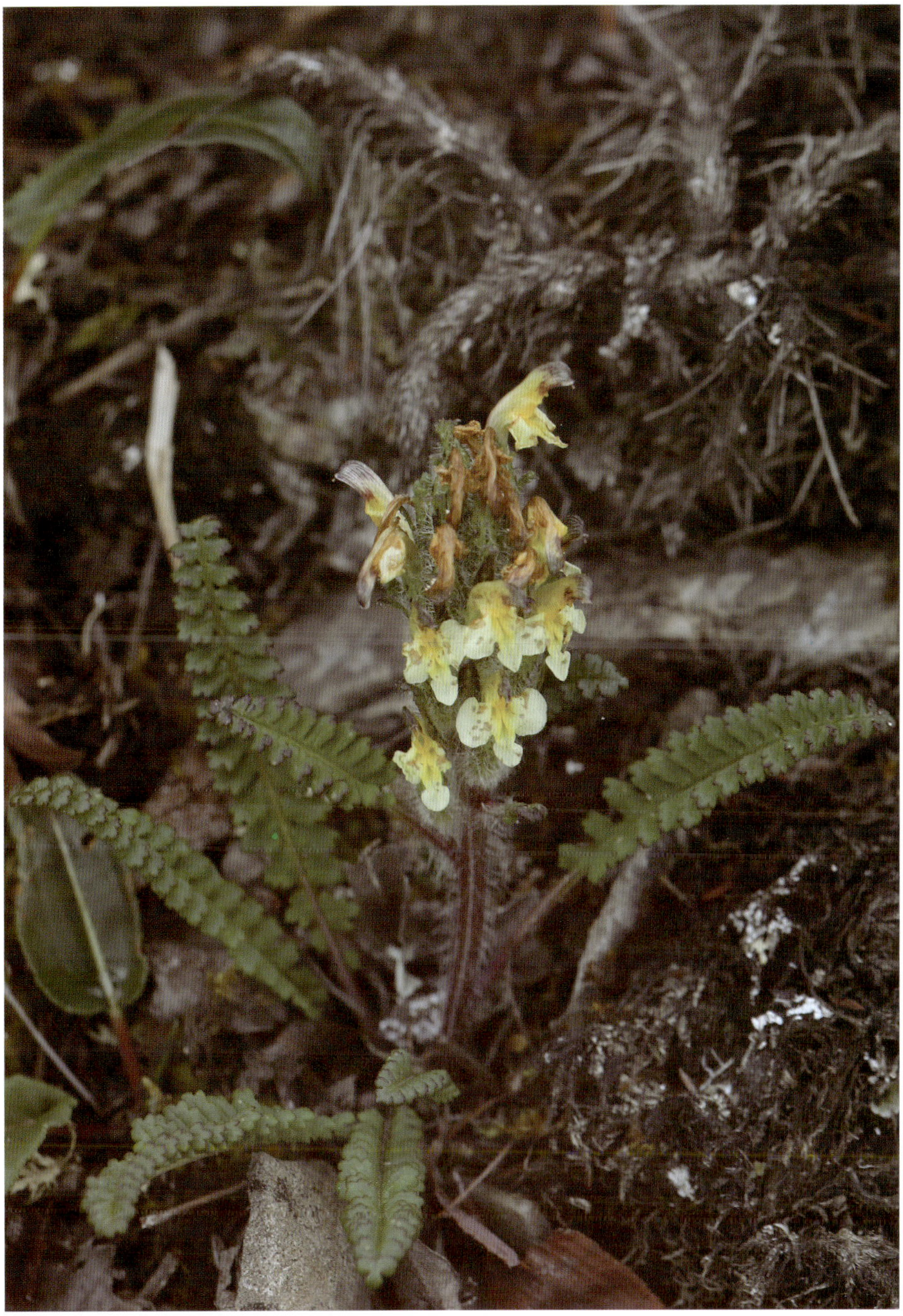

欧氏马先蒿

全叶马先蒿

།མེ་ཏོག་གླང་སྣ། ལུག་རུ་དམར་པོ།

【藏药名译音】美多浪那、乐如姆布

【来　　源】玄参科植物绒舌马先蒿 *Pedicularis lachnoglossa* Hk. f.、普氏马先蒿 *Pedicularis przewalskii* Maxim. 的花。

【植物形态】1. 绒舌马先蒿　多年生草本，一般高 20 ～ 30cm，最高者达 50cm，干时变黑。根茎略木质化而多少疏松，粗壮，粗如食指，最粗者径达 20mm，少分枝。茎常 2 ～ 5，有时达 8 条，自根茎顶发出，基部围有已枯的去年丛叶叶柄，直立，有条纹，多少密生褐色柔毛。叶多基生成丛，有长柄，柄长 3.5 ～ 8cm，基部多少变宽；叶片披针状线形，长达 16cm，宽 1 ～ 2.6cm，羽状全裂，中脉两侧略有翅，裂片多数，20 ～ 40 对，中部者最长，在向叶基的一面渐短，但不久即突然停止而使叶基多少截形，也偶有渐短缩以形成一楔形的叶基者，在向叶端的一面愈来愈短以终止于一个锐尖头，其最长者达 13mm，宽达 3mm，缘羽状深裂或有重锯齿，齿有胼胝，茎生叶很不发达，上部者多变为极其狭细。花序总状，长者可达 20cm，花常有间歇；苞片线形，短于花；花有短梗；萼圆筒状长圆形，略在前方开裂，长 10mm，有主脉 5 条，侧脉 5 条，上部有网脉，无毛，齿线状披针形，有重锯齿，下半部常全缘，近基处多少变宽，缘有长柔毛；花冠紫红色，长 16mm，管圆筒状，上部稍稍扩大，在中部稍上处多少向前弓曲而自萼的裂缺中伸出，脉纹显然扭转，下唇 3 深裂，裂片卵状披针形，锐头，有长而密的浅红褐色缘毛，有时有不明显的齿，盔与管的上部同一指向，在含有雄蕊的部分突然以略小于直角的角度转折而指向前下方，其颏部与额部及其下缘均密被浅红褐色长毛，前方又多少急细而为细直之喙，长约 4mm，喙下缘亦有长毛，而端则有刷状之毛一丛；花丝无毛；花柱不伸出。蒴果黑色，长卵圆形，稍侧扁，端有刺尖，长达 14mm，宽 6mm，大部为宿萼所包；种子黄白色，有极细的网眼纹，长 1.6mm，宽 0.7mm。花期 6 ～ 7 月；果期 8 月。

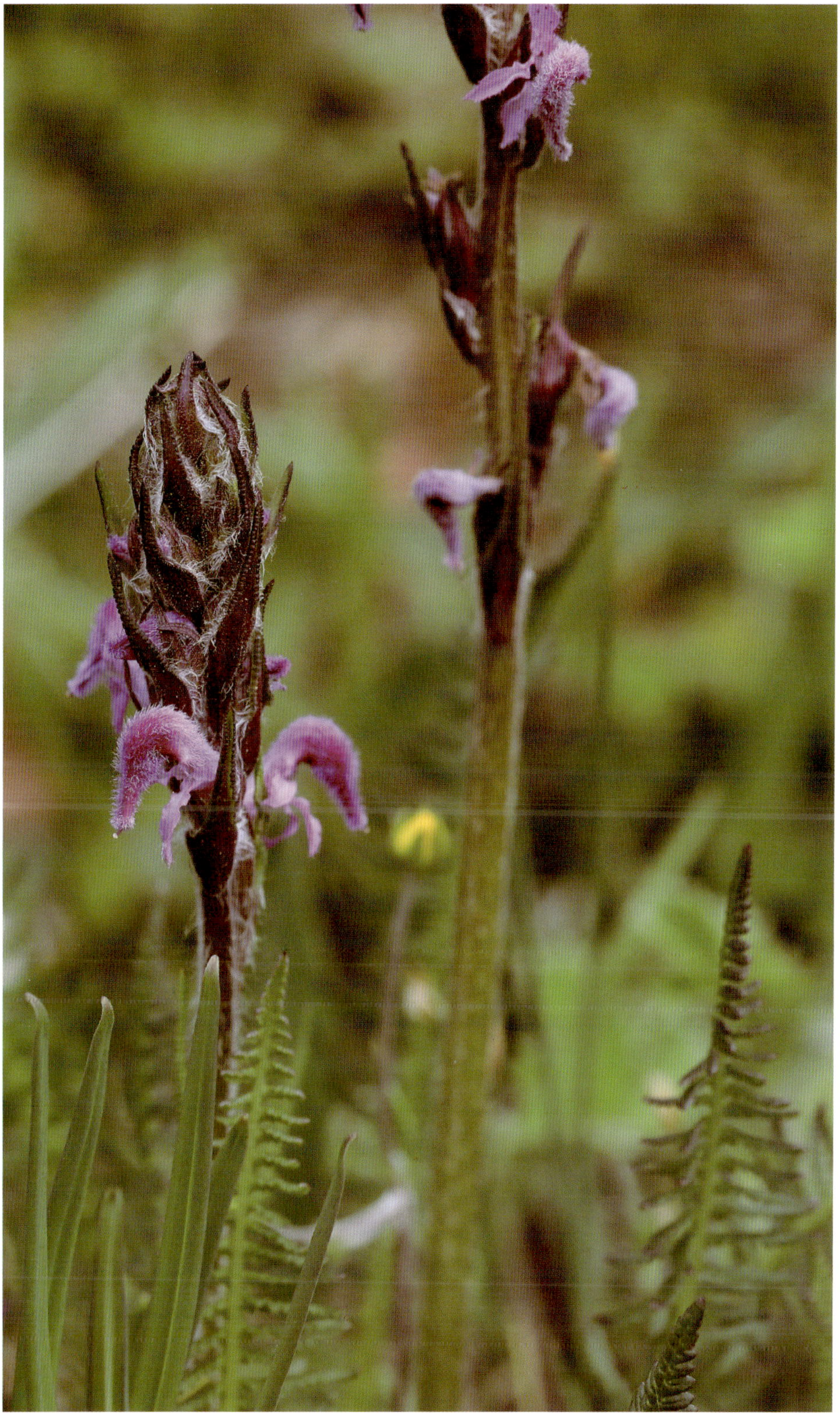

绒舌马先蒿

2. 普氏马先蒿　多年生低矮草本，高连花仅 6 ～ 12cm，干时不变黑或仅稍稍变黑。根多数，成束，多少纺锤形而细长，长达 6cm，有须状细根发出；根茎粗短，稍有鳞片残余。茎多单条，或 2 至 3 条自根颈发出，有时极粗壮，径可达 8mm，有时几不见，但在高大的植株中则仅近基的 1 ～ 2cm 处无花，其余全部成为花序，生叶极密。叶基出与茎出，下部者有长柄，柄长 1 ～ 25mm，多少膜质变宽，完全光滑，上部者柄较短；叶片披针状线形，长 1.5 ～ 4cm，宽 1.5 ～ 6mm，质极厚，中脉极宽而明显，干时色浅，边缘羽状浅裂成圆齿，多达 9 ～ 30 对，齿有胼胝，缘常强烈反卷，每一齿的前方的一大半反卷向后成为新月形，后方一小部分则另外反卷，因此在叶的正面看来，其缘如有倒齿，状如蒲公英叶，上面的叶较小而相似，柄较短；花序在小植株中仅合 3 ～ 4 花，在大植株中可达 20 以上，开花次序显系离心；萼瓶状卵圆形，管口缩小，长约 11mm，前方开裂至 2/5，裂口向前膨臌，缘有长缘毛，膜质，全部有相当密的网脉，齿挤聚后方，5 枚，3 小 2 大，有短柄，上部宽卵形膨大，有小裂片及齿；花冠紫红色，喉部常为黄白色，管长 30 ～ 35mm，端不膨大，外面有长毛，盔强壮，直立部分长 5 ～ 6mm，向上渐宽，几以直角转折成为膨大的含有雄蕊部分，长约 5mm，宽约 4.5mm，额高凸，前方急细为指向前下方的细喙，长 5 ～ 6mm，喙端深 2 裂，裂片线形，长达 3mm，下唇深 3 裂，裂片几相等，中裂圆形有凹头，基部耳形狭细为短柄，侧裂卵形；雄蕊着生于管端，花丝两对均有毛；花柱不伸出。蒴果斜长圆形，有短尖头，约长于萼 1 倍。花期 6 ～ 7 月。

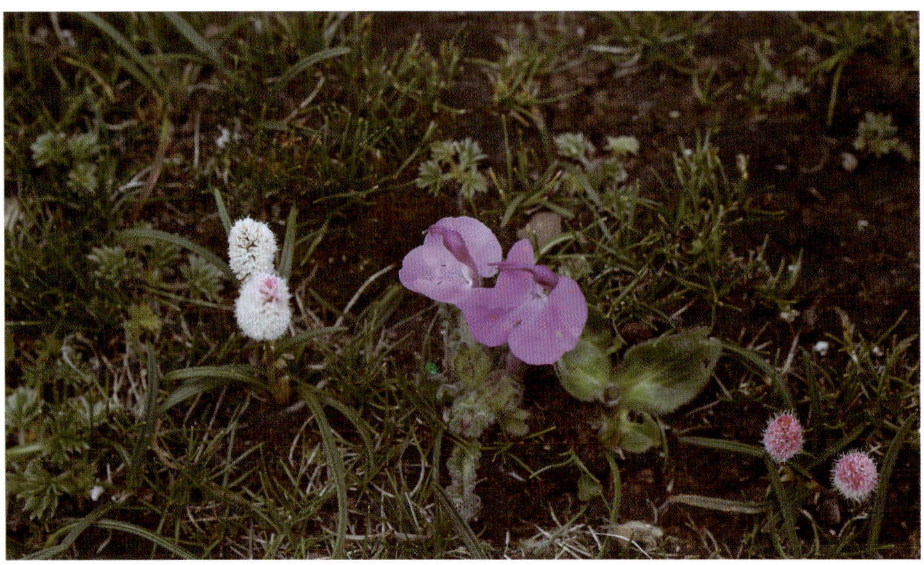

普氏马先蒿（一）

【生　　境】绒舌马先蒿：生长于高山草原与疏云杉林中多石之处，海拔3400～5335m；普氏马先蒿：生长于高山湿草地中，海拔约4000m。

【采收加工】7～8月采集花，晾干。

【功能主治】补气、平喘、利尿、愈疮。治体虚气喘、“黄水”病、水肿、疮疖。

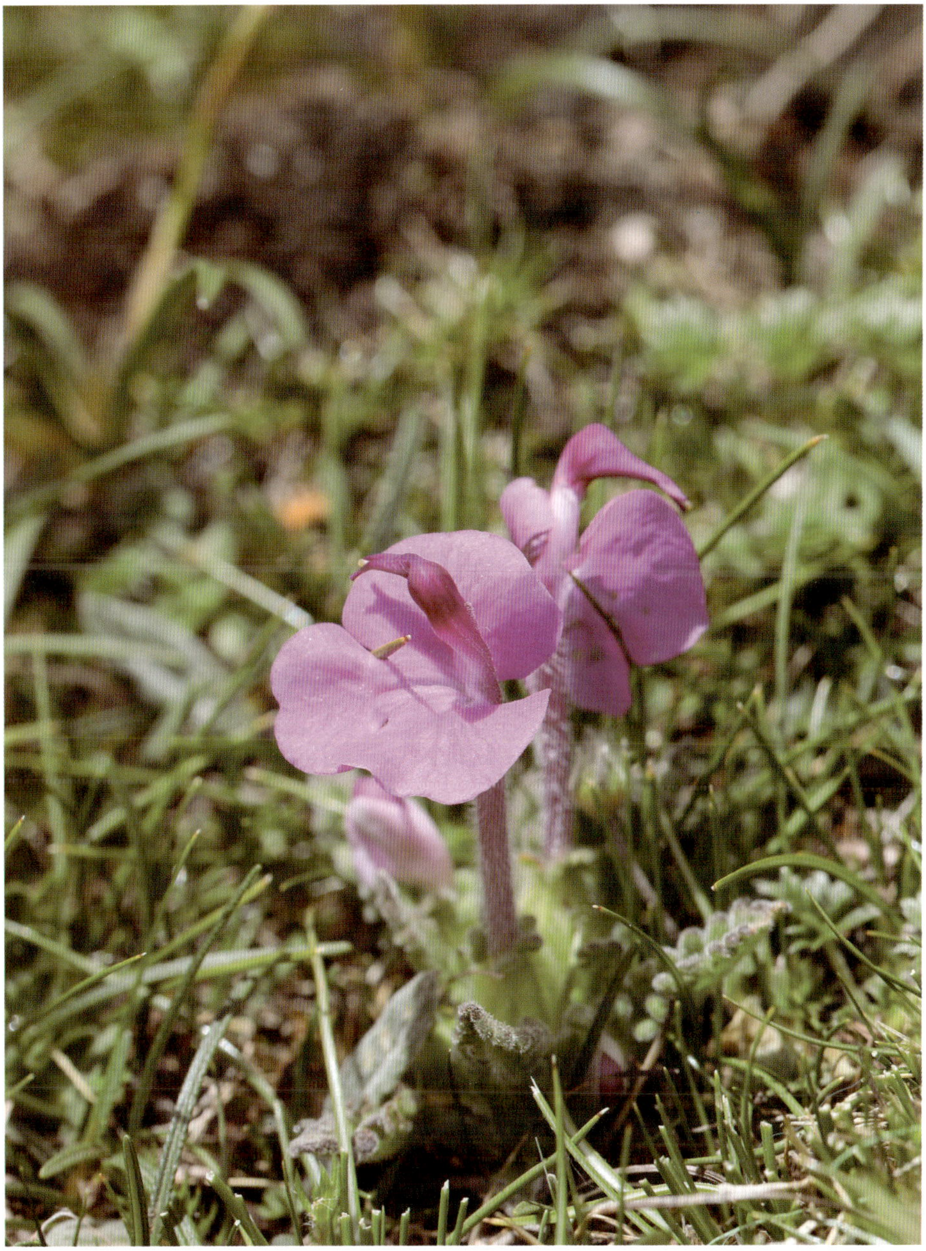

普氏马先蒿（二）

毛盔马先蒿

བོང་ང་དམར་པོ།

【藏药名译音】博阿玛布

【来　　源】玄参科植物毛盔马先蒿 *Pedicularis trichoglossa* Franch. 的全草。

【植物形态】多年生草本，多升高达 30 ～ 60cm，偶有低矮而仅及 13cm 者，干时变黑。根须状成丛，生于根颈的周围，后者下接鞭状根茎的顶部。茎不分枝，有沟纹，沟中有成条的毛，上部尤密。叶下部者最大，基部渐狭为柄，渐上渐小，无柄而抱茎，轮廓为长披针形至线状披针形，缘有羽状浅裂或深裂，裂片一般不达中脉的一半，偶有稍过，端有重齿，长 2 ～ 7cm，宽 3 ～ 15mm，上面中脉凹沟中生有褐色密短毛，面无毛至散生疏毛，背面脉上有疏毛。花序总状，始密后疏，长 6 ～ 18cm，轴有密毛；苞片不显著，线形，有齿至全缘，有密毛；花梗长达 3mm，有毛；萼斜钟形而浅，长 8 ～ 10mm，密生黑紫色长毛，齿 5 枚，三角状卵形，缘有齿而常反卷宗，视如全缘，长略少于管；花冠黑紫红色，其管在近基处弓曲，使花全部作强烈的前俯，无毛，下唇很宽，广过于长，面向前下方，3 裂，中裂圆形，侧裂多少肾脏形，与中裂两侧多少迭置，盔强大，背部密被紫红色长毛，由斜上的直的部分转而向下，然后再狭而为细长无毛且转指后方的喙；花柱后来多少伸出于喙端。果广卵形而短，多少扁形，仅略伸出于宿存的萼，黑色无毛，长 12 ～ 15mm，宽 9mm。

【生　　境】生长于高山草地与疏林中，海拔 3600 ～ 5000m。

【采收加工】7 月采集全草稍揉搓，晾干。

【功能主治】清热解毒、健胃。治胃溃疡、肉食中毒。

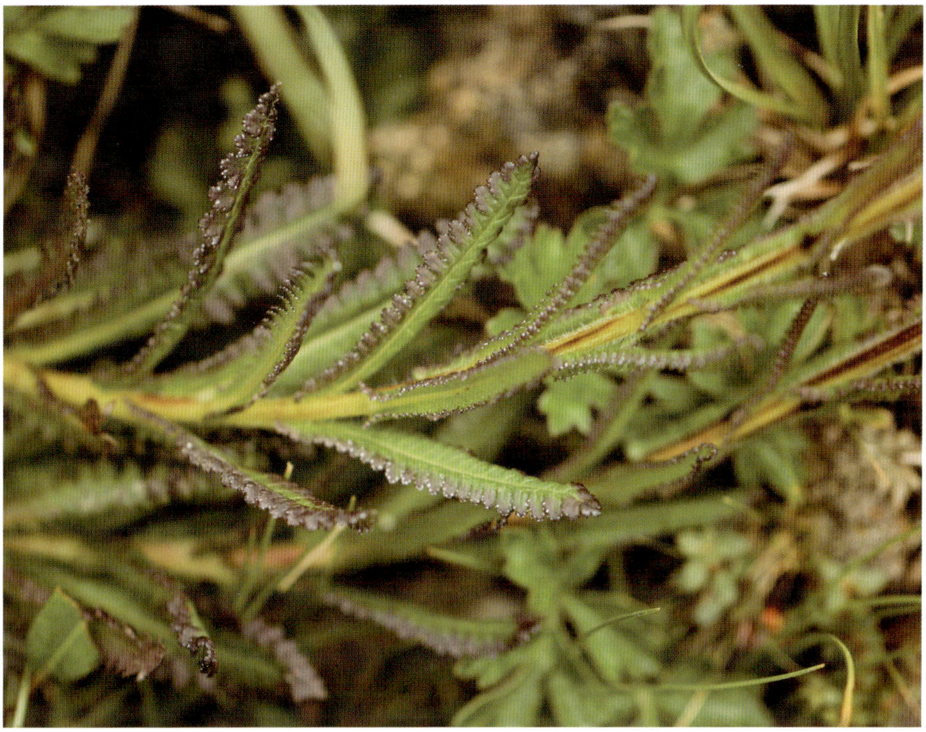

毛盔马先蒿（一）

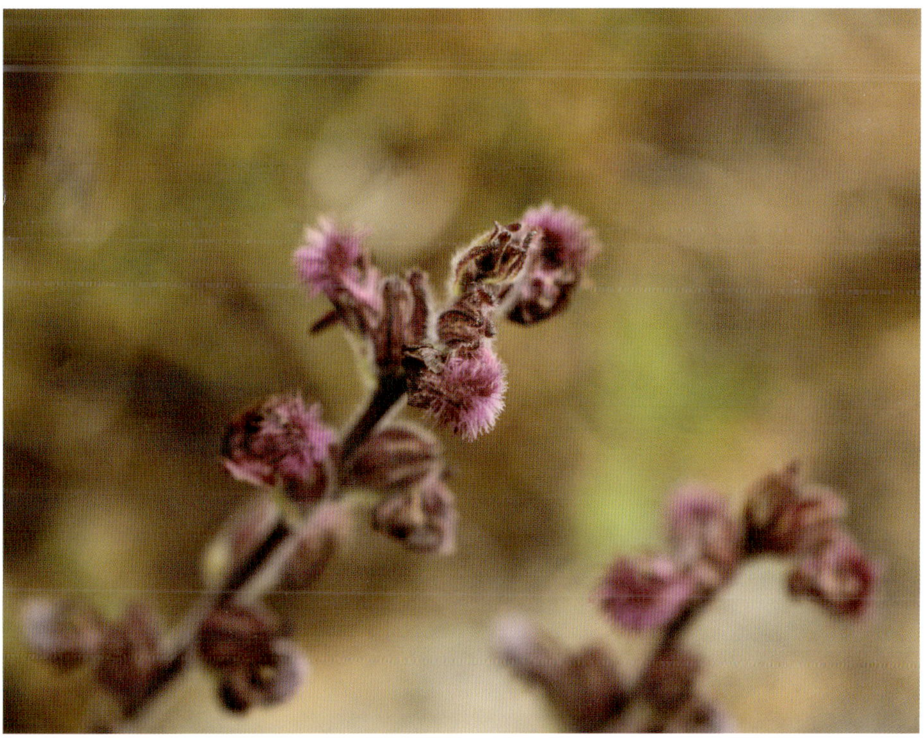

毛盔马先蒿（二）

藏玄参

གཡེར་ཤིང་པ།

【藏药名译音】叶兴巴

【来　　源】玄参科植物齿叶玄参*Scrophularia dentata* Royle ex Benth. 的全草。

【植物形态】半灌木状草本，通常干后变黑，高 20 ～ 40cm。茎近圆形，无毛或被微毛。叶片轮廓为狭矩圆形或卵状矩圆形，长 1.5 ～ 5cm，疏具浅齿、羽状浅裂至深裂，稀全缘，裂片下部可疏具浅齿，基部渐狭或楔形，近无柄或因基部渐狭呈短柄状。顶生稀疏而狭的圆锥花序长 5 ～ 20cm，聚伞花序有花 1 ～ 3 朵，总梗和花梗均疏生微腺毛。花萼长约 2mm，无毛，裂片近圆形至圆椭圆形，膜质边缘在果期才明显；花冠长约 6mm，紫红色，上唇色较深，花冠筒长约 4mm，球状筒形，上唇裂片扁圆形，下唇侧裂片长仅及上唇之半；雄蕊约与花冠等长，退化雄蕊近矩圆形；子房长约 2mm，花柱长约为子房的 2 倍半。蒴果尖卵形，连同短喙长 5 ～ 8mm。花期 5 ～ 10 月，果期 8 ～ 11 月。

【生　　境】生长于河滩、山坡草地以及林下石上，海拔 3600 ～ 4600m。

【采收加工】7 ～ 8 月采集全草，稍搓揉，晒干。

【功能主治】清热、解毒、透疹。治天花、麻疹、水痘等病及其高烧。

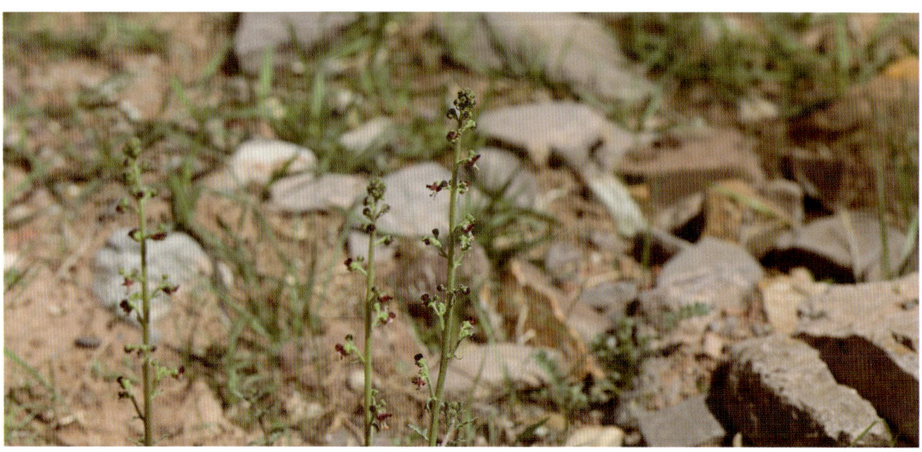

齿叶玄参（一）

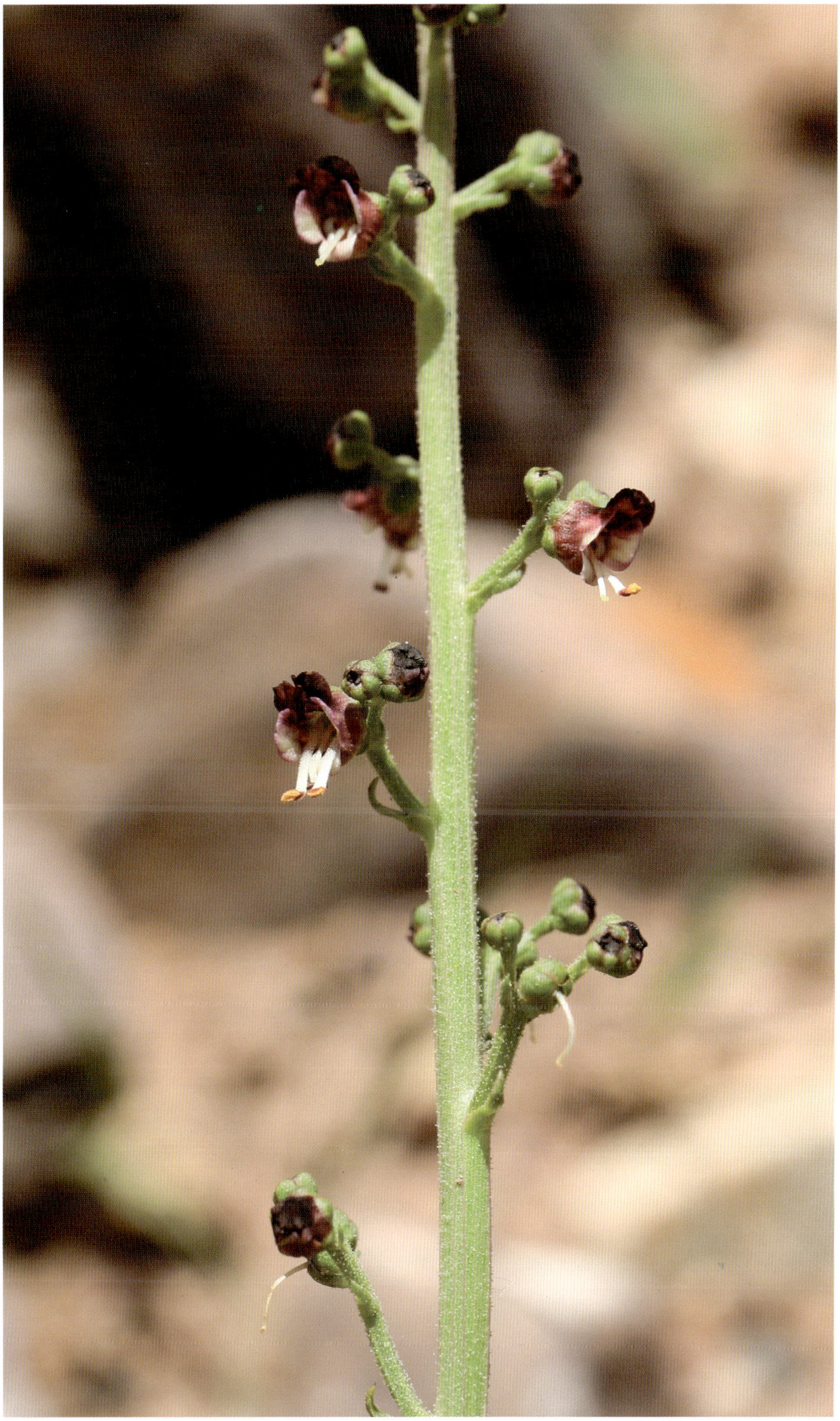

齿叶玄参（二）

水苦荬

ཆུ་རྩི་དཀར་པོ།

【藏药名译音】曲孜嘎布

【来　　源】玄参科植物北水苦荬 *Veronica anagallis-aquatica* L. 的全草。

【植物形态】多年生（稀为一年生）草本，通常全体无毛，极少在花序轴、花梗、花萼和蒴果上有几根腺毛。根茎斜走。茎直立或基部倾斜，不分枝或分枝，高 10 ～ 100cm。叶无柄，上部的半抱茎，多为椭圆形或长卵形，少为卵状矩圆形，更少为披针形，长 2 ～ 10cm，宽 1 ～ 3.5cm，全缘或有疏而小的锯齿。花序比叶长，多花；花梗与苞片近等长，上升，与花序轴成锐角，果期弯曲向上，使蒴果靠近花序轴，花序通常不宽于 1cm；花萼裂片卵状披针形，急尖，长约 3mm，果期直立或叉开，不紧贴蒴果；花冠浅蓝色、浅紫色或白色，直径 4 ～ 5mm，裂片宽卵形；雄蕊短于花冠。蒴果近圆形，长宽近相等，几乎与萼等长，顶端圆钝而微凹，花柱长约 2mm（西藏产的植物的花柱常短至 1.5mm）。花期 4 ～ 9 月。

【生　　境】生长于水边及沼地，可达海拔 4000m 的地方。

【采收加工】7 ～ 8 月采集全草，洗净晒干。

【功能主治】散瘀、止咳、接骨、消肿。治水肿、跌打损伤、腰痛、痨伤咳血、体弱、疝气。

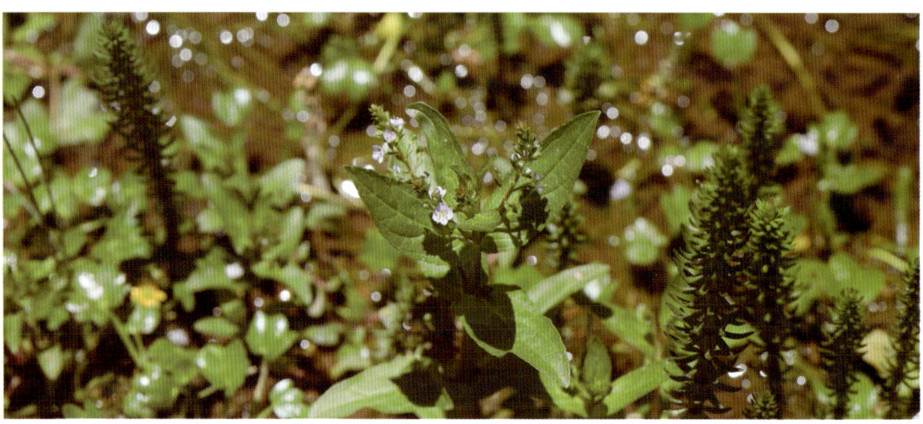

北水苦荬（一）

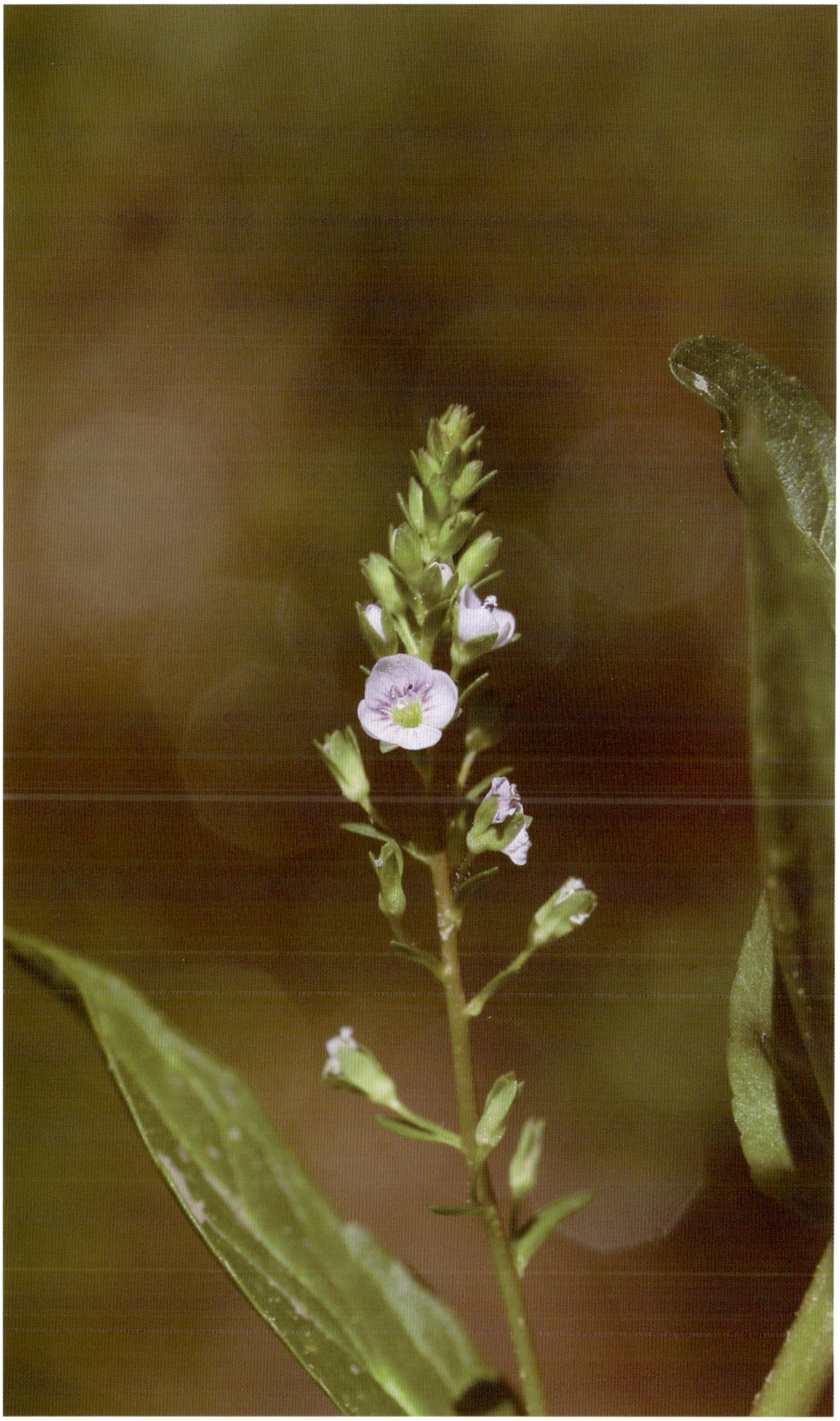

北水苦荬（二）

波罗花

ཨུག་ཆོས།

【藏药名译音】 乌却

【来　　源】 紫葳科植物密生波罗花 *Incarvillea compacta* Maxim. 的根、花和种子。

【植物形态】 多年生草本，花期高达 20cm，果期高 30cm。根肉质，圆锥状，长 15 ～ 23cm。叶为 1 回羽状复叶、聚生于茎基部，长约 8 ～ 15cm；侧生小叶 2 ～ 6 对，卵形，长 2 ～ 3.5cm，宽 1 ～ 2cm，顶端渐尖，基部圆形，顶端小叶近卵圆形，比侧生小叶较大，全缘。总状花序密集，聚生于茎顶端，1 至多花丛叶腋中抽出；苞片长 1.8 ～ 3cm；小苞片 2；花梗长 1 ～ 4cm，线形。花萼钟状，绿色或紫红色，具深紫色斑点，长 12 ～ 18mm，萼齿三角形，长 6 ～ 12mm，宽 5 ～ 7mm。花冠红色或紫红色，长 3.5 ～ 4cm，直径约 2cm，花冠筒外面紫色，具黑色斑点，内面具少数紫色条纹，裂片圆形，长 1.7 ～ 2.8cm，宽 2 ～ 3.9cm，顶端微凹，具腺体。雄蕊 4，2 强，着生于花冠筒基部，花药两两靠合；退化雄蕊小，弯曲。子房长圆形，2 室，每室胚珠 2 列，花柱长达 4cm，柱头扇形。蒴果长披针形，两端尖，木质，具明显的 4 棱，长约 11cm 左右，宽及厚约 1cm。花期 5 ～ 7 月，果期 8 ～ 12 月。

【生　　境】 生长于空旷石砾山坡及草灌丛中，海拔 3400 ～ 4100m。

【采收加工】 6 ～ 7 月采花，阴干；9 月采根和种子，分别晒干。

【功效主治】 根及根茎：消积化食、利胆、敛“黄水”。治“黄水”病、膨胀病、食积腹胀、气滞胸闷、黄疸病。花：活血、降压利肺、消膨胀、干“黄水”。治高血压、肺结核、肺炎、肺出血、气滞腹胀、月经不调。种子：消炎、利耳。治中耳炎、耳脓、耳扁平。

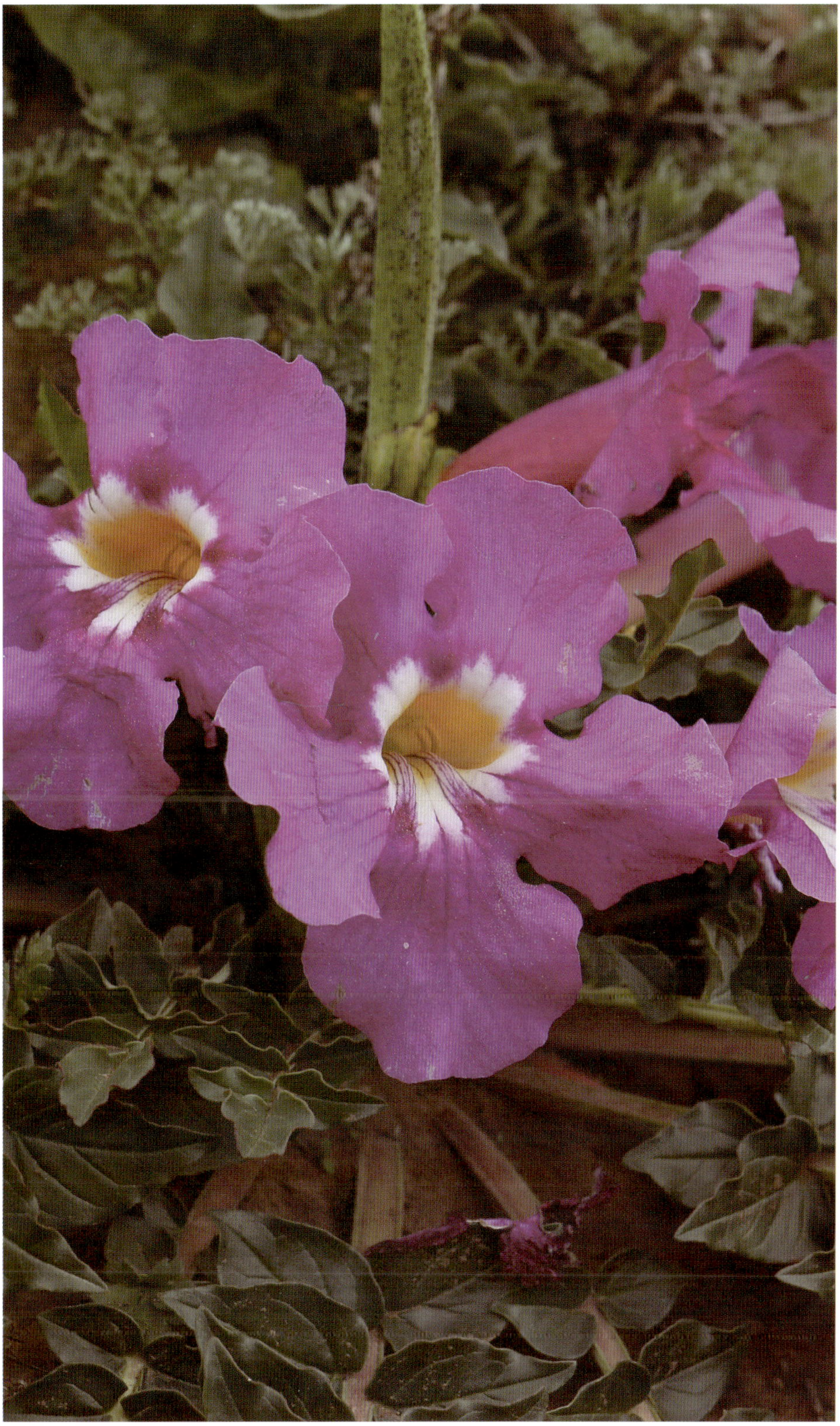

密生波罗花

平车前草

།ཐ་རམ།།

【藏药名译音】塔惹

【来　　源】车前科植物平车前 *Plantago depressa* Willd. 的全草。

【植物形态】一年生或二年生草本。直根长，具多数侧根，多少肉质。根茎短。叶基生呈莲座状，平卧、斜展或直立；叶片纸质，椭圆形、椭圆状披针形或卵状披针形，长 3 ～ 12cm，宽 1 ～ 3.5cm，先端急尖或微钝，边缘具浅波状钝齿、不规则锯齿或牙齿，基部宽楔形至狭楔形，下延至叶柄，脉 5 ～ 7 条，上面略凹陷，于背面明显隆起，两面疏生白色短柔毛；叶柄长 2 ～ 6cm，基部扩大成鞘状。花序 3 ～ 10 个；花序梗长 5 ～ 18cm，有纵条纹，疏生白色短柔毛；穗状花序细圆柱状，上部密集，基部常间断，长 6 ～ 12cm；苞片三角状卵形，长 2 ～ 3.5mm，内凹，无毛，龙骨突宽厚，宽于两侧片，不延至或延至顶端。花萼长 2 ～ 2.5mm，无毛，龙骨突宽厚，不延至顶端，前对萼片狭倒卵状椭圆形至宽椭圆形，后对萼片倒卵状椭圆形至宽椭圆形。花冠白色，无毛，冠筒等长或略长于萼片，裂片极小，椭圆形或卵形，长 0.5 ～ 1mm，于花后反折。雄蕊着生于冠筒内面近顶端，同花柱明显外伸，花药卵状椭圆形或宽椭圆形，长 0.6 ～ 1.1mm，先端具宽三角状小突起，新鲜时白色或绿白色，干后变淡褐色。胚珠 5。蒴果卵状椭圆形至圆锥状卵形，长 4 ～ 5mm，于基部上方周裂。种子 4 ～ 5，椭圆形，腹面平坦，长 1.2 ～ 1.8mm，黄褐色至黑色；子叶背腹向排列。花期 5 ～ 7 月，果期 7 ～ 9 月。

【生　　境】生长于草地、河滩、沟边、草甸、田间及路旁，海拔 3400 ～ 4500m。

【采收加工】开花盛期采集，去净根及败叶，晒干。

【功能主治】清热、止泻、干黄水。治肠热腹痛、热性泻痢、肾脏病、“黄水”病、尿血、肺热病。

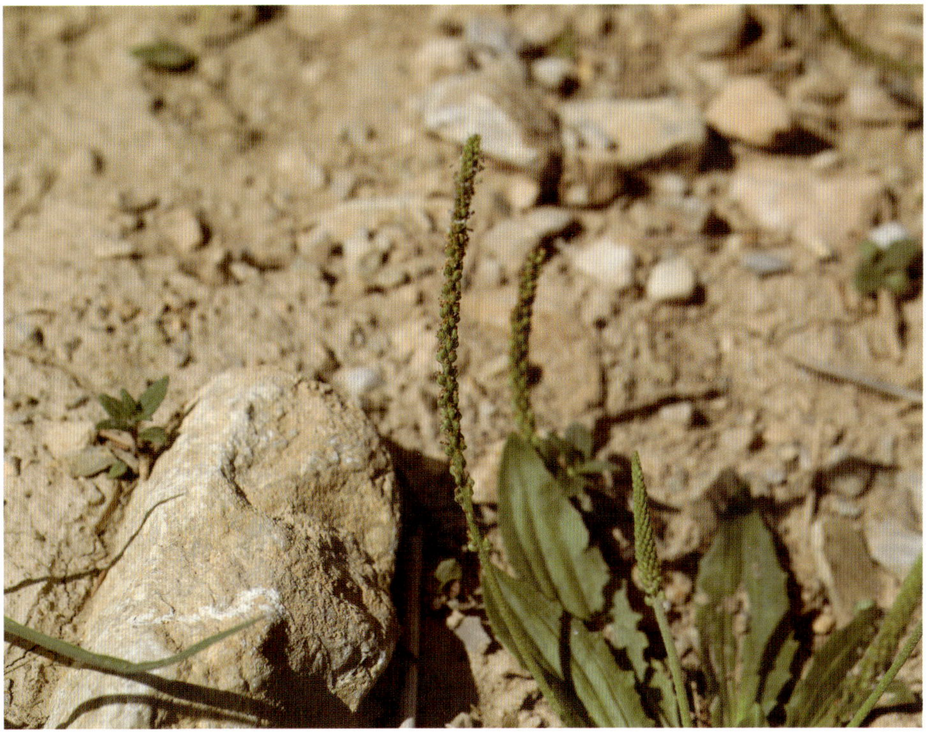

平车前（一）

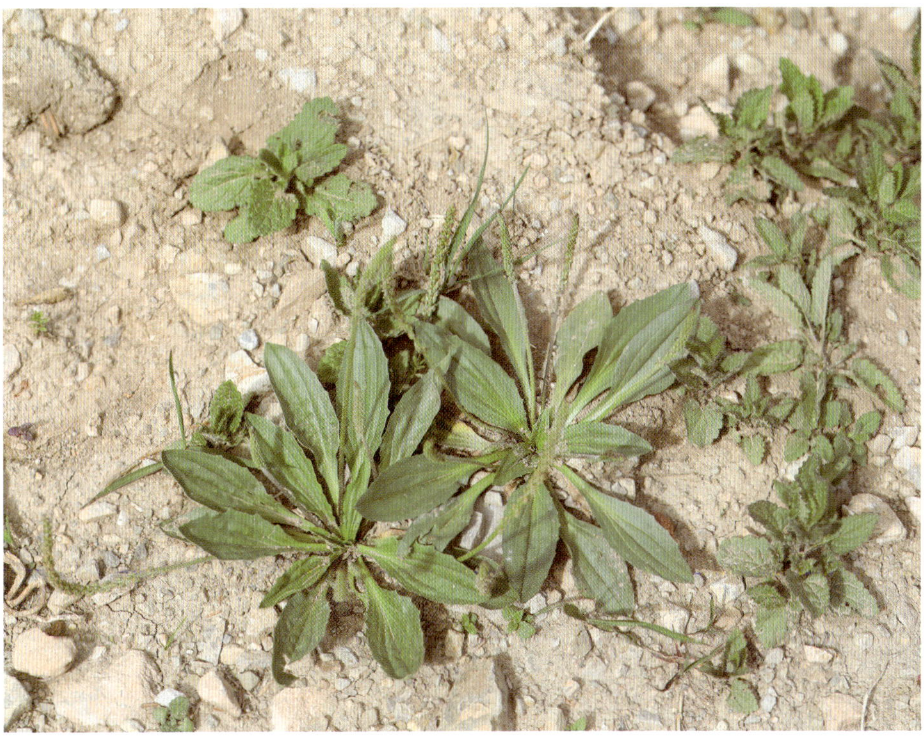

平车前（二）

拉拉藤

ཟངས་རྩི་དཀར་པོ།

【藏药名译音】 桑子嘎布

【来　　源】 茜草科植物猪殃殃 *Galium aparine* Linn. var. *tenerum* (Gren. et Godr.) Rchb. 的根或全草。

【植物形态】 多枝、蔓生或攀缘状草本，植株矮小，柔弱；茎有 4 棱角；棱上、叶缘、叶脉上均有倒生的小刺毛。叶纸质或近膜质，6 ～ 8 片轮生，稀为 4 ～ 5 片，带状倒披针形或长圆状倒披针形，长 1 ～ 5.5cm，宽 1 ～ 7mm，顶端有针状凸尖头，基部渐狭，两面常有紧贴的刺状毛，常萎软状，干时常卷缩，1 脉，近无柄。花序常单花，花小，4 数，有纤细的花梗；花萼被钩毛，萼檐近截平；花冠黄绿色或白色，辐状，裂片长圆形，长不及 1mm，镊合状排列；子房被毛，花柱 2 裂至中部，柱头头状。果干燥，有 1 或 2 个近球状的分果爿，直径达 5.5mm，肿胀，密被钩毛，果柄直，长可达 2.5cm，较粗，每一爿有 1 颗平凸的种子。花期 3 ～ 7 月，果期 4 ～ 9 月。

【生　　境】 生长于山坡、旷野、沟边、湖边、林缘、草地，海拔 3400 ～ 4300m。

【采收加工】 7 ～ 8 月采集全草，洗净根部泥土，晒干；9 ～ 10 月采挖根，洗净，晒干。

【功能主治】 利胆、除黄、续筋骨、活血、止血。全草：治黄疸病、关节炎、肺炎、肾炎、阴道滴虫、遗精、跌打扭伤、外伤出血、疮疖肿毒。根：治肺出血、吐血、衄血、月经不调、经闭腹痛、咳嗽、音哑。

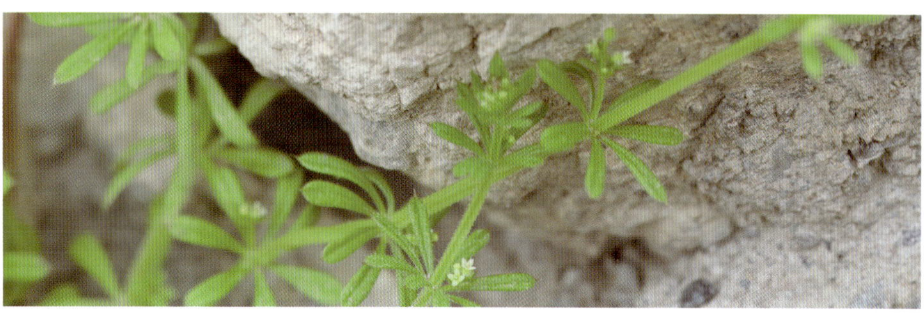

猪殃殃

缬　草

།རྒྱ་སྤོས།

【藏药名译音】甲贝

【来　　源】败酱科植物缬草 *Valeriana officinalis* L. 的根及根茎或全草。

【植物形态】多年生高大草本，高可达 100～150cm；根状茎粗短呈头状，须根簇生；茎中空，有纵棱，被粗毛，尤以节部为多，老时毛少。匍枝叶、基出叶和基部叶在花期常凋萎。茎生叶卵形至宽卵形，羽状深裂，裂片 7～11；中央裂片与两侧裂片近同形同大小，但有时与第 1 对侧裂片合生成 3 裂状，裂片披针形或条形，顶端渐窄，基部下延，全缘或有疏锯齿，两面及柄轴多少被毛。花序顶生，成伞房状三出聚伞圆锥花序；小苞片中央纸质，两侧膜质，长椭圆状长圆形、倒披针形或线状披针形，先端芒状突尖，边缘多少有粗缘毛。花冠淡紫红色或白色，长 4～5（6）mm，花冠裂片椭圆形，雌雄蕊约与花冠等长。瘦果长卵形，长约 4～5mm，基部近平截，光秃或两面被毛。花期 5～7 月，果期 6～10 月。

【生　　境】生长于山坡草地、林下、沟边，在西藏可分布至 4000m。

【采收加工】花期采集，去净枯叶，洗净泥土，将茎揉破至有清香气为度。晾干。

【功能主治】安神宁心、祛风止痛、解毒。治心悸气短、失眠、腹胀、肋下胀痛、肺脓肿、关节疼痛、月经不调、漏经引起的体虚、食物中毒引起的发烧、扁桃肿大、疮疖溃烂。

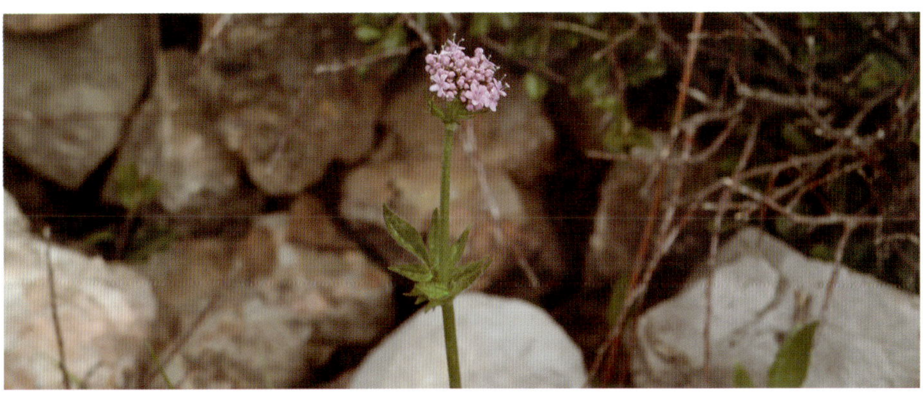

缬草

刺　参

།སྤྱང་ཚེར།、ཅི་ཚེར་དཀར་པོ།

【藏药名译音】江策、吉策嘎布

【来　　源】川续断科植物青海刺参 *Morina kokonorica* Hao 和白花刺参 *Morina nepalensis* D. Don var. *alba* (Hand.–Mazz.) Y. C. Tang 的根和幼苗。

【植物形态】1. 青海刺参　多年生草本，高（20）30～50（70）cm；根粗壮，长 40cm，不分枝或下部分枝；茎单 1，稀具 2 或 3 分枝，下部具明显的沟槽，光滑，上部被绒毛，基部多有残存的褐色纤维状残叶。基生叶 5～6，簇生，坚硬，线状披针形，长（7）10～15（20）cm，宽 1～1.5cm，先端渐尖，基部渐狭成柄，边缘具深波状齿，齿裂片近三角形，裂至近中脉处，边缘有 3～7 硬刺，中脉明显，两面光滑；茎生叶似基生叶，长披针形，常 4 叶轮生，2～3 轮，向上渐小，基部抱茎。轮伞花序顶生，6～8 节，紧密穗状，花后各轮疏离，每轮有总苞片 4；总苞片长卵形，近革质，长 2～3cm，渐尖，边缘具多数黄色硬刺；小总苞钟状，藏于总苞内，长 1.2～1.5cm，网脉明显，具柄，边缘具 10 条以上的硬刺，刺长短不等，通常有 1～2 条较长，可达 7mm；萼杯状，质硬，长 8～12（15）mm，露出总苞之外约 3mm，外面光滑，内面有柔毛，基部具髯毛，2 深裂，每裂片再 2 或 3 裂，成 4～5（6）裂片，裂片披针形，先端常具刺尖；花冠二唇形，5 裂，淡绿色，外面被毛，长 6～8mm，较花萼为短；雄蕊 4，能育雄蕊 2，插生于花冠管的上部，花丝短，被长柔毛，不育雄蕊 2，生于花冠

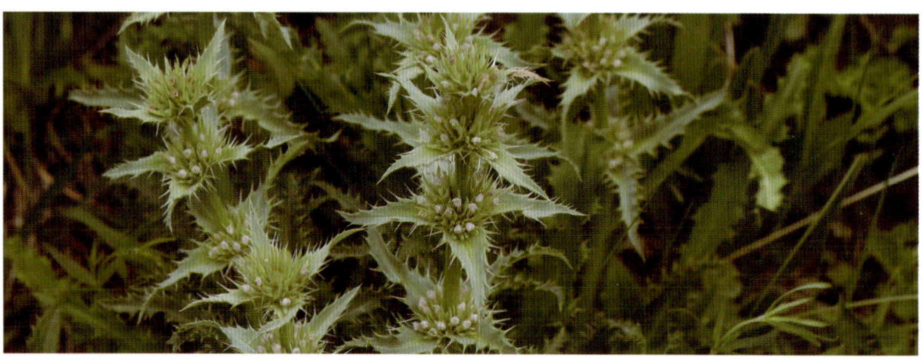

青海刺参

管的基部，几无柄；花柱不露出花冠之外，较雄蕊稍长，柱头头状。瘦果褐色，圆柱形，近光滑，长 6 ~ 7mm，具棱，顶端斜截形。花期 6 ~ 8 月，果期 8 ~ 9 月。

2. 白花刺参　多年生草本；植株较纤细，茎单 1 或 2 ~ 3 分枝，高 10 ~ 40cm，上部疏被纵列柔毛。基生叶线状披针形，长 10 ~ 20cm，宽 0.5 ~ 0.9cm，先端渐尖，基部渐狭，成鞘状抱茎，边缘有疏刺毛，两面光滑，叶脉明显；茎生叶对生，2 ~ 4 对，长圆状卵形至披针形，向上渐小，边缘具刺毛。花茎从基生叶旁生出。假头状花序顶生，径 3 ~ 5cm，含 10 花以上，有时达 20 花，枝下部近顶处的叶腋中间有少数花存在；总苞苞片 4 ~ 6 对，坚硬，长卵形至卵圆形，渐尖，向上渐小，边缘具多数黄色硬刺，基部更多；小总苞钟形，无柄，长 8 ~ 10mm，脉明显，顶端平截，被长柔毛，并具长短不一的齿刺 15 条以上；花萼筒状，绿色，长 5 ~ 8mm，裂口甚大，达花萼的一半，边缘具长柔毛及齿刺，齿刺数目一般为 5，有时可达 10 枚以上，排列不规则；花冠白色，径 7 ~ 9mm，不整齐，稍近左右对称，花冠管径约 3mm，长 2 ~ 2.5mm，外弯，被长柔毛，裂片 5，倒心形，长 3mm，先端凹陷；雄蕊 4，2 强，花丝较短，着生于花冠喉部；花柱高出雄蕊，柱头头状。果柱形，长 4 ~ 6mm，蓝褐色，被短毛，具皱纹，顶端斜截形。花期 6 ~ 8 月，果期 7 ~ 9 月。

【生　　境】 青海刺参：生长于砂石质山坡、山谷草地和河滩上，海拔 3400 ~ 4500m；白花刺参：生长于山坡草甸或林下，海拔 3400 ~ 4000m。

【采收加工】 5 ~ 6 月采集幼苗，阴干；8 ~ 9 月采挖根，洗净泥土，晒干。

【功能主治】 幼苗：催吐、健胃。根：消肿、托引黄水。治水肿、疮疖痈肿。

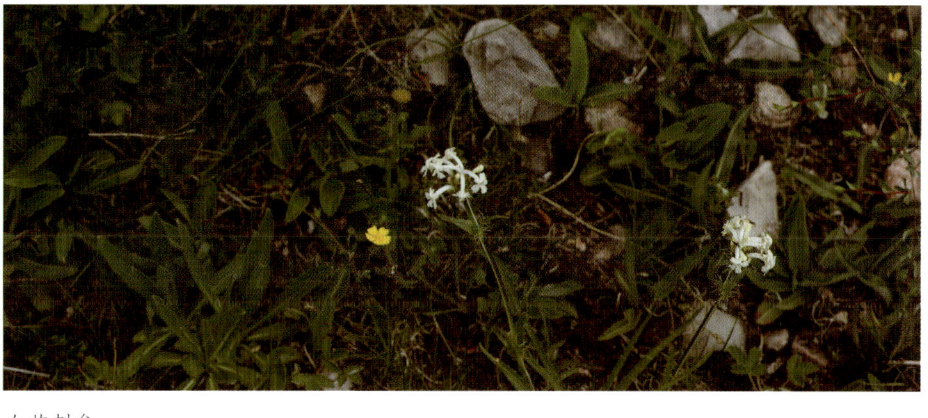

白花刺参

翼首花

སྤང་རྩི་དོ་བོ།

【藏药名译音】 榜姿桃沃

【来　　源】 川续断科植物匙叶翼首花 *Pterocephalus hookeri* (C. B. Clarke) Hock. 的全草。

【植物形态】 多年生无茎草本，高 30 ～ 50cm，全株被白色柔毛；根粗壮，单 1，木质化，近圆柱形，直伸，多条扭曲，表面棕褐色或黑褐色，里面白色，长 8 ～ 15cm，直径 1.5 ～ 2.5cm。叶全部基生，成莲座丛状，叶片轮廓倒披针形，长 5 ～ 18cm，宽 1 ～ 2.5cm，先端钝或急尖，基部渐狭成翅状柄，全缘或一回羽状深裂，裂片 3 ～ 5 对，斜卵形或披针形，长 1 ～ 2cm，顶裂片大，披针形；背面中脉明显，白色，侧脉不显，上表面绿色，疏被白色糙伏毛，背面苍绿色，密被糙硬毛，在中脉两侧更密，边缘具长缘毛。花葶由叶丛抽出，高 10 ～ 40cm，无叶，径 2 ～ 4mm，疏或密被白色贴伏或伸展长柔毛，具沟；头状花序单生茎顶，直立或微下垂，径 3 ～ 4cm，球形；总苞苞片 2 ～ 3 层，长卵形至卵状披针形，先端急尖，长 1.2 ～ 1.8cm，宽 5 ～ 7mm，脉不明显，被毛，边缘密被长柔毛；苞片线状倒披针形，长 10 ～ 12mm，基部有细

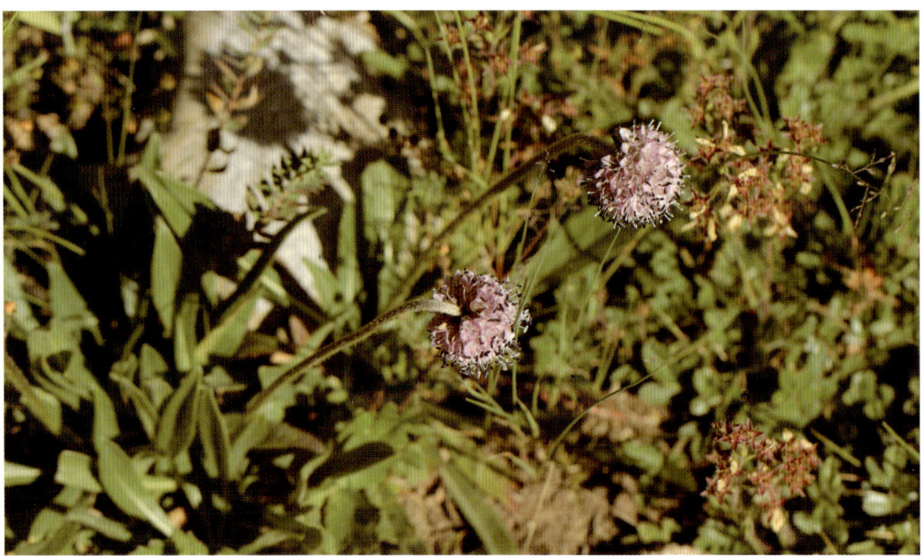

匙叶翼首花（一）

爪，中脉显著，边缘被柔毛；小总苞长 4 ～ 5mm，径 1.5mm，筒状，基部渐狭，端略开张，具波状齿牙，外面被白色糙硬毛；花萼全裂，成 20 条柔软羽毛状毛；花冠筒状漏斗形，黄白色至淡紫色，长 10 ～ 12mm，外面被长柔毛，先端 5 浅裂，裂片钝，近等长，长约 3.5mm；雄蕊 4，稍伸出花冠管外，花药黑紫色，长约 3mm；子房下位，包于小总苞内，花柱长约 15mm，伸出花冠管外，柱头扁球形，淡褐色。瘦果长 3 ～ 5mm，倒卵形，淡棕色，具 8 条纵棱，疏生贴伏毛，具棕褐色宿存萼刺 20 条，刺长约 10mm，被白色羽毛状毛。花果期 7 ～ 10 月。

【生　　境】 生长于山野草地、高山草甸及耕地附近，海拔 3400 ～ 4800m。

【采收加工】 花盛期采集全草，去净枯叶，洗净根部泥土，适当搓揉，晾干。

【功能主治】 清热解毒、祛风湿、止痛。治各种传染病所引起的热症、流行性感冒、感冒发烧、心热、血热、肠炎、关节炎。

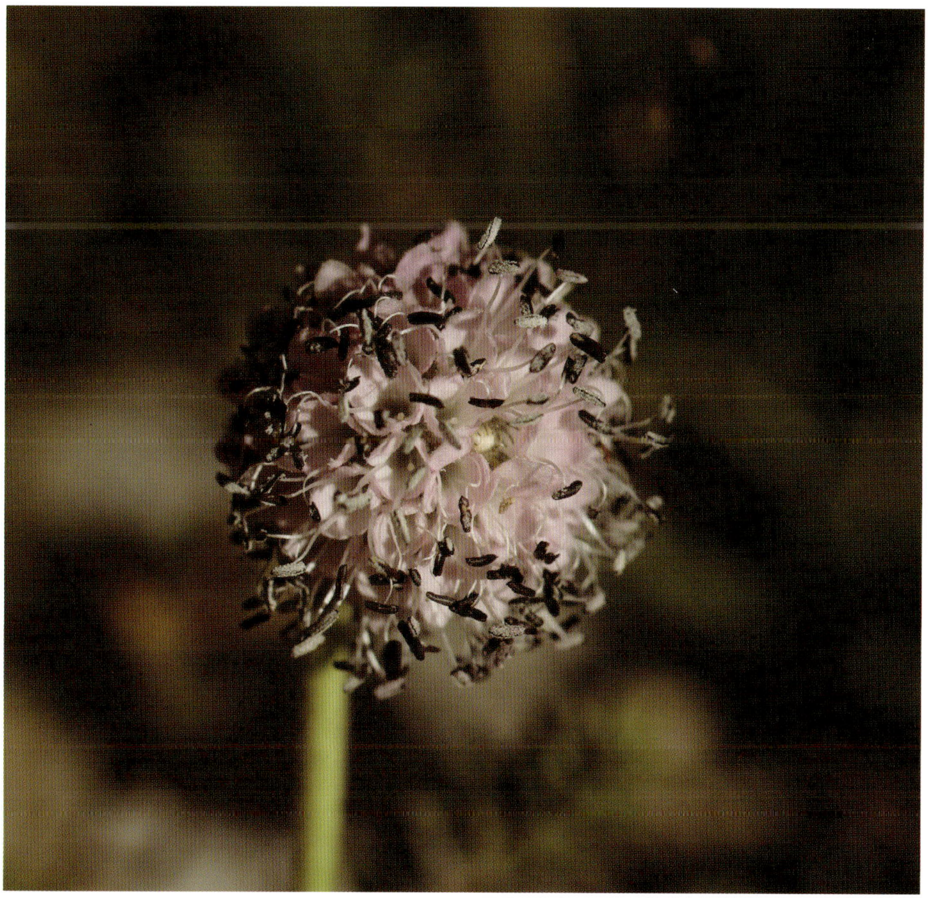

匙叶翼首花（二）

藏党参

ཀླུ་བདུད་རྡོ་རྗེ།

【藏药名译音】 鲁堆多吉

【来　　源】 桔梗科植物脉花党参 *Codonopsis nervosa* (Chipp) Nannf.、灰毛党参 *Codonopsis canescens* Nannf. 的全草。

【植物形态】 1. 脉花党参　茎基具多数瘤状茎痕，根常肥大，呈圆柱状，长 15 ～ 25cm，直径 1 ～ 2cm，表面灰黄色，近上部有少数环纹，而下部则疏生横长皮孔。主茎直立或上升，能育，长 20 ～ 30cm，直径 2 ～ 3mm，疏生白色柔毛，黄绿色或灰绿色；侧枝集生于主茎下部，具叶。通常不育，长 1 ～ 10cm，直径约 1mm，灰绿色，密被白色柔毛。叶在主茎上的互生，在茎上部渐疏而呈苞片状，在侧枝上的近于对生；叶柄短，长约 2 ～ 3mm，被白色柔毛；叶片阔心状卵形，心形或卵形，长宽约 1 ～ 1.5cm，顶端钝或急尖，叶基心形或较圆钝，近全缘，叶脉一般不甚明显，灰绿色，上面被较密，而下面被较疏的平伏白色柔毛。花单朵，极稀数朵，着生于茎顶端，使茎呈花葶状，花微下垂；花梗长 1 ～ 8cm，或密或稀疏被毛；花萼贴生至子房中部，筒部半球状，具 10 条明显辐射脉，无毛或有极稀的白色柔毛，裂片间湾缺宽钝，

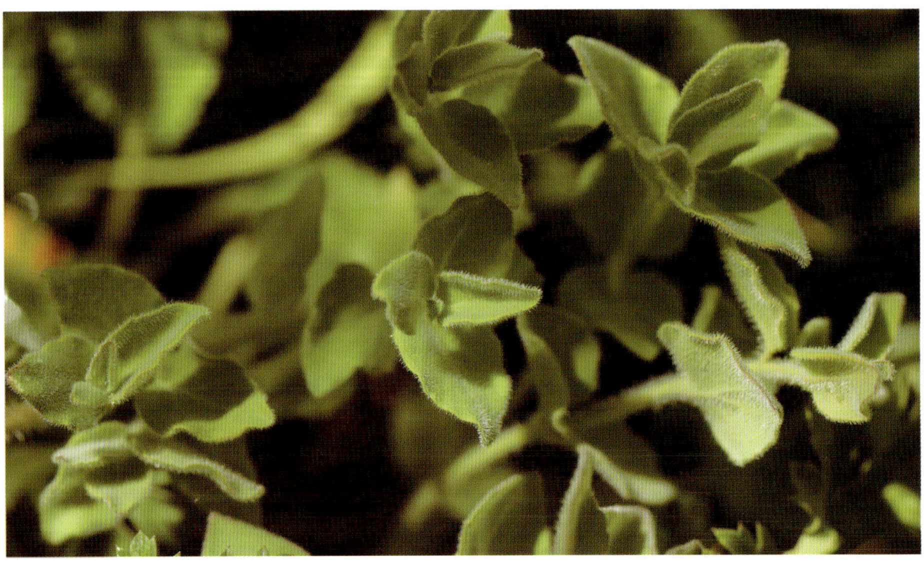

脉花党参（一）

裂片远隔，卵状披针形，长约 7 ～ 20mm，宽约 2 ～ 7mm，顶端钝或急尖，全缘，两面及边缘密被白色柔毛，或至基部渐趋于无毛，灰绿色；花冠球状钟形，淡蓝白色，内面基部常有红紫色斑，长约 2 ～ 4.5cm，直径 2.5 ～ 3cm，浅裂，裂片圆三角形，外侧顶端及脉上被柔毛；雄蕊无毛，花丝基部微扩大，长约 5mm，花药长约 4 ～ 5mm。蒴果下部半球状，上部圆锥状。种子椭圆状，无翼，细小，棕黄色，光滑无毛。花期 7 ～ 10 月。

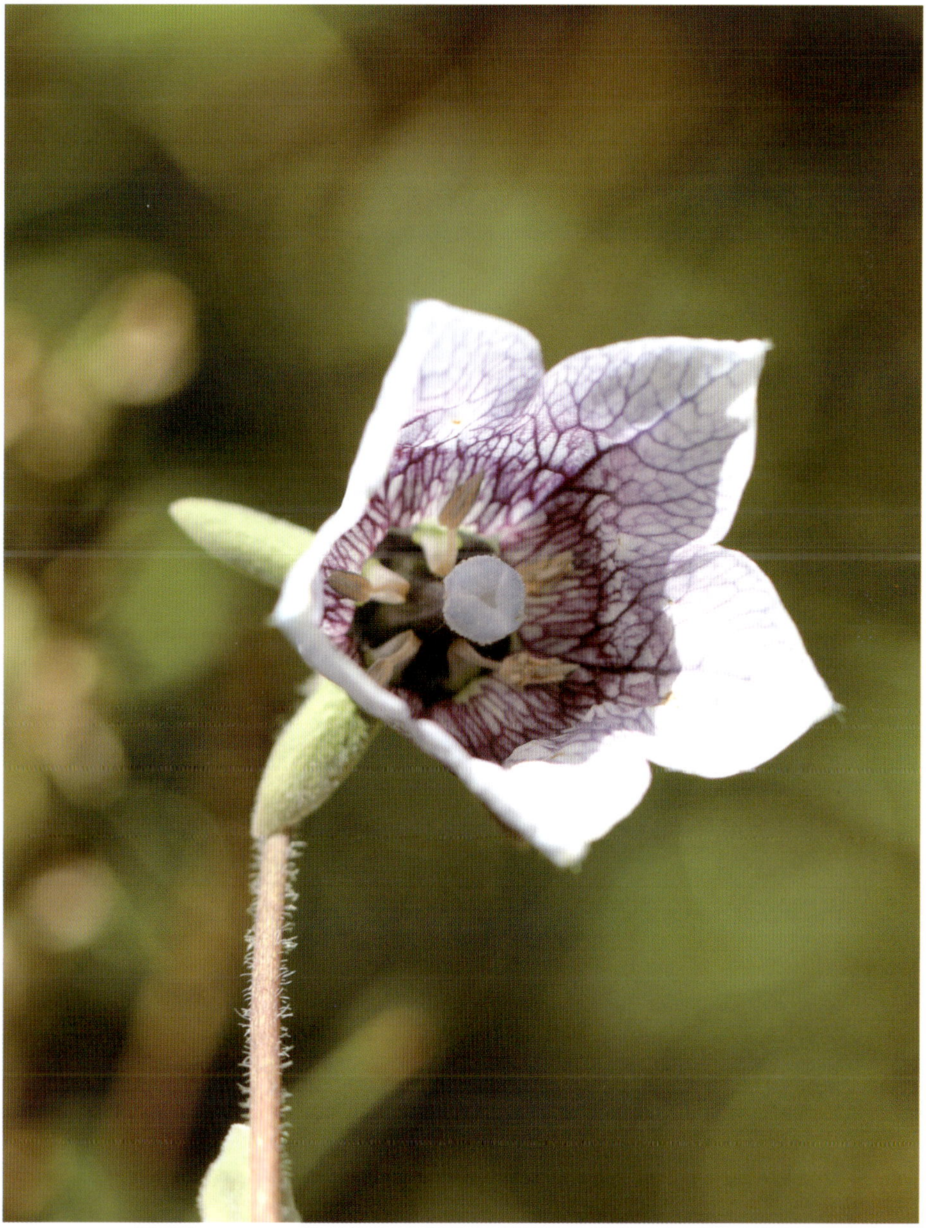

脉花党参（二）

2. 灰毛党参　茎基具多数细小茎痕，较粗长而直立，根常肥大呈纺锤状而较少分枝，长 20 ～ 30cm，直径 1 ～ 2.5cm，表面灰黄色，近上部有细密环纹，而下部则疏生横长皮孔。主茎 1 至数支。直立或上升，于中部有叶及多数分枝，长 25 ～ 85cm，直径 2 ～ 5mm，侧枝通常不育，具叶，灰绿色，密被灰白色柔毛。叶在主茎上的互生，在侧枝上的近于对生；叶柄短，长不过 2mm；叶片卵形，阔卵形或近心形，长宽可达 1.5 × 1cm，顶端钝或急尖，叶基圆形，稀浅心形，全缘，叶脉一般不甚显著，灰绿色，两面密被白色柔毛。花着生于主茎及其上部分枝的顶端；花梗长 2 ～ 15cm；花萼贴生至子房中部，筒部半球状，具 10 条明显辐射脉，灰绿色，密被白色短柔毛，裂片间湾缺宽钝，裂片远隔，卵状披针形或狭三角状卵形，顶端急尖或微钝，全缘或微皱缩呈波状，长 5 ～ 6mm，宽 2 ～ 3mm，灰绿色，两面密被白色短柔毛，但内面基部渐趋无毛；花冠阔钟状，长 1.5 ～ 1.8cm，直径 2 ～ 2.5cm，淡蓝色或蓝白色，内面基部具色泽较深的脉纹，浅裂，裂片宽三角形，顶端及外侧被柔毛；雄蕊无毛，花丝极短，基部微扩大，长 2 ～ 2.5mm，花药较花丝略长，约 3mm。蒴果下部半球状，上部圆锥状，长 1 ～ 1.3cm，直径约 1cm。种子多数，椭圆状，无翼，细小，棕黄色，光滑无毛。花果期 7 ～ 10 月。

【生　　境】脉花党参：生长于阴坡林缘草地中，海拔 3400 ～ 4500m；灰毛党参：生长于山地草坡、河滩多石或向阳干旱地方，海拔 3400 ～ 4200m。

【采收加工】8 ～ 9 月采集全草，去净泥土，晒干。

【功能主治】干黄水、祛风除湿、消肿。治风湿性关节炎、麻风病、湿疹、神经麻痹、癔病、血机亢进、“黄水”病、瘿瘤。

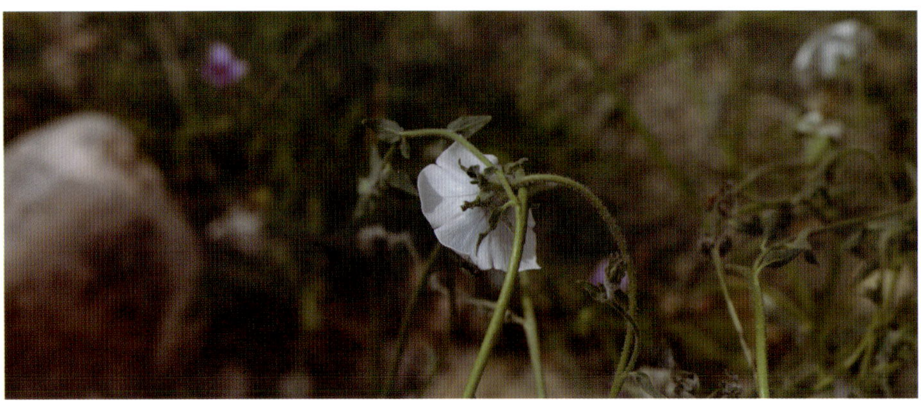

灰毛党参（一）

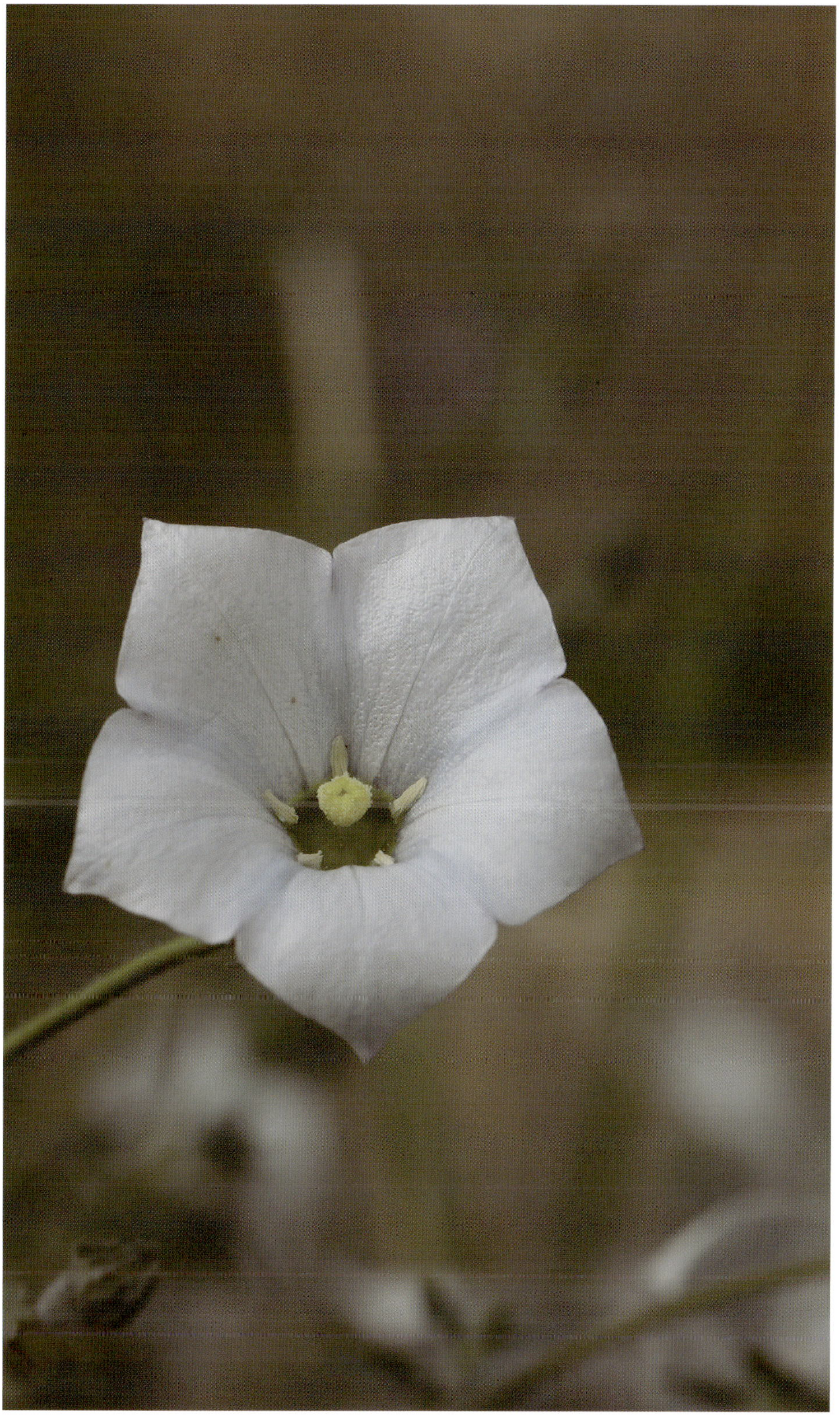

灰毛党参（二）

蓝钟花

༄ སྔོ་སྐྱེ་ཞར། སྔོན་བུ།

【藏药名译音】俄吉夏、恩布

【来　　源】桔梗科植物蓝钟花 *Cyananthus hookeri* C. B. Cl.、灰毛蓝钟花 *Cyananthus incanus* Hook. f. et Thoms. 的全草。

【植物形态】1. 蓝钟花　一年生草本。茎通常数条丛生，近直立或上升，长 3.5 ～ 20cm，疏生开展的白色柔毛，基部生淡褐黄色柔毛或无毛，有短分枝，分枝长 1.5 ～ 10cm。叶互生，花下数枚常聚集呈总苞状；叶片菱形、菱状三角形或卵形，长 3 ～ 7mm，宽 1.2 ～ 4mm，先端钝，基部宽楔形，突然变狭成叶柄，边缘有少数钝牙齿，有时全缘，两面被疏柔毛。花小，单生茎和分枝顶端，几无梗；花萼卵圆状，长 3 ～ 5mm，外面密生淡褐黄色柔毛，或完全无毛，裂片（3）～ 4（5）枚，三角形，两面生柔毛，为筒长的 1/2 ～ 1/3；花冠紫蓝色，筒状，长 7 ～ 10（15）mm，外面无毛，内面喉部密生柔毛，裂片（3）～ 4（5），倒卵状矩圆形，顶端生 3 或 4 根褐黄色柔毛；雄蕊 4 枚；花柱伸达花冠喉部以上，柱头 4 裂。蒴果卵圆状，成熟时露出花萼外。种子长卵圆状，长约 1.2mm，宽约 0.4mm。花期 8 ～ 9 月。

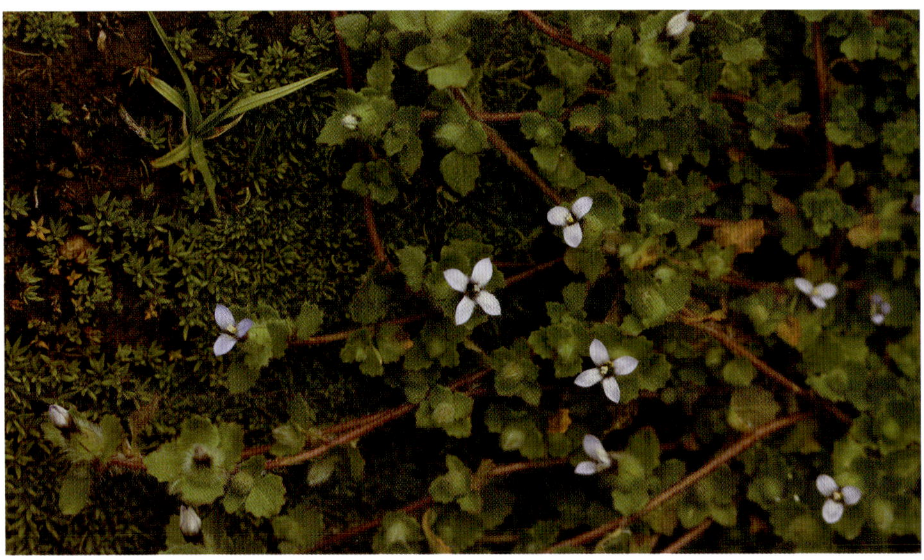

蓝钟花

2. 灰毛蓝钟花　多年生草本。茎基粗壮，顶部具有宿存的卵状披针形鳞片，鳞片长约 4mm。茎多条并生，不分枝或下部分枝，被灰白色短柔毛。叶自茎下部而上稍有增大，互生，仅花下 4 或 5 枚叶子聚集呈轮生状；叶片卵状椭圆形，长 4 ～ 6（8）mm，宽 1.5 ～ 4mm，两面均被短柔毛，边缘反卷，有波状浅齿或近全缘，基部楔形，有短柄。花单生主茎和分枝的顶端，花梗长 0.4 ～ 1.3cm，生柔毛；花萼短筒状，花期稍下窄上宽，果期下宽上窄，密被倒伏刚毛以至无毛，筒长 5 ～ 8mm，裂片三角形，长 2 ～ 3mm，略超过宽，密生白色睫毛；花冠蓝紫色或深蓝色，为花萼长的 2.5 ～ 3 倍，外面无毛，内面喉部密生柔毛，裂片倒卵状长矩圆形，约占花冠长的 2/5；子房在花期约与萼筒等长，花柱伸达花冠喉部。蒴果超出花萼。种子矩圆状，淡褐色。花期 8 ～ 9 月。

【生　　境】 蓝钟花：生长于山坡草地、路旁或沟边，海拔 3400 ～ 4700m；灰毛蓝钟花：生长于高山草地、灌丛间草地、林下、路旁和河滩草地，海拔 3400 ～ 5350m。

【采收加工】 8 ～ 9 月采集全草，洗净泥土，除去枯枝烂叶，晾干，备用。

【功能主治】 缓泻。治黄水病。

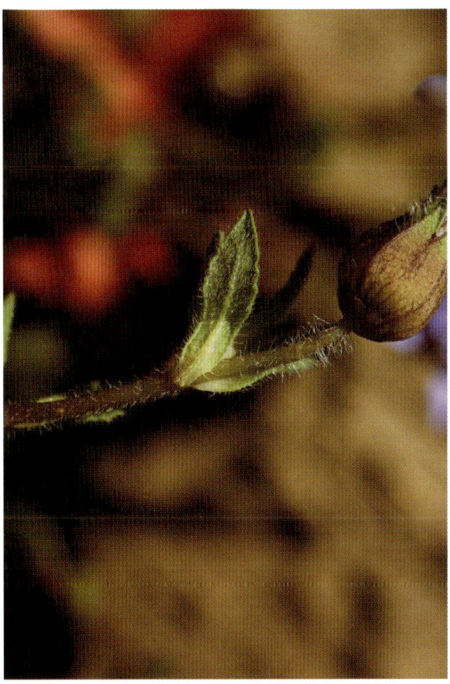

灰毛蓝钟花（一）

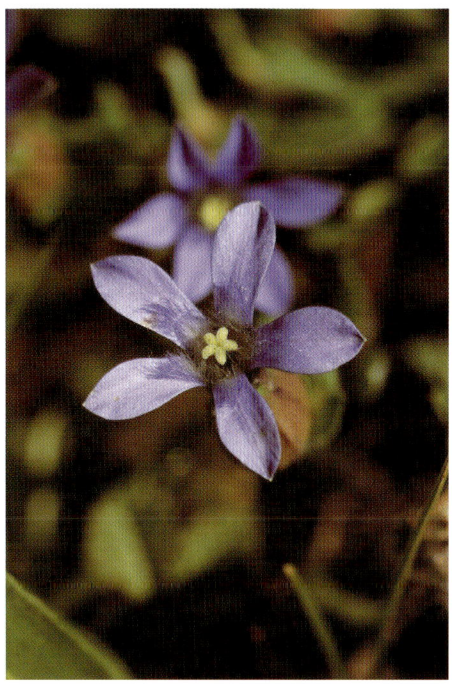

灰毛蓝钟花（二）

香 青

གཎྜ་བྷ་དྲ། སྤྲ་གོད་རྒྱལ་སྐྱེ།

【藏药名译音】甘达八渣、扎古加甲

【来　　源】菊科植物黄腺香青 *Anaphalis aureopunctata* Lingelsh et Borza、木根香青 *Anaphalis xylorhiza* Sch.–Bip. ex Hook. f. 的地上部分。

【植物形态】1. 黄腺香青　根状茎细或稍粗壮，有长达 12 或稀达 20cm 的匍枝。茎直立或斜升，高 20 ～ 50cm，细或粗壮，不分枝，稀在花后有直立的花枝，草质或基部稍木质，被白色或灰白色蛛丝状棉毛，或下部多少脱毛，下部有密集、上部有渐疏的叶，莲座状叶宽匙状椭圆形，下部渐狭成长柄，常被密棉毛；下部叶在花期枯萎，匙形或披针状椭圆形，有具翅的柄，长 5 ～ 16cm，宽 1 ～ 6cm；中部叶稍小，多少开展，基部渐狭，沿茎下延成宽或狭翅，边缘

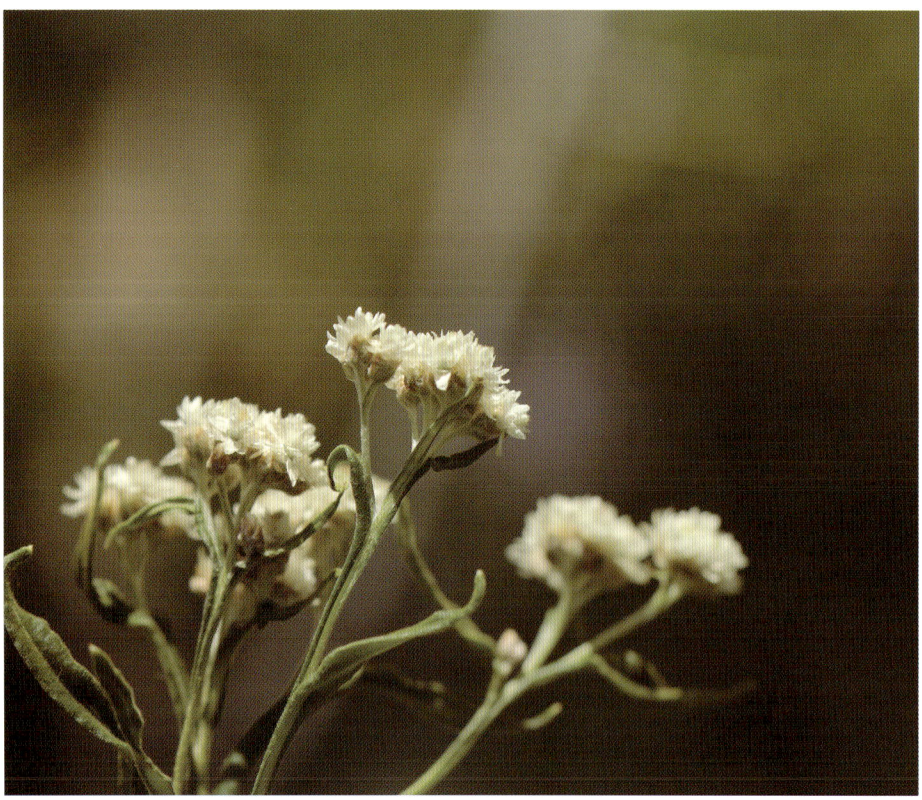

黄腺香青（一）

平顶端急尖稀渐尖，有短或长尖头；上部叶小，披针状线形；全部叶上面被具柄腺毛及易脱落的蛛丝状毛，下面被白色或灰白色蛛丝状毛及腺毛，或多少脱毛，有离基三或五出脉，侧脉明显且长达叶端或在近叶端消失，或有单脉。头状花序多数或极多数、密集成复伞房状；花序梗纤细。总苞钟状或狭钟状，长 5 ～ 6mm，径约 5mm；总苞片约 5 层，外层浅或深褐色，卵圆形，长约 2mm，被棉毛；内层白色或黄白色，长约 5mm，在雄株顶端宽圆形，宽达 2.5mm，在雌株顶端钝或稍尖、宽约 1.5mm，最内层较短狭，匙形或长圆形有长达全长三分之二的爪部。花托有繸状凸起。雌株头状花序有多数雌花，中央有 3 ～ 4 个雄花；雄株头状花序全部有雄花或外围有 3 ～ 4 个雌花。花冠长 3 ～ 3.5mm。冠毛较花冠稍长；雄花冠毛上部宽扁，有微齿。瘦果长达 1mm，被微毛。花期 7 ～ 9 月，果期 9 ～ 10 月。

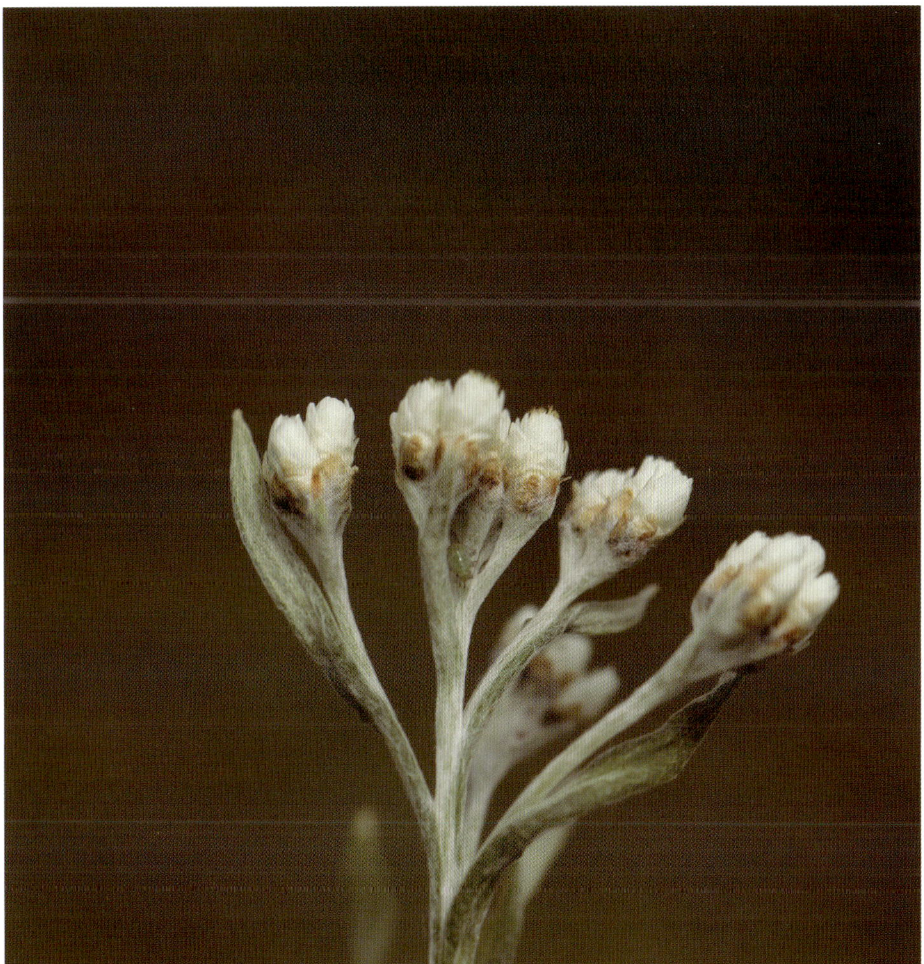

黄腺香青（二）

2. 木根香青　根状茎粗壮，灌木状，多分枝，上部被鳞覆的枯叶残片，有顶生的莲座状叶丛和花茎，常密集成垫状。茎直立或斜升，高 3 ~ 7cm，有时达 17cm，草质，纤细，不分枝，被白色或灰白色蛛丝状毛或薄棉毛，有密生的叶。莲座状叶与茎下部叶匙形，长圆状或线状匙形，长 0.5 ~ 3cm，宽 0.3 ~ 0.7cm，下部渐狭成宽翅状长柄，顶端圆形，边缘平；上部叶渐小，直立或依附于茎上或花序上，倒披针状或线状长圆形，顶端钝，有小尖头，或渐尖，有枯焦状膜质长尖头；基部稍沿茎下延成短狭的翅；全部叶两面被白色或灰褐色疏棉毛，基部和上面除边缘外常脱毛且显露出头状短腺毛，有明显的三出脉，中脉在两面、侧脉在下面凸起，或上部叶单脉。头状花序 5 ~ 10 个密集成复伞房状；花序梗短。总苞宽钟状或倒锥状，长 5 ~ 6mm，宽 6mm；总苞片约 5 层，开展，外层卵圆形，或卵状椭圆形，长约 3mm，被棉毛；内层长圆状披针形，长达 6mm，宽达 2mm，下部褐色或紫褐色，顶端尖，在雄株稍钝；最内层线状长圆形，长 4mm，有长达全长 3/4 的爪部。花托有膜片状毛。雌株头状花序有多层雌花，中央有 3 ~ 4 个雄花；雄株头状花序全部有雄花。花冠长约 3.5mm。冠毛较花冠稍长；雄花冠毛上部稍粗扁，有微锯齿。瘦果长圆状倒卵形，长约 1.5mm，被微毛。花期 7 ~ 9 月，果期 8 ~ 10 月。

【生　　境】腺香青：生长于采伐迹地或山坡草地中，海拔 3400 ~ 3800m；木根香青：生长于高山草地，草原和苔藓中，海拔 3800 ~ 4000m。

【功能主治】祛风湿、消痞瘤。治培根病、痞瘤肿块、风湿病、流行性感冒、灰色水肿。

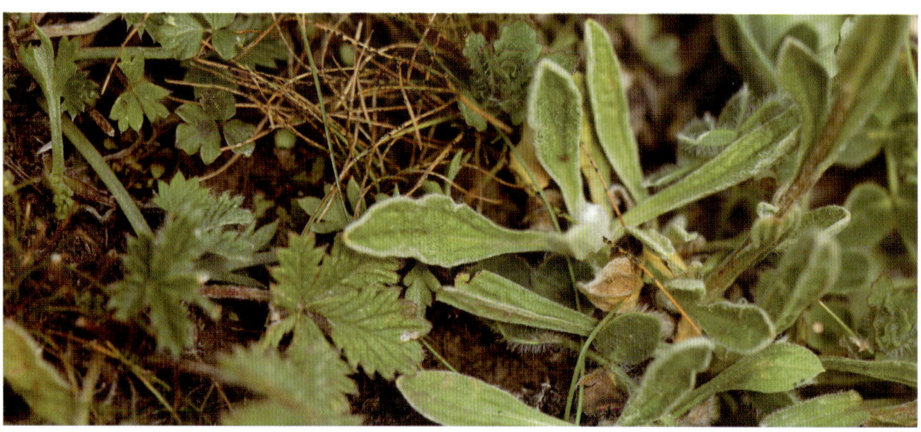

木根香青（一）

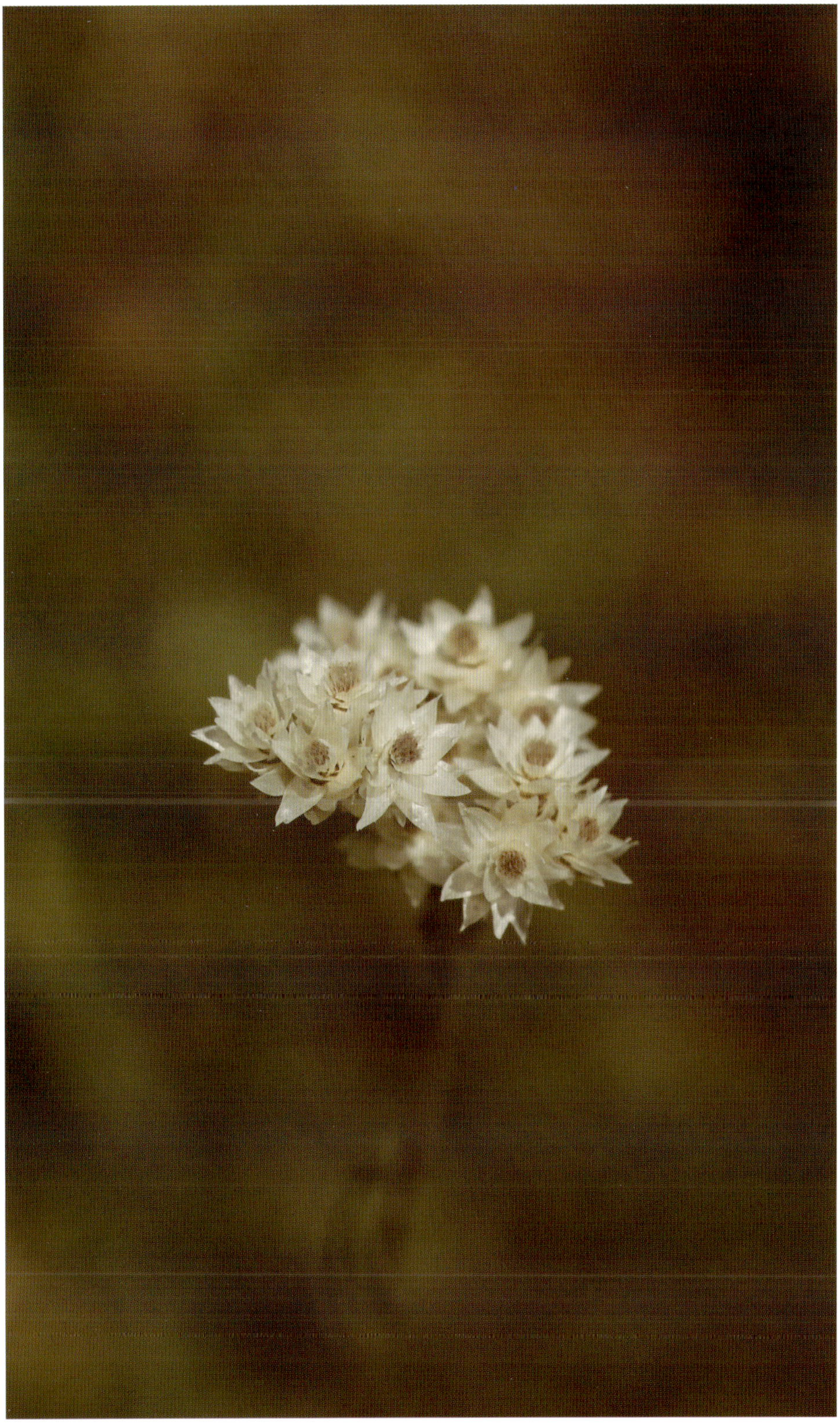

木根香青（二）

沙蒿

ཚར་བོང་།

【藏药名译音】 擦沃

【来　　源】 菊科植物沙蒿 *Artemisia desertorum* Spreng. Syst. Veg. 的全草。

【植物形态】 多年生草本。主根明显，木质或半木质，侧根少数；根状茎稍粗，短，半木质，直径 4 ～ 10mm，有短的营养枝。茎单生或少数，高 30 ～ 70cm，具细纵棱；上部分枝，枝短或长，斜贴向茎端；茎、枝幼时被微柔毛，后渐脱落无毛。叶纸质，上面无毛，背面初时被薄绒毛，后无毛；茎下部叶与营养枝叶长圆形或长卵形，长 2 ～ 5cm，宽 1.5 ～ 4.5cm，2 回羽状全裂或深裂，每侧有裂片 2 ～ 3 枚，裂片椭圆形或长圆形，长 1 ～ 1.5(2)cm，宽 0.3 ～ 0.6cm，每裂片常再 3 ～ 5 深裂或浅裂，小裂片线形、线状披针形或长椭圆形，长 0.5 ～ 1.5cm，宽 1 ～ 1.5mm，叶柄长 1 ～ 3cm，除基生叶外，叶柄基部有线形、半抱茎的假托叶；中部叶略小，长卵形或长圆形，1 ～ 2 回羽状深裂，基部宽楔形，叶柄短，具小型、半抱茎的假托叶；上部叶 3 ～ 5 深裂，基部有小型的假托叶；苞片叶 3 深裂或不分裂，线状披针形或线形，基部假托叶小。头状花序多数，卵球形或近球形，直径 2.5 ～ 3mm，有短梗或近无梗，基部有小苞叶，在分枝上排成穗状花序式的总状花序或复总状花序，而在茎上组成狭而长的扫帚形的圆锥花序；总苞片 3 ～ 4 层，外层总苞片略小，卵形；中层总苞片长卵形；外、中层总苞片背面深绿色或带紫色，初时微有薄毛，后脱落无毛，边白色，膜质，内层总苞片长卵形，半膜质，背面无毛；雌花 4 ～ 8 朵，花冠狭圆锥状或狭管状，檐部具 2 ～ 3 裂齿，花柱长，伸出花冠外，先端 2 叉，叉端长锐尖；两性花 5 ～ 10 朵，不孕育，花冠管状，花药线形，先端附属物尖，长三角形，基部圆钝，花柱短，先端稍膨大，不叉开。瘦果倒卵形或长圆形。花果期 8 ～ 10 月。

【生　　境】 多生长于草原、草甸、森林草原、高山草原、荒坡、砾质坡地、干河谷、河岸边、林缘及路旁等，局部地区成片生长，为草原地区植物群落的主要伴生种，海拔 3400 ～ 4000m。

【采收加工】于每年花果期，采收带花果的嫩枝，除去老枝，阴干备用。

【功能主治】散肿、散毒。用于治疗疮疖、干脓液、痈疖肿毒。

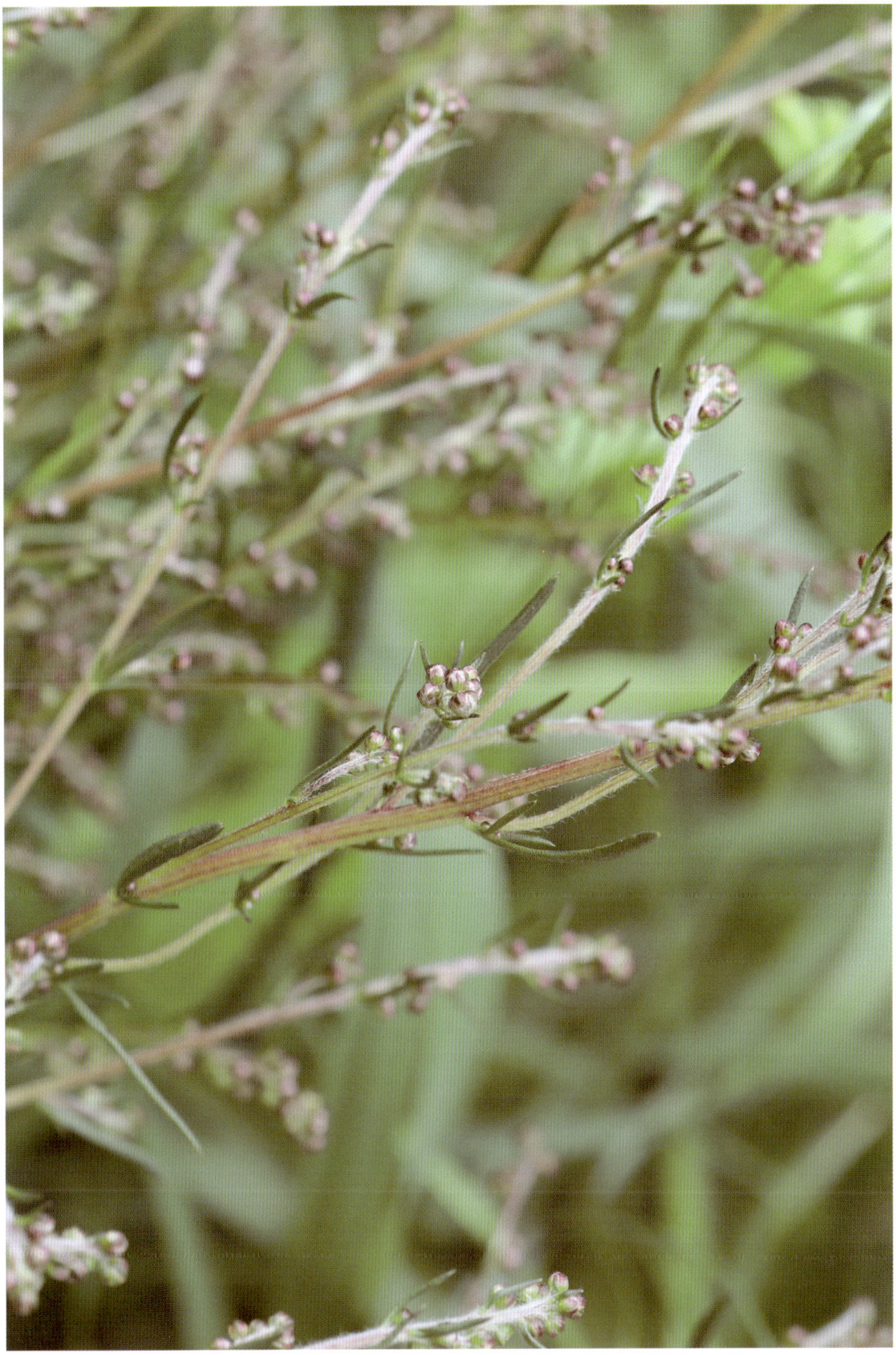

沙蒿

紫 菀

།ཨཱོ་དེ་བ། ལུག་མིག་ཆེ་བ།

【藏药名译音】噢德瓦、露米切瓦

【来　　源】菊科植物星舌紫菀 *Aster asteroides* (DC.) O. Ktze. 和萎软紫菀 *Aster flaccidus* Bge. 的花序。

【植物形态】1. 星舌紫菀　多年生草本，根状茎短，上端有数个簇生的莱菔状向下渐细的块根。茎常单生，高 2 ～ 15 稀达 30cm，纤细，紫色或下部绿色，被开展的毛和紫色腺毛，中部以上或上部常无叶。基部叶密集，在花期生存，倒卵圆形或长圆形，长 1 ～ 4cm，宽 0.4 ～ 0.8 稀 1.7cm，基部渐狭成短柄，近全缘，少有细齿；中部叶长圆形或长圆状匙形，顶端钝或渐尖，无柄，上部叶线形；全部叶上面被疏或密的长毛，下面无毛或仅沿脉有毛，有长缘毛，有离基三出脉。头状花序在茎端单生，径 2 ～ 3.5cm。总苞半球形，径 0.7 ～ 1.5cm；总苞片 2 ～ 3 层，近等长，线状披针形，长 5.5 ～ 7mm，宽 1 ～ 1.5mm，顶端渐细尖，草质，紫绿色，背面及边缘有紫褐色密毛，背面或基部有长柔毛。舌状花 1 层，30 ～ 60 个，管部长 1.5mm，舌片蓝紫色，长 10 ～ 20mm，宽 1 ～ 2mm，顶端尖；管状花橙黄色，管部长 1mm，裂片长 1 ～ 2mm，有黑色或无色腺毛；花柱附片长 0.5 ～ 0 ～ 75mm。冠毛 2 层，外层极短，膜片状，白色，内层长 4 ～ 5mm，有白色或污白色微糙毛。瘦果长圆形，长达 3mm，被白色疏毛或绢毛。花果期 6 ～ 8 月。

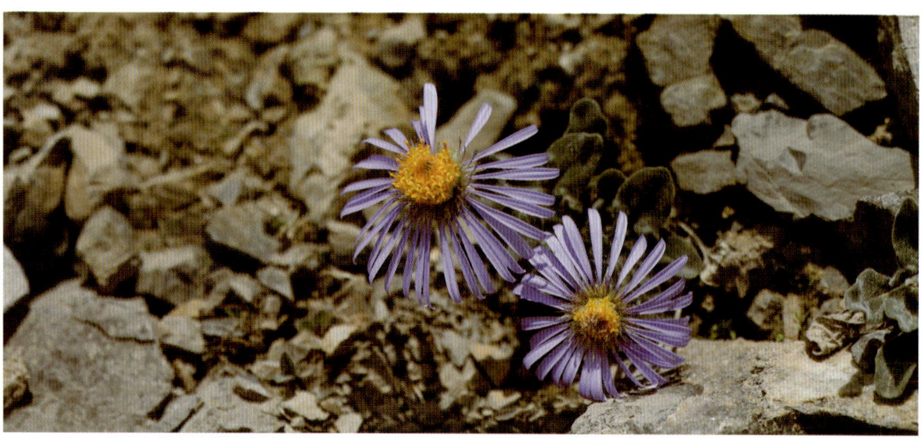

星舌紫菀

2. 萎软紫菀　多年生草本，根状茎细长，有时具匍枝。茎直立，高 5 ～ 30 稀达 40cm，不分枝，被皱曲或开展的长毛，上部常杂有具柄腺毛，或仅有腺毛，下部有密集的叶。基部叶及莲座状叶匙形或长圆状匙形，长 2 ～ 7cm，宽 0.5 ～ 2cm，下部渐狭成短或长柄，顶端圆形或尖，边缘无齿或稀有少数浅齿，茎部叶 3 ～ 5 个，长圆形或长圆披针形，长 3 ～ 7cm，宽 0.3 ～ 2cm，基部渐狭或急狭，常半抱茎，上部叶小，线形；全部叶质薄，两面被密长毛或近无毛，或有腺；离基三出脉和侧脉细。头状花序在茎端单生，径 3.5 ～ 5 稀达 7cm。总苞半球形，径 1.5 ～ 2 稀达 3cm，被白色或深色长毛或有腺毛；总苞片 2 层，线状披针形，近等长，长 0.7 ～ 10 稀达 12mm，宽 1.5 ～ 2 稀 2.2mm，草质，顶端尖或渐尖，内层边缘狭膜质。舌状花 40 ～ 60 个，管部长 2mm，上部有短毛；舌片紫色，稀浅红色，长 13 ～ 25 稀达 30mm，宽 1.5 ～ 2.5mm。管状花黄色，长 5.5 ～ 6.5mm，管部长 1.5 ～ 2.5mm；裂片长约 1mm，被短毛；花柱附片长 0.5 ～ 1.2mm。冠毛白色，外层披针形，膜片状，长 1.5mm，内层有多数长 6 ～ 7mm 的糙毛。瘦果长圆形，长 2.5 ～ 3.5mm，有 2 边肋，或一面另有一肋，被疏贴毛，或杂有腺毛，稀无毛。花果期 6 ～ 11 月。

【生　　境】 星舌紫菀：生长于高山灌丛、湿润草地或冰碛物上。海拔 3400 ～ 4600m；萎软紫菀：生长于高山及亚高山草地、灌丛及石砾地。海拔 3400 ～ 5100m。

【采收加工】 8 ～ 9 月采集花序，阴干。

【功能主治】 清热、解毒、解痉、干脓血。治瘟病时疫、流行性感冒、邪热、发烧、痉挛、食物中毒。

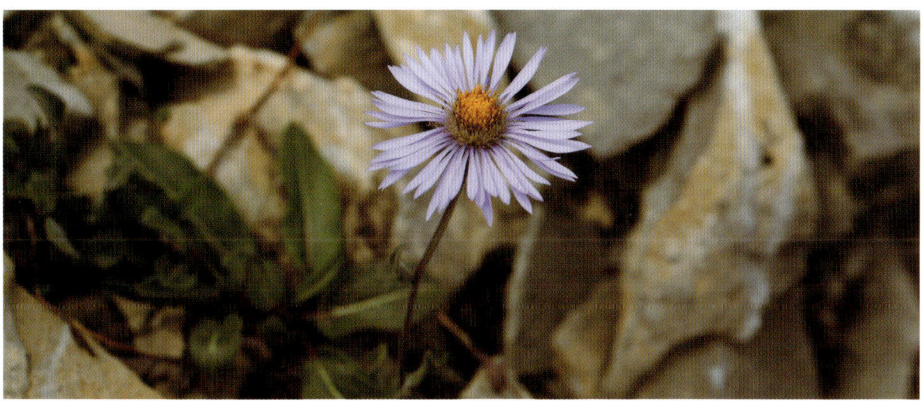

萎软紫菀

巴塘紫菀

། མིང་ཅན་ནག་པོ་དམན་པ། །

【藏药名译音】明涧那布曼巴

【来　　源】菊科植物巴塘紫菀 *Aster batangensis* Bur. et Franch. 的花序。

【植物形态】亚灌木，根状茎（或茎）平卧或斜升，多分枝，木质，径达 1.5cm，常扭曲，有密集的枯叶残片，外皮撕裂或缝裂，常有不定根。枝端有密集丛生的基出条和花茎。基出条短或长达 2cm，有密集的叶和顶生的莲座状叶丛；叶匙形或线状匙形，长 1.5 ～ 8cm，宽 0.3 ～ 1cm，下部渐狭长具翅的柄，顶端圆形或微凹，或有小尖头。花茎直立或斜升，纤细，被疏短柔毛，下部有密生的叶。下部叶线状匙形或线形，长 1.5 ～ 3.5cm，宽 0.2 ～ 0.7cm，基部渐狭，顶端圆形或渐尖；上部叶小，苞叶状；全部叶质较厚，两面被疏短柔毛，有缘毛，中脉与侧脉几平行。头状花序单生，径 3 ～ 4.5cm。总苞半球状，径 10 ～ 15mm；总苞片约 2 层，近等长，线状披针形，长 7 ～ 12mm，宽 1 ～ 2mm，渐细尖，外层全部草质，背面有腺，有短毛或无毛；内层上部草质，边缘宽膜质，背面有腺舌状花 15 ～ 20 个，管部长 3mm，舌片紫色，长 12 ～ 22mm，宽 1 ～ 2.5mm；管部花长约 5mm，管部长 1.5mm，裂片长 1mm；花柱附片长 0.5mm。冠毛 2 层，白色或稍红色，外层有少数极短的毛；内层长达 5mm，有多数不等长的微糙毛。瘦果长圆形，长几达 4mm，稍扁，下部渐狭，一面有 1 ～ 2 肋，一面有 1 肋或无肋，被密粗毛。花期 5 ～ 9 月；果期 9 ～ 10 月。

【生　　境】生长于森林和灌丛边缘、开旷草地或石砾地。海拔 3400 ～ 4400m。

【采收加工】6 ～ 7 月采集花序，阴干。

【功能主治】清热、解毒、止痛。治炭疽病、疔疮、肿毒、各种疼痛。

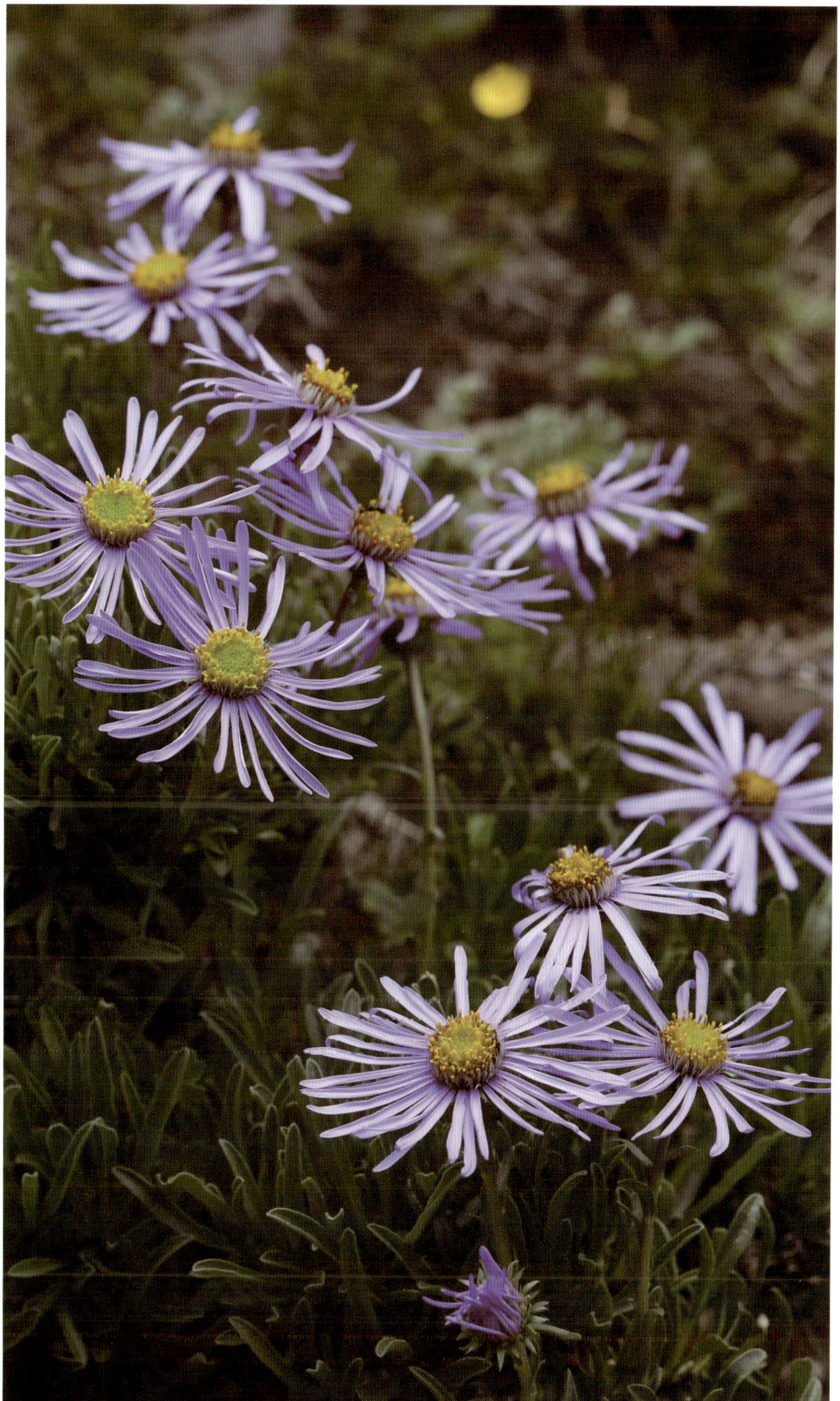

巴塘紫菀

灰木紫菀

། ཁྲོ་མིག །

【藏药名译音】 穷米

【来　　源】 菊科植物灰枝紫菀 *Aster poliothamnus* Diels 的花序。

【植物形态】 从生亚灌木，高 40 ～ 100cm。茎多分枝，帚状，径达 1cm，树皮灰褐色，撕裂，当年枝直立，长 15 ～ 40cm，纤细，被密短糙毛或柔毛，有腺，有密集的叶。下部叶枯落；中部叶长圆形或线状长圆形，长 1 ～ 2 稀 3cm，宽 0.2 ～ 0.5 稀 0.8cm，全缘，基部稍狭或急狭，顶端钝或尖，边缘平或稍反卷；上部叶小，椭圆形；全部叶上面被短糙毛，下面被柔毛，两面有腺点，中脉在下面凸起，侧脉不显明。头状花序在枝端密集成伞房状或单生；花序梗细，长 1 ～ 2.5cm，有疏生的苞叶。总苞宽钟状，长 5 ～ 7mm，径 5 ～ 7mm；总苞片 4 ～ 5 层，覆瓦状排列，外层卵圆或长圆状披针形，长 2 ～ 3mm，全部或上部草质，顶端尖，外面或仅沿中脉被密柔毛和腺点；内层长达 7mm，宽 0.7mm，近革质，上部草质且带红紫色，有缘毛。舌状花 10 ～ 20 个，淡紫色，管部长 2mm，舌片长圆形，长 7 ～ 10mm，宽 1.2 ～ 2mm，有 4 脉；管状花黄色，长 5 ～ 6mm，管部长 1.6 ～ 2mm，裂片长 0.7mm。冠毛污白色，长约 5mm，有近等长的微糙毛或另有少数外层短毛。瘦果长圆形，长 2 ～ 2.5mm，常一面有肋，被白色密绢毛。花期 6 ～ 9 月，果期 8 ～ 10 月。

【生　　境】 生长于山坡、溪岸，海拔 3400 ～ 3500m。

【采收加工】 8 月采集花序，阴干。

【功能主治】 清热、解毒。治“木保”病、脉热、瘟病时疫、流行性感冒发烧、食物中毒。

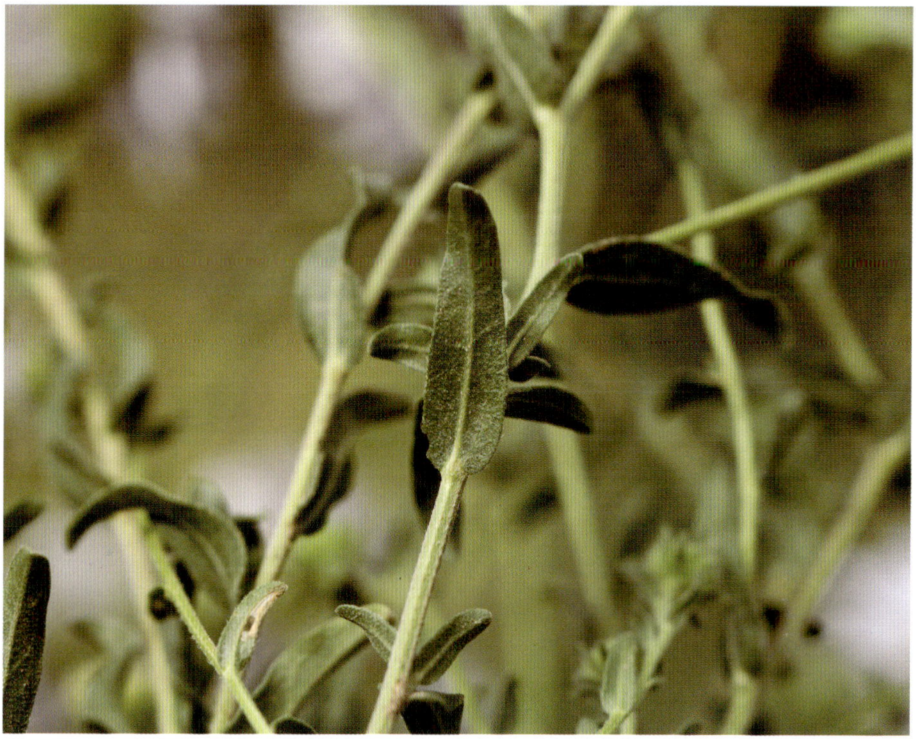

灰枝紫菀（一）

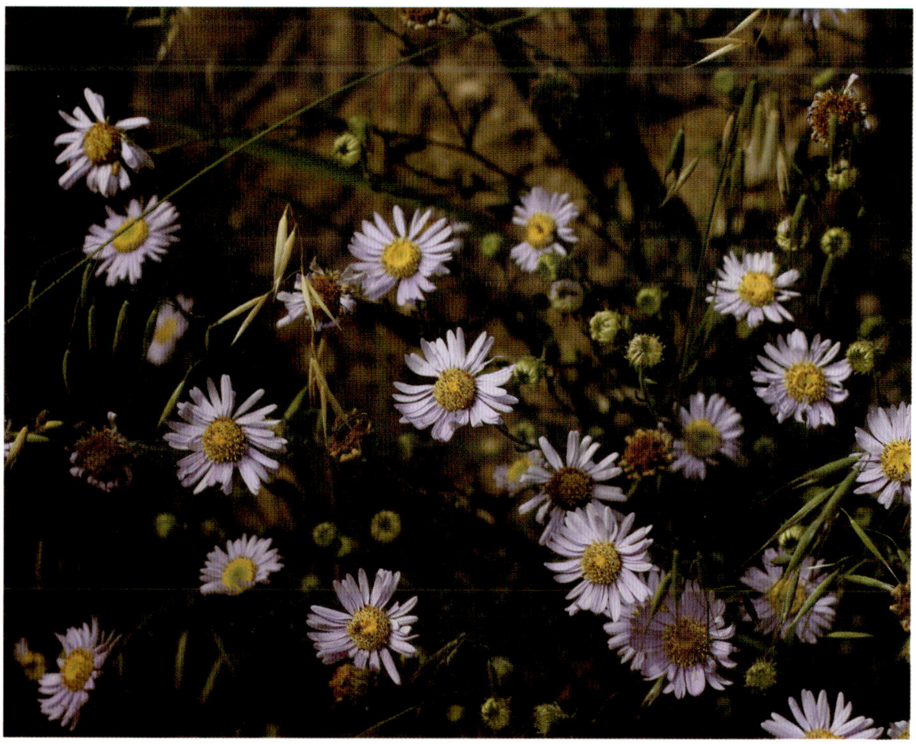

灰枝紫菀（二）

藏紫菀

། ལུག་མིག、ལུག་མིག་ཆུང་བ、ལུག་མིག་ཆེ་བ།

【藏药名译音】露米、露米琼阿、露米切瓦

【来　　源】菊科植物缘毛紫菀 *Aster souliei* Franch.、重冠紫菀 *Aster diplostephioides* (DC.) C. B. Clarke.、东俄洛紫菀 *Aster tongolensis* Franch. 的花序。

【植物形态】1. 缘毛紫菀　多年生草本，根状茎粗壮，木质。茎单生或与莲座状叶丛丛生，直立，高 5 ～ 45cm，纤细，不分枝，有细沟，被疏或密的长粗毛，基部被枯叶残片，下部有密生的叶。莲座状叶与茎基部的叶倒卵圆形，长圆状匙形或倒披针形，长 2 ～ 7 稀 11cm，下部渐狭成具宽翅而抱茎的柄，顶端钝或尖，全缘；下部及上部叶长圆状线形，长 1.5 ～ 3cm，宽 0.1 ～ 0.3cm；全部叶两面被疏毛或近无毛，或上面近边缘而下面沿脉被疏毛，有白色长缘毛，中脉在下面凸起，有离基三出脉。头状花序在茎端单生，径 3 ～ 4 稀达 6cm。总苞半球形，径 0.8 ～ 1.5 稀 2cm；总苞片约 3 层，近等长或外层稍短，长 7 ～ 10mm，线状稀匙状长圆形，顶端钝或稍尖，下部革质，上部草质，背面无毛或沿中脉有毛，或有缘毛，顶端有时带紫绿色。舌状花 30 ～ 50 个，管部长 1.5 ～ 2mm；舌片蓝紫色，长 12 ～ 23mm，宽 2 ～ 3mm。管状花黄色，长 3.5 ～ 5mm，管部长 1.2 ～ 2mm，有短毛，裂片长 1.5mm。花柱附片长 1mm。冠毛 1 层，紫褐色，长 0.8 ～ 2mm，稍超过花冠管部，有不等糙毛。瘦果卵圆形，稍扁，基部稍狭，长 2.5 ～ 3mm，宽 1.5mm，被密粗毛。花期 5 ～ 7 月，果期 8 月。

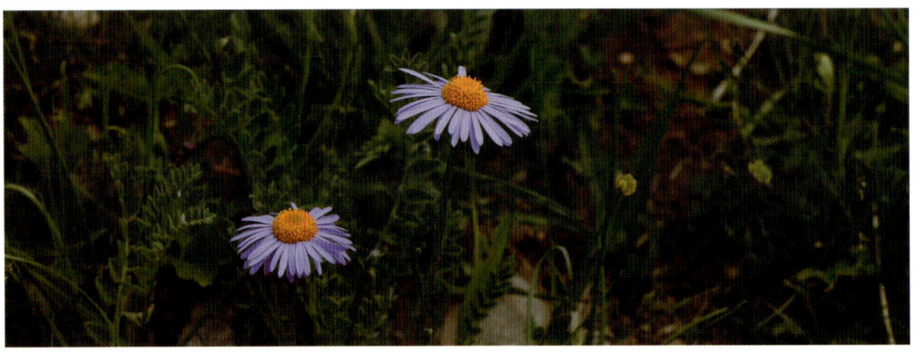

缘毛紫菀（一）

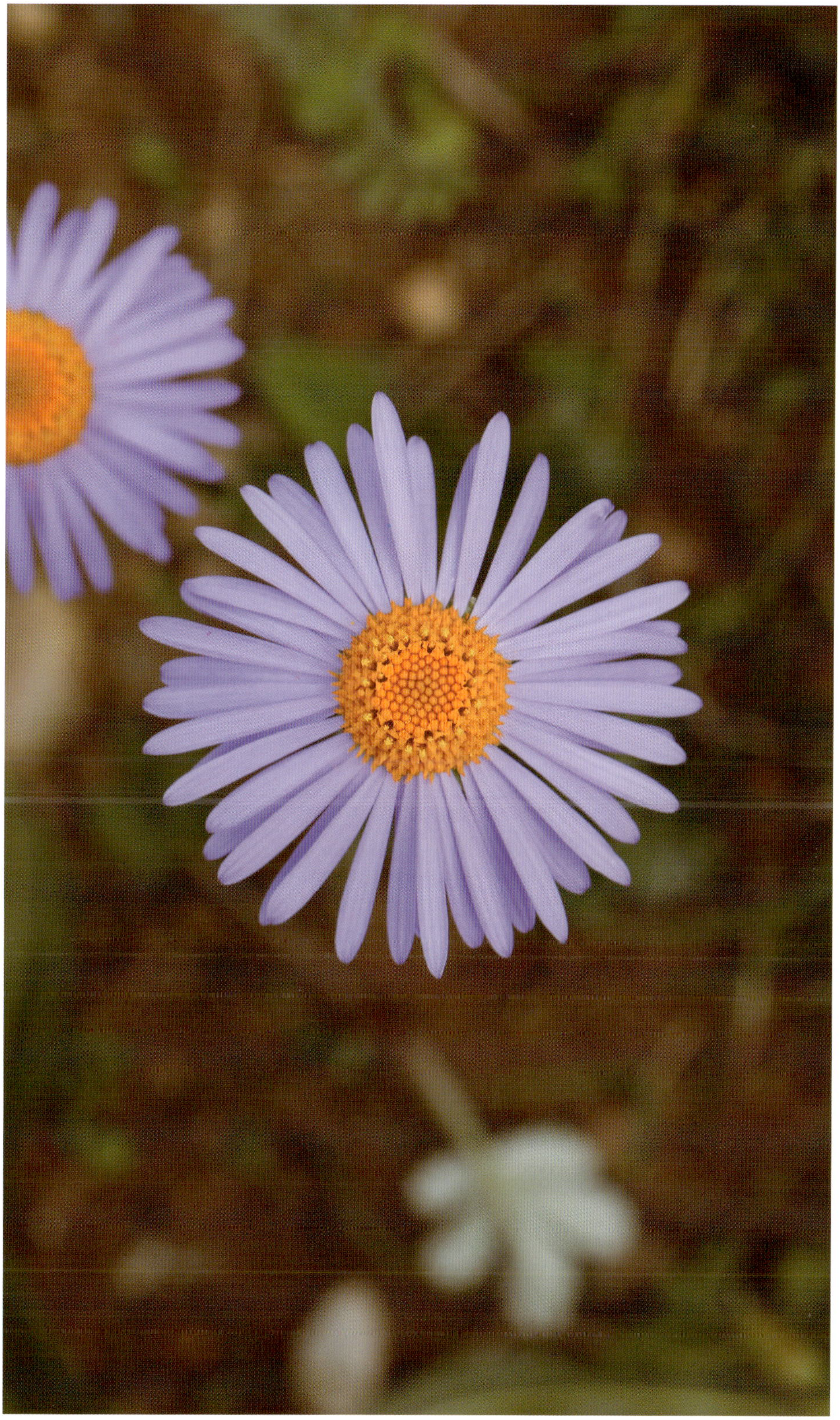

缘毛紫菀（二）

2. 重冠紫菀　多年生草本；根状茎粗壮，有顶生的茎或莲座状叶丛。茎直立，高 16 ～ 45cm，粗壮，下部为枯叶残存的纤维状鞘所围裹，被卷曲或开展的柔毛，上部被具柄腺毛，不分枝，上部有较疏的叶或几无叶。下部叶与莲座状叶长圆状匙形或倒披针形，渐狭成细长或具狭翅而基部宽鞘状的柄，连同柄长 6 ～ 16 稀达 22cm；叶片宽 1 ～ 4cm，顶端尖或近圆形，有小尖头，全缘或有小尖头状齿；中部叶长圆状或线状披针形，基部稍狭或近圆形；上部叶渐小，长至 3.5mm，宽 0.4mm；全部叶质薄，上面被微腺毛或近无毛，下面沿脉和边缘有开展的长疏毛，离基三出脉和侧脉在下面稍高起，网脉显明。头状花序单生，径 6 ～ 9cm。总苞半球形，径 2 ～ 2.5cm；总苞片约 2 层，线状披针形，顶端细尖，较花盘为长，长 15mm，宽 1 ～ 3mm，外层深绿色，草质，背面被较密的黑色腺毛，又特别在基部被长毛，内层边缘有时狭膜质。舌状花常 2 层，约 80 ～ 100 个；管部长 1.5mm；舌片蓝色或蓝紫色，线形，长 20 ～ 30mm，宽 1 ～ 2.5mm；管状花长 5 ～ 6mm，上部紫褐色或紫色，后黄色，近无毛，管部长 1.5 ～ 2mm，裂片长 1mm；花柱附片长 1.25mm。冠毛 2 层，外层极短，膜片状，白色，内层污白色，有长 4.5 ～ 5mm 的微糙毛。瘦果倒卵圆形，长 3 ～ 3.5mm，宽 1 ～ 1.5mm，除边肋外，两面各 1 肋，被黄色密腺点及疏贴毛。花期 7 ～ 9 月，果期 9 ～ 12 月。

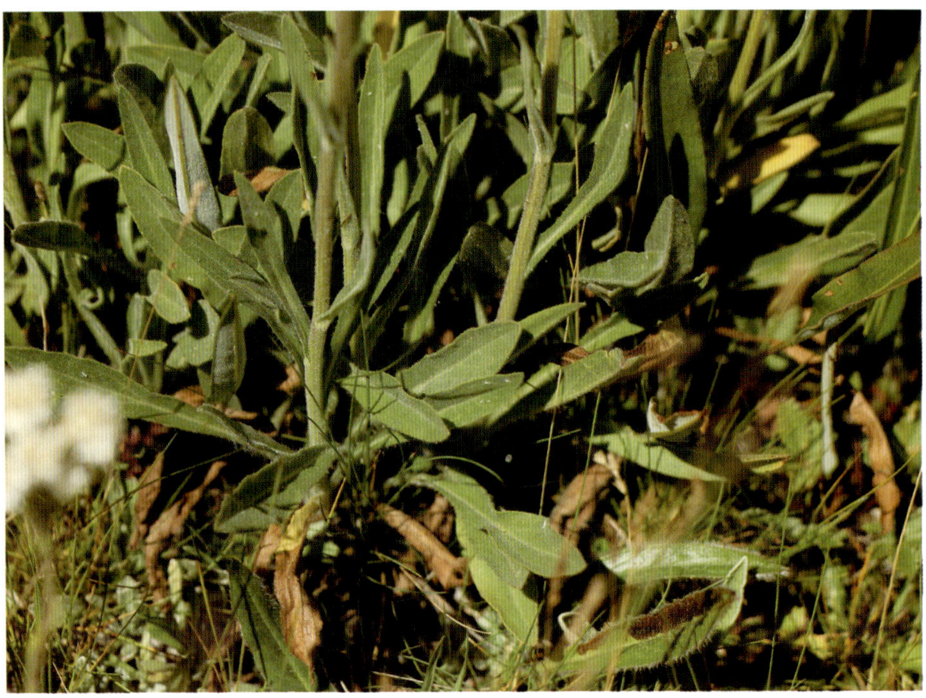

重冠紫菀（一）

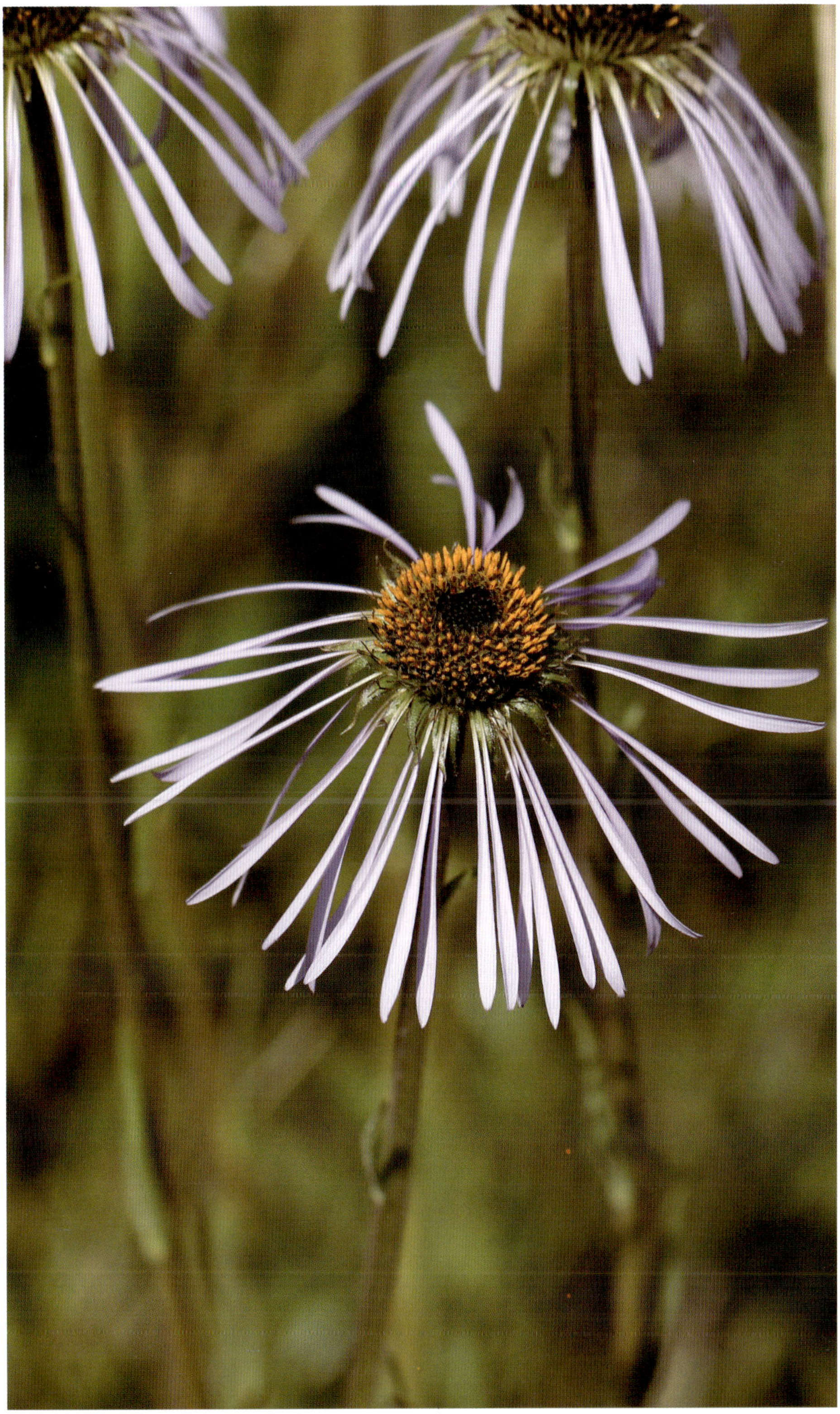

重冠紫菀（二）

3. 东俄洛紫菀　多年生草本，根状茎细，平卧或斜升，常有细匐枝。茎直立或与莲座状叶丛丛生，高 14 ～ 42cm，稍细，有细沟，被疏或密的长毛，通常不分枝，下部有较密的叶。基部叶与莲座状叶长圆状匙形或匙形，长 4 ～ 12cm，宽 0.5 ～ 1.8cm，下部渐狭或急狭成具翅而基部半抱茎的柄，顶端钝或圆形，全缘或上半部有浅齿；下部叶长圆状或线状披针形，无柄，半抱茎；中部及上部叶小，长 1 ～ 4cm，宽 0.1 ～ 0.4cm，稍尖；全部叶两面被长粗毛，中脉在下面凸起，侧脉及离基三出脉显明。头状花序在茎（或枝）端单生，径 3 ～ 5 稀达 6.5cm。总苞半球形，径 0.8 ～ 1.2cm；总苞片 2 ～ 3 层，近等长或外层稍短，长圆状线形，长约 8mm，宽 1.5mm，顶端尖，上部草质，被密毛，下部革质。舌状花 30 ～ 60 个，管部长 1.5mm，有微毛；舌片蓝色或浅红色，长 15 ～ 30mm，宽 2 ～ 3mm。管部花黄色，长 4 ～ 5mm，管部长 1.5mm，裂片长 1.2mm，外面有疏毛；花柱附片长 0.7mm。冠毛 1 层，紫褐色，长稍超过花冠的管部，有较少的不等长的糙毛。瘦果长稍超过 2mm，倒卵圆形，被短粗毛。花期 6 ～ 8 月，果期 7 ～ 9 月。

【生　　境】缘毛紫菀：生长于高山针林外缘、灌丛及山坡草地，海拔 3400 ～ 4000m；重冠紫菀：生长于高山及亚高山草地及灌丛中，海拔 3400 ～ 4600m；东俄洛紫菀：生长于高山及亚高山林下、水边和草地，海拔 3400 ～ 4000m。

【采收加工】夏秋季采收花序，除净杂质，阴干。

【功能主治】清热、解毒、止痛。治“木保”病、“札察”病、瘟疫热病、头痛、眼痛。

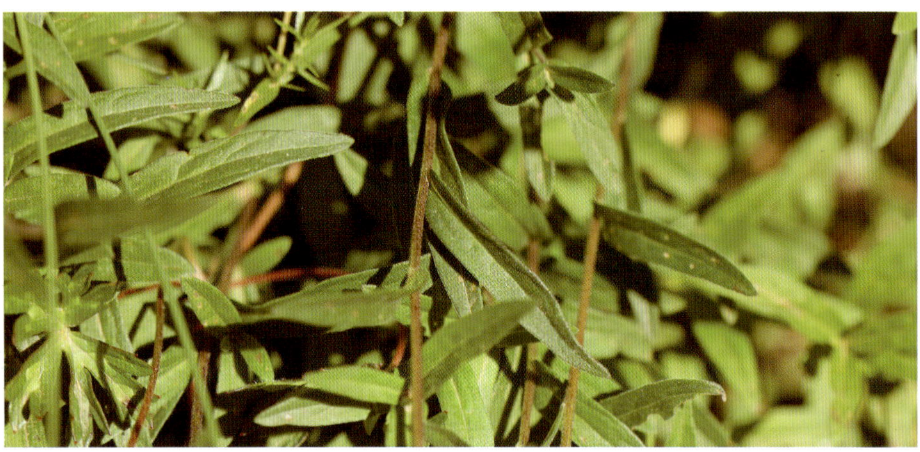

东俄洛紫菀（一）

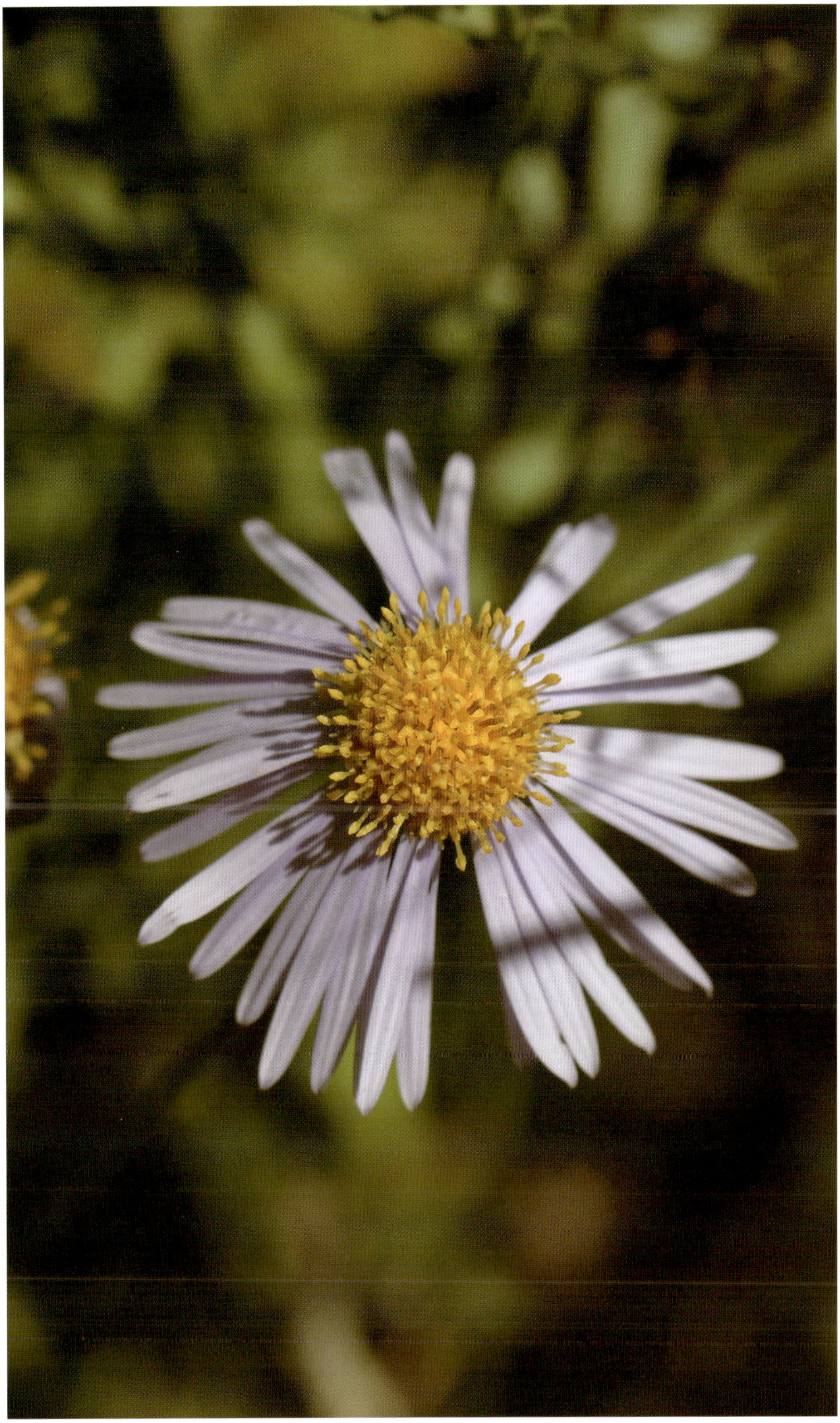

东俄洛紫菀（二）

蓟

། སྤྱང་ཚེར་ཀོད་པ།།

【藏药名译音】降策古巴

【来　　源】菊科植物节毛飞廉 *Carduus acanthoides* Linn. 的根和幼苗（地上部分）。

【植物形态】二年生或多年生植物，高 (10)20 ～ 100cm。茎单生，有条棱，有长分枝或不分枝，全部茎枝被稀疏或下部稍稠密的多细胞长节毛，接头状花序下部的毛通常密厚。基部及下部茎叶长椭圆形或长倒披针形，长 6 ～ 29cm，宽 2 ～ 7cm，羽状浅裂、半裂或深裂，侧裂片 6 ～ 12 对，半椭圆形、偏斜半椭圆形或三角形，边缘有大小不等的钝三角形刺齿，齿顶及齿缘有黄白色针刺，齿顶针刺较长，长达 3mm，少有长 5mm 的，或叶边缘有大锯齿，不呈明显的羽状分裂；向上叶渐小，与基部及下部茎叶同形并等样分裂，接头状花序下部的叶宽线形或线形，有时不裂。全部茎叶两面同色，绿色，沿脉有稀疏的多细胞长节毛，基部渐狭，两侧沿茎下延成茎翼。茎翼齿裂，齿顶及齿缘有长达 3mm 的针刺，少有几达 5mm 长的针刺，头状花序下部的茎翼有时为针刺状。头状花序几无花序梗，3 ～ 5 个集生或疏松排列于茎顶或枝端。总苞卵形或卵圆形，直径 1.5 ～ 2(2.5)cm。总苞片多层，覆瓦状排列，向内层渐长；最外层线形或钻状长三角形，长约 7mm，宽约 1mm；中内层钻状三角形至钻状披针形，长 8 ～ 14mm，宽 1.5 ～ 1.58mm；最内层线形或钻状披针形，长 16mm，宽约 1mm；中外层苞片顶端有长 1 ～ 2mm 的褐色或淡黄色的针刺，最内层及近最内层向顶端钻状长渐尖，无针刺。全部苞片无毛或被稀疏蛛丝毛。小花红紫色，长 1.7cm，檐部长 9mm，5 深裂，裂片线形，细管部长 8mm。瘦果长椭圆形，但中部收窄，长 4mm，浅褐色，有多数横皱纹，基底着生面平，顶端截形，有蜡质果缘，果缘全缘，无齿裂。冠毛多层，白色，或稍带褐色，不等长，向内层渐长；冠毛刚毛锯齿状，长达 1.5cm，顶端稍扁平扩大。花果期 5 ～ 10 月。

【生　　境】生长于山坡、草地、林缘、灌丛中，或山谷、山沟、水边或田间，海拔 3400 ～ 3500m。

【采收加工】 4～5月采割地上部分的幼苗，阴干。9～10月采挖根，洗净，晒干。

【功能主治】 幼苗催吐，作催吐剂。根：托引“培根”、消肿、催吐、止血。治“培根”病、水肿、鼻衄、月经过多。外用治疮疖。

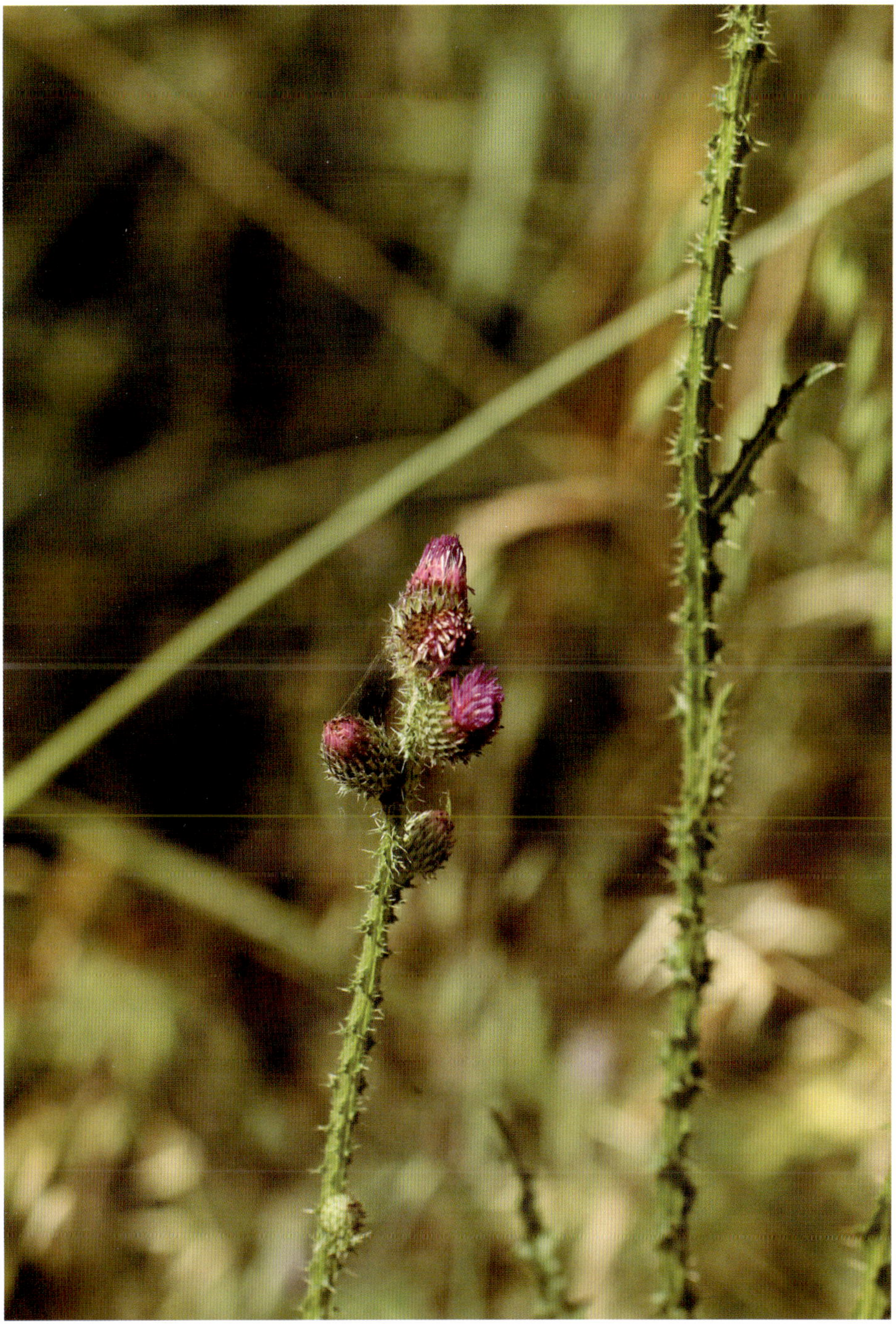

聚头蓟

སྤྱུར་ཚེར་གཡུང་བ།

【藏药名译音】春穷永瓦

【来　　源】菊科植物葵花大蓟 *Cirsium souliei* (Franch.) Mattf. 的全草。

【植物形态】多年生铺散草本。主根粗壮，直伸，生多数须根。茎基粗厚，无主茎，顶生多数或少数头状花序，外围以多数密集排列的莲座状叶丛。全部叶基生，莲座状，长椭圆形、椭圆状披针形或倒披针形，羽状浅裂、半裂、深裂至几全裂，长 8 ～ 21cm，宽 2 ～ 6cm，有长 1.5 ～ 4cm 的叶柄，两面同色，绿色，下面色淡，沿脉有多细胞长节毛；侧裂片 7 ～ 11 对，中部侧裂片较大，向上向下的侧裂片渐小，有时基部侧裂片为针刺状，除基部侧裂片为针刺状的以外，全部侧片卵状披针形、偏斜卵状披针形、半椭圆形或宽三角形，边缘有针刺或大小不等的三角形刺齿而齿顶有针刺一，全部针刺长 2 ～ 5mm。花序梗上的叶小，苞叶状，边缘针刺或浅刺齿裂。头状花序多数或少数集生于茎基顶端的莲座状叶丛中，花序梗极短（长 5 ～ 8mm）或几无花序梗。总苞宽钟状，无毛。总苞片 3 ～ 5 层，镊合状排列，或至少不呈明显的覆瓦状排列，近等长，中外层长三角状披针形或钻状披针形，包括顶端针刺长 1.8 ～ 2.3cm，不包括边缘针刺宽 1 ～ 2mm；内层及最内层披针形，长达 2.5cm，顶端渐尖成长达 5mm 的针刺或膜质渐尖而无针刺，全部苞片边缘有针刺，针刺斜升或贴伏，长 2 ～ 3mm，或最内层边缘有刺痕而不形成明显的针刺。小花紫红色，花冠长 2.1cm，檐部长 8mm，不等 5 浅裂，细管部长 1.3cm。瘦果浅黑色，长椭圆状倒圆锥形，稍压扁，长 5mm，宽 2mm，顶端截形。冠毛白色或污白色或稍带浅褐色；冠毛刚毛多层，基部连合成环，整体脱落，向顶端渐细，长羽毛状，长达 2cm。花果期 7 ～ 9 月。

【生　　境】生长于山坡路旁、林缘、荒地、河滩地、田间、水旁潮湿地，海拔 3400 ～ 4800m。

【采收加工】花期采集全草，洗净晒干。

【功能主治】活血、止痛、止血、散瘀消肿。治吐血、衄血、子宫出血、血淋、血崩。系藏医用于妇科止血的特效药。

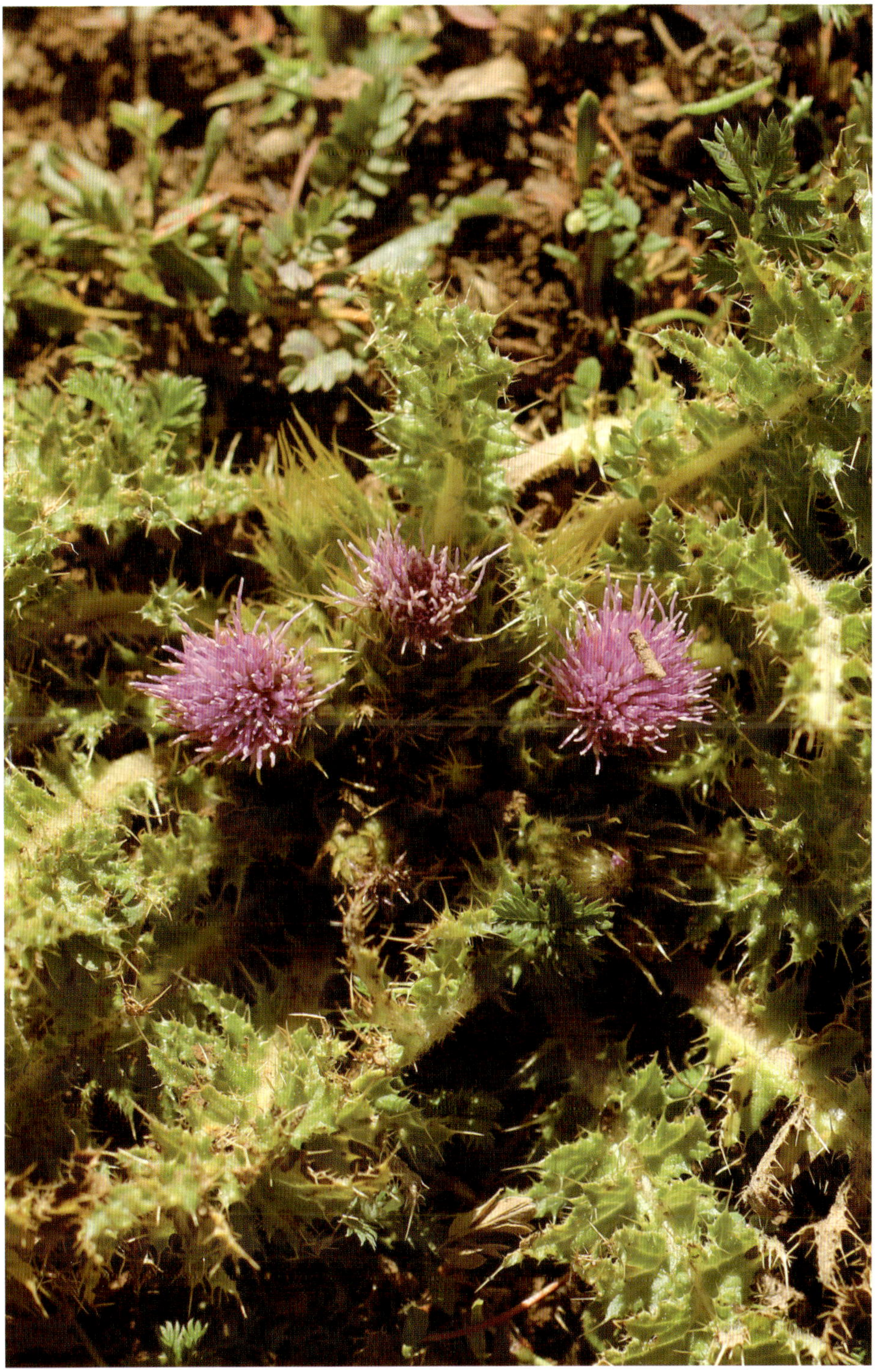

葵花大蓟

车前状垂头菊

སྒ་ཤོ་རིང་བ།

【藏药名译音】嘎秀仁瓦

【来　　源】菊科植物车前状垂头菊 *Cremanthodium ellisii* (Hook. f.) Y. Kitam 的花序或全草。

【植物形态】多年生草本。根肉质，多数。茎直立，单生，高 8 ～ 60cm，不分枝或上部花序有分枝，上部被密的铁灰色长柔毛，下部光滑，紫红色，条棱明显，基部直径达 1cm，被厚密的枯叶柄纤维。丛生叶具宽柄，柄长 1 ～ 13cm，宽达 1.5cm，常紫红色，基部有筒状鞘，叶片卵形、宽椭圆形至长圆形，长 1.5 ～ 19cm，宽 1 ～ 8cm，先端急尖，全缘或边缘有小齿至缺刻状齿，或达浅裂，基部楔形或宽楔形，下延，近肉质，两面光滑或幼时被少许白色柔毛，叶脉羽状，在下面明显突起；茎生叶卵形、卵状长圆形至线形，向上渐小，全缘或边缘有小齿，具鞘或无鞘，半抱茎。头状花序 1 ～ 5，通常单生，或排列成伞房状总状花序，下垂，辐射状，花序梗长 2 ～ 10cm，被铁灰色柔毛；总苞半球形，长 0.8 ～ 1.7cm，宽 1 ～ 2.5cm，被密的铁灰色柔毛，总苞片 8 ～ 14，2 层，宽 2 ～ 9mm，先端急尖，被白色睫毛，外层窄，披针形，内层宽，卵状披针形。舌状花黄色，舌片长圆形，长 1 ～ 1.7cm，宽 2 ～ 7mm，先端钝圆或急尖，管部长 3 ～ 5mm；管状花深黄色，长 6 ～ 7mm，管部长 2 ～ 3mm，冠毛白色，与花冠等长。瘦果长圆形，长 4 ～ 5mm，光滑。花果期 7 ～ 10 月。

【生　　境】生长于高山流石滩、沼泽草地、河滩，海拔 3400 ～ 5600m。

【采收加工】8 ～ 9 月采集全草，洗净，晾干。

【功能主治】清热、解毒、利胆、止痛。治胆囊炎、头痛、中毒性疼痛、炭疽病、肿毒、疮痈疔疖。

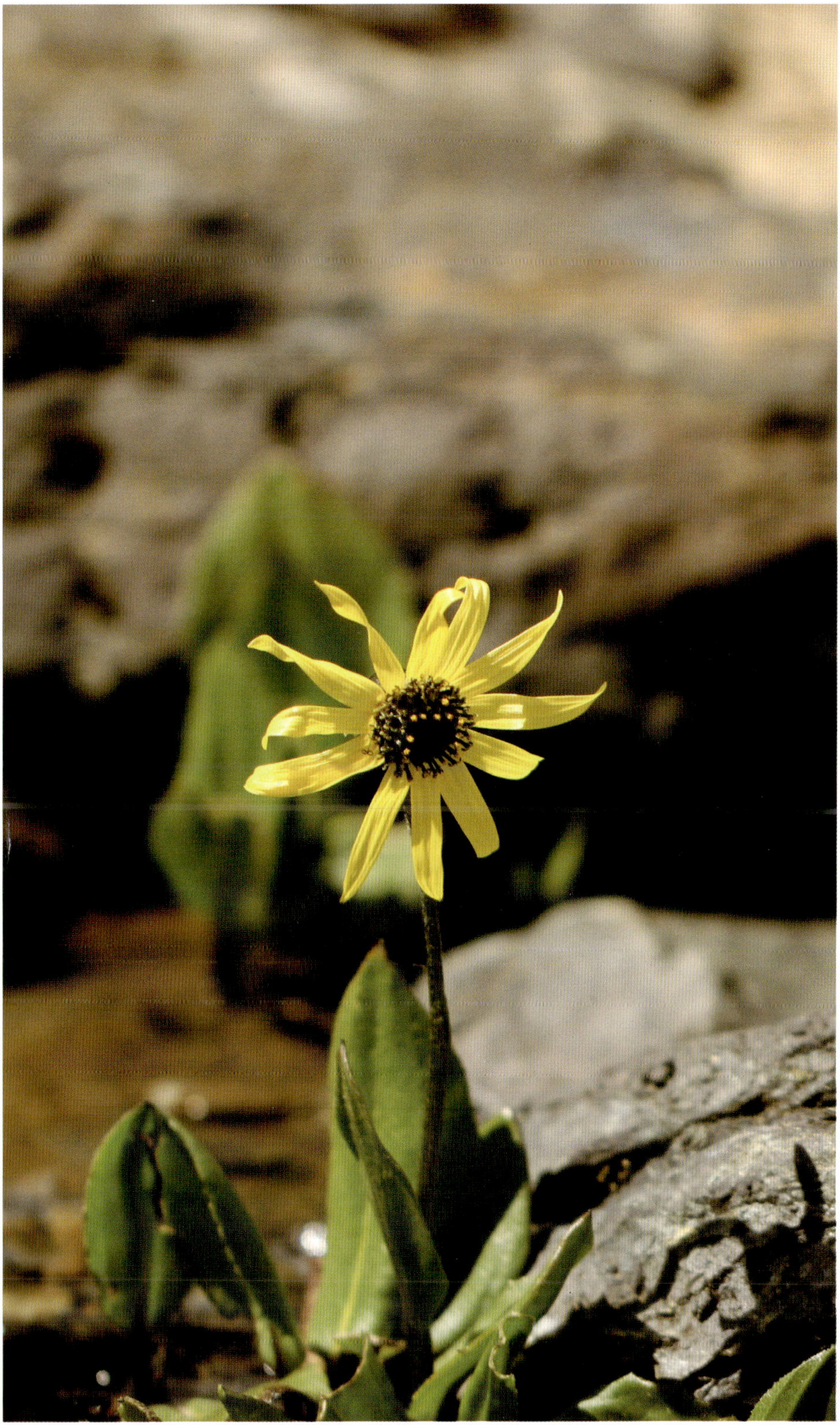

车前状垂头菊

垂头菊

། བཙུན་མོ་སྤུར་སྒེལ།、སྐ་ཤོ།

【藏药名译音】 增姆苏尼、嘎秀

【来　　源】 菊科植物矮垂头菊 *Cremanthodium humile* Maxim. 、褐毛垂头菊 *Cremanthodium brunneopiloesum* S. W. Liu 的全草、花序、根。

【植物形态】 1. 矮垂头菊　多年生草本。根肉质，生于地下茎的节上，每节 2 ～ 3。地上部分的茎直立，单生，高 5 ～ 20cm，上部被黑色和白色有节长柔毛，下部光滑，基部直径 2 ～ 3mm，无枯叶柄；地下部分的茎横生或斜生，根茎状，有节，节上被鳞片状叶及不定根，其长度随砾石层的深浅和生长的年龄成正相关。无丛生叶丛。茎下部叶具柄，叶柄长 2 ～ 14cm，光滑，基部略呈鞘状，叶片卵形或卵状长圆形，有时近圆形，长 0.7 ～ 6cm，宽 1 ～ 4cm，先端钝或圆形，全缘或具浅齿，上面光滑，下面被密的白色柔毛，有明显的羽状叶脉；茎中上部叶无柄或有短柄，叶片卵形至线形，向上渐小，全缘或有齿，下面被密的白色柔毛。头状花序单生，下垂，辐射状，总苞半球形，长 0.7 ～ 1.3cm，宽 1 ～ 3cm，被密的黑色和白色有节柔毛，总苞片 8 ～ 12，1 层，基部合生成浅杯状，分离部分线状披针形，宽 2 ～ 3mm，先端急尖或渐尖。舌状花黄色，舌状椭圆形，伸出总苞之外，长 1 ～ 2cm，宽 3 ～ 4mm，先端急尖，管部长约 3mm；管状花黄色，多数，长 7 ～ 9mm，管部长约 3mm，檐部狭楔形，冠毛白色，与花冠等长。瘦果长圆形，长 3 ～ 4mm，光滑。花果期 7 ～ 11 月。

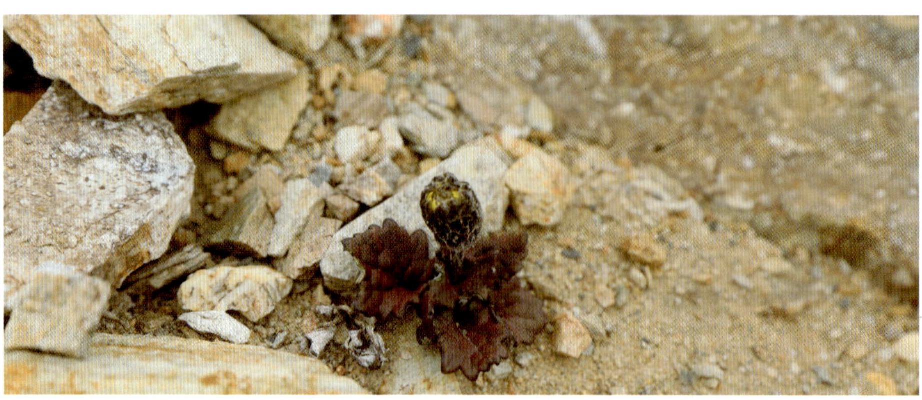

矮垂头菊（一）

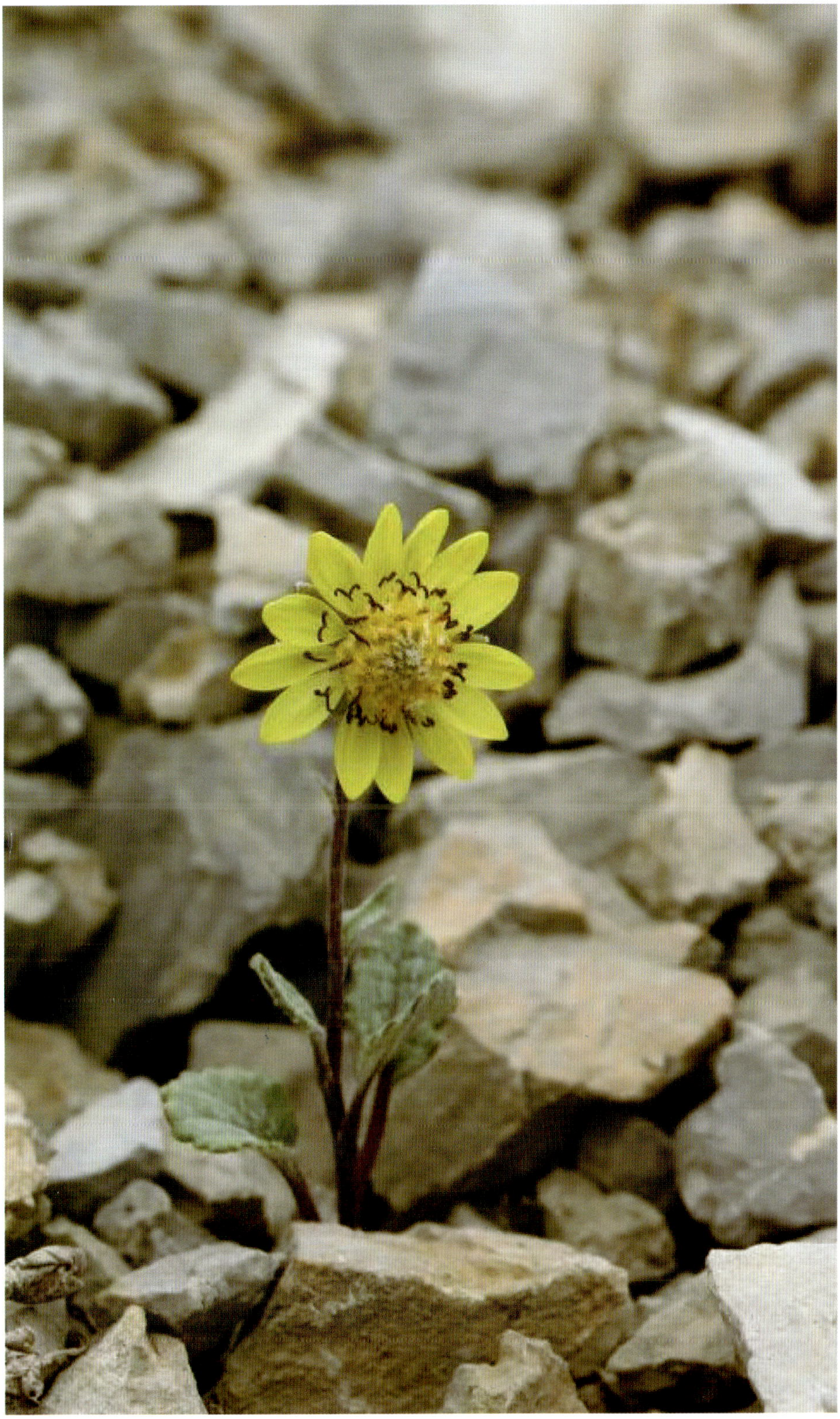

矮垂头菊（二）

2. 褐毛垂头菊　多年生草本，全株灰绿色或蓝绿色。根肉质，粗壮，多数。茎单生，直立，高达 1m，最上部被白色或上半部白色，下半部褐色有节长柔毛（在果期均变成褐色），下部光滑，基部直径达 1.5cm，被厚密的枯叶柄包围。丛生叶多达 7 枚，与茎下部叶均具宽柄，柄长 6 ～ 15cm，宽 1.5 ～ 2.5cm，光滑，基部具宽鞘，叶片长椭圆形至披针形，长 6 ～ 40cm，宽 2 ～ 8cm，先端急尖，全缘或有骨质小齿，基部楔形，下延成柄，上面光滑，下面至少在脉上有点状柔毛，叶脉羽状平行或平行；茎中上部叶 4 ～ 5，向上渐小，狭椭圆形，基部具鞘；最上部茎生叶苞叶状，披针形，先端渐尖。头状花序辐射状，下垂，1 ～ 13，通常排列成总状花序，偶有单生，花序梗长 1 ～ 9cm，被褐色有节长柔毛；总苞半球形，长 1.2 ～ 1.6cm，宽 1.5 ～ 2.5cm，被密的褐色有节长柔毛，基部具披针形至线形、草质的小苞片，总苞片 10 ～ 16，2 层，披针形或长圆形，宽 3 ～ 5mm，先端长渐尖，内层具褐色膜质边缘。舌状花黄色，舌片线状披针形，长 2.5 ～ 6cm，宽 2 ～ 5mm，先端长渐尖或尾状，膜质近透明，管部长 5 ～ 7mm；管状花多数，褐黄色，长 8 ～ 10mm，管部长约 2 mm，檐部狭筒形，冠毛白色，与花冠等长。瘦果圆柱形，长约 6mm，光滑。花果期 6 ～ 9 月。

【生　　境】 矮垂头菊：生长于高山流石滩，海拔 3500 ～ 5300m；褐毛垂头菊：生长于沼泽草甸、河滩、高山草甸，海拔 4100 ～ 4300m。

【采收加工】 7 ～ 8 月采集全草，洗净，晾干。

【功能主治】 清热解毒、利气止痛。治培根病、食物中毒、胆病、一切疼痛；外用治痈疖肿毒、烧伤。

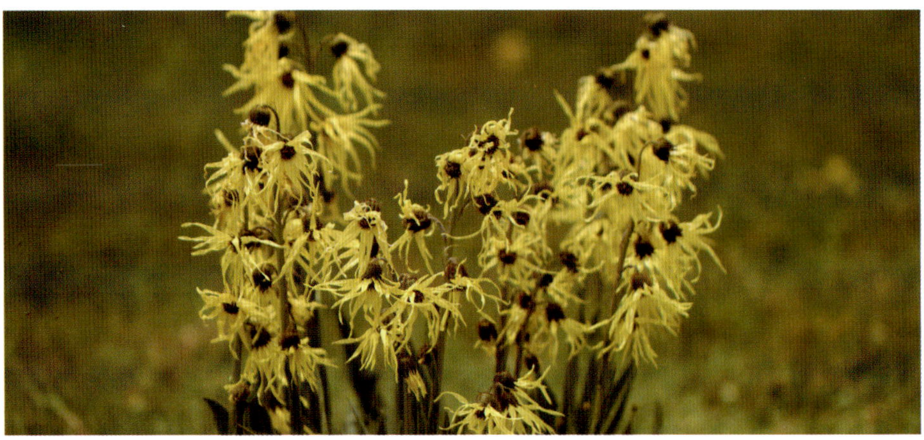

褐毛垂头菊（一）

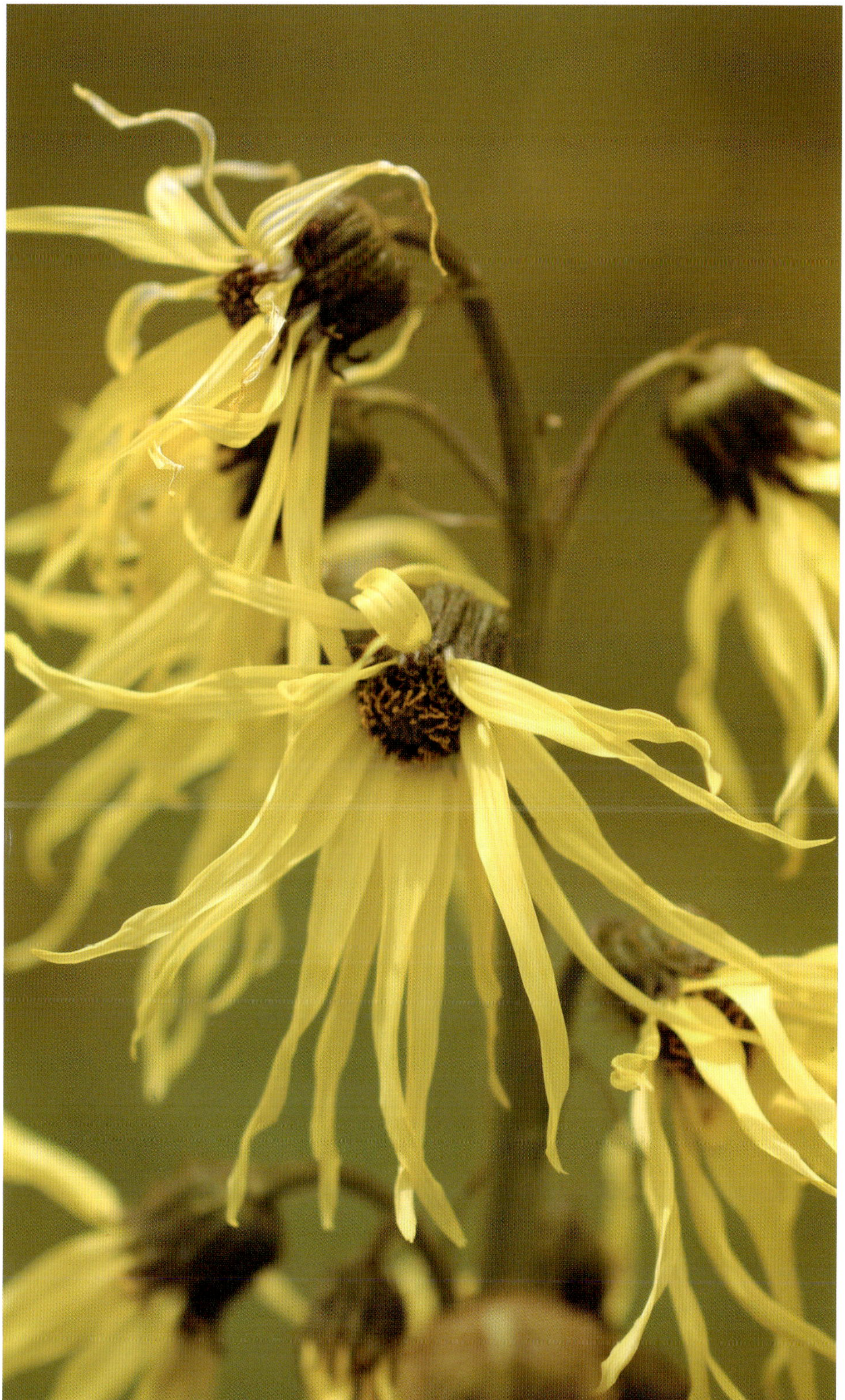

褐毛垂头菊（二）

短葶飞蓬

| ལུག་མིག་དམན་པ། |

【藏药名译音】 露米面巴

【来　　源】 菊科植物多舌飞蓬 *Erigeron multiradiatus* (Lindl.) Benth. 的花序。

【植物形态】 多年生草本，根状茎木质，较粗壮，径 3 ～ 6mm，斜升或横卧，有或无分枝，具纤维状根，颈部被纤维状残叶的基部。茎数个或单生，高 20 ～ 60cm，基部径 2 ～ 4mm，直立，有分枝，或有时不分枝，绿色，基部或全部紫色，具条纹，被较疏的，上部被较密的短硬毛，杂有贴生短毛和头状具柄腺毛，节间长 2 ～ 4cm。基部叶密集，莲座状，在花期常枯萎，长圆状倒披针形或倒披针形，长 5 ～ 15cm，宽 0.7 ～ 1.5mm，全缘或具数个齿，顶端尖或稍钝，基部渐狭基部常紫色的长柄，具 3 ～ 5 脉，两面被疏短硬毛和头状具柄腺毛，下部叶与基部叶同形，具短柄，中部和上部叶无柄，卵状披针形或长圆状披针形，或少有狭披针形，长 4 ～ 6cm，宽 0.6 ～ 2cm，全缘或少有疏齿，顶端尖或渐尖，基部扩大，半抱茎，

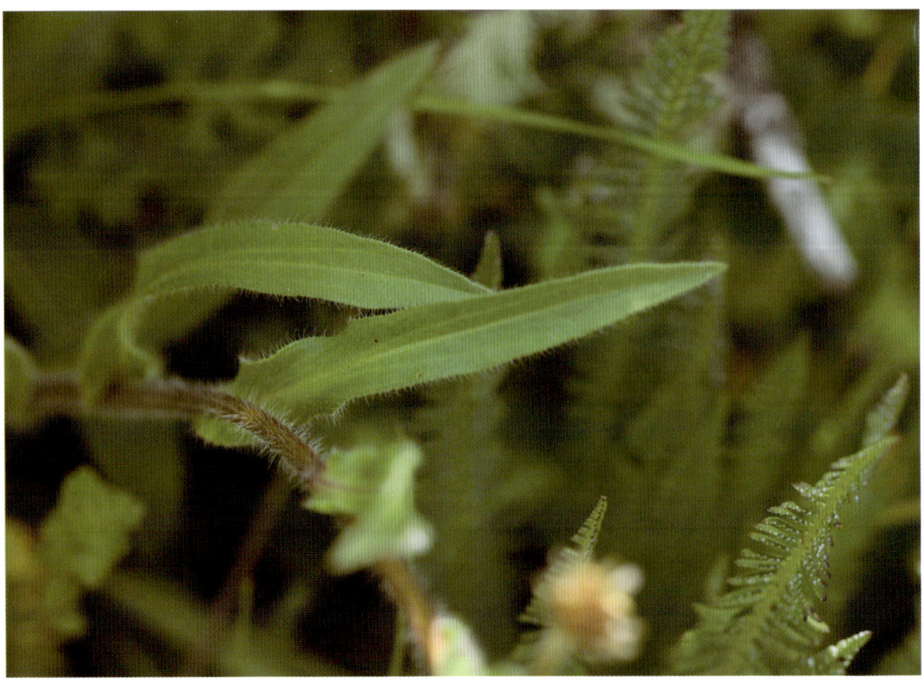

多舌飞蓬（一）

最上部叶极小，线形或线状披针形，长 1 ～ 2cm，宽 0.1 ～ 0.2cm，顶端渐尖。头状花序径 3 ～ 4cm，或更大，通常 2 至数个伞房状排列，或单生于茎枝的顶端；总苞半球形，长 8 ～ 10mm，宽 15 ～ 20cm，总苞片 3 层，显明超出花盘，线状披针形，宽约 1mm，顶端渐尖，绿色，上端或全部紫色，外层较短，背面被疏长节毛和密的头状具柄腺毛。外围的雌花舌状，3 层，长约为总苞的二倍，舌片开展，紫色，长 14 ～ 17mm，宽 0.6 ～ 1mm，管部长 1.5 ～ 2mm，上部被疏微毛，干时不卷成管，顶端全缘；中央的两性花管状，黄色，长 4 ～ 4.5mm，管部 1 ～ 1.5mm，檐部窄漏斗状，上部被疏微毛，裂片短三角形，无毛；花药伸出花冠；瘦果长圆形，长 2mm，宽约 1mm，扁压，背面具 1 肋，被疏短毛；冠毛 2 层，污白色或淡褐色，刚毛状，外层极短，内层长 4mm。花期 7 ～ 9 月。

【生　　境】生长于亚高山和高山草地、山坡和林缘，海拔 3400 ～ 4600m。

【采收加工】7 ～ 8 月采花，晾干。

【功能主治】清热解毒。治瘟病时疫、“木保”病、脉热病、流行性感冒、头痛、眼疾。

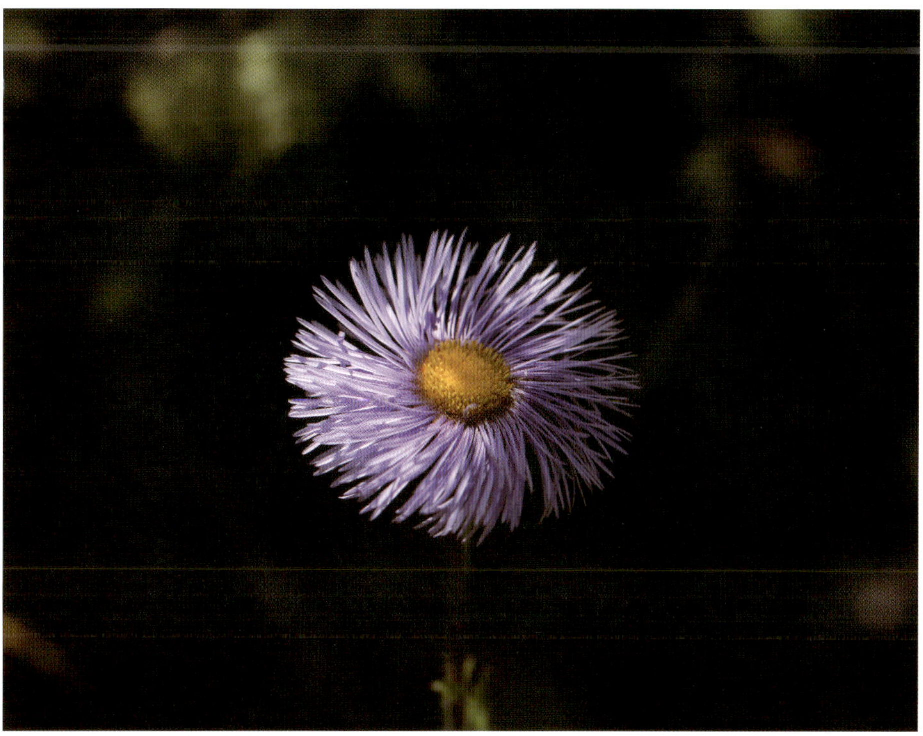

多舌飞蓬（二）

山苦荬

། ཞིང་སྐྱེས་རྩ་མཁྲིས་།།

【藏药名译音】 兴吉杂车

【来　　源】 菊科植物中华小苦荬 *Ixeridium chinense* (Thunb.) Tzvel. 的全草。

【植物形态】 多年生草本，高 5 ～ 47cm。根垂直直伸，通常不分枝。根状茎极短缩。茎直立单生或少数茎成簇生，基部直径 1 ～ 3mm，上部伞房花序状分枝。基生叶长椭圆形、倒披针形、线形或舌形，包括叶柄长 2.5 ～ 15cm，宽 2 ～ 5.5cm，顶端钝或急尖或向上渐窄，基部渐狭成有翼的短或长柄，全缘，不分裂亦无锯齿或边缘有尖齿或凹齿，或羽状浅裂、半裂或深裂，侧裂片 2 ～ 7 对，长三角形、线状三角形或线形，自中部向上或向下的侧裂片渐小，向基部的侧裂片常为锯齿状，有时为半圆形。茎生叶 2 ～ 4 枚，极少 1 枚或无茎叶，长披针形或长椭圆状披针形，不裂，边缘全缘，顶端渐狭，基部扩大，耳状抱茎或至少基部茎生叶的基部有明显的耳状抱茎；全部叶两面无毛。头状花序通常在茎枝顶端排成伞房花序，含舌状小花 21 ～ 25 枚。总苞圆柱状，长 8 ～ 9mm；总苞片 3 ～ 4 层，外层及最外层宽卵形，长 1.5mm，宽 0.8mm，顶端急尖，内层长椭圆状倒披针形，长 8 ～ 9mm，宽 1 ～ 1.5mm，顶端急尖。舌状小花黄色，干时带红色。瘦果褐色，长椭圆形，长 2.2mm，宽 0.3mm，有 10 条高起的钝肋，肋上有上指的小刺毛，顶端急尖成细喙，喙细，细丝状，长 2.8mm。冠毛白色，微糙，长 5mm。花果期 1 ～ 10 月。

【生　　境】 生长于山坡路旁、田野、河边灌丛或岩石缝隙中。

【采收加工】 6 ～ 7 月采集全草，晾干。

【功能主治】 清热、利胆。治黄疸型肝炎、胆囊炎、胃炎、“脉”病。

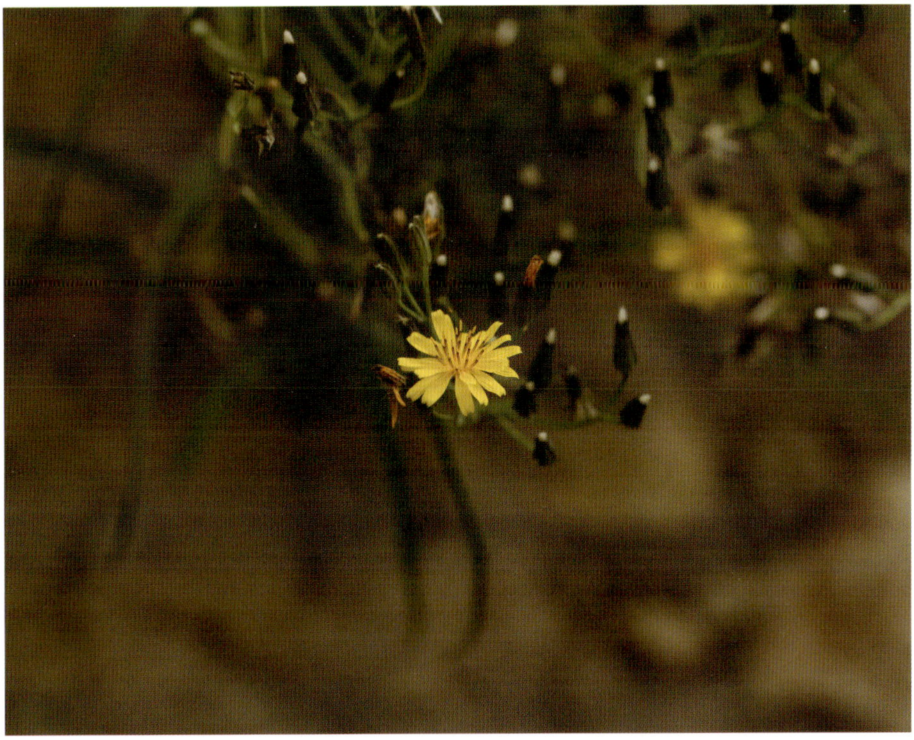

中华小苦荬（一）

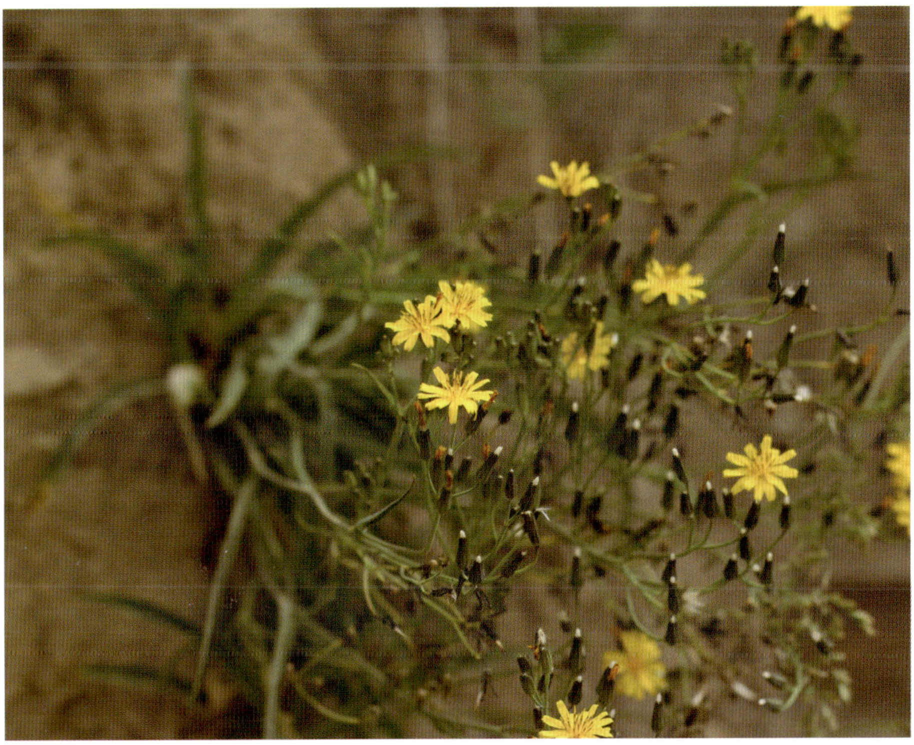

中华小苦荬（二）

火绒草

ཟྭ་ཐོག་པ།

【藏药名译音】 扎托巴

【来　　源】 菊科植物长叶火绒草 *Leontopodium longifolium* Ling、银叶火绒草 *Leontopodium souliei* Beauv. 的全草。

【植物形态】 1. 长叶火绒草　多年生草本，根状茎分枝短，有顶生的莲座状叶丛，或分枝长，平卧，有叶鞘和多数近丛生的花茎，或分枝细长（达 30cm）成匍枝状，有短节间和细根和散生的莲座，状叶丛。花茎直立，或斜升，高 2 ～ 45cm，不分枝，纤细或粗壮，草质，被白色或银白色疏柔毛或密茸毛，全部有密或疏生的叶，节间短或达 3cm，上部节间有时较长。基部叶或莲座状叶常狭长匙形，渐狭成宽柄状，近基部又扩大成紫红色无毛的长鞘部；茎中部叶直立，和部分基部叶线形、宽线形或舌状线形，长 2 ～ 13cm，宽 1.5 ～ 9mm，基部等宽或下半部稍狭窄，顶端急尖或近圆形，有隐没于毛茸中的小尖头，两面被同样的，或下面被较密的白色或银白色疏柔毛或密茸毛，上面不久脱毛或无毛；中脉在叶下面凸起，有时另有 2 条基出脉。苞叶多数，较茎上部叶短，但较宽，卵圆披针形或线状披针形，基部急狭，上面或两面被白色长柔毛

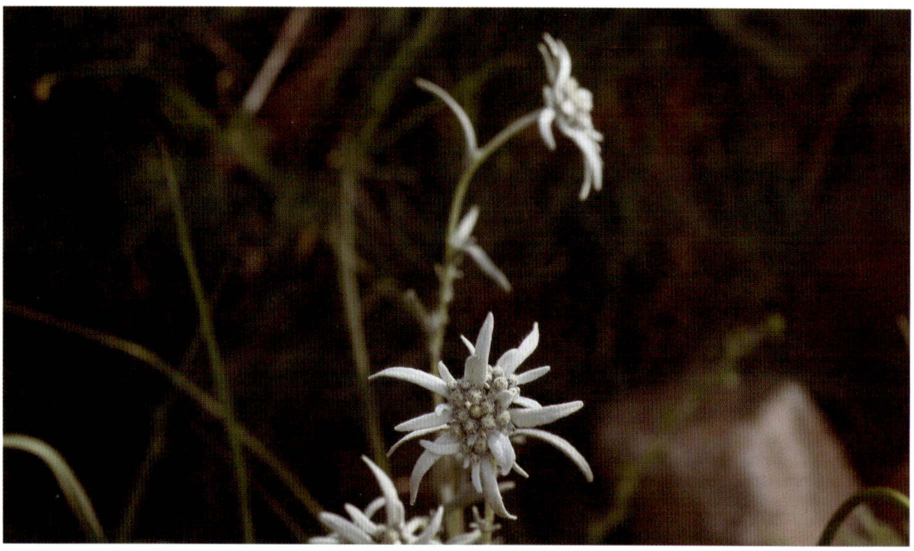

长叶火绒草（一）

状茸毛，较花序长 1.5 ～ 2 或 3 倍，开展成径约 2 ～ 6cm 的苞叶群，或有长序梗而成径达 9cm 的复苞叶群。头状花序径 6 ～ 9mm，3 ～ 30 个密集。总苞长约 5mm，被长柔毛；总苞片约 3 层，椭圆披针形，顶端无毛，有时啮蚀状，露出毛茸之上。小花雌雄异株，少有异形花。花冠长约 4mm；雄花花冠管状漏斗状，有三角形深裂片；雌花花冠丝状管状，有披针形裂片。冠毛白色，较花冠稍长，基部有细锯齿；雄花冠毛向上端渐粗厚，有齿；雌花冠毛较细，上部全缘。瘦果无毛或有乳头状突起，或有短粗毛。

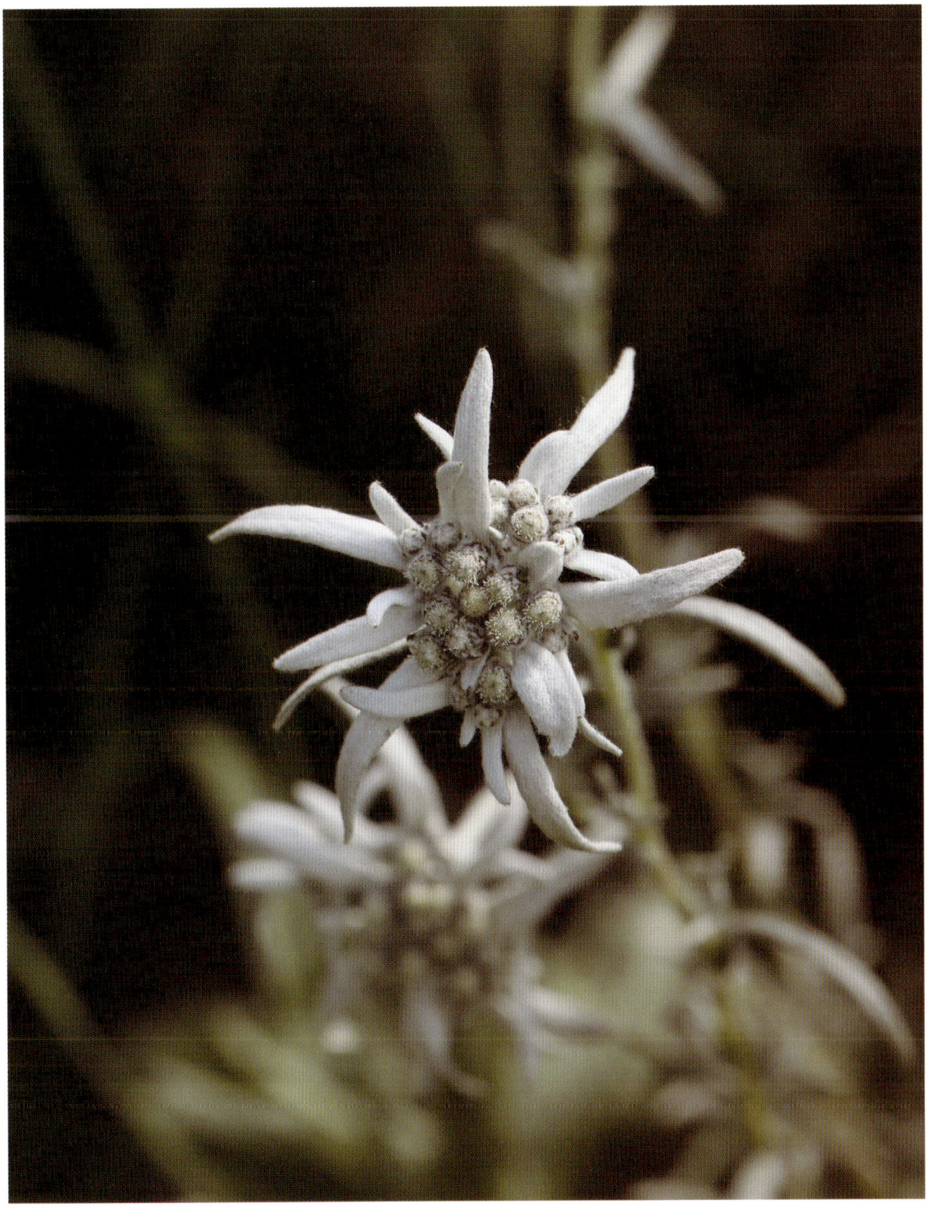

长叶火绒草（二）

花期7～8月。

2. 银叶火绒草　多年生草本，根状茎细，横走，有1个或少数簇生的花茎和少数不育的莲座状叶丛，根出条细长，匍枝状，长达6cm，平卧，无细根，有不久枯萎的叶和顶生的叶丛。茎从膝曲的基部直立，高6～25cm，纤细，草质，后稍坚挺，不分枝，稀上部有花序枝，被白色蛛丝状长柔毛，下部有较密的叶。莲座状叶上面常脱毛，基部渐狭成短狭的鞘部；茎部叶直立，常附贴于茎上或稍开展，狭线形或舌状线形，长1～4cm，宽1～3稀4mm，下部叶基部等宽，无柄，上部叶基部稍扩大，半抱茎，顶端尖，有短小尖头，叶质，两面被同样的或下部叶上面被较疏薄的银白色绢状茸毛，上部叶基部还被长柔毛。苞叶多数，较茎上部叶稍短，稍尖，基部不扩大，两面被银白色长柔毛或白色茸毛，或下面毛茸较薄，较花序长2～3倍，密集，开展成径约2cm的苞叶群，或有长达3mm的花序梗而开展成径达5cm的复苞叶群。头状花序径5～7mm，少数密集，或达20个。总苞长3.5～4mm，有长柔毛状密茸毛；总苞片约3层，顶端无毛，褐色，宽尖，稍露出毛茸之上。小花异型，雄花或雌花较少，或雌雄异株。花冠长3～4mm，雄花花冠狭漏斗状，有卵圆形裂片；雌花花冠丝状。冠毛白色，较花冠稍长，下部有细齿；雄花冠毛上部多少棒状粗厚，有锯齿，雌花冠毛细。不育的子房常无毛；瘦果被短粗毛或无毛。花期7～8月，果期9月。

【生　　境】 长叶火绒草：生长于高山和亚高山的湿润草地、洼地、灌丛或岩石上，海拔3400～4800m；银叶火绒草：生长于高山、亚高山林地、灌丛、湿润草地和沼泽地，常见海拔3400～4000m。

【采收加工】 7～8月采集全草，洗净晒干。

【功能主治】 清热、解毒、止血。治流行性感冒、瘟病时疫、矿物药中毒、砒霜中毒、肉瘤、疮疖疔毒、出血；亦可作艾灸用。

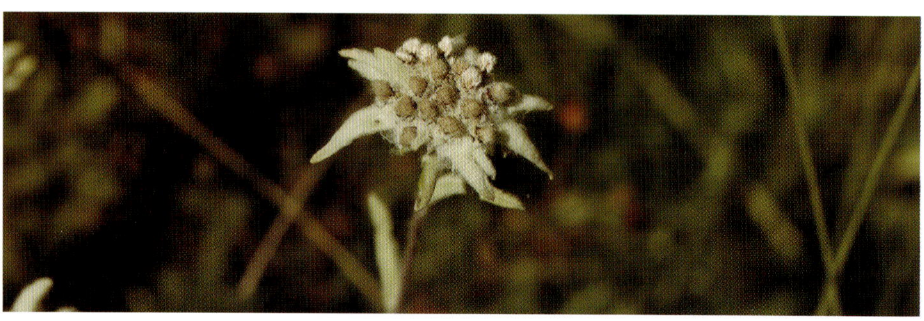

银叶火绒草（一）

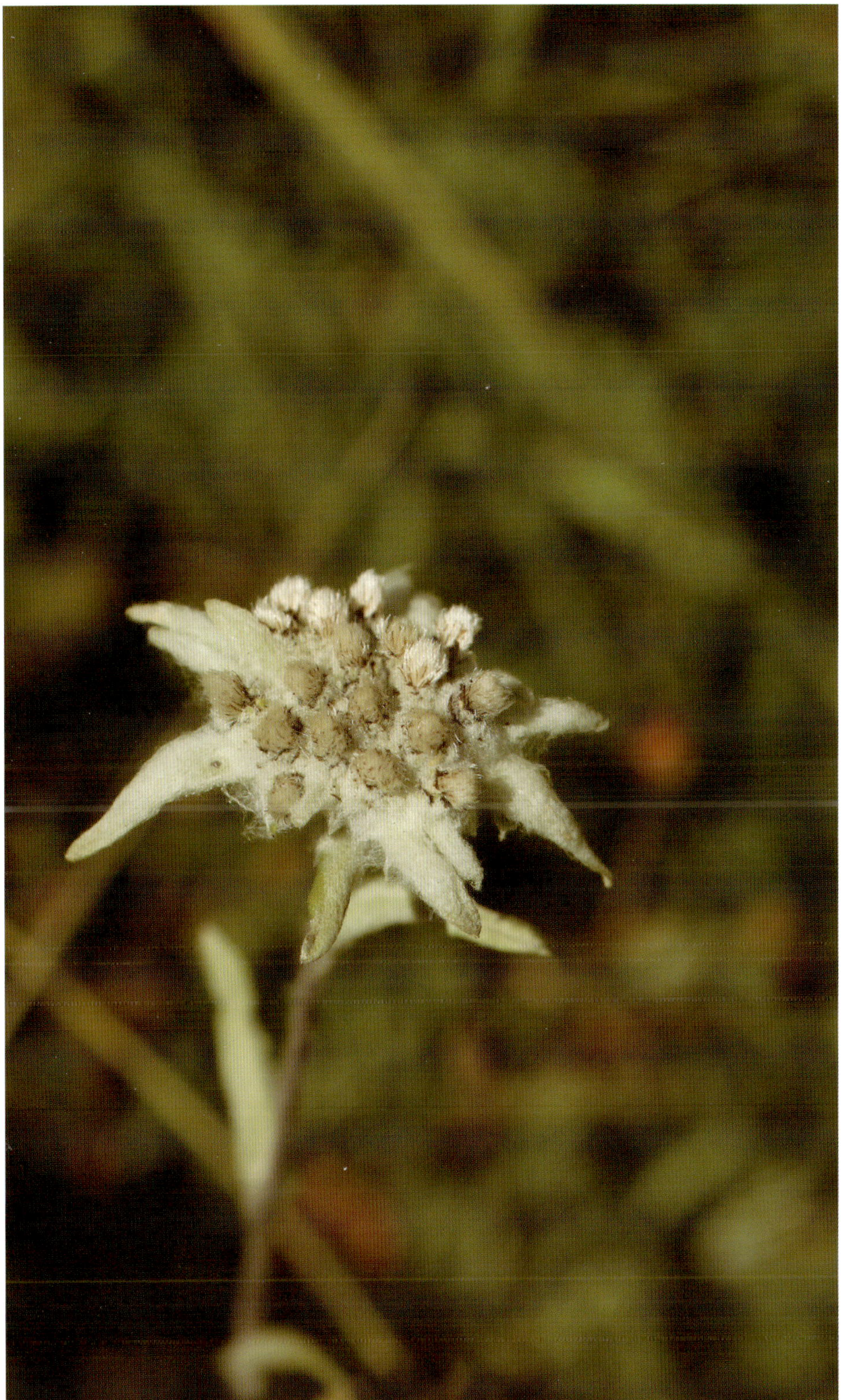

银叶火绒草（二）

黄帚橐吾

རི་ཤོ

【藏药名译音】日肖

【来　　源】菊科植物黄帚橐吾 *Ligularia virgaurea* (Maxim.) Mattf. 的地上幼嫩部分和根。

【植物形态】多年生灰绿色草本。根肉质，多数，簇生。茎直立，高 15 ～ 80cm，光滑，基部直径 2 ～ 9mm，被厚密的褐色枯叶柄纤维包围。从生叶和茎基部叶具柄，柄长达 21.5cm，全部或上半部具翅，翅全缘或有齿，宽窄不等，光滑，基部具鞘，紫红色，叶片卵形、椭圆形或长圆状披针形，长 3 ～ 15cm，宽 1.3 ～ 11cm，先端钝或急尖，全缘至有齿，边缘有时略反卷，基部楔形，有时近平截，突然狭缩，下延成翅柄，两面光滑，叶脉羽状或有时近平行；茎生叶小，无柄，卵形、卵状披针形至线形，长于节间，稀上部者较短，先端急尖至渐尖，常筒状抱茎。总状花序长 4.5 ～ 22cm，密集或上部密集，下部疏离；苞片线状披针形至线形，长达 6cm，向上渐短；花序梗长 3 ～ 10（20）mm，被白色蛛丝状柔毛；头状花序辐射状，常多数，稀单生；小苞片丝状；总苞陀螺形或杯状，长 7 ～ 10mm，一般宽 6 ～ 9mm，稀在单生头状花序较宽，总苞片 10 ～ 14，2 层，长圆形或狭披针形，宽 1.5 ～ 5mm，先端钝至渐尖而呈尾状，背部光滑或幼时有毛，具宽或窄的膜质边缘。舌状花 5 ～ 14，黄色，舌片线形，长 8 ～ 22mm，

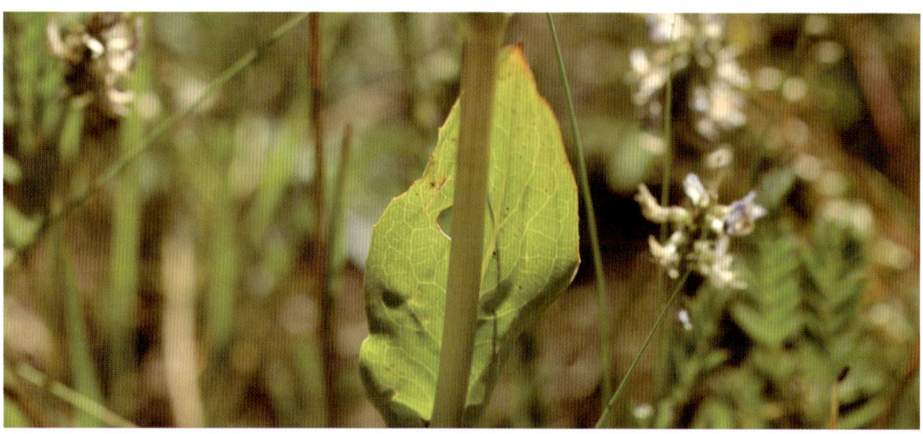

黄帚橐吾（一）

宽 1.5 ～ 2.5mm，先端急尖，管部长约 4mm；管状花多数，长 7 ～ 8mm，管部长约 3mm，檐部楔形，窄狭，冠毛白色与花冠等长。瘦果长圆形，长约 5mm，光滑。花果期 7 ～ 9 月。

【生　　境】生长于河滩、沼泽草甸、阴坡湿地及灌丛中，海拔 3400 ～ 4700m。

【采收加工】5 ～ 6 月采集幼嫩地上部分。8 ～ 9 月采根，洗净，晒干。

【功能主治】清热、解毒、干“黄水”、愈疮。治“培根”“赤巴”合并症、中毒病、“黄水”病；根祛风湿、愈疮。

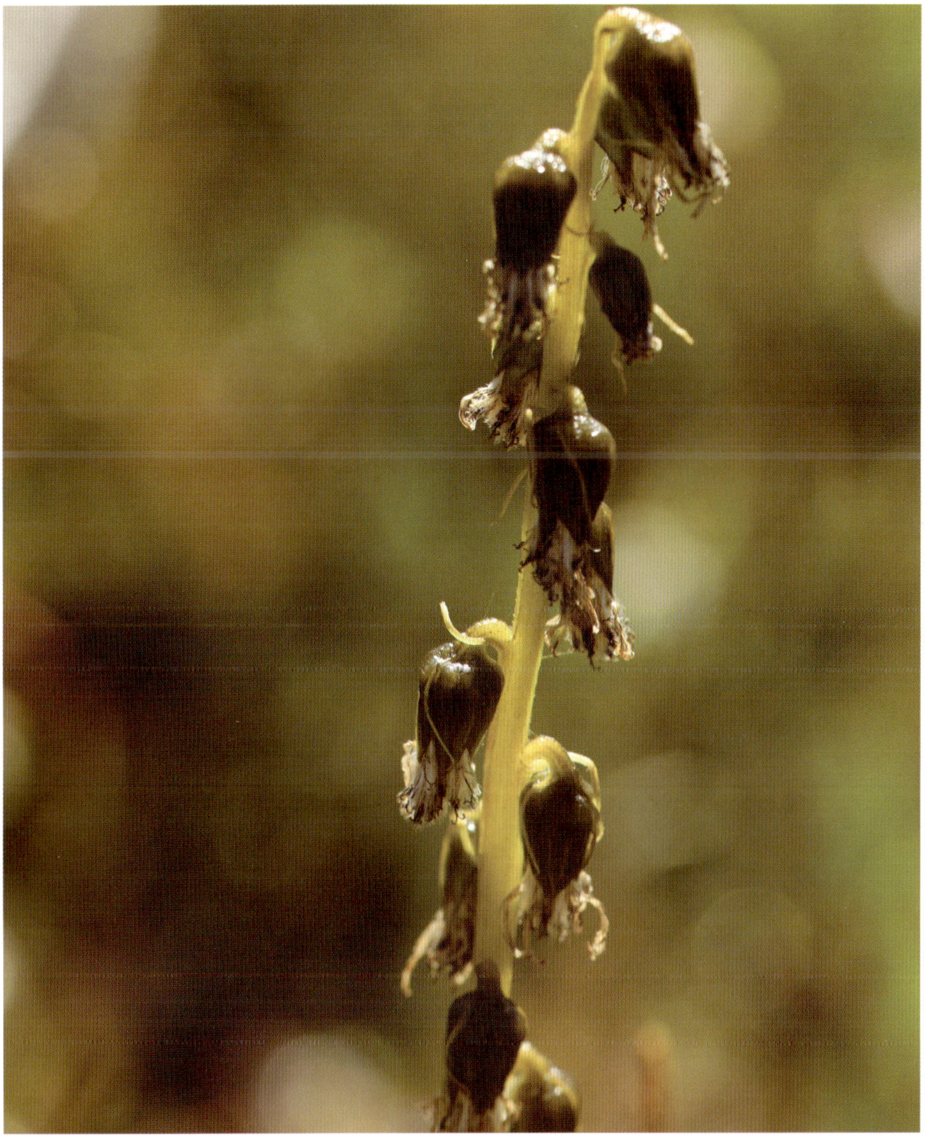

黄帚橐吾（二）

川西小黄菊

ཨ་ཞྭག

【藏药名译音】阿夏

【来　　源】菊科植物川西小黄菊 *Pyrethrum tatsienense* (Bur. et Franch.) Ling ex Shih 的花序。

【植物形态】多年生草本，高 7 ～ 25cm。茎单生或少数茎成簇生，不分枝，有弯曲的长单毛，上部及接头状花序处的毛稠密。基生叶椭圆形或长椭圆形，长 1.5 ～ 7cm，宽 1 ～ 2.5cm，二回羽状分裂。一二回全部全裂。一回侧裂片 5 ～ 15 对。二回为掌状或掌式羽状分裂。末回侧裂片线形，宽 0.5 ～ 0.8mm。叶柄长 1 ～ 3cm。茎叶少数，直立贴茎，与基生叶同形并等样分裂，无柄。全部叶绿色，有稀疏的长单毛或几无毛。头状花序单生茎顶。总苞直径 1 ～ 2cm。总苞片约 4 层。外层线状披针形，长约 6mm；中内层长披针形至宽线形，长约 7 ～ 8mm。外层基部和中外层中脉有稀疏的长单毛，或全部苞片灰色，被稠密弯曲的长单毛。全部苞片边缘黑褐色或褐色膜质。舌状花桔黄色或微带桔红色。舌片线形或宽线形，长达 2cm，顶端 3 齿裂。瘦果长约 3mm，5 ～ 8 条椭圆形突起的纵肋。冠状冠毛长 0.1mm，分裂至基部。花果期 7 ～ 9 月。

【生　　境】生长于高山草甸、灌丛或杜鹃灌丛或山坡砾石地，海拔 3500 ～ 5200m。

【采收加工】花含苞待放或初开时采集花序，除去枝叶，晾干。

【功能主治】活血、散瘀、祛湿、消炎、止痛。治黄水病、瘟疫热、太阳穴头痛、跌打损伤、脑震荡、湿热疮疡。

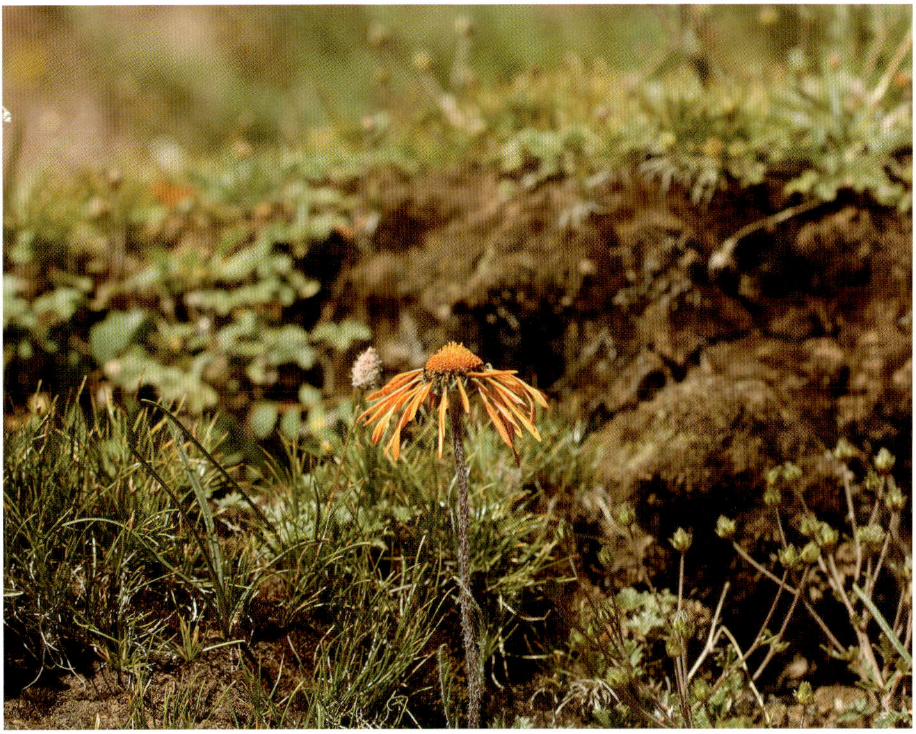

川西小黄菊（一）

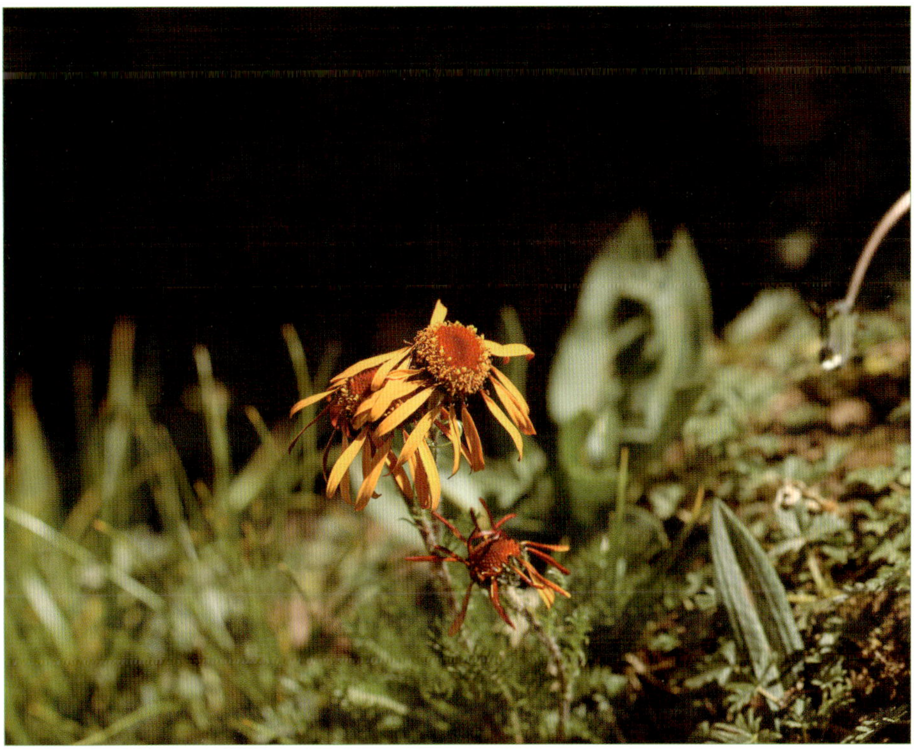

川西小黄菊（二）

禾叶风毛菊

ཟྭ་མཁྲིས་པ་མོ་ཁ།

【藏药名译音】 扎赤哇莫卡

【来　　源】 菊科植物禾叶风毛菊*Saussurea graminea* Dunn 的地上部分或花序。

【植物形态】 多年生草本，高 3～25cm。根状茎多分枝，颈部被褐色纤维状残鞘，自颈部常生出不育枝和花茎。茎直立，密被白色绢状柔毛。基生叶狭线形，长 3～15cm，宽 1～3mm，顶端渐尖，基部稍呈鞘状，边缘全缘，内卷，上面被稀疏绢状柔毛或几无毛，下面密被绒毛；茎生叶少数，与基生叶同形，较短。头状花序单生茎端。总苞钟状，直径 1.5～1.8cm；总苞片 4～5 层，密或疏被绢状长柔毛，外层卵状披针形，长 1～1.2cm，宽 2～3mm，顶端长渐尖，反折，稀不反折，中层披针形，长 1.2cm，宽 2mm，内层线形，长 1.2cm，宽 1mm。小花紫色，长 1.6cm，细管部长 7mm，檐部长 9mm。瘦果圆柱状，长 3～4mm，无毛，顶端有小冠。冠毛 2 层，淡黄褐色，外层短，糙毛状，长 1～3mm，内层长，羽毛状，长 9mm。花果期 7～8 月。

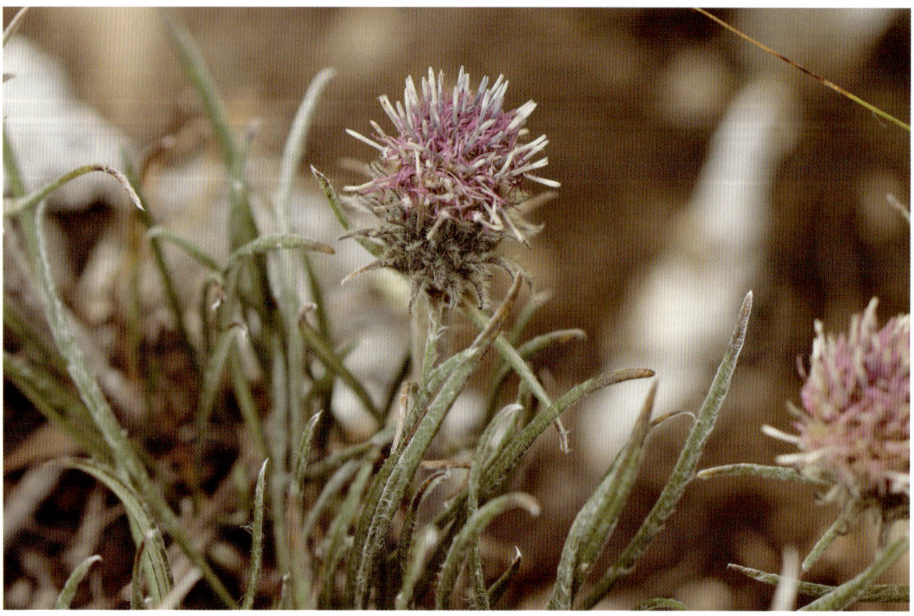

禾叶风毛菊（一）

【生　　境】生长于山坡草地、草甸、河滩草地、杜鹃灌丛，海拔 3400 ~ 5350m。

【采收加工】花盛期采割地上部分，搓揉至茎破裂，晾干。

【功能主治】清热、凉血、舒肝。治“赤巴”病、肝炎、胆囊炎、经络热病、感冒发烧、内脏出血。

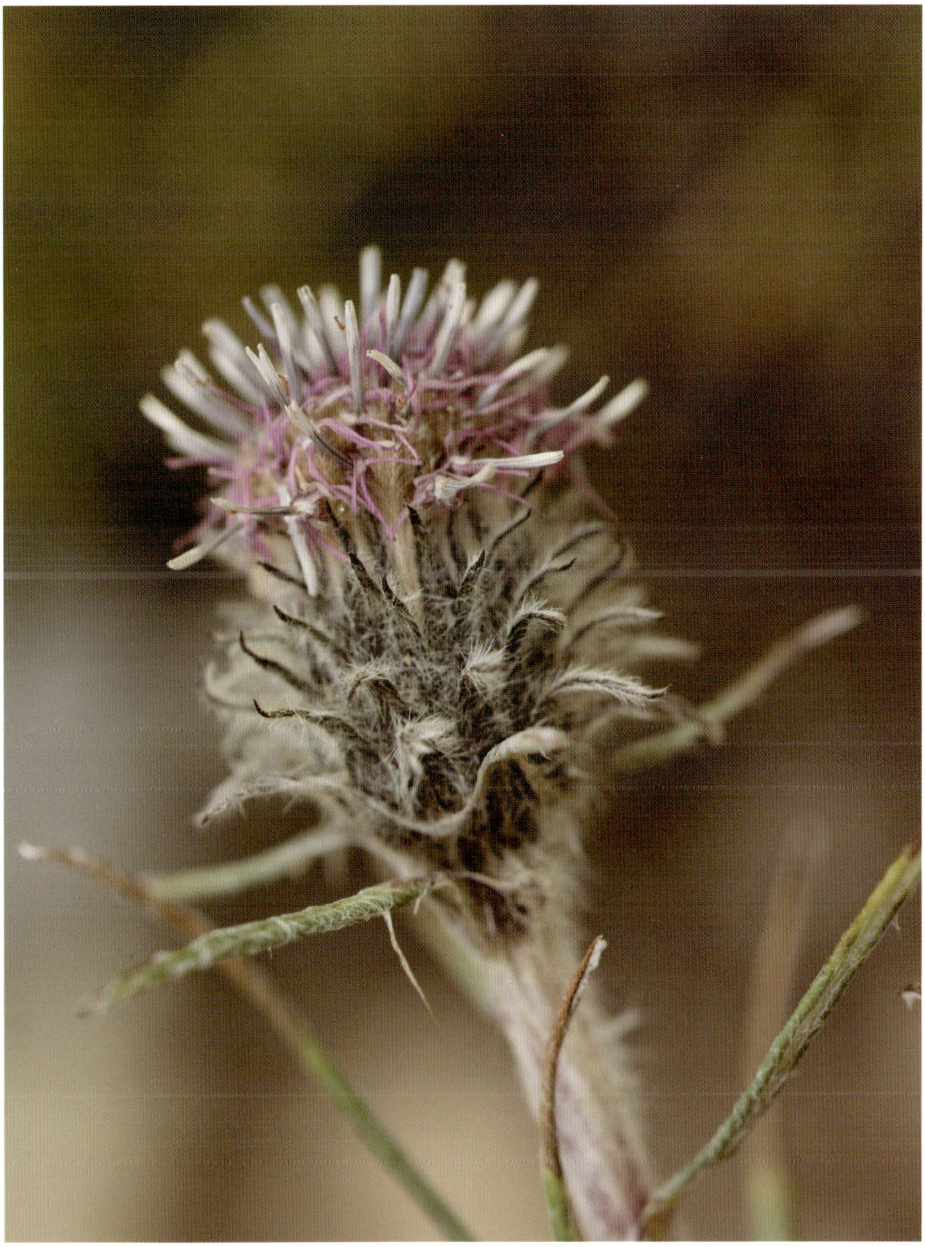

禾叶风毛菊（二）

丽江风毛菊

། སྤོ་ཁྱུང་སྡེར་དཀར་པོ།、 ཀོན་པ་གབ་སྐྱེས།།

【藏药名译音】 琼德嘎布、贡巴格吉

【来　　源】 菊科植物重齿风毛菊 *Saussurea katochaete* Maxim. 弯齿风毛菊 *Saussurea przewalskii* Maxim. 的全草。

【植物形态】 1. 重齿风毛菊　多年生无茎莲座状草本。根垂直直伸。根状茎短，被稠密的纤维状撕裂的叶柄残迹。叶莲座状，有宽叶柄，柄长 1.5 ~ 6cm，被稀疏的蛛丝毛或无毛，叶片椭圆形、椭圆状长圆形、匙形、卵状三角形或卵圆形，长 3 ~ 9cm，宽 2 ~ 4cm，基部楔形、圆形或截形，顶端渐尖、急尖、钝或圆形，边缘有细密的尖锯齿或重锯齿，两面异色，上面绿色，无毛，下面白色，被稠密的白色绒毛，侧脉多对，在下面高起，明显。头状花序 1 个，无花序梗或有短花序梗，单生于莲座状叶丛中，极少植株有 2 ~ 3 个头状花序。总苞宽钟状，直径达 4cm；总苞片 4 层，外层三角形或卵状披针形，长 9mm，宽 6mm，顶端渐尖，边缘紫黑色狭膜质，中层卵形或卵状披针形，长 1.2 ~ 1.4cm，宽 5.5 ~ 6mm，顶端渐尖或急尖，上半部边缘黑色狭膜质，内层长椭圆形或宽线形，长 1.7cm，宽 3.5mm，近顶端边缘紫色狭膜质，顶端急尖，全部总苞片外面无毛。小花紫色，长 1.9cm，细管部长 1.2cm，

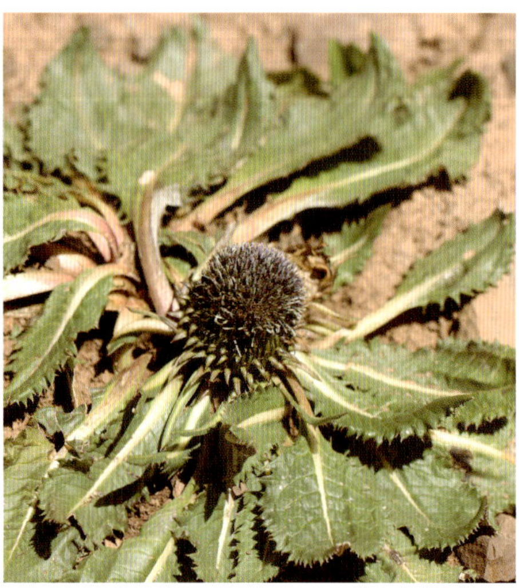

重齿风毛菊（一）

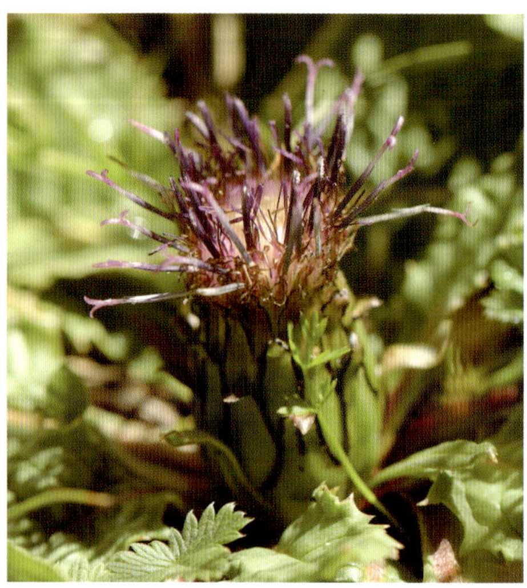

重齿风毛菊（二）

檐部长 7mm。瘦果褐色，长 4mm，3 棱状。冠毛 2 层，浅褐色，外层短，糙毛状，反折并包围瘦果，内层长，羽毛状，长 1.5cm。花果期 7 ～ 10 月。

2. 弯齿风毛菊　多年生草本，高（6)15 ～ 25cm。根状茎粗，颈部被褐色鞘状残迹。茎直立，粗壮，黑紫色，被白色蛛丝状棉毛。基生叶基部渐狭成长翼柄，翼柄长 4 ～ 8cm，柄基鞘状扩大，叶片全形长椭圆形，长 8 ～ 15cm，宽 1 ～ 2cm，羽状浅裂或半裂，侧裂片 4 ～ 6 对，三角形，顶端有小尖头，边缘有少数小锯齿，顶裂片三角形，顶端急尖或钝。茎生叶少数，3 ～ 4 枚，与基生叶同形并等样分裂，渐小，基部渐狭成短柄或几无柄，接花序下部的叶线状披针形，无柄，羽状浅裂或半裂，全部叶两面异色，上面绿色，被稀疏蛛丝毛或无毛，下面灰白色，被稠密的白色蛛丝状绒毛。头状花序小，6 ～ 8 个集聚于茎端，排成球形的总花序，几无花序梗。总苞卵形，直径 6 ～ 8mm；总苞片 5 层，外层卵状披针形，长 6mm，宽 3mm，上部长渐尖，黑紫色，外面被白色稀疏长柔毛，中层椭圆形，长 8mm，宽 2mm，顶端急尖，上部黑紫色，内层长椭圆形，长 9mm，宽 1.5mm，上部紫色，顶端急尖。小花紫色，长 8mm，细管部长 3mm，檐部长 5mm。瘦果圆柱状，长 3mm，无毛。冠毛污褐色，2 层，外层短，糙毛状，长 2mm，内层长，羽毛状，长 7mm。花果期 7 ～ 9 月。

【生　　境】重齿风毛菊：生长于山坡草地、山谷沼泽地、河滩草甸、林缘，海拔 3400 ～ 4700m；弯齿风毛菊：生长于高山草地、云杉林缘和灌丛下，海拔 3800 ～ 5100m。

【功能主治】清脉热、止血。治脉热病、肉食中毒；外用治外伤出血、疮疖肿毒。

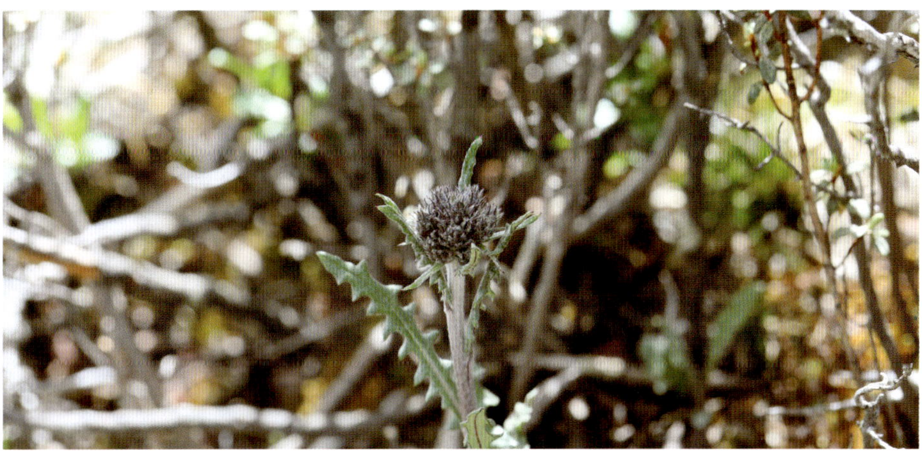

弯齿风毛菊

槲叶雪兔子

སྲོལ་གོང་དམན་པ།

【藏药名译音】 索贡曼巴

【来　　源】 菊科植物鼠麴雪兔子 *Saussurea gnaphalodes* (Royle) Sch.-Bip. 的全草。

【植物形态】 多年生多次结实丛生草本，高 1 ～ 6cm。根状茎细长，通常有数个莲座状叶丛。茎直立，基部有褐色叶柄残迹。叶密集，长圆形或匙形，长 0.6 ～ 3cm，宽 3 ～ 8mm，基部楔形渐狭柄，顶端钝或圆形，边缘全缘或上部边缘有稀疏的浅钝齿；最上部叶苞叶状，宽卵形；全部叶质地稍厚，两面同色，灰白色，被稠密的灰白色或黄褐色绒毛。头状花序无小花梗，多数在茎端密集成直径为 2 ～ 3cm 的半球形的总花序。总苞长圆状，直径 8mm；总苞片 3 ～ 4 层，外层长圆状卵形，长 7mm，宽 3.5mm，顶端渐尖，外面被白色或褐色长棉毛，中内层椭圆形或披针形，长 9mm，宽 3mm，上部或上部边缘紫红色，上部在外面被白色长柔毛，顶端渐尖或急尖。小花紫红色，长 9mm，细管部长 5mm，檐部长 4mm。瘦果倒圆锥状，长 3 ～ 4mm，褐色。冠毛鼠灰色，2 层，外层短，糙毛状，长 3 毫，内层长，羽毛状，长 8mm。花果期 6 ～ 8 月。

【生　　境】 生长于山坡流石滩，海拔 3400 ～ 5700m。

【采收加工】 7 ～ 8 月采集全草，去净枯叶、泥土，晾干。

【功能主治】 清热解毒、止痛。治食物中毒及其引起的发烧、跌打损伤。

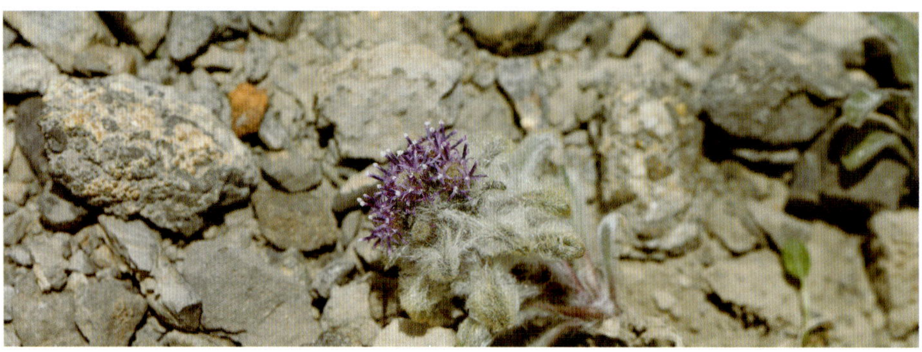

鼠麴雪兔子（一）

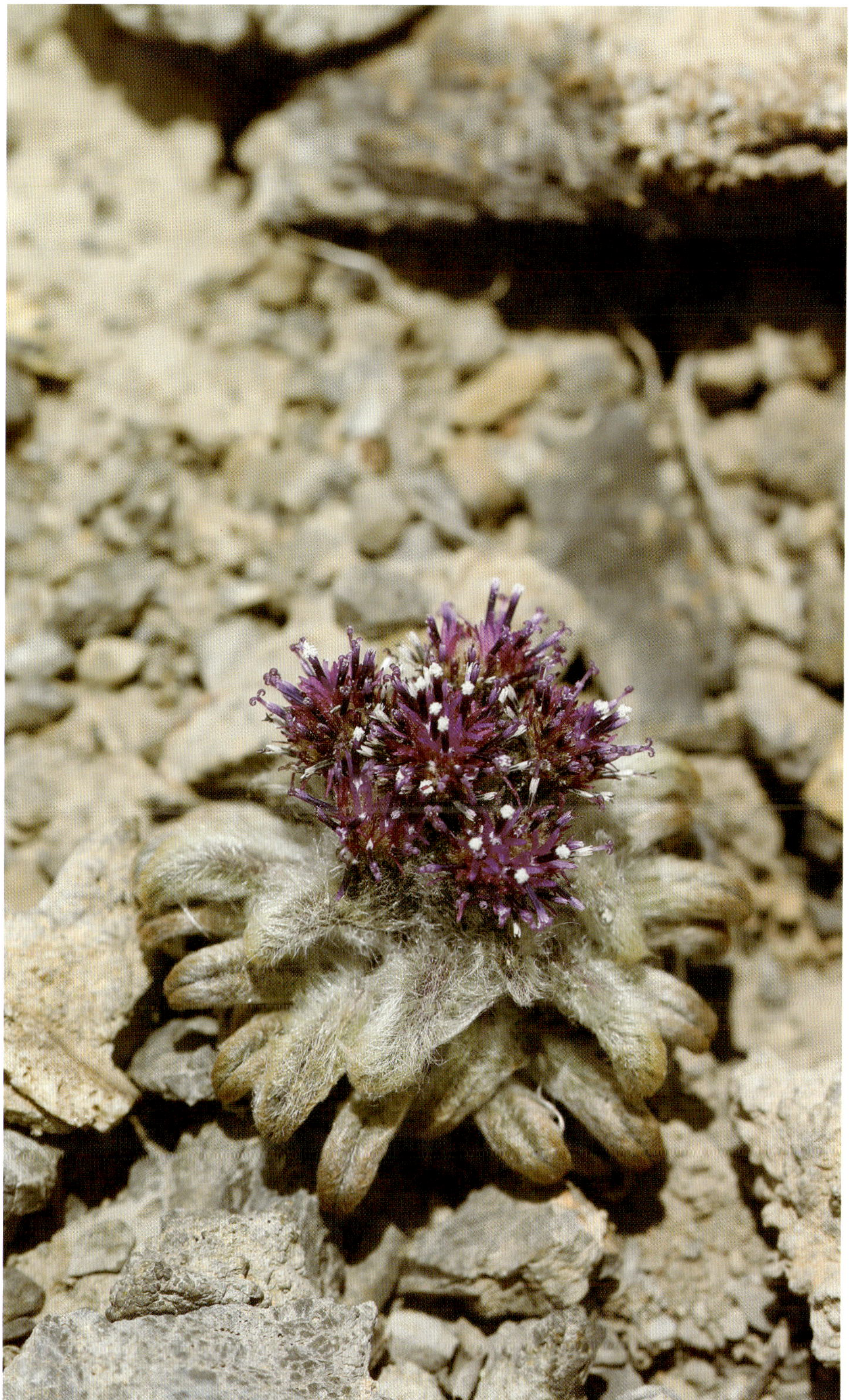

鼠麯雪兔子（二）

水母雪兔子

བྱ་རྒོད་སྤུག་པ།

【藏药名译音】恰果苏巴

【来　　源】菊科植物水母雪兔子 *Saussurea medusa* Maxim. 的全草。

【植物形态】多年生多次结实草本。根状茎细长，有黑褐色残存的叶柄，有分枝，上部发出数个莲座状叶丛。茎直立，密被白色棉毛。叶密集，下部叶倒卵形，扇形、圆形或长圆形至菱形，连叶柄长达 10cm，宽 0.5 ～ 3cm，顶端钝或圆形，基部楔形渐狭成长达 2.5cm 而基部为紫色的叶柄，上半部边缘有 8 ～ 12 个粗齿；上部叶渐小，向下反折，卵形或卵状披针形，顶端急尖或渐尖；最上部叶线形或线状披针形，向下反折，边缘有细齿；全部叶两面同色或几同色，灰绿色，被稠密或稀疏的白色长棉毛。头状花序多数，在茎端密集成半球形的总花序，无小花梗，苞叶线状披针形，两面被白色长棉毛。总苞狭圆柱状，直径 5 ～ 7mm；总苞片 3 层，外层长椭圆形，紫色，长 11mm，宽 2mm，顶端长渐尖，外面被白色或褐色棉毛，中层倒披针形，长 10mm，宽 4mm，顶端钝，内层披针形，长 11mm，宽 2mm，顶端钝。小花蓝紫色，长 10mm，细管部与檐部等长。瘦果纺锤形，浅褐色，长 8 ～ 9mm。冠毛白色，2 层，外层短，糙毛状，长 4mm，内层长，羽毛状，长 12mm。花果期 7 ～ 9 月。

【生　　境】生长于多砾石山坡、高山流石滩，海拔 3400 ～ 5600m。

【采收加工】7 ～ 8 月采集全草，晾干。

【功能主治】祛风除湿、舒经活络、引产、补血、解毒。治风湿痛、类风湿关节炎、炭疽病、癫痫、头疮、皮肤病、月经不调、痛经、胎衣不下、肾虚腰痛、遗精、阳痿、血热引起的头痛。

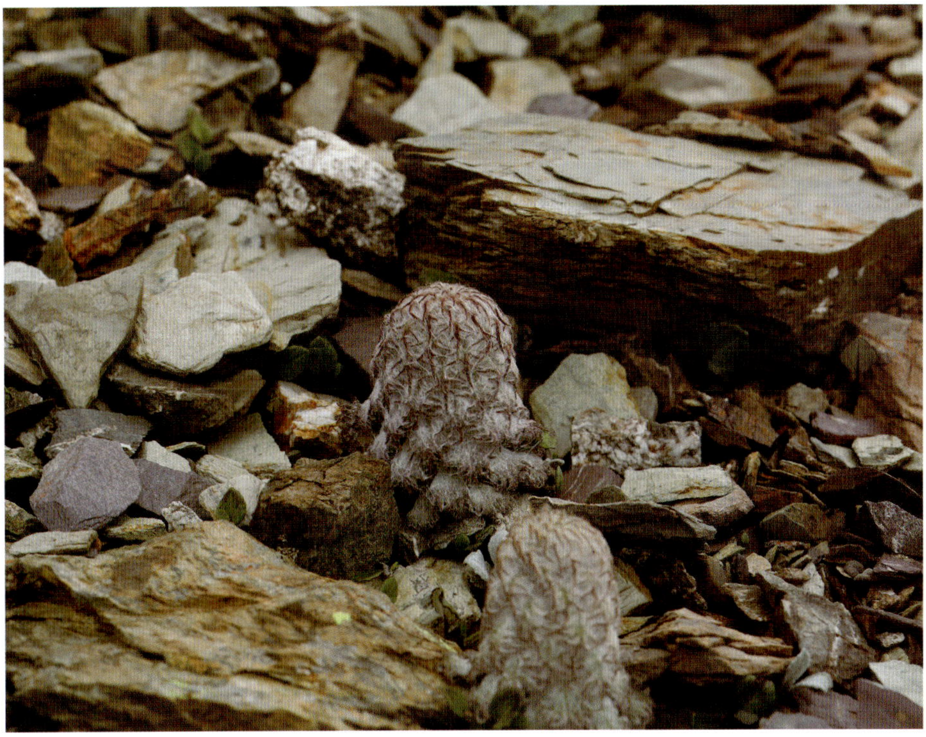

水母雪兔子（一）

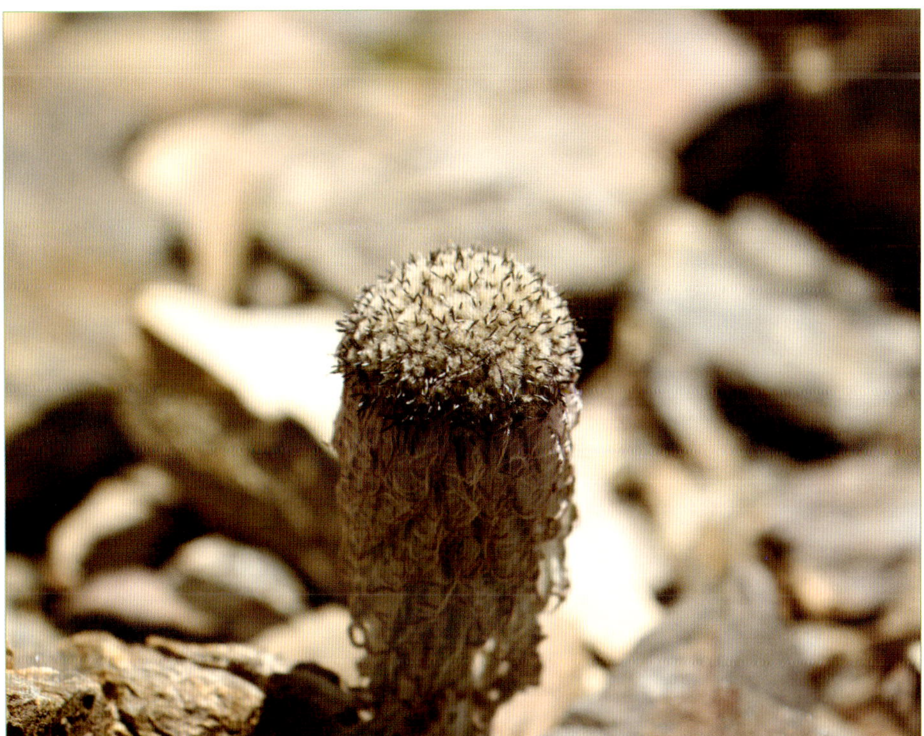

水母雪兔子（二）

苞叶雪莲

།གཟའ་དུག་ནག་པོ།

【藏药名译音】 洒杜果固

【来　　源】 菊科植物苞叶雪莲*Saussurea obvallata* (DC) Edgew. 的地上部分。

【植物形态】 多年生草本，高 16 ～ 60cm。根状茎粗，颈部被稠密的褐色纤维状撕裂的叶柄残迹。茎直立，有短柔毛或无毛。基生叶有长柄，柄长达 8cm；叶片长椭圆形或长圆形、卵形，长 7 ～ 20cm，宽 3 ～ 6cm，顶端钝，基部楔形，边缘有细齿，两面有腺毛；茎生叶与基生叶同形并等大，但向上部的茎叶渐小，无柄；最上部茎叶苞片状，膜质，黄色，长椭圆形或卵状长圆形，长达 16cm，宽达 7cm，顶端钝，边缘有细齿，两面被短柔毛和腺毛，包围总花序。头状花序 6 ～ 15 个，在茎端密集成球形的总花序，无小花梗或有短的小花梗。总苞半球形，直径 1 ～ 1.5cm；总苞片 4 层，外层卵形，中层椭圆形，内层线形。全部苞片顶端急尖，边缘黑紫色，外面被短柔毛及腺毛。小花蓝紫色，长 1.8cm，管部长 8mm，檐部长 10mm。瘦果长圆形，长 5mm。冠毛 2 层，淡褐色，外层短；糙毛状，长 5mm，内层长，羽毛状，长 1.2cm。花果期 7 ～ 9 月。

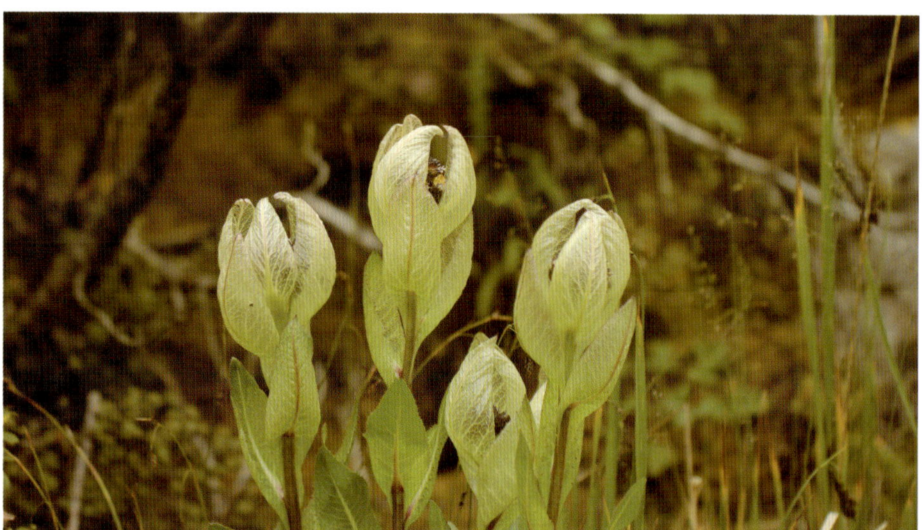

苞叶雪莲（一）

【生　　境】生长于高山草地、山坡多石处、溪边石隙处、流石滩，海拔 3400 ～ 4700m。

【采收加工】8 月采集地上部分，晾干。

【功能主治】清热、解毒、舒经活络。治瘫痪、癫痫、麻风病、疮疖疔毒。

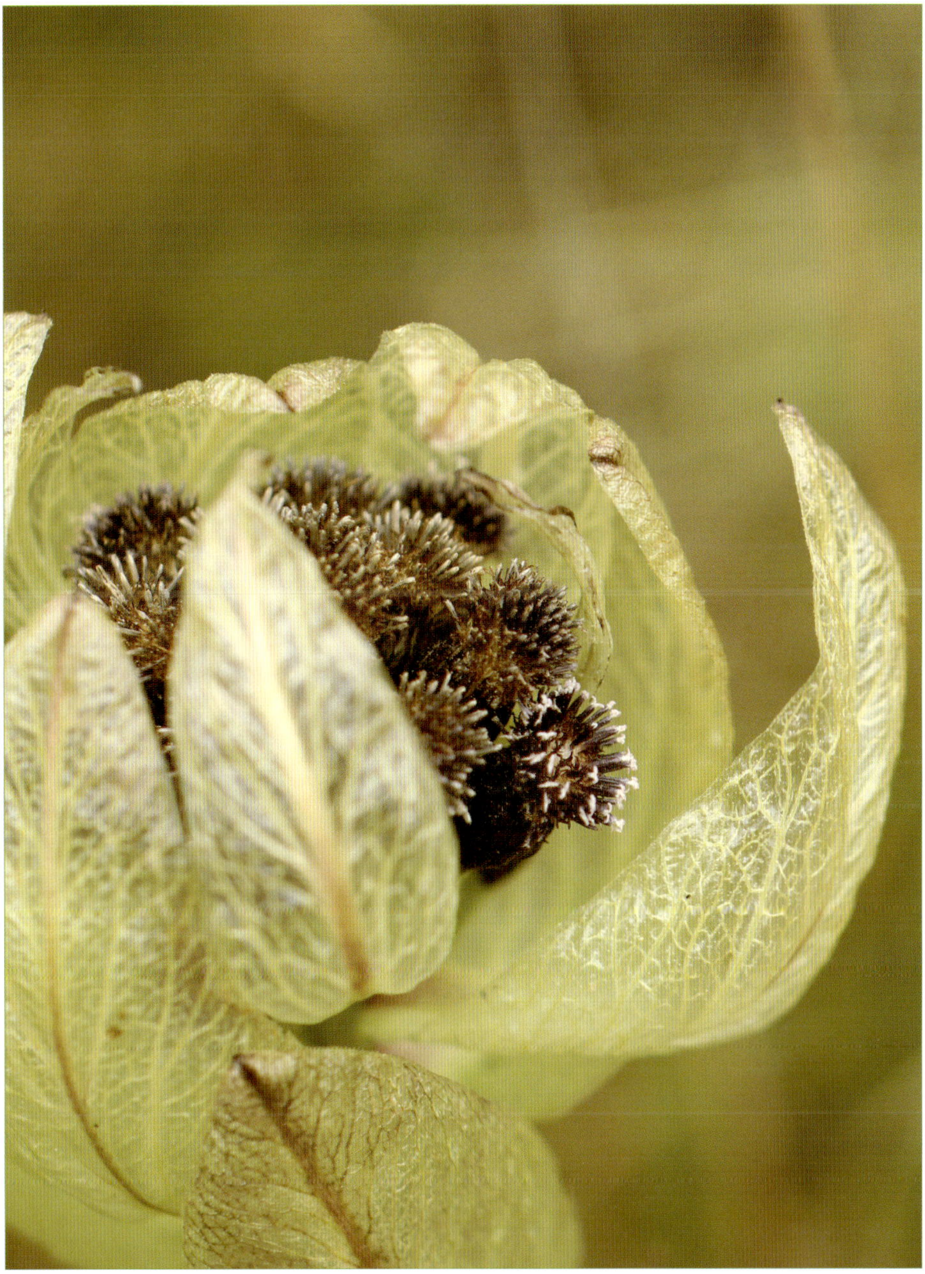

苞叶雪莲（二）

星状雪兔子

ཉོ་ཁྱུང་ཟེར་སྨུག་པོ།

【藏药名译音】 恩琼德莫保

【来　　源】 菊科植物星状雪兔子 *Saussurea stella* Maxim. 的全草。

【植物形态】 无茎莲座状草本，全株光滑无毛。根倒圆锥状，深褐色。叶莲座状，星状排列，线状披针形，长 3 ～ 19cm，宽 3 ～ 10mm，无柄，中部以上长渐尖，向基部常卵状扩大，边缘全缘，两面同色，紫红色或近基部紫红色，或绿色，无毛。头状花序无小花梗，多数，在莲座状叶丛中密集成半球形的直径为 4 ～ 6cm 的总花序。总苞圆柱形，直径 8 ～ 10mm；总苞片 5 层，覆瓦状排列，外层长圆形，长 9mm，宽 3mm，顶端圆形，中层狭长圆形，长 10mm，宽 5mm，顶端圆形，内层线形，长 1.2cm，宽 3mm，顶端钝；全部总苞片外面无毛，但中层与外层苞片边缘有睫毛。小花紫色，长 1.7cm，细管部长 1.2cm，檐部长 5mm。瘦果圆柱状，长 5mm，顶端具膜质的冠状边缘。冠毛白色，2 层，外层短，糙毛状，长 3mm，内层长，羽毛状，长 1.3cm。花果期 7 ～ 9 月。

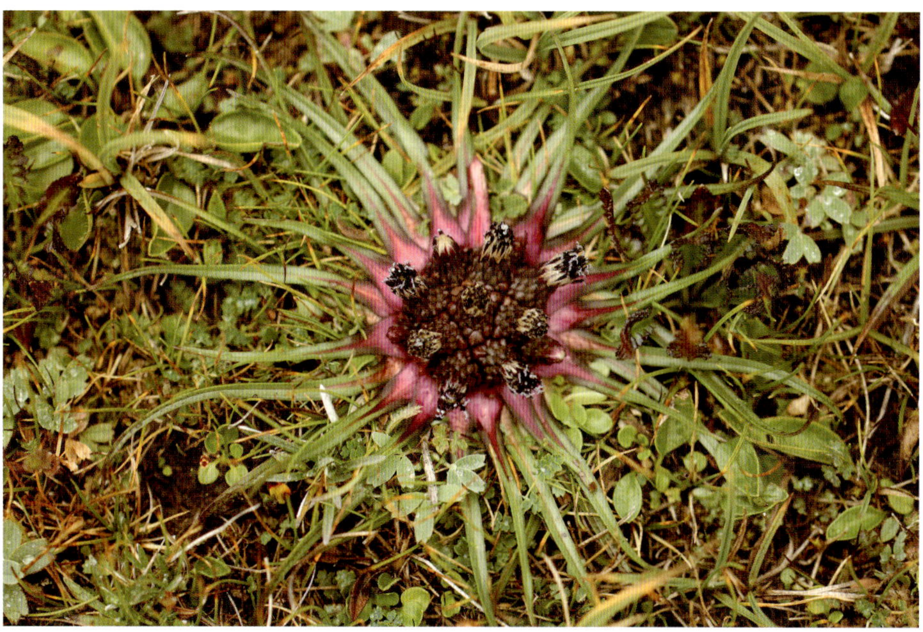

星状雪兔子（一）

【生　　境】生长于高山草地、山坡灌丛草地、河边或沼泽草地、河滩地，海拔 3400 ～ 5400m。

【采收加工】7 ～ 8 月采集全草，去净枯叶和泥土，晾干。

【功能主治】清湿热、退烧、利尿。治流行性感冒、咽喉痛、瘟病时疫、心热、血热、血机亢进、食物中毒、风湿关节痛。

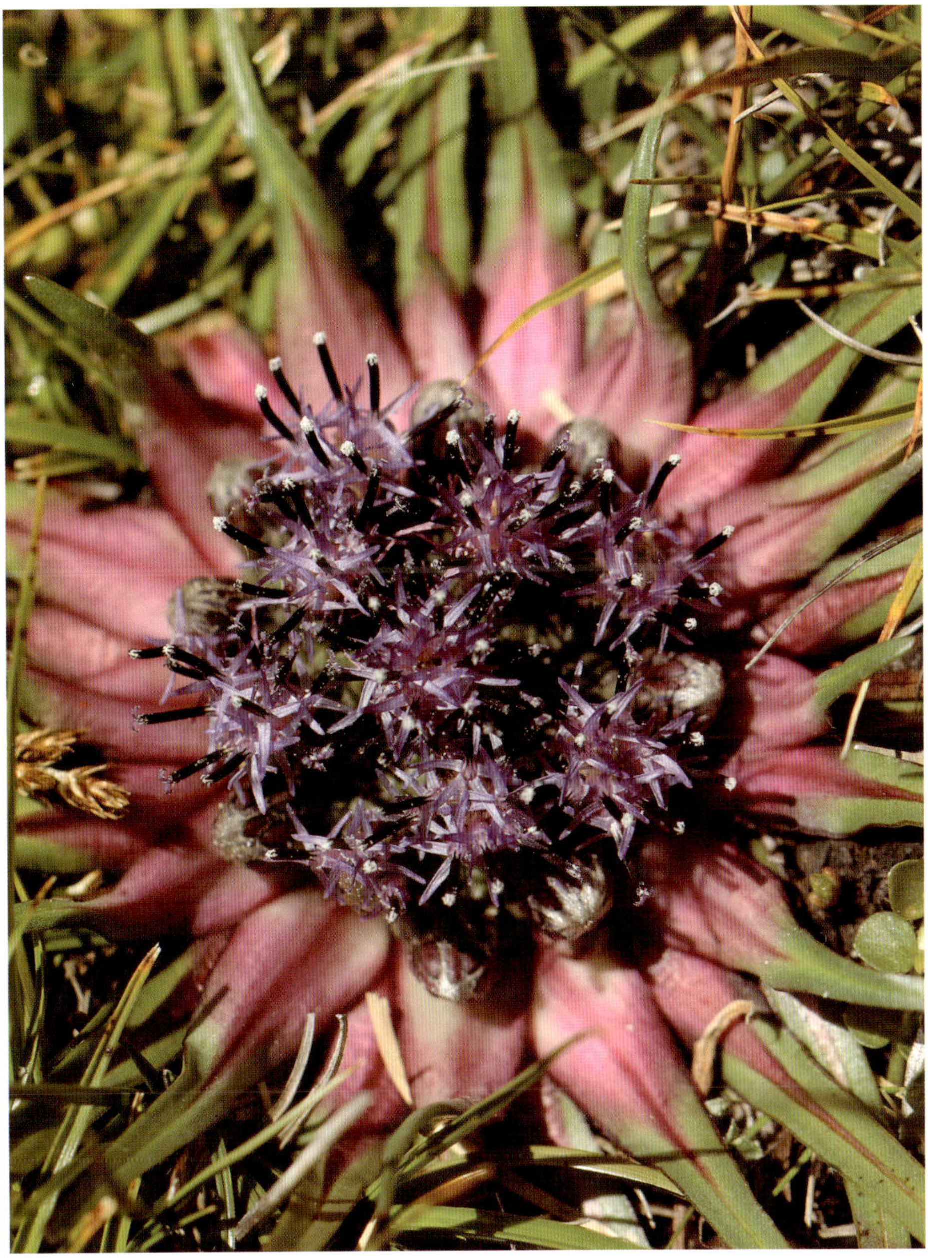

星状雪兔子（二）

苣荬菜

རྒྱ་ཁུར།།

【藏药名译音】加库

【来　　源】菊科植物苣荬菜 *Sonchus arvensis* L. 的全草。

【植物形态】多年生草本。根垂直直伸，多少有根状茎。茎直立，高 30 ～ 150cm，有细条纹，上部或顶部有伞房状花序分枝，花序分枝与花序梗被稠密的头状具柄的腺毛。基生叶多数，与中下部茎叶全形倒披针形或长椭圆形，羽状或倒向羽状深裂、半裂或浅裂，全长 6 ～ 24cm，高 1.5 ～ 6cm，侧裂片 2 ～ 5 对，偏斜半椭圆形、椭圆形、卵形、偏斜卵形、偏斜三角形、半圆形或耳状，顶裂片稍大，长卵形、椭圆形或长卵状椭圆形；全部叶裂片边缘有小锯齿或无锯齿而有小尖头；上部茎叶及接花序分枝下部的叶披针形或线钻形，小或极小；全部叶基部渐窄成长或短翼柄，但中部以上茎叶无柄，基部圆耳状扩大半抱茎，顶端急尖、短渐尖或钝，两面光滑无毛。头状花序在茎枝顶端排成伞房状花序。总苞钟状，长 1 ～ 1.5cm，宽 0.8 ～ 1cm，基部有稀疏或稍稠密的长或短绒毛。总苞片 3 层，外层披针形，长 4 ～ 6mm，宽 1 ～ 1.5mm，中内层披针形，长达 1.5cm，宽 3mm；全部总苞片顶端长渐尖，外面沿中脉有 1 行头状具柄的腺毛。舌状小花多数，黄色。瘦果稍压扁，长椭圆形，长 3.7 ～ 4mm，宽 0.8 ～ 1mm，每面有 5 条细肋，肋间有横皱纹。冠毛白色，长 1.5cm，柔软，彼此纠缠，基部连合成环。花果期 1 ～ 9 月。

【生　　境】生长于屋旁、路边，海拔 3600 ～ 4000m。

【功能主治】清热，解毒，接骨。治中毒性热症、骨折。

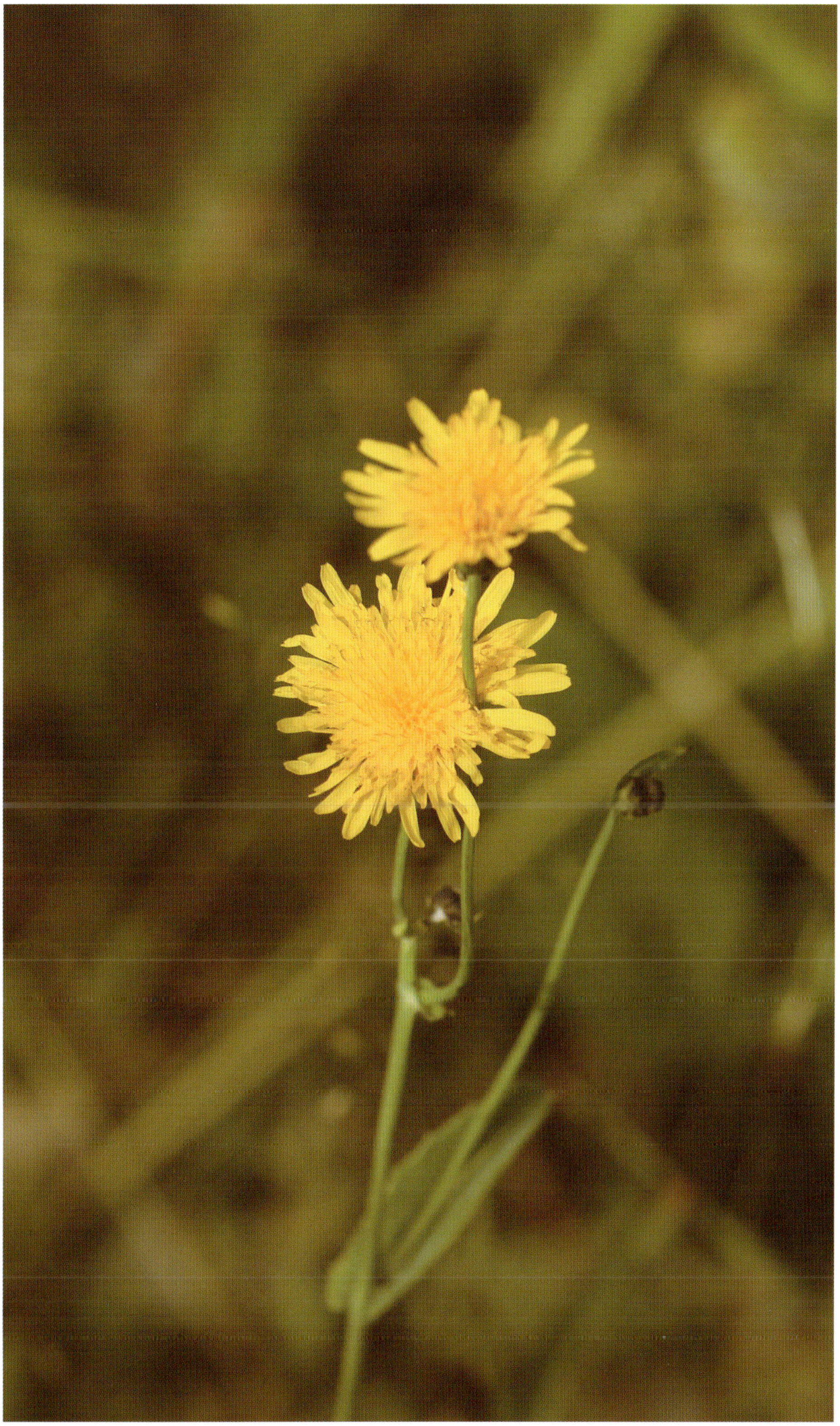

苣荬菜

绢毛菊

།ཛ་སྐྱེས་སོལ་གོང་པ།、སོལ་གོང་པ།

【藏药名译音】 扎吉索贡巴、索贡巴

【来　　源】 菊科植物绢毛苣 *Soroseris glomerata* (Decne.) Stebbins、空桶参 *Soroseris erysimoides* (Hand.–Mazz.) Shih 的全草。

【植物形态】 1. 绢毛苣　多年生草本，高 3 ～ 20cm。根直伸，有不分枝或不分枝。地下根状茎直立，为流石覆埋，被退化的鳞片状叶，鳞片状叶稀疏或稠密，卵形、长卵形或长披针形，长 0.7 ～ 1.5cm，宽 3 ～ 5mm，顶端急尖；地上茎极短，被稠密的莲座状叶，莲座状叶匙形、宽椭圆形或倒卵形，顶端圆形，基部楔形渐狭成长或短的翼柄或柄，包括叶柄长 2 ～ 3.5 (7)cm，宽 0.4 ～ 1cm，边缘全缘或有极稀疏的微尖齿或微钝齿，地下茎上常有露出流石面上的叶，这样的叶与莲座状叶丛的叶同形，但叶柄通常长 3 ～ 6cm；莲座状叶丛的叶或自地下茎发出的地上叶及其叶柄被白色长柔毛或无毛。头状花序多数，在莲座状叶丛中集成直径为 3 ～ 5cm 的团伞花序，花序梗长 3 ～ 8mm，被稀疏或稠密的长柔毛或无毛。总苞狭圆柱状，直径 2mm；总苞片 2 层，外层 2 枚，紧贴内层总苞片，线状长披针或线形，长 0.9 ～ 1.3cm，被稀疏或稠密的长柔毛，内层 4 ～ 5 枚，长椭圆形，长 0.7 ～ 1.1cm，宽 2 ～ 3mm，顶端钝、急尖或圆形，外面被稀疏或稠密的白色长柔毛，极少无毛。舌状小花 4 ～ 6 枚，黄色，极少白色或粉红色。瘦果微扁，长圆柱状，长 6mm，顶端截形，有多数 (20 ～ 30 条) 粗细不等的细肋。冠毛灰色或浅黄色，细锯齿状，长约 1cm。花果期 5 ～ 9 月。

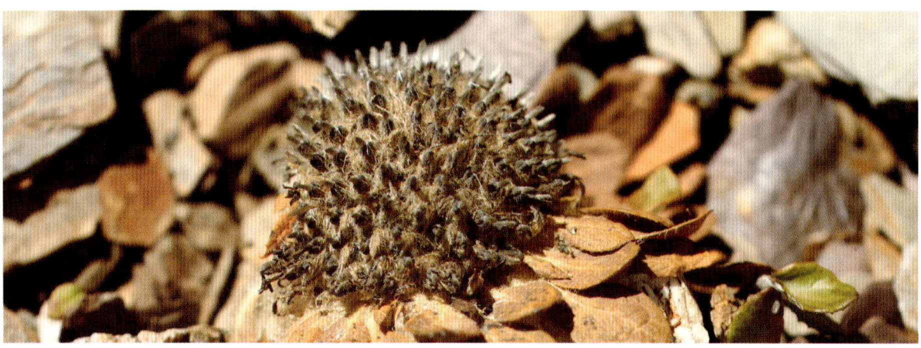

绢毛苣

2. 空桶参　多年生草本。茎直立，单生，高 5 ～ 30cm，圆柱状，上下等粗，粗 0.5 ～ 1.5cm，不分枝，无毛或上部被稀疏或稍稠密的白色柔毛。叶多数，沿茎螺旋状排列，中下部茎叶线舌形、椭圆形或线状长椭圆形，基部楔形渐狭成柄，包括叶柄长 4 ～ 11cm，宽 0.2 ～ 1.5cm，顶端圆形、钝或渐尖，边缘全缘，平或皱波状；上部茎叶及接团伞花序下部的叶与中下部叶同形，但渐小，全部叶两面无毛或叶柄被稀疏的长或短柔毛。头状花序多数，在茎端集成直径为 2.5 ～ 5cm 的团伞状花序。总苞狭圆柱状，直径 2mm；总苞片 2 层，外层 2 枚，长约 1.2cm，线形，无毛或有稀疏长柔毛，紧贴内层总苞片，内层 4 枚，披针形或长椭圆形，长约 1cm，宽约 1mm，通常外面无毛或被稀疏的长柔毛，顶端急尖或钝。舌状小花黄色，4 枚。瘦果微压扁，近圆柱状，顶端截形，下部收窄，长 5mm，红棕色，有 5 条粗细不等的细肋。冠毛鼠灰色或淡黄色，长约 1.2cm，细锯齿状。花果期 6 ～ 10 月。

【生　　境】 绢毛苣：生长于高山流石滩及高山草甸，海拔 3400 ～ 5600m；空桶参生长于高山灌丛、草甸或流石滩或碎石带，海拔 3400 ～ 5500m。

【采收加工】 7 ～ 8 月采集全草，去净枯叶、泥土，将茎揉破，晾干。

【功能主治】 清热、解毒、舒脉活络。治食物中毒、经脉疼痛、头部受伤、咽喉肿痛、胸腔积黄水、四肢水肿、上身疼痛。

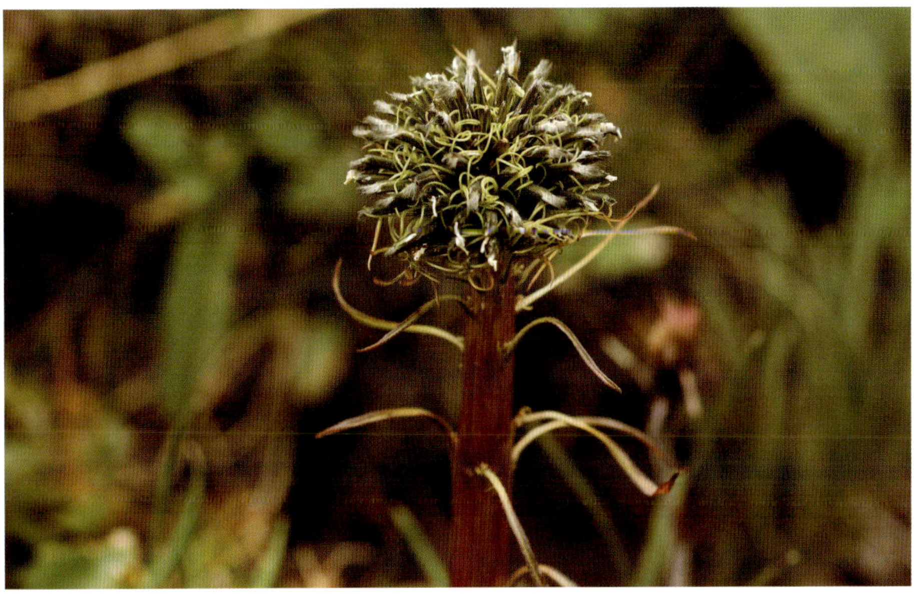

空桶参

蒲公英

ཁུར་མོང་།

【藏药名译音】克尔芒

【来　　源】菊科植物藏蒲公英 *Taraxacum tibetanum* Hand. –Mazz. 的全草。

【植物形态】多年生草本。叶倒披针形，长 4 ～ 8cm，宽 5 ～ 10mm，通常羽状深裂，少为浅裂，具 4 ～ 7 对侧裂片；侧裂片三角形，相互连接或稍有间距，倒向，近全缘。花莛 1 或数个，高 3 ～ 7cm，无毛或在顶端有蛛丝状柔毛；头状花序直径 28 ～ 32mm；总苞钟形，长 10 ～ 12mm，总苞片干后变墨绿色至黑色；外层总苞片宽卵形至卵状披针形，宽于内层总苞片，先端稍扩大，无膜质边缘或为极窄的不明显的膜质边缘；舌状花黄色，边缘花舌片背面有紫色条纹，柱头和花柱干后黑色。瘦果倒卵状长圆形至长圆形，淡褐色，长 2.8 ～ 3.5mm，上部 1/3 具小刺，顶端常突然缢缩成长约 0.5mm 的圆锥至圆柱形喙基，喙纤细，长 2.5 ～ 4mm；冠毛长约 6mm，白色。

【生　　境】生长于海拔 3600 ～ 5300m 山坡草地、台地及河边草地上。

【采收加工】7 ～ 8 月采集全草，去净枯叶、泥土，晾干。

【功能主治】清热、退烧、利胆、健胃。治“培根”病、“木保”病、“赤巴”病、肝病、胆病、血病、胃病、咽喉热病，外用治疮疖痈肿。

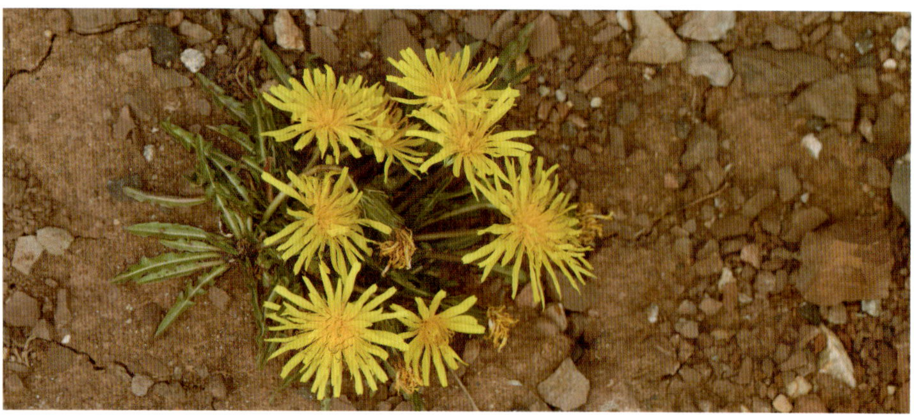

藏蒲公英

海韭菜

ན་རམ།

【藏药名译音】 纳然姆

【来　　源】 眼子菜科植物海韭菜 *Triglochin maritimum* Linn. 的果实。

【植物形态】 多年生草本，植株稍粗壮。根茎短，着生多数须根，常有棕色叶鞘残留物。叶全部基生，条形，长 7 ～ 30cm，宽 1 ～ 2mm，基部具鞘，鞘缘膜质，顶端与叶舌相连。花葶直立，较粗壮，圆柱形，光滑，中上部着生多数排列较紧密的花，呈顶生总状花序，无苞片，花梗长约 1mm，开花后长可达 2 ～ 4mm。花两性；花被片 6 枚，绿色，2 轮排列，外轮呈宽卵形，内轮较狭；雄蕊 6 枚，分离，无花丝；雌蕊淡绿色，由 6 枚合生心皮组成，柱头毛笔状。蒴果 6 棱状椭圆形或卵形，长 3 ～ 5mm，径约 2mm，成熟后呈 6 瓣开裂。花果期 6 ～ 10 月。

【生　　境】 生长于湖边盐碱沼泽草地或河边、山沟潮湿草地及沼泽草甸中，海拔 3400 ～ 5150m。

【采收加工】 8 ～ 9 月采割果穗，晒干，搓揉，去净杂质。

【功能主治】 滋补、镇静、止泻。治体虚、神经衰弱、腹泻。

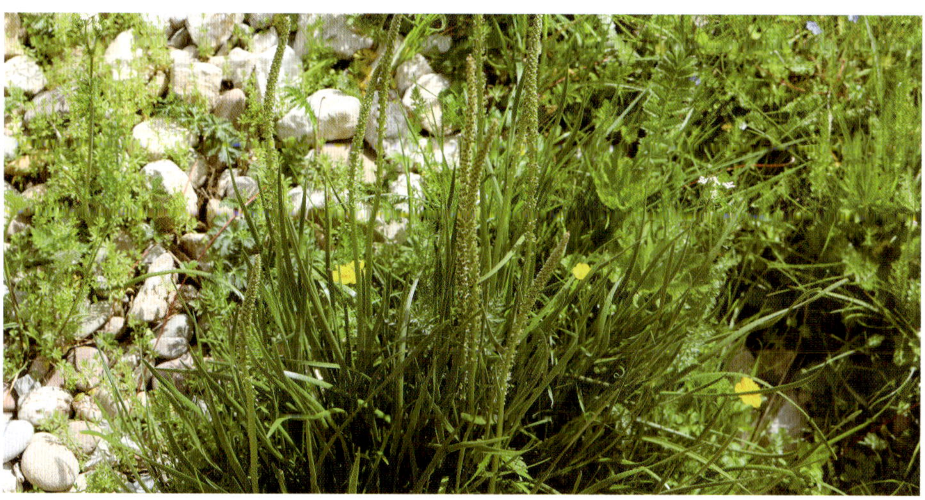

海韭菜

燕 麦

ཡུགས་པོ།

【藏药名译音】 玉布

【来　　源】 禾本科植物野燕麦 *Avena fatua* L. 的果实。

【植物形态】 一年生。须根较坚韧。秆直立，光滑无毛，高 60 ～ 120cm，具 2 ～ 4 节。叶鞘松弛，光滑或基部者被微毛；叶舌透明膜质，长 1 ～ 5mm；叶片扁平，长 10 ～ 30cm，宽 4 ～ 12mm，微粗糙，或上面和边缘疏生柔毛。圆锥花序开展，金字塔形，长 10 ～ 25cm，分枝具棱角，粗糙；小穗长 18 ～ 25mm，含 2 ～ 3 小花，其柄弯曲下垂，顶端膨胀；小穗轴密生淡棕色或白色硬毛，其节脆硬易断落，第一节间长约 3mm；颖草质，几相等，通常具 9 脉；外稃质地坚硬，第一外稃长 15 ～ 20mm，背面中部以下具淡棕色或白色硬毛，芒自稃体中部稍下处伸出，长 2 ～ 4cm，膝曲，芒柱棕色，扭转。颖果被淡棕色柔毛，腹面具纵沟，长 6 ～ 8mm。花果期 4 ～ 9 月。

【生　　境】 生长于荒芜田野、农田及河滩，海拔 3400 ～ 3960m。

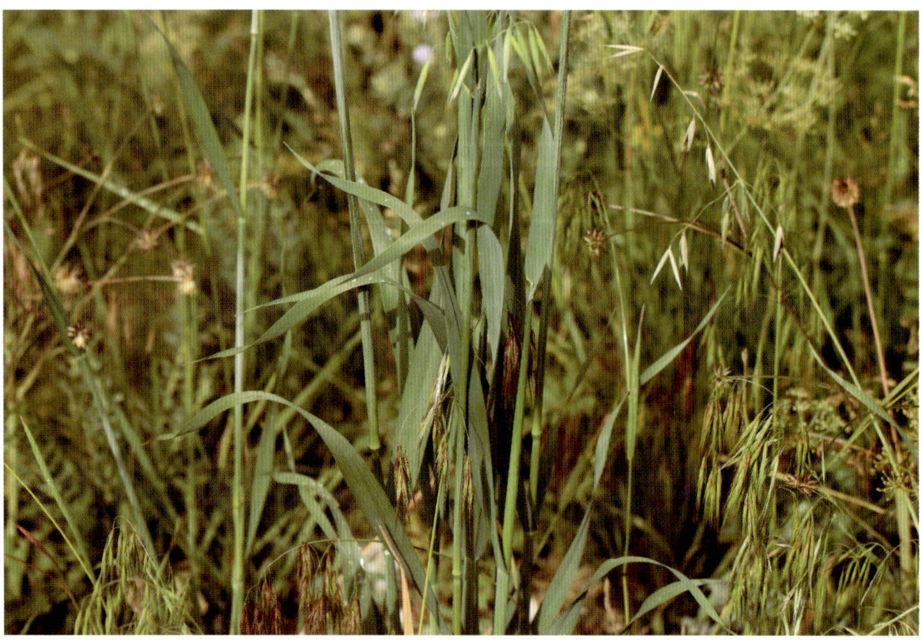

野燕麦（一）

【采收加工】果实成熟时收割，晒干，打碾，去净杂质，晒干。

【功能主治】治喉头病、皮肤病。

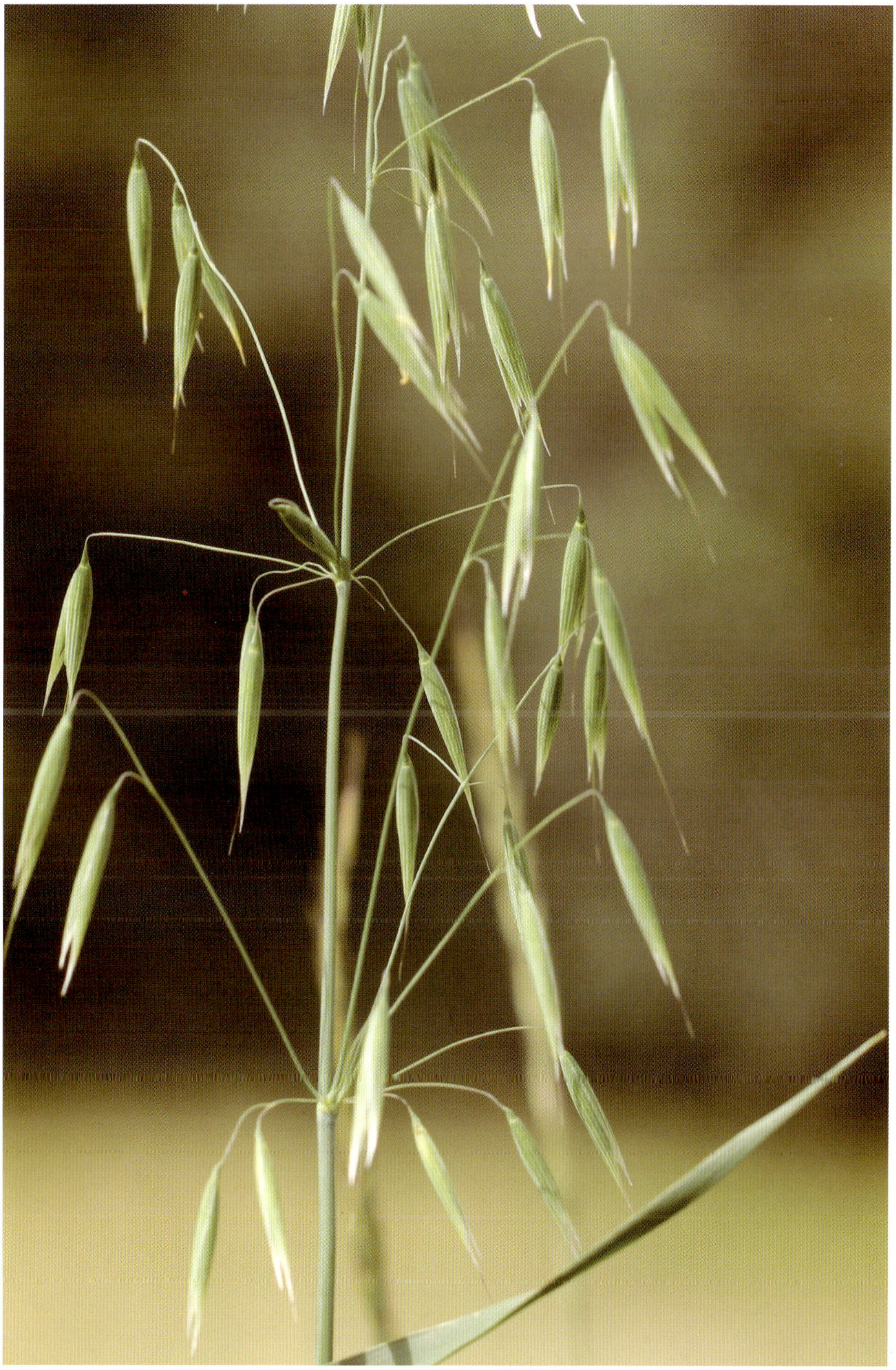

野燕麦（二）

青稞

ནས།

【藏药名译音】奈

【来　　源】禾本科植物青稞 *Hordeum vulgare* L. var. *nudum* Hook. f. 的颖果。

【植物形态】一年生三秆直立，光滑，高约 100cm，径 4 ～ 6mm，具 4 ～ 5 节。叶鞘光滑，大都短于或基部者长于节间，两侧具两叶耳，互相抱茎；叶舌膜质，长 1 ～ 2mm；叶片长 9 ～ 20cm，宽 8 ～ 15mm，微粗糙。穗状花序成熟后黄褐色或为紫褐色，长 4 ～ 8cm（芒除外），宽 1.8 ～ 2cm；小穗长约 1cm；颖线状披针形，被短毛，先端渐尖呈芒状，长达 1cm；外稃先端延伸为长 10 ～ 15cm 的芒，两侧具细刺毛。颖果成熟时易于脱出俘体。花果期 7 ～ 8 月。

【生　　境】栽培。

【采收加工】果实成熟时收割，晒干，打碾，去净杂质，晒干。

【功能主治】清肺热、泻胃火、壮阳、顺气。治肺热咳嗽、小儿肺炎、胃灼痛、“培根”病、“赤巴”病。

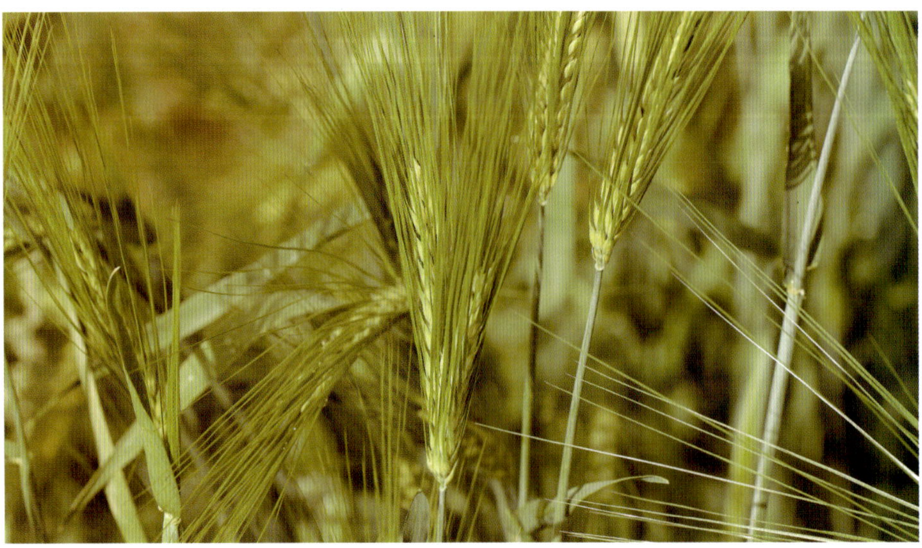

青稞

蓝苞葱

ཞེ་སྒོག

【藏药名译音】夏郭

【来　　源】百合科植物蓝苞葱 *Allium atrosanguineum* Schrenk 的全草。

【植物形态】鳞茎单生或数枚聚生，圆柱状，粗约 1cm；鳞茎外皮灰褐色，条裂，略呈纤维状。叶管状，中空，比花葶短，或近与花葶等长，粗 2 ～ 4mm。花葶圆柱状，中空，高度变化甚大，从 7cm 到最高达 60cm 以上，粗 2 ～ 4mm，下部被叶鞘；总苞蓝色，2 裂，与伞形花序近等长；伞形花序球状，具多而密集的花；小花梗不等长，外层的常比花被片短，而内层的则常比花被片长，基部无小苞片；花大，有光泽，黄色，后变红色或紫色；花被片矩圆状倒卵形、矩圆形或矩圆状披针形，长 (7)8.5 ～ 16mm，宽 3 ～ 4mm，内轮的比外轮的短，稀等长；花丝比花被片短，长 5.5 ～ 8mm，1/3 ～ 3/4 合生成管状，合生部分的 1/2 ～ 2/3 与花被片贴生，内轮花丝分离部分的基部比外轮的宽，呈三角形或肩状扩大，外轮花丝的分离部分锥形；子房倒卵状，基部常收狭成短柄，腹缝线基部具小的凹陷蜜穴；花柱长 3.5 ～ 7mm；柱头 3 浅裂或几不裂。花果期 6 ～ 9 月。

【生　　境】生长于草地或草甸上，海拔 3400 ～ 5400m。

【采收加工】8 ～ 9 月采挖全草，去净泥土，剥去基部残存叶基纤维，晾干。

【功能主治】治妇女病、虫病。

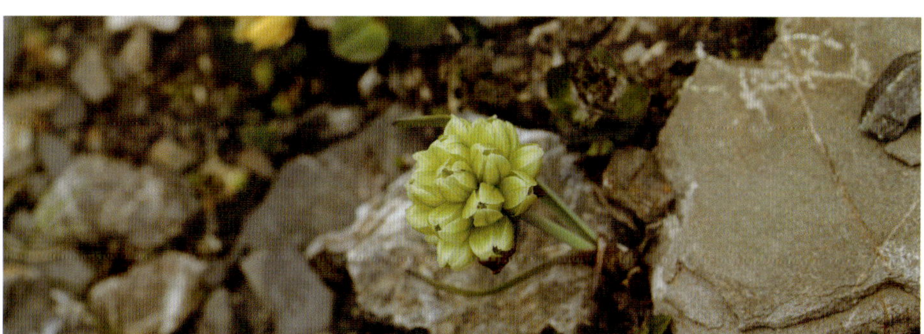

蓝苞葱

青甘韭

| ཐག་སྒོག |

【藏药名译音】 札郭

【来　　源】 百合科植物杯花韭*Allium cyathophorum* Bur. et Franch. 的全草。

【植物形态】 鳞茎单生或数枚聚生，圆柱状或近圆柱状，具较粗的根；鳞茎外皮灰褐色，常呈近平行的纤维状，有时呈网状。叶条形，背面呈龙骨状隆起，通常比花葶短，宽 2 ～ 5mm。花葶圆柱状，常具 2 纵棱，高 13 ～ 35cm，下部被叶鞘；总苞单侧开裂，稀 2 ～ 3 裂，宿存；伞形花序近扇状，多花，松散；小花梗不等长，从与花被片近等长直至比其长 3 倍，基部无小苞片；花紫红色至深紫色；花被片椭圆状矩圆形，先端钝圆或微凹，长 7 ～ 9mm，宽 3 ～ 4mm，内轮的稍长；花丝比花被片短，长 4.5 ～ 5 ～ 8mm，2/3 ～ 3/4 合生成管状，内轮花丝分离部分的基部常呈肩状扩大，外轮的狭三角形；子房卵球状，外壁具细的疣状突起；花柱不伸出花被；柱头 3 浅裂。花果期 6 ～ 8 月。

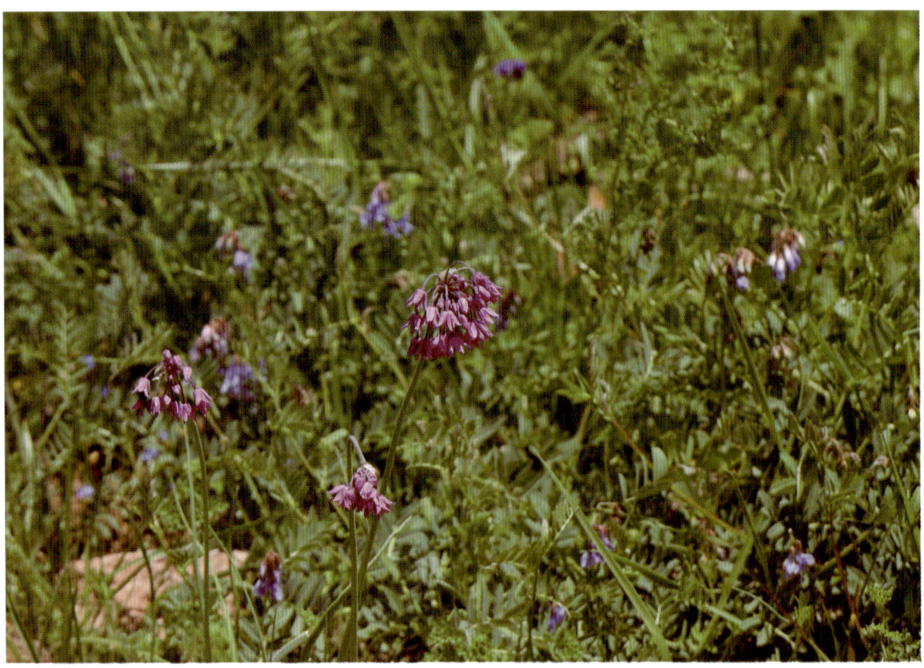

杯花韭（一）

【生　　境】生长于山坡或草地，海拔 3400 ～ 4600m。

【采收加工】7 ～ 8 月采挖全草，去净泥土、须根、残存纤维鞘，晾干。

【功能主治】温胃、祛寒、杀虫。治寒性胃痛、消化不良、胃肠寄生虫病。

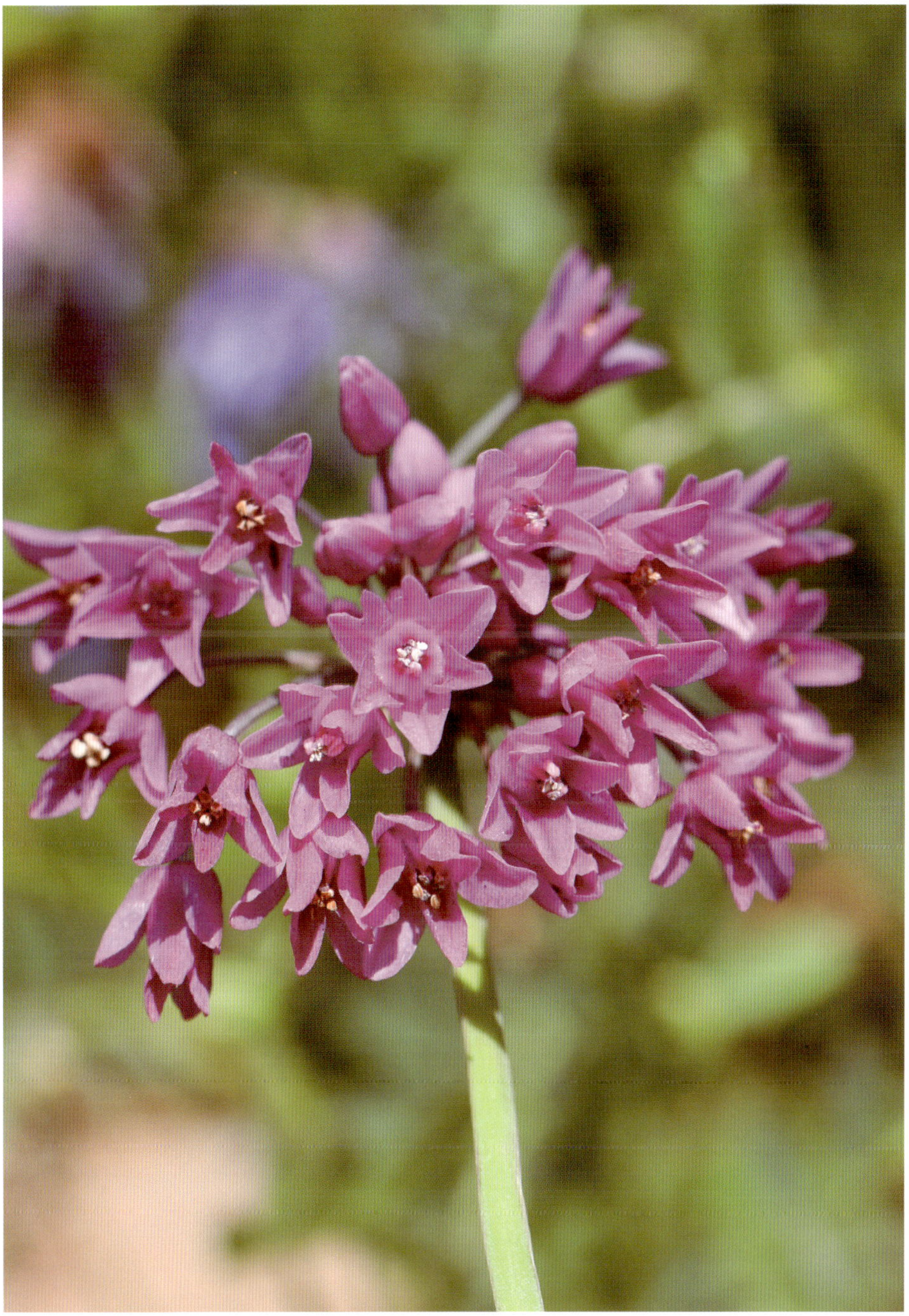

杯花韭（二）

野葱

རུག་སྒོག

【藏药名译音】日郭

【来　　源】百合科植物太白韭 *Allium prattii* C. H. Wright apud Forb. et Hemsl. 的全草。

【植物形态】鳞茎单生或 2 ～ 3 枚聚生，近圆柱状；鳞茎外皮灰褐色至黑褐色，破裂成纤维状，呈明显的网状。叶 2 枚，紧靠或近对生状，很少为 3 枚，常为条形、条状披针形、椭圆状披针形或椭圆状倒披针形，罕为狭椭圆形，短于或近等于花葶，宽 0.5 ～ 4(7)cm，先端渐尖，基部逐渐收狭成不明显的叶柄。花葶圆柱状，高 10 ～ 60cm，下部被叶鞘；总苞 1 ～ 2 裂，宿存；伞形花序半球状，具多而密集的花；小花梗近等长，比花被片长 2 ～ 4 倍，果期更长，基部无小苞片；花紫红色至淡红色，稀白色；内轮的花被片披针状矩圆形至狭矩圆形，长 4 ～ 7mm，宽 1 ～ 1.5 (2.5) mm，先端钝或凹缺，或具不规则小齿，外轮的宽而短，狭卵形、矩圆状卵形或矩圆形，长 3.2 ～ 5.5mm，宽 1.4 ～ 2(2.9)mm，先端钝或凹缺，或具不规则小齿；花丝比花被片略长或长得多，基部合生并与花被片贴生，内轮的狭卵状长三角形，基部宽 0.8 ～ 1.5mm，外轮的锥形；子房具 3 圆棱，基部收狭成长约 0.5mm 的短柄，每室 1 胚珠。花果期 6 月底到 9 月。

【生　　境】生长于阴湿山坡、沟边、灌丛或林下，海拔 3400 ～ 4900m。

【采收加工】8 ～ 9 月采集全草，去净枯叶、须根及残存纤维，晾干。

【功能主治】散寒、解表、止寒泻。治“赤巴”病、胃病、食欲不振、消化不良、寒性腹泻、心悸失眠、感冒。

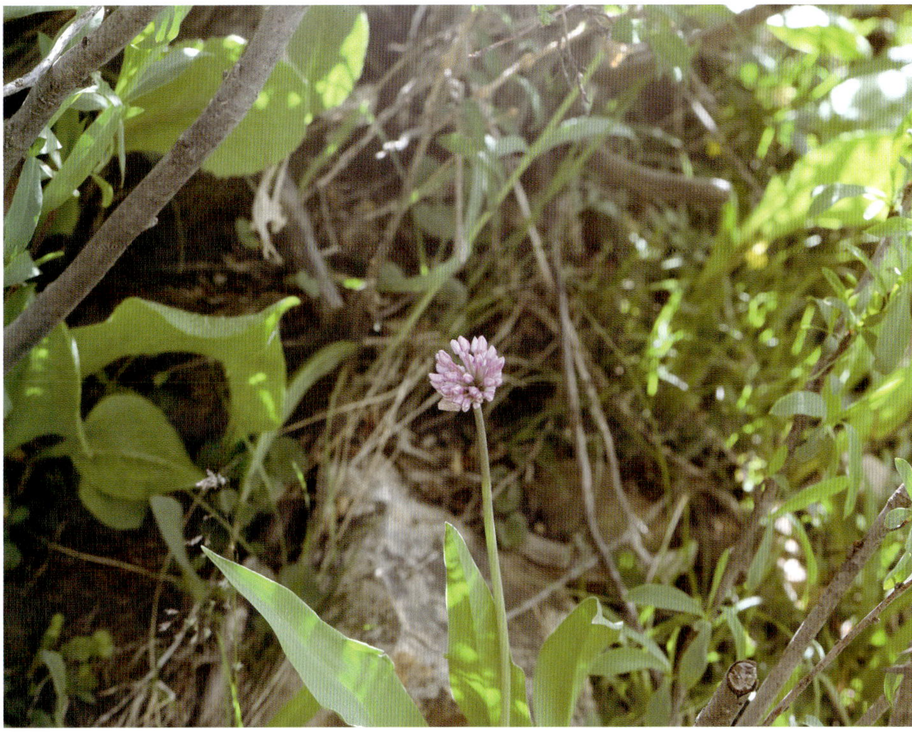

太白韭（一）

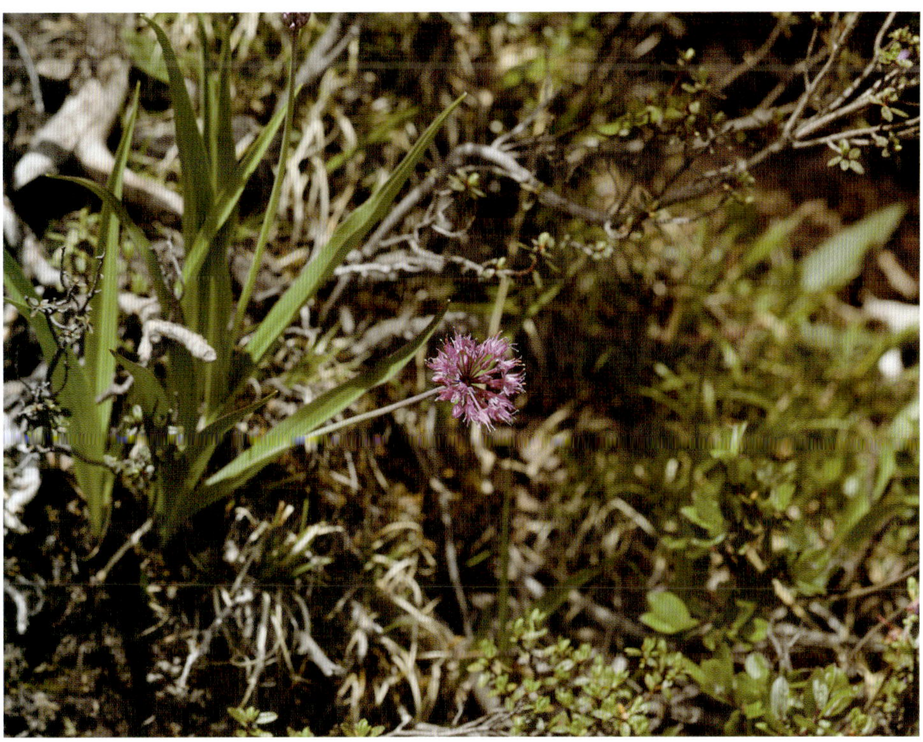

太白韭（二）

天门冬

ཉེ་ཤིང་།

【藏药名译音】聂象

【来　　源】百合科植物羊齿天门冬 *Asparagus filicinus* D. Don 的根和根茎。

【植物形态】直立草本，通常高 50 ～ 70cm。根成簇，从基部开始或在距基部几 cm 处成纺锤状膨大，膨大部分长短不一，一般长 2 ～ 4cm，宽 510mm。茎近平滑，分枝通常有棱，有时稍具软骨质齿。叶状枝每 5 ～ 8 枚成簇，扁平，镰刀状，长 3 ～ 15mm，宽 0.8 ～ 2mm，有中脉；鳞片状叶基部无刺。花每 1 ～ 2 朵腋生，淡绿色，有时稍带紫色；花梗纤细，长 12 ～ 20mm，关节位于近中部；雄花：花被长约 2.5mm，花丝不贴生于花被片上；花药卵形，长约 0.8mm；雌花和雄花近等大或略小。浆果直径 5 ～ 6mm，有 2 ～ 3 颗种子。花期 5 ～ 7 月，果期 8 ～ 9 月。

【生　　境】生长于丛林下或山谷阴湿处，海拔 3400 ～ 3600m。

【采收加工】8 ～ 9 月采挖根及根茎，洗净，晒干。

【功能主治】滋补、祛风、干黄水。治“龙”病、“黄水”病、身体虚弱、淋病、皮肤瘙痒、渗出性皮肤病。

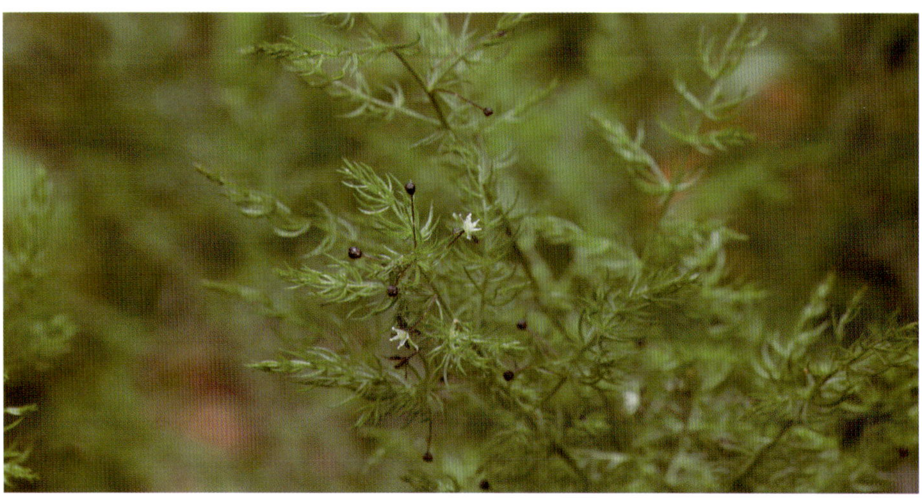

羊齿天门冬

贝 母

ཨ་བྷི་ཁ།

【藏药名译音】 阿毕卡

【来　　源】 百合科植物川贝母 *Fritillaria cirrhosa* D. Don 的鳞茎、茎、叶、花、果实。

【植物形态】 植株长 15 ～ 50cm。鳞茎由 2 枚鳞片组成，直径 1 ～ 1.5cm。叶通常对生，少数在中部兼有散生或 3 ～ 4 枚轮生的，条形至条状披针形，长 4 ～ 12cm，宽 3 ～ 5(10)mm，先端稍卷曲或不卷曲。花通常单朵，极少 2 ～ 3 朵，紫色至黄绿色，通常有小方格，少数仅具斑点或条纹；每花有 3 枚叶状苞片，苞片狭长，宽 2 ～ 4mm；花被片长 3 ～ 4cm，外三片宽 1 ～ 1.4cm，内三片宽可达 1.8cm，蜜腺窝在背面明显凸出；雄蕊长约为花被片的 3/5，花药近基着，花丝稍具或不具小乳突柱头裂片长 3 ～ 5mm。蒴果长宽各约 1.6cm，棱上只有宽 1 ～ 1.5mm 的狭翅。花期 5 ～ 7 月，果期 8 ～ 10 月。

【生　　境】 生长于灌丛中或草地上，海拔 3400 ～ 4400m。

【采收加工】 各地采集时间不一，可在夏初积雪融后见芽时采挖，亦可在秋初苗枯时采挖，洗净泥土，晒干；花期采茎、叶、花，果成熟时采果，晒干。

【功能主治】 鳞茎：清热、止咳、补血、调经。治肺脓疡、吐血、痈疡肿毒、气管炎、感冒咳嗽、月经过多。茎叶：干黄水。治骨节积黄水。花、果实：清热、止痛。治头痛、高烧引起的神经痛、头痛、咳吐脓血。

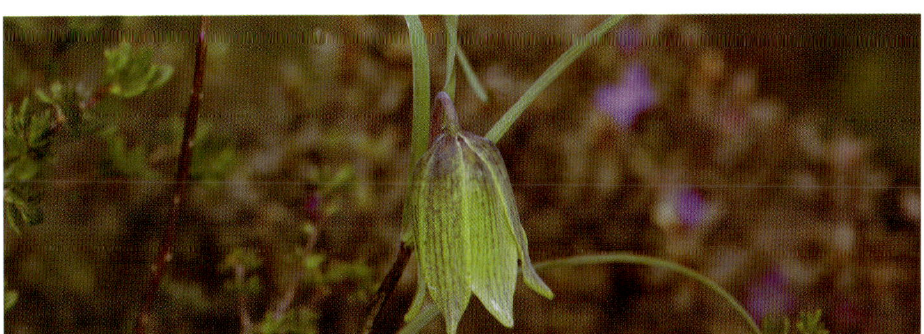

川贝母

黄 精

ར་མཉེ།

【藏药名译音】 惹尼

【来　　源】 百合科植物卷叶黄精 *Polygonatum cirrhifolium* (Wall.) Royle 的根茎。

【植物形态】 根状茎肥厚，圆柱状，直径 1 ～ 1.5cm，或根状茎连珠状，结节直径 1 ～ 2cm。茎高 30 ～ 90cm。叶通常每 3 ～ 6 枚轮生，很少下部有少数散生的，细条形至条状披针形，少有矩圆状披针形，长 4 ～ 9（12）cm，宽 2 ～ 8（15）mm，先端拳卷或弯曲成钩状，边常外卷。花序轮生，通常具 2 花，总花梗长 3 ～ 10mm，花梗长 3 ～ 8mm，俯垂；苞片透明膜质，无脉，长 1 ～ 2mm，位于花梗上或基部，或苞片不存在；花被淡紫色，全长 8 ～ 11mm，花被筒中部稍缢狭，裂片长约 2mm；花丝长约 0.8mm，花药长 2 ～ 2.5mm；子房长约 2.5mm，花柱长约 2mm。浆果红色或紫红色，直径 8 ～ 9mm，具 4 ～ 9 颗种子。花期 5 ～ 7 月，果期 9 ～ 10 月。

【生　　境】 生长于林下、山坡或草地，海拔 3400 ～ 4000m。

【采收加工】 9 ～ 10 月采挖根茎，去净泥土和细根，晒干。

【功能主治】 滋补、延年益寿、温胃、干脓、清热、开胃、舒身。治“培根”“赤巴”合并症、“黄水”病、虚劳咳喘、胎热、消化不良、疮疡脓肿。

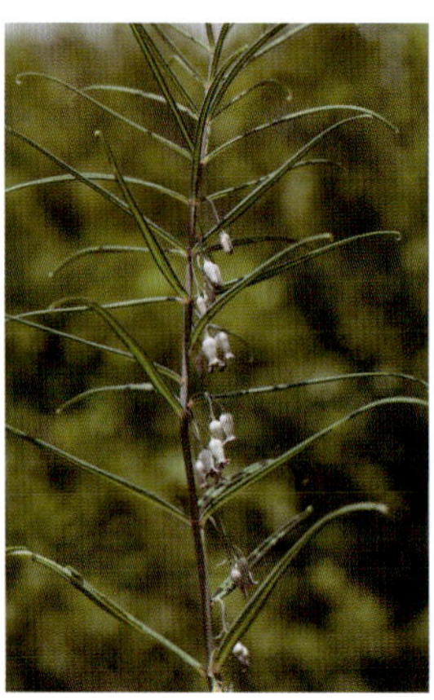

卷叶黄精（一）

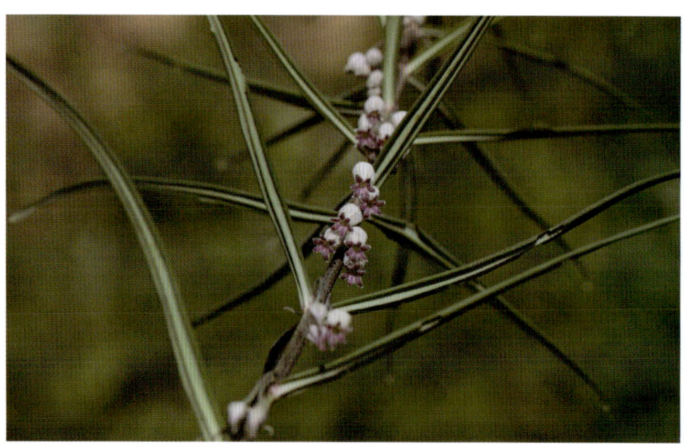

卷叶黄精（二）

马蔺子

| མ་ཉེང་གྲེས་མ། |

【藏药名译音】玛尼折玛

【来　　源】鸢尾科植物锐果鸢尾 *Iris goniocarpa* Baker 的种子。

【植物形态】多年生草本。根状茎短，棕褐色；须根细，质地柔嫩，黄白色，多分枝。叶柔软，黄绿色，条形，长 10 ～ 25cm，宽 2 ～ 3mm，顶端钝，中脉不明显。花茎高 10 ～ 25cm，无茎生叶；苞片 2 枚，膜质，绿色，略带淡红色，披针形，长 2 ～ 4cm，宽 5 ～ 8mm，顶端渐尖，向外反折，内包含有 1 朵花；花蓝紫色，直径 3.5 ～ 5cm；花梗甚短或无；花被管长 1.5 ～ 2cm，外花被裂片倒卵形或椭圆形，长 2.5 ～ 3cm，宽约 1cm，有深紫色的斑点，顶端微凹，基部楔形，中脉上的须毛状附属物基部白色，顶端黄色，内花被裂片狭椭圆形或倒披针形，长 1.8 ～ 2.2cm，宽约 5mm，顶端微凹，直立；雄蕊长约 1.5cm，花药黄色；花柱分枝花瓣状，长约 1.8cm，顶端裂片狭三角形，子房绿色，长 1 ～ 1.5cm。蒴果黄棕色，三棱状圆柱形或椭圆形，长 3.2 ～ 4cm，直径 1.2 ～ 1.8cm，顶端有短喙。花期 5 ～ 6 月，果期 6 ～ 8 月。

【生　　境】生长于高山草地、向阳山坡的草丛中以及林缘、疏林下，海拔 3400 ～ 4000m。

【采收加工】秋季摘取成熟果实，晒干，搓下种子，除去杂质，备用。

【功能主治】退烧、解毒、驱虫。治阑尾炎、虫牙、蛔虫病、蛲虫病、食物中毒引起的泻痢。

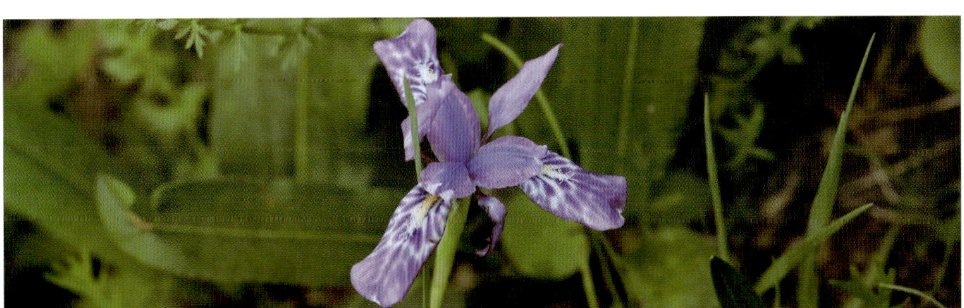

锐果鸢尾

手参

དབང་ལག

【藏药名译音】旺保拉巴

【来　　源】兰科植物凹舌兰 *Coeloglossum viride* (L.) Hartm. 的块根。

【植物形态】植株高 14 ～ 45cm。块茎肉质，前部呈掌状分裂。茎直立，基部具 2 ～ 3 枚筒状鞘，鞘之上具叶，叶之上常具 1 至数枚苞片状小叶。叶常 3 ～ 4（5）枚，叶片狭倒卵状长圆形、椭圆形或椭圆状披针形，直立伸展，长 5 ～ 12cm，宽 1.5 ～ 5cm，先端钝或急尖，基部收狭成抱茎的鞘。总状花序具多数花，长 3 ～ 15cm；花苞片线形或狭披针形，直立伸展，常明显较花长；子房纺锤形，扭转，连花梗长约 1cm；花绿黄色或绿棕色，直立伸展；萼片基部常稍合生，几等长，中萼片直立，凹陷呈舟状，卵状椭圆形，长 (4.2) 6 ～ 8 (10)mm，先端钝，具 3 脉；侧萼片偏斜，卵状椭圆形，较中萼片稍长，先端钝，具 4 ～ 5 脉；花瓣直立，线状披针形，较中萼片稍短，宽约 1mm，具 1 脉，与中萼片靠合呈兜状；唇瓣下垂，肉质，倒披针形，较萼片长，基部具囊状距，上面在近部的中央有 1 条短的纵褶片，前部 3 裂，侧裂片较中裂片长，长 1.5 ～ 2mm，中裂片小，长不及 1mm；距卵球形，长 2 ～ 4mm。蒴果直立，椭圆形，无毛。花期（5）6 ～ 8 月。果期 9 ～ 10 月。

【生　　境】生长于山坡林下，灌丛下或山谷林缘湿地，海拔 3400 ～ 4300m。

【采收加工】8 ～ 9 月采挖根，洗净，晒干。

【功能主治】壮阳、生精、利肺、滋补。治肾虚腰痛、阳痿、遗精、肺虚咳喘、疲乏无力、慢性肝炎。

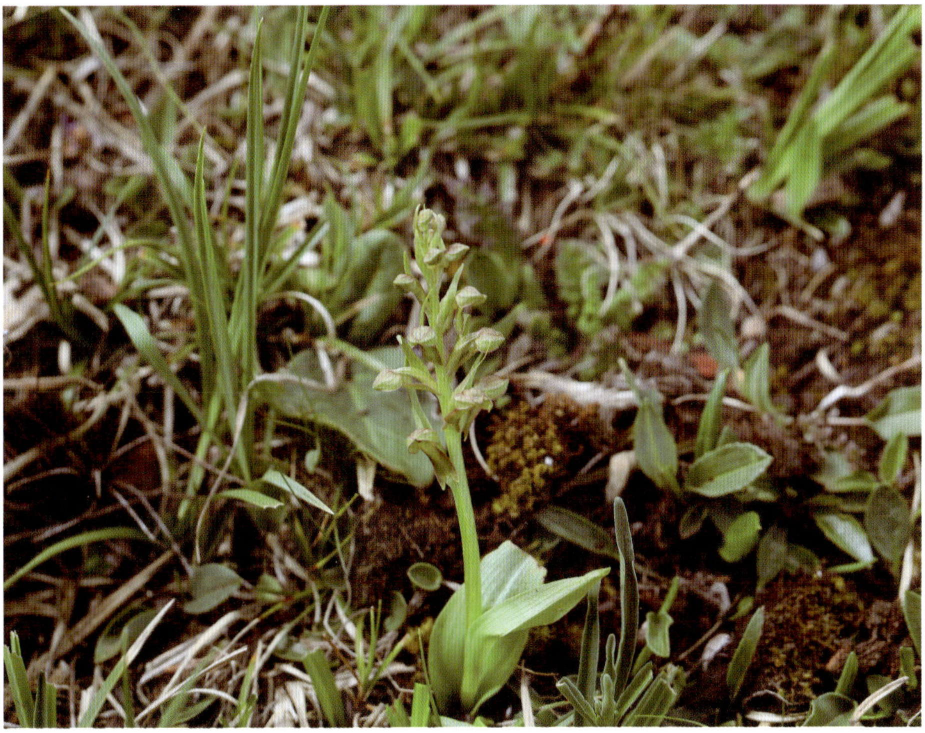

凹舌兰（一）

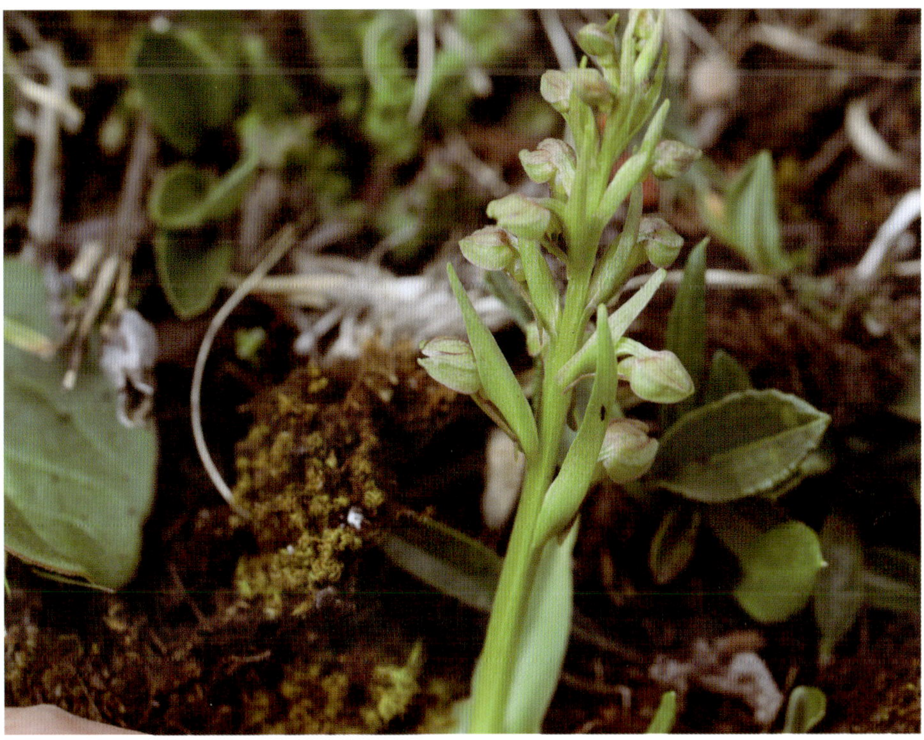

凹舌兰（二）

角盘兰

ཏྲེ་ལྕེ་ལག་པ།

【藏药名译音】 泽吉拉巴

【来　　源】 兰科植物角盘兰 *Herminium monorchis* (L.) R. Br. 的块茎。

【植物形态】 植株高 5.5 ～ 35cm。块茎球形，直径 6 ～ 10mm，肉质。茎直立，无毛，基部具 2 枚筒状鞘，下部具 2 ～ 3 枚叶，在叶之上具 1 ～ 2 枚苞片状小叶。叶片狭椭圆状披针形或狭椭圆形，直立伸展，长 2.8 ～ 10cm，宽 8 ～ 25mm，先端急尖，基部渐狭并略抱茎。总状花序具多数花，圆柱状，长达 15cm；花苞片线状披针形，长 2.5mm，宽约 1mm，先端长渐尖，尾状，直立伸展；子房圆柱状纺锤形，扭转，顶部明显钩曲，无毛，连花梗长 4 ～ 5mm；花小，黄绿色，垂头，萼片近等长，具 1 脉；中萼片椭圆形或长圆状披针形，长 2.2mm，宽 1.2mm，先端钝；侧萼片长圆状披针形，宽约 1mm，较中萼片稍狭，先端稍尖；花瓣近菱形，上部肉质增厚，较萼片稍长，向先端渐狭，或在中部多少 3 裂，中裂片线形，先端钝，具 1 脉；唇瓣与花瓣等长，肉质增厚，基部凹陷呈浅囊状，近中部 3 裂，中裂片线形，长 1.5mm，侧裂片三角形，较中裂片短很多；蕊柱粗短，长不及 1mm；药室并行；花粉团近圆球形，具极短的花粉团柄和粘盘，粘盘较大，卷成角状；蕊喙矮而阔；柱头 2 个，隆起，叉开，位于蕊喙之下；退化雄蕊 2 个，近三角形，先端钝，显著。花期 6 ～ 7 (8) 月。

【生　　境】 生长于山坡阔叶林至针叶林下、灌丛下、山坡草地或河滩沼泽草地中，海拔 3400 ～ 4500m。

【采收加工】 9 ～ 10 月挖根茎，洗净，晒干。

【功能主治】 壮阳益肾、生精。治肾虚腰痛、阳痿、遗精、肺虚咳喘、疲乏无力、慢性肝炎。

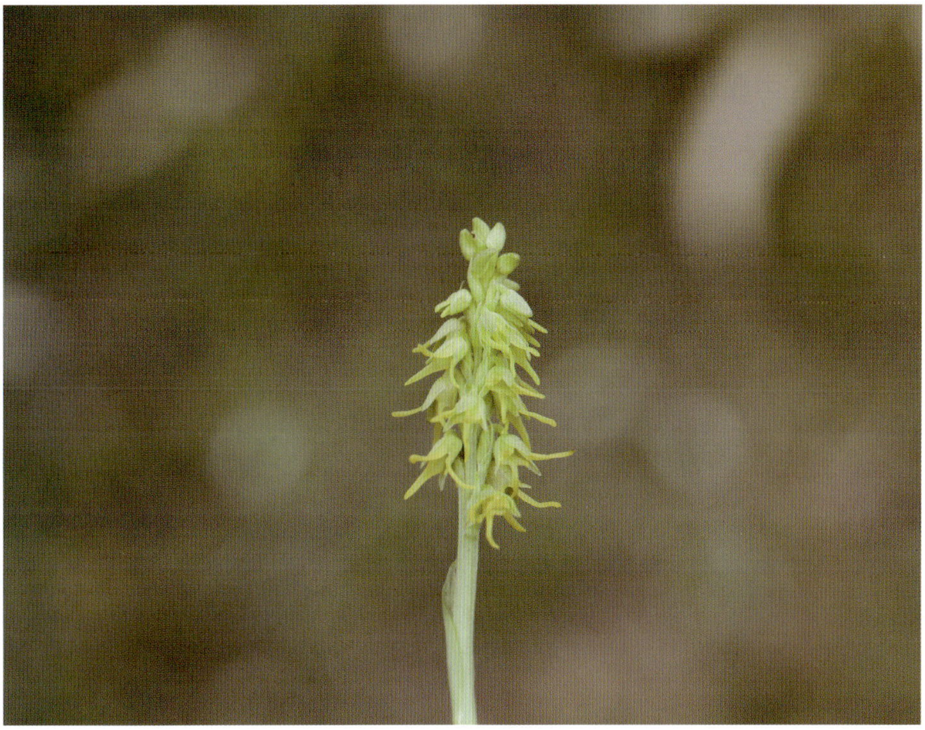

角盘兰（一）

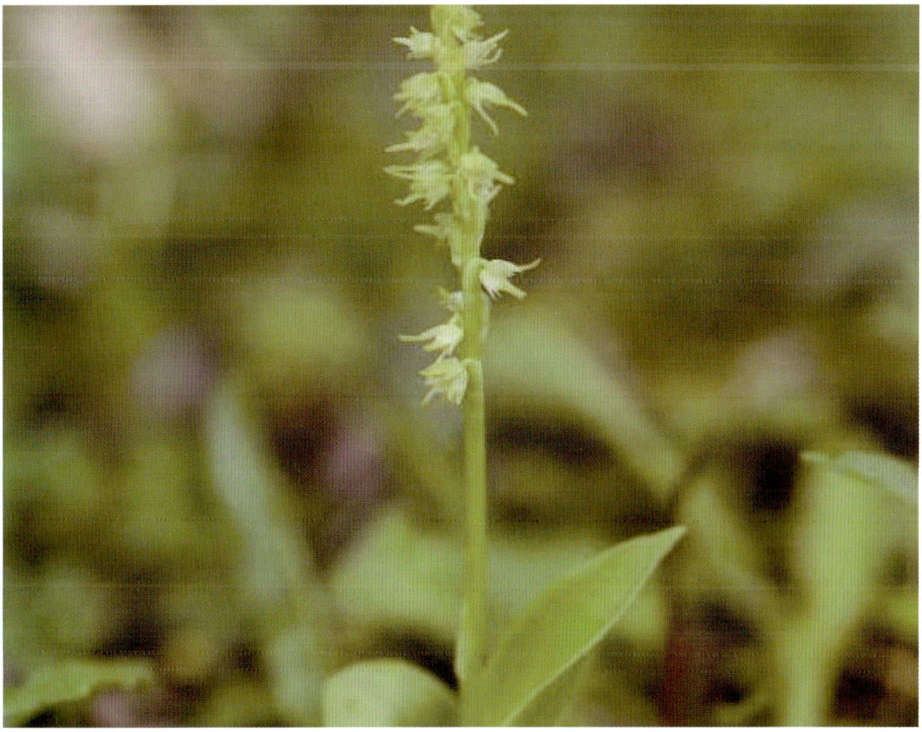

角盘兰（二）

二叶鹭兰

དབང་ལག་དམར་པོ།

【藏药名译音】 旺拉米巴

【来　　源】 兰科植物广布红门兰 *Orchis chusua* D. Don 的块茎。

【植物形态】 植株高 5 ～ 45cm。块茎长圆形或圆球形，长 1 ～ 1.5cm，直径约 1cm，肉质，不裂。茎直立，圆柱状，纤细或粗壮，基部具 1 ～ 3 枚筒状鞘，鞘之上具 1 ～ 5 枚叶，多为 2 ～ 3 枚，叶之上不具或具 1 ～ 3 枚小的披针形苞片状叶。叶片长圆状披针形、披针形或线状披针形至线形，长 3 ～ 15cm，宽 0.2 ～ 3cm，上面无紫色斑点，先端急尖或渐尖，基部收狭成抱茎的鞘。花序具 1 ～ 20 余朵花，多偏向一侧；花苞片披针形或卵状披针形，先端渐尖或长渐尖，基部稍收狭，最下部的花苞片长于、等长于或短于子房；子房圆柱形，扭转，无毛，连花梗长 7 ～ 15mm；花紫红色或粉红色；中萼片长圆形或卵状长圆形，直立，凹陷呈舟状，长 5 ～ 7（8）mm，宽 2.5 ～ 4（5）mm，先端稍钝或急尖；具 3 脉，与花瓣靠合呈兜状；侧萼片向后反折，偏斜，卵状披针形，长 6 ～ 8（9）mm，宽 3 ～ 5mm，先端稍钝或渐尖，具 3 脉；花瓣直立，斜狭卵形、宽卵形或狭卵状长圆形，长 5 ～ 6（7）mm，宽 3 ～ 4mm，先端钝，边缘无睫毛，前侧近基部边缘稍臌出或明显臌出，具 3 脉；唇瓣向前伸展，较萼片长和宽多，边缘无睫毛，3 裂，中裂片长圆形、四方形或卵形，较侧裂片稍狭、等宽或较宽，边缘全缘或稍具波状，先端中部具短凸尖或稍钝圆，少数中部稍微凹陷，侧裂片扩展，镰状长圆形或近三角形，较宽或较狭，与中裂片等长或短多，边缘全缘或稍具波状，先端稍尖，钝或急尖；距圆筒状或圆筒状锥形，常向后斜展或近平展，向末端常稍渐狭，口部稍增大，末端钝或稍尖，通常长于子房。花期 6 ～ 8 月。

【生　　境】 生长于山坡林下、灌丛下、高山灌丛草地或高山草甸中，海拔 3400 ～ 4500m。

【采收加工】秋季挖块根，洗净泥土，除去残茎，晾干备用。

【功能主治】清毒热，壮阳生精，滋补养身。

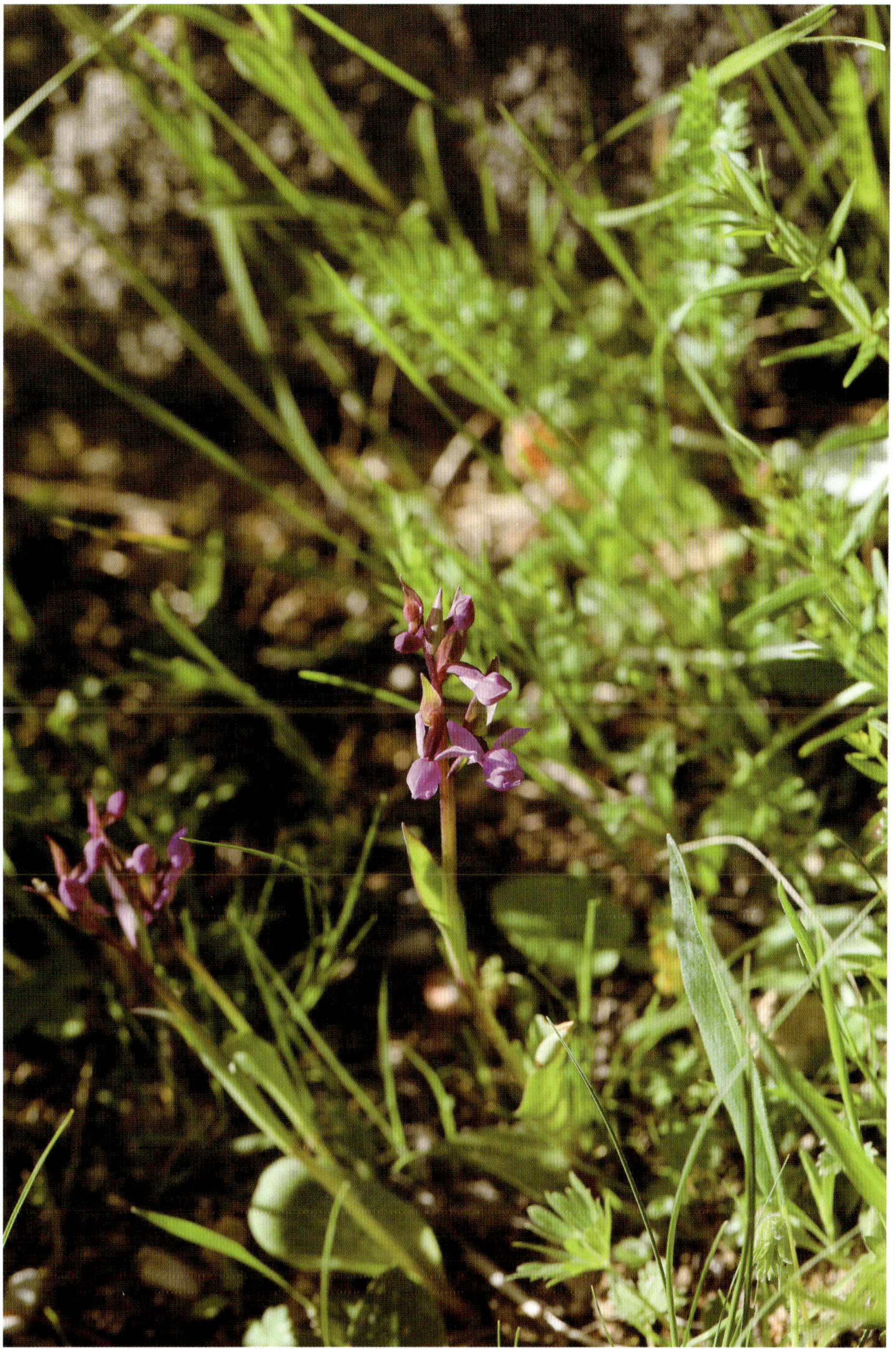

广布红门兰

附录·藏医疾病名称阐释

疾病名称	名称阐释
龙、赤巴、培根	或称风、胆、痰，是维持人体正常生命机能的三大因素，它们彼此协调，相互制约，保持平衡。若有偏盛或偏衰，发生失调，就会产生疾病
龙或风	相当于中医的“气”，但其作用与含义比气更广，它是推动人体正常生理活动的动力。龙或风失调，可出现心、肺、肝、胃、肠、肾、骨、胆、血脉等器官机能的疾病。由于龙或风在生理上的作用不同，所以有头龙、心龙、肺龙、胆龙、胃龙、肠龙、肾龙、宁龙、查龙、赤龙、骨龙、血脉龙、培龙、索龙之分
索龙	即“命脉失调”或神经功能失调，如不及时治疗，则将导致“命脉发病”，引起精神错乱，所以索龙很可能是一种神经官能症或轻度精神病
宁龙	即心脏的龙病。主要是由烦恼过度、悲哀、失眠、食欲不振等所引起。其症状为颤抖、背部发胀、神志模糊、心慌、叹气。其症状可能是心脏病
培龙病	培根和龙失调，则引起培龙病。其症状为头痛、头重、昏旋、昏倒、食欲不振、恶心、耳鸣、记忆力衰退，尤其爬山或过河时头昏加重。其症状可能是低血压
直龙病	即高血压。本病多由饮食起居不当，过多食用高级营养品和刺激食物，用脑过度，精力过于集中，使上行的龙失调所引起。症状为背痛、气短、口舌发干、头痛、失眠，有时身上发麻等
赤龙病	赤巴和龙引起的病。症状为头昏头痛，发抖，前额、眼眶和面颊痛。饥饿时复发
赤巴或胆	相当于中医的“火”，但其作用与含义更广。赤巴失调可引起热病。赤巴的作用分五种：即能消胆、变色胆、能作胆、能视胆、明色胆

续表

疾病名称	名称阐释
能消胆	存在于食物消化过程之间。它的作用是分解饮食的精华与糟粕，增加热力，协助其他四肢发挥作用
变色	存在于肝胆。它的作用是使精华等物的色素转变，成为血液、胆汁以及皮、骨和二便等的各种颜色
能作胆	存在于心脏。它的作用是支配意识，主心、壮胆、生谋略、长骄傲、滋欲望等
能视胆	存在于眼目。它的作用是主视觉，明辨外界的一切色相
明色胆	存在于皮肤，它的作用是使皮肤色泽鲜明而润滑
培根或痰	大致相当于中医的“水”和“土”，其作用更为广泛。培根失调可引起脾胃机能和肾等方面的疾病。根据其作用分为五种：能依痰、能化痰、能味痰、能合痰、能足痰
能依痰	存在于胸中。为五痰之首，协调其他四痰发挥作用，尤其是在机体缺乏水分的情况下，有调节水液的功能
能化痰	存在于胃上部。食物尚未消化时，有助于食物消化
能味痰	存在于舌，其作用与味觉相同
能合痰	存在于一切关节。它的作用能使骨与骨间相互连结，保持联系，并使之能伸能屈

续表

疾病名称	名称阐释
能足痰	存在于头部。其作用是主眼睛等视觉感觉器官的活动，使人产生满足和知觉
木布病	是龙、赤巴、培根的综合症。木布病分热、寒两个方面。打伤或跌伤后的淤血，影响肝血功能。吃热性、酸性食物引起热性木布病。吃了不易消化的食物，胃液多，影响担负消化的龙和赤巴的功能，引起寒性木布病。其症状：肝胃疼痛，痛涉背部，有时头痛。此病初期，胃痛、烧心、泛酸。中期吐胆汁和红色物。后期转为吐咖啡色物和血
培根斯布	由于胆汁进入胃内所引起。其症状: 食欲不振、烧心、泛酸、吐胆汁。饮食不注意，吃了腐败食物后则会导致溃疡和胆囊疾病
亚玛病	感冒或吃了过多的酸甘性食物以及嗅气很不清洁等所致。症状：牙和面颊痛，鼻塞，呼吸困难，鼻液脓涕，鼻内溃烂生疮。有时此病还引起耳疼痛、化脓
亚查病	亚玛和血的并发症。症状：红眼、充血、流眼泪、头痛
亚森病	指脑内有虫，引起剧烈头痛，体质虚弱，心烦，头部肿胀等
坏血病	可能是一种高原缺氧所致的过敏性疾病，从中医的观点来看，系由于气血妄行以至血瘀所致。疾病初起呈现出缺氧体症及高血压症状，继而则转化为红血球与血色素增高症，也就是俗称的“多血症”
培赤病	培根和赤巴失调而引起的疾病。症状：头痛、口苦、逆食，日晒、烤火或酒饭过多、劳累等可使病情加重
干黄水	此处的黄水略相当于中医的湿及湿热。按藏医的原意，不完全是指一般皮肤湿疹、疥疮、疖等病变的渗出物。黄水为病，在皮肤可导致荨麻疹，于关节可引起风湿性关节炎。所以干黄水，似乎有除湿的意思

续表

疾病名称	名称阐释
八母病	从藏医的观点来看，人体发病除饮食、起居、冷暖不节等因素外，其内因主要是龙、赤巴、培根失调以及坏血、黄水下注于腿部所致，大略相当于中医血瘀气滞、下肢受寒湿所致的有关疾病，其具体临床体征于脚气病、风湿性关节炎、脉管炎等疾患相似
肾病	此处的肾不是单纯指具体的肾脏，而应从中医五脏六腑的肾，也就是从脏器的角度来理解。所以，藏医的肾病系泛指泌尿系统，甚至还包括内分泌系统的有关疾患
白脉病	按藏医的生理学观点，人体的经脉有黑脉与白脉之分。所谓黑脉系泛指动脉、静脉以及整个血液循环系统；而所谓白脉则包括大脑、小脑、延脑、脊髓以及各种神经。白脉发病，将呈现各种实质性损害所引起的神经症状，诸如口眼歪斜、四肢麻木震颤、偏瘫以及小儿麻痹后遗症类的病症。所以，白脉病似乎是一种实质性损害所致的有关神经系统疾病
凶曜病	藏医指麻风、精神分裂症、癫痫、中风等被认为是凶星所致的疾病
木尔克病	木尔克为寄生在脑、脉管中之一种虫，危害人体，在日光暴晒下，稍行动过急，便发病昏倒，不省人事
索日亚病	索日亚相似于脓肿，如肺脓肿、肺脓疡、胆胃及疮疖之脓肿等
娘查病	本病的症状为头昏、健忘、视力模糊、耳鸣，严重时神志不清，妄言谵语
年忍	意为发炎。藏医认为年忍一病系由肉眼看不见之六种虫侵入人体所致，其病有十八种。大致可译为相似疾病有：1.脑膜炎类；2.化脓性扁桃腺炎、白喉、咽炎类；3.大叶性肺炎、肺脓疡、结核性胸膜炎；4.胆囊炎、胃炎类；5.急慢性痢疾类；6.湿疹、皮癣类；7.淋巴腺炎类；8.霍乱类；9.皮肤炭疽类；10.慢性炎症类；11.破伤风；12.肝炎及肝坏死；13.内脏炭疽、炭疽败血症等；14.小便带血、阴茎肿痛；15.颈淋巴结核类；16.痈疖类；17.流行性腮腺炎；18.发烧、身颤、体困倦、喉痛、眼模糊、胃胀、关节变粗等

附录・汉文名称笔画索引

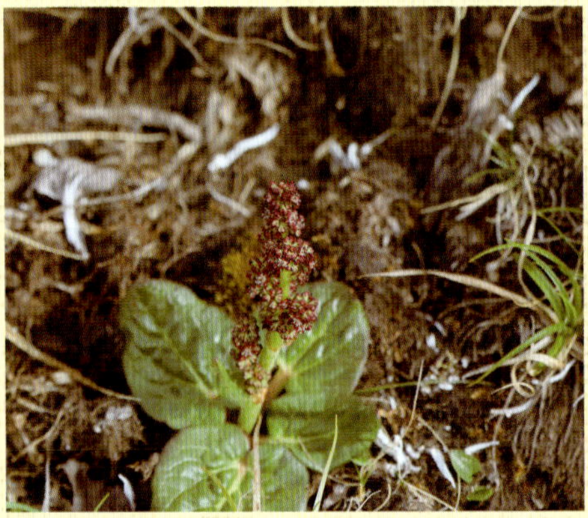

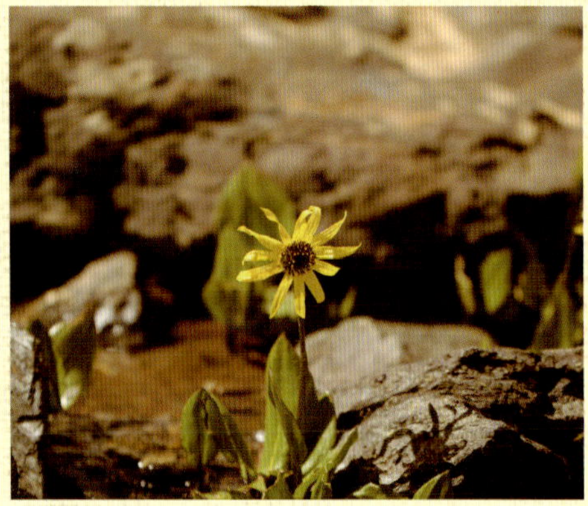

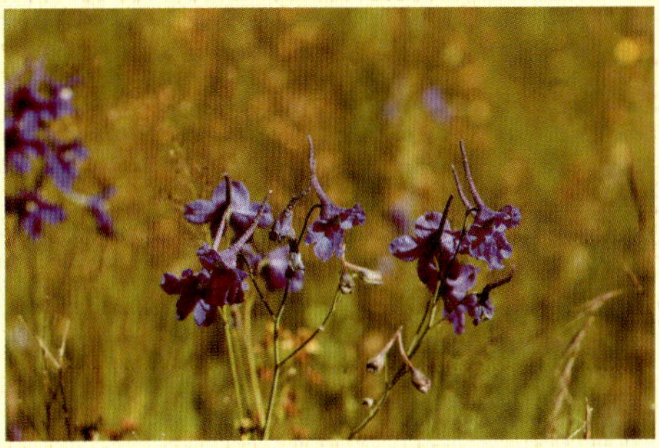

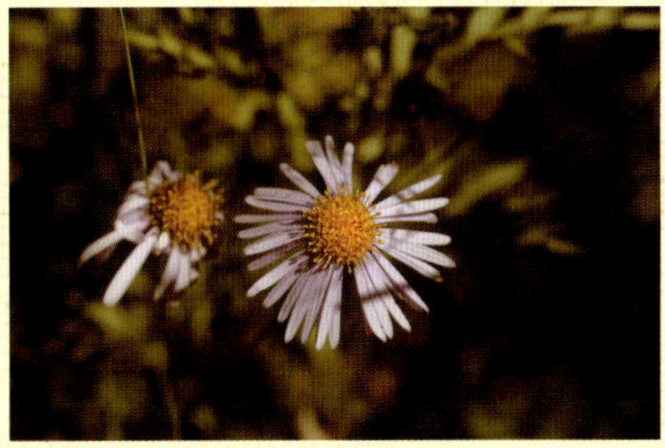

【五画】

【六画】

【七画】

【八画】

【九画】

【十画】

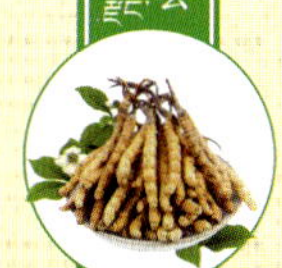

【十一画】

【十二画】

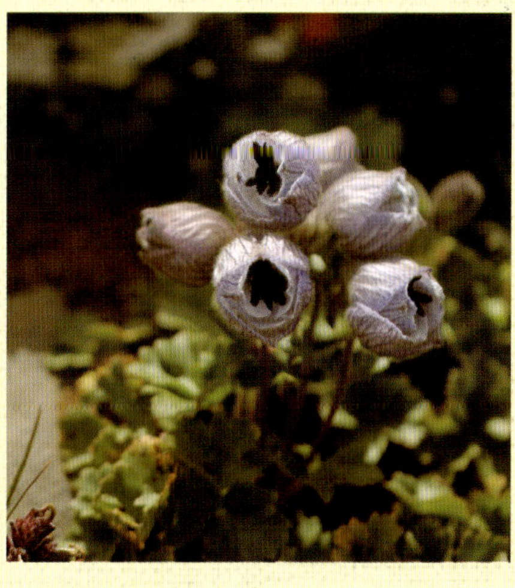

附录·植物拉丁学名索引

【A】

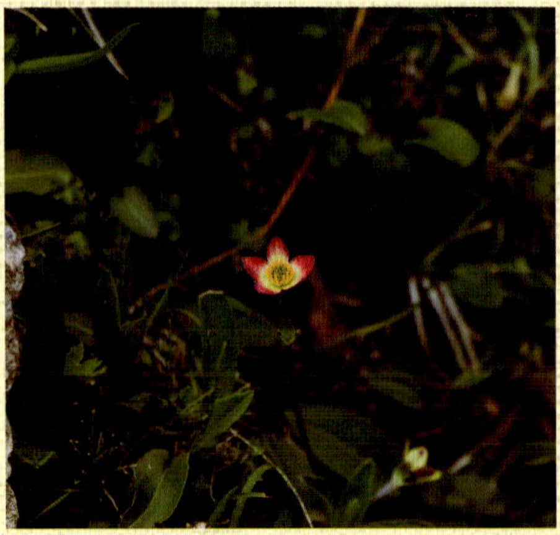

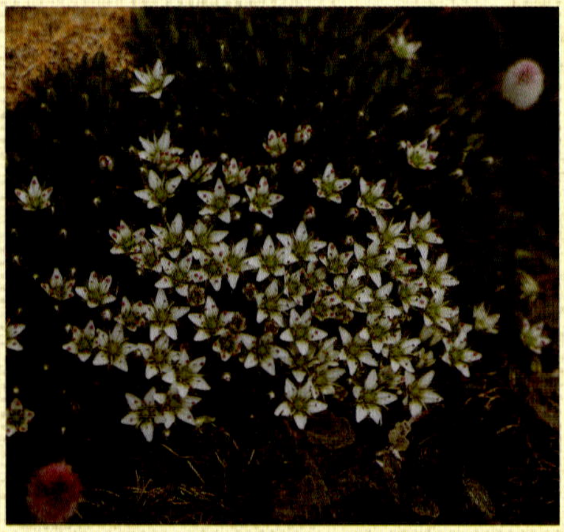

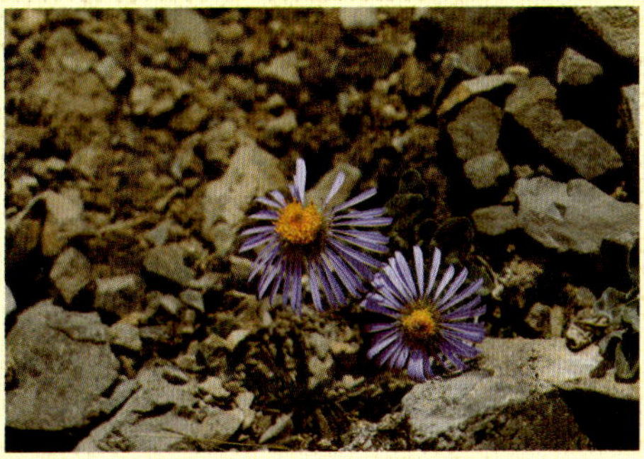
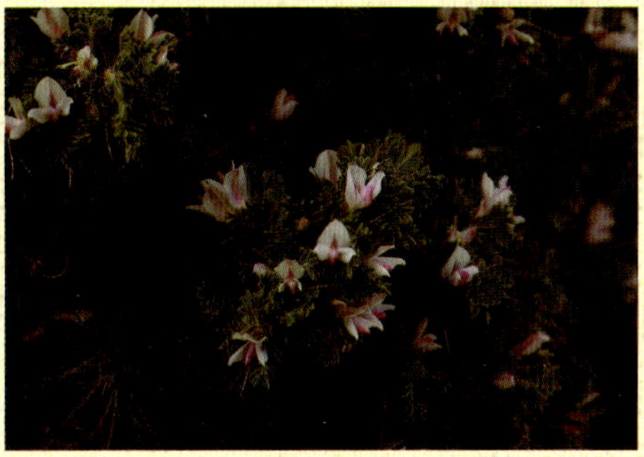

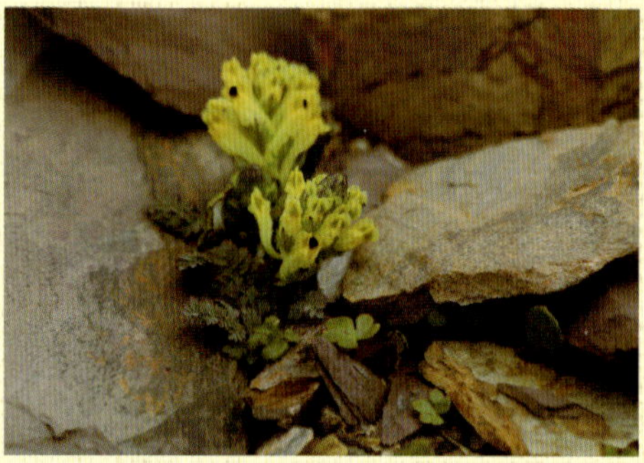

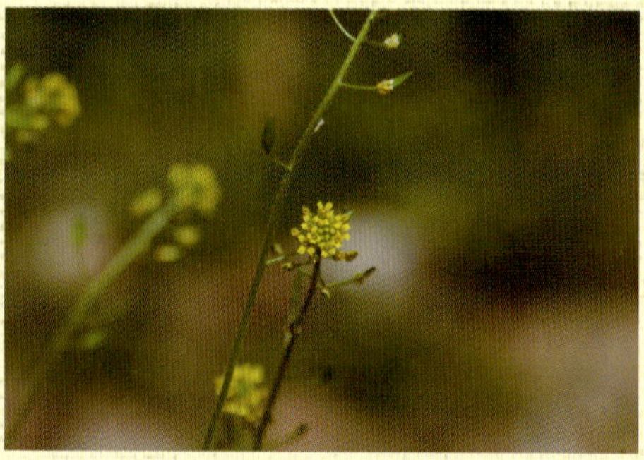

【D】

【E】

【F】

【G】

【H】

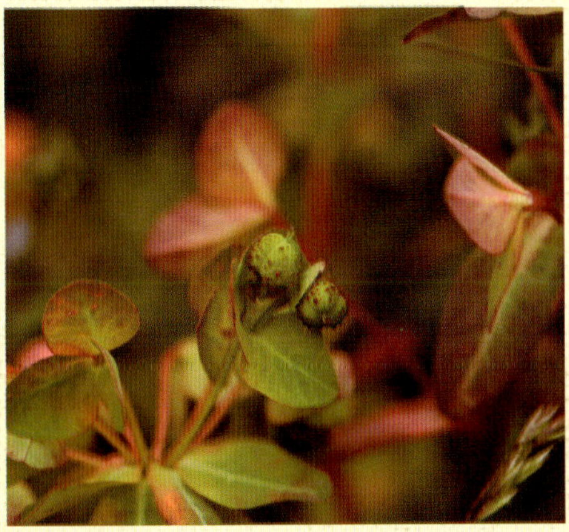

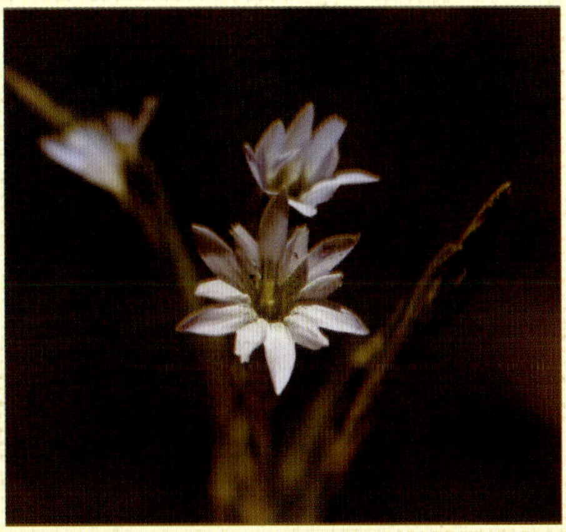

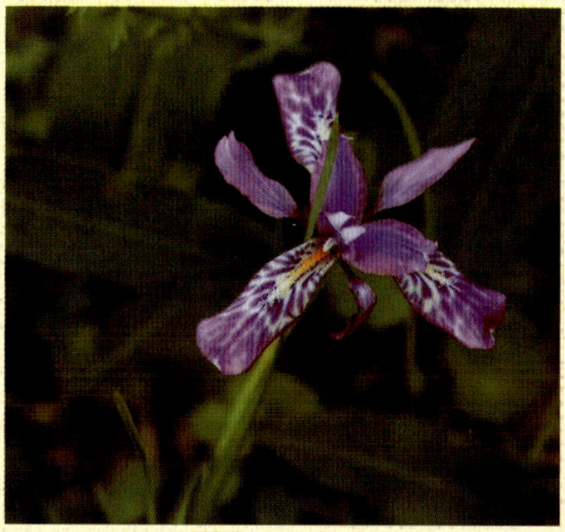

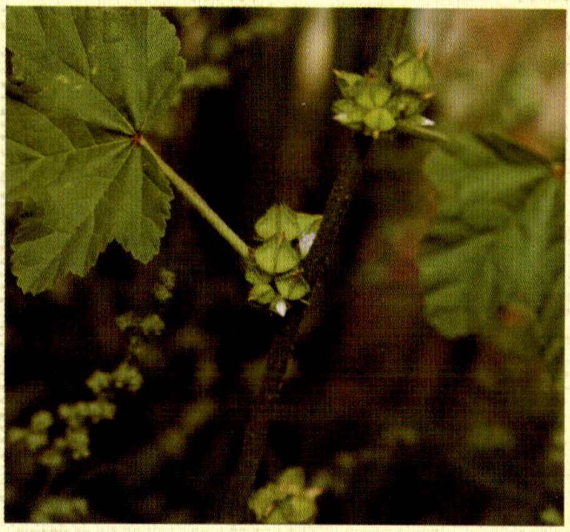

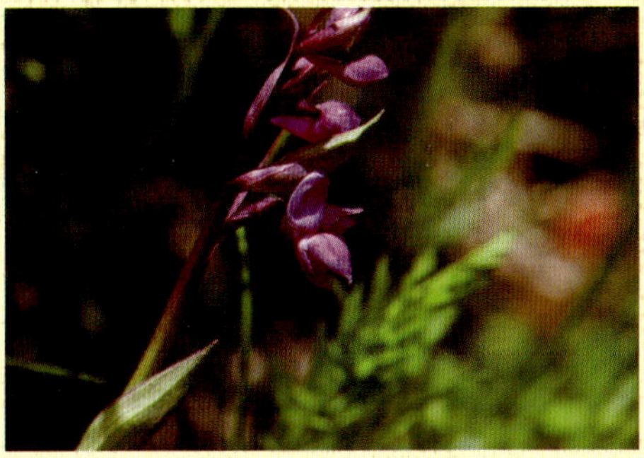

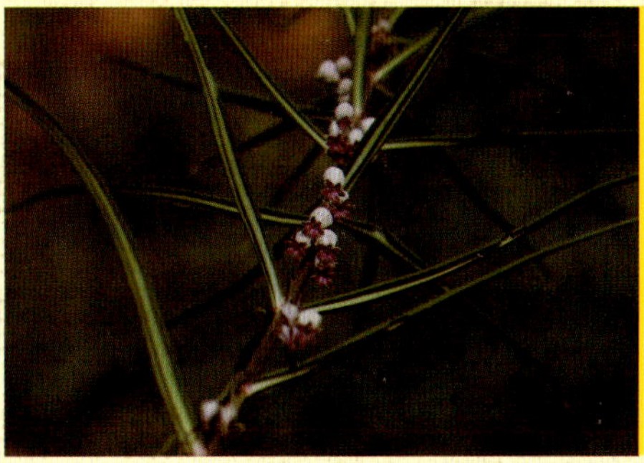

【P】

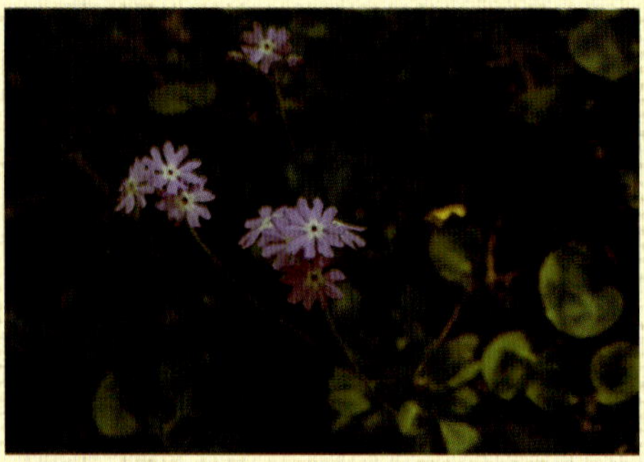
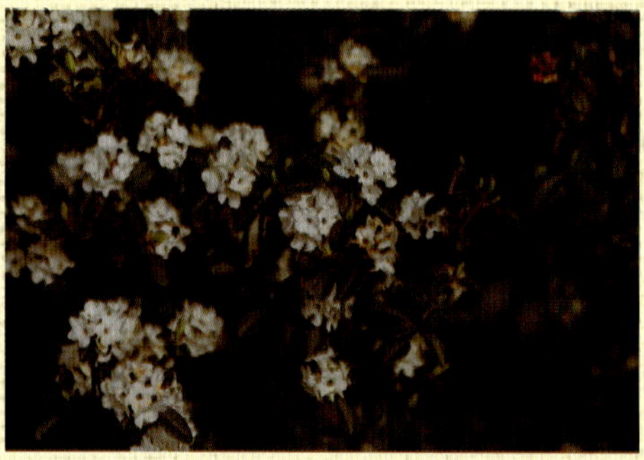

【R】

【S】

【T】

【U】

【V】

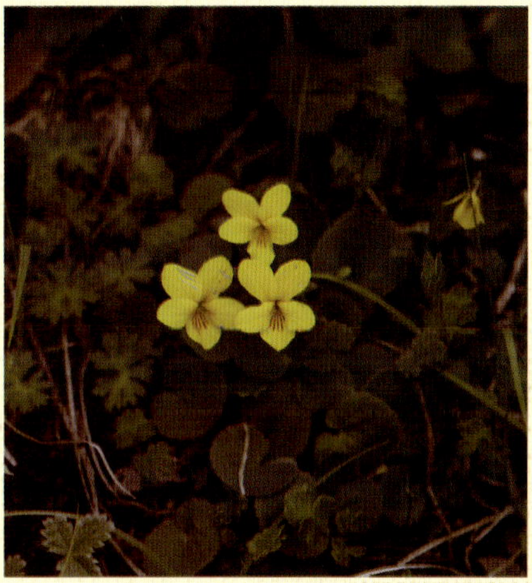

参考文献

[1] 罗达尚.中华藏本草[M].北京:民族出版社,1997.

[2] 罗达尚.新修晶珠本草[M].成都:四川出版集团.四川科学技术出版社,2004.

[3] 青海省藏医药研究所,青海省药品检验所.中国藏药:第一册至第三册[M].上海:上海科学技术出版社,1996.

[4] 嘎务.藏药晶镜本草.北京:民族出版社,1995.

[5] 中国科学院中国植物志编辑委员会.中国植物志[M].北京:科学出版社,1959～2004.

[6] 中国科学院青藏高原综合科学考察队,吴征镒.西藏植物志[M].北京:科学出版社,1983～1987.

[7] 西藏自治区食品药品监督管理局.西藏自治区藏药材标准:第一、二册[M].拉萨:西藏人民出版社,2012.

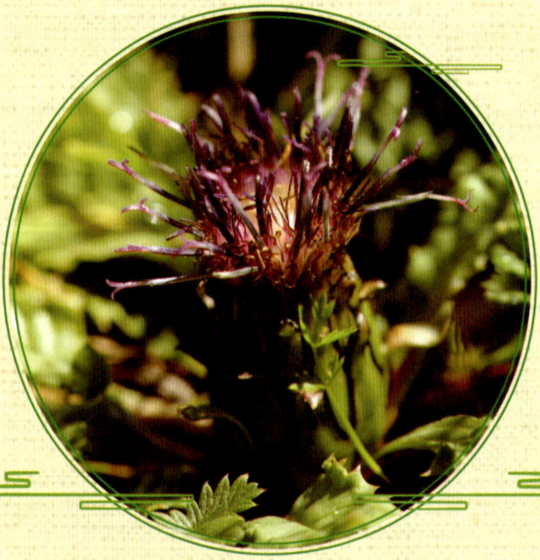

内 容 提 要

类乌齐县地处青藏高原与横断山脉交界地带，海拔落差大，物种极为丰富。本书的编写根据野外实际调查，主要以类乌齐县藏医院常用品种为主，结合藏医药本草资料适当调整而来，共收录类乌齐县藏药资源 49科 221种，为便于藏区应用，附有藏药名及译音，图文并茂是本书的一大特色。本书的出版是对类乌齐县藏药资源的一次集中整理，以期它能为类乌齐县藏药辨识、科研、教学及科普等应用提供一定的帮助，也能为后续有志于从事这方面工作的老师提供参考。

图书在版编目（CIP）数据

类乌齐县中藏药资源 / 危永胜等编著 .——北京：中国纺织出版社有限公司，2020.8

ISBN 978-7-5180-7594-2

Ⅰ.①类… Ⅱ.①危… Ⅲ.①中药资源 –介绍 –类乌齐县 Ⅳ.① R281.475.4

中国版本图书馆 CIP数据核字（2020）第 121457号

责任编辑：李凤琴　　责任校对：江思飞　　责任印制：储志伟

中国纺织出版社有限公司出版发行
地址：北京市朝阳区百子湾东里 A407号楼　邮政编码：100124
销售电话：010— 67004422　传真：010— 87155801
http: //www.c-textilep. com
中国纺织出版社天猫旗舰店
官方微博 http://weibo.com/2119887771
天津千鹤文化传播有限公司印刷　各地新华书店经销
2020年 8月第 1版第 1次印刷
开本 :787 × 1092　1/16　印张 :25.5
字数 :450千字　定价 :168.00元

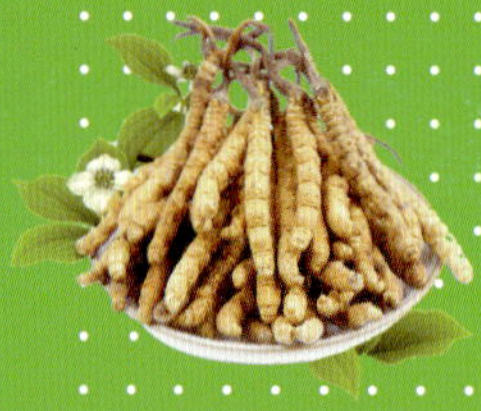